Historizität
Erfahrung and Handeln – Geschichte und Medizin

D1663692

SUDHOFFS ARCHIV

Zeitschrift für Wissenschaftsgeschichte

Beihefte

Herausgegeben von
Peter Dilg
Menso Folkerts
Gundolf Keil
Fritz Krafft
Rolf Winau

Heft 54

Historizität

**Erfahrung und Handeln –
Geschichte und Medizin**

unter Mitarbeit von
ULRICH KOPPITZ
herausgegeben von
ALFONS LABISCH und NORBERT PAUL

Für Werner Friedrich Kümmel

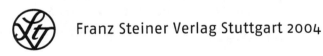 Franz Steiner Verlag Stuttgart 2004

Bibliografische Information der Deutschen Bibliothek
Die Deutsche Bibliothek verzeichnet diese Publikation
in der Deutschen Nationalbibliografie; detaillierte
bibliografische Daten sind im Internet über
<http://dnb.ddb.de> abrufbar.

ISBN 3-515-08507-6

ISO 9706

Vorwort

Im Sommer 1997 lud mich Werner KÜMMEL ein, anläßlich des 50. Jubiläums des Instituts für Geschichte der Medizin der Johann-Gutenberg-Universität Mainz den Festvortrag zu halten. In alter Verbundenheit sagte ich zu - ohne zu ahnen, worauf ich mich einlassen würde. Ein Überblick über das Fach - dieses Thema wurde verabredet. "Die Medizingeschichte am Ausgang des 20. Jahrhunderts - Themen, Methoden, Aufgaben" - so lautete dann der Vortrag, den ich am Samstag, den 22. Nov. 1997 in Mainz hielt. Der Vortrag forderte den Zuhörern einiges ab - vor allem Geduld. "Zeit ist ein Problem" - sagte eine an sich wohlwollende Zuhörerin anschließend. Weit länger jedoch konfrontierte mich selbst die Arbeit an diesem Vortrag mit der 'permanenten Relevanznachweispflicht', die Werner KÜMMEL immer einfordert. Der Vortrag kam "zur rechten Zeit". Denn nach sieben Jahren an einer Medizinischen Fakultät war dies für mich die Gelegenheit zu resümieren, was aus den Plänen und Zielen geworden war, die Jahre zuvor in anderen Zusammen-hängen vorgetragen worden waren: eine Sozialgeschichte, eine historische Soziologie der Medizin - das war seit Ende der 1970er Jahre meine Devise gewesen, bis 1990 durchgeführt aber wesentlich in einem historisch-sozialwissenschaftlichen Umfeld. "Was heißt, was bedeutet, was leistet historisches Denken in der Medizin?" - das wurden die Fragen, die sich mir nach 1991 stellten, als ich von Kassel nach Düsseldorf wechselte.

Diese zunächst persönliche Frage gewinnt eine allgemeinere Bedeutung dann, wenn die gesamte Medizinhistoriographie in den Blick genommen wird. Mit den 1990er Jahren ist die "Aussenperspektive" der Geschichte der Medizin zu einem immer grösseren Arbeitsbereich einer thematisch weitgespannten und anthro-pologisch ausgerichteten Kulturgeschichte geworden. Diese neuen Formen historischer Analyse haben das Thema "Leib/Körper" bis in seine feinsten Ver-ästelungen förmlich in Besitz genommen - und kommen weitgehend ohne profes-sionelle Medizinhistoriker aus. Es ist ebenfalls eine neue "Binnen"-Geschichte wissenschaftlichen, medizinischen und ärztlichen Wissens und Handelns entstanden. Hier verbinden sich Lebenswissenschaften und Kulturwissenschaften in neuer Weise. Ausgehend von den 'science studies' und 'laboratory studies' geht es nach dem Konzept der Denk-Kollektive Ludwik FLECKs um die Konstruktion "wissen-schaftlicher Tatsachen" mit "epistemischen Maschinen": Die Medizingeschichte wird zur Wissenschaftsgeschichte.

Wo bleibt die Medizin? Wo bleibt der Anspruch von Ärztinnen und Ärzten, von der Medizingeschichte - immerhin aus den Mitteln der Fakultät alimentiert - Rat und Hilfe bei ihren ureigenen Problemen zu erhalten? Wo gibt es Anknüpfungspunkte? Eben diese Fragen führten - neben anderen Überlegungen, zu denen mich KÜMMELs Frage veranlaßt hat[1] - zum Problem der Historizität. Dieses Problem

---

1 Wenngleich ziemlich unbescheiden, seien diese Arbeitsergebnisse zur "permanenten Relevanznachweispflicht" hier aufgezählt: s. *Alfons Labisch*: Medizin als Wissenschaft - Medizin als Kunst? MedGG 19 (2000), S. 9-33; ders., Die Krise in der naturwissenschaftlichen Medizin Ende des 19. Jahrhunderts und die Wiederentdeckung des Ärztlichen. Scientiarum Historia 26 (2000), S.

war Gegenstand der Jahresversammlung der Deutschen Gesellschaft für Geschichte der Medizin, Naturwissenschaft und Technik im September 2000 in Düsseldorf. Ausgewählte Ergebnisse dieser Konferenz sind in diesem Band versammelt. Ich hoffe, dass dieses Buch einen Beitrag zu der Frage leistet, was denn die Historiographie in und für die Medizin leistet. Zusammenfassen möchte ich die Ergebnisse dieser "Relevanznachweispflicht" so:

Die *Geschichte der Medizin* ist ebenso ein geisteswissenschaftliches wie ein medizinisches Fach. Medizinhistoriker schaffen aus aktuellen Problemen heraus für die Allgemeinheit wie für die Medizin ihrer Zeit ein geistiges Bild der medizinischen Vergangenheit. In ihren Methoden ist die Geschichte der Medizin ein historisch-geisteswissenschaftliches Fach. Die Geschichte der Medizin kann in ihren Fragestellungen, Aufgaben und Zielen auch ein *Fach der aktuellen Medizin* sein: diese *Geschichte in der Medizin* trägt dazu bei, die aktuellen Bedingungen medizinischen Wissens und ärztlichen Handelns in ihrer zeitlichen Dimension aufzuklären. Diese *angewandte Geschichte der Medizin* ist Teil der medizinisch - klinischen Theorie.

Mein Dank gilt Werner KÜMMEL. Er hat nicht allein am Beginn der hier vorgetragenen Überlegungen gestanden. Werner KÜMMEL hat meine Arbeiten von Anfang an mit ebenso ernsthafter wie wohlwollender Kritik begleitet. Ebenso hat er die Arbeiten des Düsseldorfer Instituts gefördert. Und überhaupt gilt: Werner KÜMMEL ist durch sein ebenso nachdrückliches wie unauffälliges Wirken zu einem der stillen Grossen in unserem Fach geworden.[2] Namens der Herausgeber dieses Bandes ist es mir daher Ehre und Freude zugleich, Werner KÜMMEL diesen Band zu widmen.

Alfons Labisch, Düsseldorf, Ostern 2003

23-37; ders.: Von Sprengels "pragmatischer Medizingeschichte" zu Kochs "psychischem Apriori": Geschichte der Medizin und Geschichte in der Medizin. In: Die Institutionalisierung der Medizinhistoriographie - Entwicklungslinien vom 19. ins 20. Jahrhundert. Hrsg. v. Andreas Frewer und Volker Roelcke, Stuttgart 2001, S. 235-254; ders.: Stand und Perspektiven der Medizingeschichte in Deutschland. Für Ulrich Hadding. Med.hist. J. 37 (2002), S. 352-379; ders.: Geschichte der Medizin - ein genuines Fach der Medizinischen Fakultät. Ein Nachwort, in: Institut für Geschichte der Medizin der Heinrich Heine Universität Düsseldorf. Veranstaltungen und Forschungen 1991 - 2001, Düsseldorf 2002, 88-107; ders.: History of medicine - history in medicine. In: Medical History: The Stories and their Meanings. Hrsg. v. Frank Huisman und John Harley Warner, Baltimore in Vorb. (2004). In Arbeit ist schließlich ein Band "Was soll, was kann, was will die Geschichte der Medizin?" (Arbeitstitel), in dem "Programmatische Beiträge aus 100 Jahren" im Faksimile zusammengeführt werden sollen. Dieser Band wird voraussichtlich 2004 erscheinen und stellt eine schöne Ergänzung zu dem von Andreas Frewer und Volker Roelcke herausgegebenen Band "Die Institutionalisierung der Medizinhistoriographie" dar.

2   Vgl. hierzu die ausführliche Würdigung von *Renate Wittern*: Laudatio auf Werner Friedrich Kümmel zur Verleihung der Sudhoff-Plakette. Nachrichtenblatt der Deutschen Gesellschaft für Geschichte der Medizin, Naturwissenschaft und Technik 52 (2002), S. 172-176.

Inhalt

Historizität als pragmatisches Erkenntnismittel?

Historizität:
Erfahrung und Handeln - Geschichte und Medizin.
Zur Einführung[1]

von ALFONS LABISCH

"Die Medizinhistoriker teilen sich vielfach mit den Musikern in den Funktionen bei ärztlichen Kongressen und Tagungen: Sie stellen das 'Rahmenprogramm'. Die einen sorgen mit Bach und Beethoven für 'festliche Einstimmung', die anderen stillen das 'historische Bedürfnis' der wackeren Zuhörerschaft. Das eine kann so verdrießlich sein wie das andere, zumal Historiker sich vielfach dabei von der eitlen Mode unserer Zeit verleiten lassen, jahrtausendweite, abstrahierend verdünnte Überblicke in 40 Minuten abzuhandeln, ihren Geist in kühnen, allzu kühnen Assoziationen zu demonstrieren und in waghalsiger Manier seltsam surrealistische Bilder unserer historischen Ereignis- und Denkwelt auszubreiten".

Diese launigen Worte stammen von Gunther MANN - der ansonsten des Sarkasmus eher unverdächtig war.[2] Der Medizinhistoriker als Festredner - ist es wirklich das, was die medizinischen Fakultäten, was Ärztinnen und Ärzte von uns erwarten? Sind jene "kühnen" Vorträge "von Anbeginn bis zur Gegenwart" wirklich alles, was wir als Medizinhistoriker anzubieten haben?

Jenseits angeblich traditioneller Erwartungen ärztlicher Kolleginnen und Kollegen haben sich die Medizinhistoriker längst einer reflektierten Historiographie zugewandt. Die bewundernde Binnenperspektive wandelte sich dabei zusehends in eine kritische Außenperspektive - eine professionelle Historiographie also, fern vom Vorwurf einer "whiggish history", und das heißt in der Medizingeschichte: fern vom Vorwurf einer Geschichte von Ärzten für Ärzte, deren Aufgabe vornehmlich darin besteht, den aktuellen Stand der Dinge zu rechtfertigen. Distanz wurde durch neue methodologische Ansätze und neue Deutungsmodelle geschaffen. Deren Diskussion nimmt mittlerweile breiten Raum in der Literatur ein.[3] Allerdings wird diese Debatte

1 Diese Einführung ist das Resultat von Überlegungen und Diskussionen, die von den Vorstandssitzungen der Deutschen Gesellschaft für Geschichte der Medizin, Naturwissenschaft und Technik in den Jahren 1997 bis 2000 über die Jahrestagung der DGGMNT in Düsseldorf im Jahre 2000 und in Hamburg 2001 bis hin zu den Diskussionen im Wissenschaftlichen Colloquium des Instituts für Geschichte der Medizin der Heinrich-Heine-Universität Düsseldorf sowie schließlich der Korrektur einer Reihe von Textentwürfen reichen. Zu besonderem Dank bin ich - in alphabetischer Reihenfolge - folgenden Personen verpflichtet: Ulrich HADDING, Düsseldorf, Christoph auf der HORST, Düsseldorf, Ulrich KOPPITZ, Düsseldorf, Werner F. KÜMMEL, Mainz, Sandra LESSMANN, Düsseldorf und Norbert PAUL, Düsseldorf. Konzeption und verbleibende Fehler gehen selbstredend gänzlich zu meinen Lasten.

2 *Gunther Mann:* Gesundheitswesen und Hygiene in der Zeit des Übergangs von der Renaissance zum Barock. Medizinhistorisches Journal 2 (1967), S. 107-123, hier S. 107.

3 Für die deutsche Diskussion s. Anatomien medizinischen Wissens. Medizin, Macht, Moleküle (Philosophie der Gegenwart). Hrsg. v. *Cornelius Borck*, Frankfurt a.M. 1996; Die Grenzen des Anderen. Medizingeschichte aus postmoderner Perspektive (Sozialwissenschaftliches Forum, 28). Hrsg. v. *Thomas Schnalke* und *Claudia Wiesemann*, Köln u.a. 1998; Medizingeschichte. Aufgaben, Probleme, Perspektiven. Hrsg. v. *Norbert Paul* und *Thomas Schlich*, Frankfurt a.M. 1998; Eine Wissen-

in der Medizin häufig so wahrgenommen, als sei die Medizingeschichte speziell und die Wissenschaftsgeschichte insgesamt nun vollends ein hermetisches Unternehmen geworden - fern von der Medizin, fern auch von jedem Alltagsverständnis und jeder Alltagserwartung ärztlicher Kolleginnen und Kollegen scheinen die Medizinhistoriker vornehmlich mit sich selbst beschäftigt.

Hier müssen sich Medizinhistorikerinnen und Medizinhistoriker wohl auch an die eigene Brust schlagen. Debatten um "historische Sozialwissenschaft", "radikalen Konstruktivismus", "science studies" oder ähnliche Wort-Ungeheuer sind sicherlich nicht das, was Mediziner von uns erwarten. Allzu häufig verwechseln die Protagonisten den theoretischen Richtungsstreit und die methodologische Grundsatzdebatte mit den Erträgen der Forschung. Die SOKAL-Affäre in den USA und die nachfolgenden "science-wars" sind ein warnendes Beispiel: Dorthin kann die Reise gehen, wenn Fachhistoriker den Blick für das Selbstverständnis ihrer Bezugsdisziplin verlieren und sich nur noch mit ihren eigenen Rätseln befassen.[4] Um es medizinisch auszudrücken: Einen Patienten in Not interessieren die theoretischen und konzeptuellen Hintergründe der ihm zugedachten Therapie recht wenig: Hauptsache ist, ihm wird geholfen. Durchaus vergleichbar erwarten Ärztinnen und Ärzte von den Medizinhistorikern keine Belehrungen, wie schwierig das historiographische Geschäft ist - und zwar auch dann nicht, wenn sich die sogenannten Geisteswissenschaften theoretisch, konzeptionell und methodisch ebenso rasch ändern wie die anderen Wissenschaften auch.

Was haben wir also anzubieten? Existiert jenes "historische Bedürfnis", das Gunther MANN Medizinern zuerkennt? Und falls ja, verstehen Ärztinnen und Ärzte überhaupt unsere Sprache? Was also verbindet Fachgeschichte und Fachdisziplin?

1. Medizin und Geschichte - genuine Anknüpfungspunkte?
Zur Fragestellung dieses Bandes

Um dieser Frage nachzuspüren, bietet sich ein Blick in die Geschichte der Medizinhistoriographie an.[5] Geschichte verschwand als geläufiges Argument im 19. Jahrhundert aus der medizinisch-wissenschaftlichen Diskussion. Ohne große Debatte trat die naturwissenschaftliche Argumentation in den Vordergrund. Gleich-

---

schaft emanzipiert sich. Die Medizinhistoriographie von der Aufklärung bis zur Postmoderne (Neuere Medizin- und Wissenschaftsgeschichte. Quellen und Studien, 9). Hrsg. v. *Ralf Bröer*, Pfaffenweiler 1999; Ansichten der Wissenschaftsgeschichte (Fischer-Taschenbücher; 15261). Hrsg. v. *Michael Hagner*, Frankfurt a.M. 2001.

4 Vgl. *Alan Sokal*: Transgressing the Boundaries. Towards a Transformative Hermeneutics of Quantum Gravity. Social Text 46/47 (1996), S. 217-252; *ders.*: Transgressing the Boundaries: An Afterword. Dissent 43 (1996), Nr. 4, S. 93-99; *ders.* und *Jean Bricmont*: Fashionable nonsense. Postmodern intellectuals' abuse of Science. New York 1998.
Allerdings: *Mara Beller* hat unter dem Titel "Über wen haben wir gelacht. An den Exzessen postmoderner Theorien sind die Physiker nicht ganz unschuldig" in Die Zeit Nr. 13, 25. März 1999, S. 59, darauf aufmerksam gemacht, welchen hanebüchenen Unsinn beispielsweise berühmte Physiker unwidersprochen über Gegenstände außerhalb ihres Faches verbreiten dürfen.

5 Vgl. hierzu den Sammelband Die Institutionalisierung der Medizinhistoriographie. Entwicklungslinien vom 19. ins 20. Jahrhundert. Hrsg. v. *Andreas Frewer* und *Volker Roelcke*, Stuttgart 2001.

wohl gab es immer wieder Ausnahmen, von Carl August WUNDERLICH über Rudolf VIRCHOW bis zu Emil BEHRING: Obwohl in ihrer Zeit Protagonisten naturwissenschaftlicher Entwicklungen, betteten sie ihre wissenschaftlichen und praktischen Arbeiten in eine historische, teils auch in eine historisch-theoretische Diskussion ein. Ende des 19. Jahrhunderts bemerkten herausragende Vertreter des Faches, so etwa Bernhard NAUNYN, daß eine rein naturwissenschaftliche Medizin ihre Identität verlieren würde. Zwar könne die

"Heilkunde nur im Studium der Natur gedeihen [...]; eine Naturwissenschaft aber ist sie darum auch im 19. Jahrhundert nicht geworden und wird sie auch schwerlich jemals werden. Denn jede Wissenschaft steckt sich ihre Grenzen nach ihrem Kön-nen! und dahin kann es die Medizin nicht bringen - dazu sitzt ihr die Humanität zu tief im Blute: Der Arzt, der am Krankenbett um das Leben seines Kranken ringt, kann nicht gelassen die Grenze seines Wissens hinnehmen. Ihn treibt in seinem Verlangen, ein Verständnis der Krankheit zu gewinnen, der Wunsch, sie zu heilen!"[6]

In der "Krise der Medizin" der 1920er Jahre forderten berühmte Ärzte, darunter Ferdinand SAUERBRUCH, geradezu, ärztliches Handeln zu rehistorisieren. Die Medizingeschichte sollte den allgemeinen Erfahrungsschatz der Ärzteschaft hegen und die angehenden Ärzte in diese Erfahrung einführen - dies wäre fürwahr eine großartige Aufgabe.

Aus diesen wenigen Hinweisen lassen sich einige allgemeine und weithin einver-nehmliche Hinweise ableiten, wie Medizin und Geschichte verbunden sind. Richard TOELLNER hat sie in kürzester Form zusammengefaßt:[7]

- Situierung der eigenen Arbeit in einen zeitlichen Zusammenhang,
- Identität durch gemeinsame Geschichte, schließlich auch
- Orientierung gegenüber der Übermacht aktueller Entwicklungen.

Geschichte ist demnach eine Form der Selbstvergewisserung, mit der sich die Menschen in ihre Welt einordnen - es ist dies die integrative Funktion von Ge-schichte. Dies sind allerdings allgemeine Ziele. Sie betreffen jeden Menschen und jedes Fach. Reichen derartige allgemeine Aufgaben im aktuellen Kampf um knappe Ressourcen aus, um zu begründen, daß es an den Medizinischen Fakultäten in Deutschland ein eigenständiges Universitätsfach Geschichte der Medizin geben soll? Was - so bleibt zu fragen - ist das Eigene von Geschichte und Medizin?

Mit den Begriffen von Handeln und Erfahrung geben die ärztlichen Fürsprecher des Faches - wie etwa SAUERBRUCH - Geschichte als einen besonderen Erfah-rungsschatz und Historiographie als eine besondere Erkenntnisform von Handeln in der Zeit vor. Eben diese Aspekte von Handeln und Erfahrung kämen in einer rein naturwissenschaftlichen Deutung der Medizin zu kurz. Damit wird eine spezifische Funktion der Medizingeschichte angesprochen. TOELLNER faßt diese als vierten Punkt seiner Analyse so:[8]

---

6 *Bernhard Naunyn*: Die Entwickelung der inneren Medizin mit Hygiene und Bakteriologie im 19. Jahrhundert. In: *ders.*: Gesammelte Abhandlungen. Würzburg 1909, Bd. 2, S. 1280-1292, hier S. 1280.

7 Vgl. zu diesen wesentlichen Funktionen einer Geschichte der Medizin *Richard Toellner*: Der Funk-tionswandel der Wissenschaftshistoriographie am Beispiel der Medizingeschichte des 19. und 20. Jahrhunderts. In: Eine Wissenschaft emanzipiert sich (1999) [wie Anm. 3], S. 175-187.

8 *Toellner* (1999) [wie Anm. 7], S. 175.

"Das Einüben des Denkens in genetische und Bedingungszusammenhänge, kurz in das für den Arzt notwendige historische Denken."

Deshalb wurde, so ist der hier in aller Kürze zusammengefaßte historische Befund, die Fachgeschichte um die Jahrhundertwende wiederentdeckt und in den nachfolgenden Jahrzehnten in die Medizin eingeführt - dies allerdings nicht mehr als genuines Argument in Forschung und Klinik, sondern als eigenständiges wissenschaftliches Fach.

Die Probleme, die aus diesem teils geisteswissenschaftlichen, teils naturwissenschaftlichen, in jedem Falle aber pragmatisch auf Handeln gerichteten Auftrag an eine Fachgeschichte folgten, wurden bald deutlich:[9] Ist die Medizingeschichte primär ein medizinisches Fach mit offenen Bezügen zu den Theorien und Methoden der Geschichtswissenschaft? Oder ist die Medizingeschichte primär ein historisch-geisteswissenschaftliches Fach mit offenen Bezügen zur Medizin? Wo liegt der spezifische Beitrag der Geschichtsschreibung zu den wissenschaftlichen und praktischen Problemen der Medizin? Was genau ist jenes von TOELLNER eingeforderte *"für den Arzt notwendige historische Denken"*? Denn auch diese Aussage bleibt letztlich allgemein und damit eine bloße Forderung. Heute kommt als zusätzliches Problem hinzu, wie der Beitrag der Historie gegenüber der medizinischen Ethik abzugrenzen ist: Die letzten Jahre haben überdeutlich gezeigt, daß die medizinische Ethik nach und nach eben jene Aufgabe, Handeln zu orientieren, übernimmt, die seinerzeit der Medizingeschichte zugesprochen worden ist. Was zeichnet die Medizingeschichte demnach gegenüber der medizinischen Ethik aus? Und schließlich ist auch zu fragen, wie Medizingeschichte als eine Grundlagenwissenschaft der Medizin eine Funktion nach außen zu erfüllen hat?

Um die Fragestellung dieser Einleitung und dieses Sammelbandes zu schärfen: Es soll darum gehen, diesem angeblich genuinen "historischen Bedürfnis" der Medizin nachzuspüren und daraus ggf. einen eigenständigen Ansatz zu entwickeln, die Historiographie der Medizin zu betreiben.

Dazu wiederum ein medizinhistorisches Beispiel: Der Streit um die Frage, in welchem Verhältnis Empirie und Theorie in der Medizin stehen, beginnt in dem Moment, in dem es eine wissenschaftliche Medizin gibt - und dies ist in der europäischen Tradition bekanntlich mit HIPPOKRATES der Fall. Auslösendes Moment ist die dialektische Spannung von allgemeiner theoretischer Sicherheit einerseits und individueller handlungsgerichteter Zuwendung zum kranken Menschen andererseits. Der erste Aphorismus des Corpus Hippocraticum behandelt dieses Problem in nicht zu überbietender Klarheit und Kürze. Dieses unmittelbar mit der wissenschaftlichen Ausrichtung gegebene Grundsatzproblem der Medizin wird eine Generation später im Streit von Empiristen und Dogmatikern greifbar und zieht sich durch die gesamte wissenschaftliche Medizin bis heute fort - lebende Geschichte der Antike, so ist hier zu sagen.

---

9 Julius PAGEL hat dieses Problem bereits ausführlich diskutiert; vgl. *Walter Pagel*: Julius Pagel and the Significance of Medical History for Medicine. Bulletin of the History of Medicine 25 (1951), S. 207-225; *Julius Pagel*: Einführung in die Geschichte der Medicin. Fünfundzwanzig akademische Vorlesungen (Geschichte der Medicin, Theil I). Berlin 1898 (hier: ebd. S. 1-22: Erste Vorlesung: Einleitung. Begriff, Werth, Object, Quellen und Eintheilung der medicinischen Geschichte).

Und eben daraus folgt zugleich: Wenn es denn solche durch die Geschichte hindurchgehende Probleme gibt, sind relevante Fragen und Rückschlüsse in beiden Richtungen der Zeitachse möglich. Unsere Fragestellung - hier etwa nach dem Verhältnis von Theorie und Praxis, von Wissen und Handeln in der Medizin - erhellt also nicht allein Grundprobleme der Genese einer wissenschaftlichen Medizin in der Antike; vielmehr wirft eine entsprechend angelegte historische Analyse der antiken Problemstellung zugleich Licht auf die modernen Probleme von Theorie und Praxis in der Medizin. Nicht nur lebendige, sondern zugleich angewandte (Medizin-) Geschichte der Antike, so wäre fortzufahren.

Der kurze historische Exkurs zeigt, daß gewisse Problemkonstellationen auf einer bestimmten Abstraktionsebene offenbar wieder und wieder aufzuspüren sind. Diese Problemkonstellationen haben folglich einen besonderen Charakter, der offenbar mit dem menschlichen Handeln in der Zeit zusammenhängt.

2. Geschichtlichkeit und Kontingenz
als Bedingungen menschlichen Handelns

Geschichtlichkeit wurde in der wissenschaftstheoretischen Debatte zum Ende des 19. Jahrhunderts zu einem eigenständigen Problem.[10] Maßgeblich war die Auseinandersetzung mit den seinerzeit beherrschenden Naturwissenschaften, die mit Bezug auf Chemie und Physik ewig gültige Gesetze zu formulieren schienen. Diesem quasi-ontologischen Anspruch der "nomothetischen" Naturwissenschaften stellten die Protagonisten der Geisteswissenschaften, hier namentlich Wilhelm DILTHEY, die ebenso ontologisch gedachte Vergeschichtlichung und geschichtliche Bewußtseinsstellung des Menschen gegenüber.

In der Diskussion des frühen 20. Jahrhunderts wurde Geschichtlichkeit, in Sonderheit von Martin HEIDEGGER, radikal individualisiert.[11] Mit der wirkungsmächtigen Wende zur Geschichtlichkeit des Subjekts ging die 'Geschichtlichkeit' der Mitwelt und damit Historizität historischer Kontexte aus der geschichtswissenschaftlichen Diskussion verloren. Hingegen wurde in der weltanschaulichen Grundsatzdebatte, nachvollziehbar in den politisierten Theorien von Georg Wilhelm Friedrich HEGEL, Karl MARX oder Charles DARWIN, dem Gang gesellschaftlicher Ereignisse eine gerichtete Geschichtlichkeit unterstellt: Hinter den Begriffen von Klasse, Rasse, Evolution oder Fortschritt verbargen sich scheinbar sichere Optionen auf die Zukunft. In der Gegenreaktion wurde die Sinnhaftigkeit von Geschichte grundsätzlich in Frage gestellt. So verwiesen etwa Karl LÖWITH oder Karl POPPER darauf, daß 'historicity' bzw. 'Geschichtlichkeit' weder auf sozialer noch auf individueller Ebene herhalten kann, um Handeln Sinn zu verleihen.

---

10 *Gerhard Bauer*: "Geschichtlichkeit". Wege und Irrwege eines Begriffs (Die kleinen de-Gruyter-Bände, 3). Berlin 1963; *Leonhard von Renthe-Fink*: Geschichtlichkeit. Ihr terminologischer und begrifflicher Ursprung bei Hegel, Haym, Dilthey und Yorck (Abhandlungen der Akademie der Wissenschaften in Göttingen. Philologisch-Historische Klasse, Dritte Folge, 59). Göttingen 1964.
11 Vgl. hierzu die beißende Analyse von *Karl Löwith*: Heidegger - Denker in dürftiger Zeit: zur Stellung der Philosophie im 20. Jahrhundert (Sämtliche Schriften, 8). Stuttgart 1988.

Werden die historischen Zufälligkeiten dieser Grundsatzdebatte des ausgehenden 19. und frühen 20. Jahrhunderts auf ihren Kern zurückgeführt, bleibt für den Begriff 'Geschichtlichkeit' letztendlich die Kontingenz als Grundmerkmal menschlichen Handelns übrig.[12] Damit sind wir bei einem Modewort der aktuellen Diskussion angelangt. Der Begriff der Kontingenz geht auf die Überlegungen ARISTOTELES' zur Zufälligkeit menschlichen Handelns zurück. In der Scholastik latinisiert, bezeichnet kontingent das, was im Verlaufe oder im Ergebnis menschlichen Handelns weder notwendig noch un-möglich ist. Kontingenz ist der Preis, den die Menschen dafür zu zahlen haben, daß sie in einem offenen Erfahrungsraum unter einem bestimmten Erwartungshorizont handeln können. Kontingenz ist demnach ein unausweichliches Grundmerkmal rational-zielgerichteten menschlichen Handelns.

Diese Form des Handelns unterscheidet sich grundsätzlich von regelhaften Formen des Handelns. Vornehmlich, wenngleich keineswegs ausschließlich, wird dieses singuläre Handeln Gegenstand von Geschichte.[13] Die Geisteswissenschaften allgemein, die Historiographie in Sonderheit können daher nur "idiographisch" sein. Kontingenz ist konstitutives Merkmal von Geschichte. Um einen modischer Gefälligkeiten unverdächtigen Autor zu zitieren: Unsere Geschichtlichkeit ist, so Helmuth PLESSNER,[14] die "grundsätzliche Wandelbarkeit und Lebendigkeit". "Elemente der Geschichtlichkeit" sind all das,

"was Geschichte 'möglich' macht, vom Individuum in seinem Wechselverhältnis mit seiner Generation, Zeit, Tradition, von den Zusammenhängen wie Staat, Recht, Wirtschaft, Sprache u.s.w., von der Masse und ihrer Dynamik".

PLESSNER wendet sich gegen die Versuche, geisteswissenschaftlicher Erkenntnis den Charakter quasi-naturwissenschaftlicher Objektivität zu verleihen. Geschichtlichkeit zu erfassen ist nicht möglich über außergeschichtliche Ebenen reiner Werte, ewiger Werte, Sätze an sich, menschlicher Wesenskonstanten o.ä.,

"sondern da, wo der Aspekt der Historie sie selbst zu suchen gebietet, in echt kritischem Geist also nach Maßgabe der Geschichte als Wissenschaft: in der Geschichte."

Menschliches Handeln ist unvorhersehbar offen. Dies ist zugleich Bedingung wie Grundlage menschlicher Existenz. Warum, so lautet zwangsläufig wieder die Frage, wird Geschichte dann überhaupt als Erkenntnisform betrieben? Denn - wiederum letztlich fußend auf ARISTOTELES - eine Aussage über das Einzelne führt zu keiner Erkenntnis, die über diese Aussage hinausführen würde: 'de singularibus non est scientia'. Einige wesentliche Aspekte moderner Wissenschaftlichkeit sind damit in der Historiographie unmöglich: zunächst der Zugriff auf erklärenswerte Tatbestände

---

12 *Bauer* (1963) [wie Anm. 10], S. 184.
13 Aus der abundanten Literatur wurde hier herangezogen *Albrecht Becker-Freyseng*: Die Vorgeschichte des philosophischen Terminus 'contingens'. Eine Untersuchung über die Bedeutungen von 'contingere' bei Boethius und ihr Verhältnis zu den Aristotelischen Möglichkeitsbegriffen (Quellen und Studien zur Geschichte und Kultur des Altertums und des Mittelalters, 7), (Habil. Münster). Heidelberg 1938; *Rüdiger Bubner*: Geschichtsprozesse und Handlungsnormen. Untersuchungen zur praktischen Philosophie. Frankfurt a.M. 1984; und *Michael Makropoulos*: Modernität und Kontingenz. München 1997.
14 *Helmuth Plessner*: Macht und menschliche Natur. Ein Versuch zur Anthropologie geschichtlicher Weltansicht. In: *ders.*: Zwischen Philosophie und Gesellschaft. Ausgewählte Abhandlungen und Vorträge. Bern 1953, S. 241-317, die nachfolgenden Zitate ebd. S. 268.

über eine leistungsfähige Theorie und des weiteren die ableitbaren regelhaften Handlungsvorgaben, wie sie die technischen Schlußfolgerungen naturwissenschaftlicher Theorien darstellen.

Der Blick wendet sich damit zwangsläufig von den einzelnen Ereignissen hin zur Gegenseite jener stets wiederkehrenden Formen menschlichen Handelns.[15] Auch in den Sozial- und Wirtschaftswissenschaften werden historische Geschehnisse analysiert. Diese Analysen dienen dazu, aus Handlungszusammenhängen die historischen Einzelhandlungen gleichsam herauszuziehen. Ziel dieser "Substraktion" ist, zu generellen Aussagen über strukturelle oder prozessuale Handlungsvorgaben zu kommen. Diese Strukturen und Prozesse scheinen außerhalb einzelner Handlungen zu stehen. In weiteren Verdichtungen folgen aus diesen Operationen ggf. Theorien des Handelns oder Annahmen über regelmäßige Ereignis- und Zustandsabfolgen, zumindest aber über Ereignis- und Zustandsmöglichkeiten. So entstehen Instrumente, um aktuelle Handlungsoptionen zu analysieren. In den Wirtschaftswissenschaften werden diese hoch aggregierten Aussagen beispielsweise dazu genutzt, künftiges, freilich ebenso hoch aggregiertes menschliches Handeln vorauszusagen, zumindest aber abzuschätzen. Wie weit eine Voraussage etwa über "Konjunkturzyklen" auf allgemeiner Ebene möglicherweise zutrifft, gleichzeitig aber von einzelnen Ereignissen völlig abweichen kann, weiß jeder, der Konjunkturen oder Trends mit dem Schicksal einzelner Unternehmen oder Aktien vergleicht oder ggf. sogar seine einzelnen Entscheidungen nach solchen generellen Aussagen trifft.

Im Gegensatz zu den systematisierenden Wirtschafts- und Sozialwissenschaften einschließlich der historischen Soziologie ist der wissenschaftliche und praktische Zweck der Geschichtswissenschaften nicht, die "theoretische Quintessenz rekurrierender sozialer Prozesse" zu liefern. Vielmehr ist das Ziel, Geschichten zu analysieren, die sich "*ihrer Singularität wegen auf keine Regel [...] bringen lassen*".[16] Historische Ereignisse heben sich aus der Reihe vergleichbarer Fälle ab. Aus diesem besonderen Erkenntnisziel folgt eine besondere Bedingung: Die Kontingenz von Handeln, Ereignissen oder Zustandsänderungen ist der Grund, warum historische Erklärungen zwar Theorien brauchen, um eben diese einzelnen historischen "Fakten" erklären zu können. Eben an dieser Stelle setzen die historischen Sozialwissenschaften einschließlich einer theoretisch geleiteten Sozialgeschichte an.

Zugleich ist aber die Kontingenz von Handeln, Ereignissen oder Zustandsänderungen auch der Grund, warum die Aussagen über historische Ereignisse an sich zu keiner Theorie fähig sind: Historie benötigt Theorie, liefert sie aber nicht.

---

15 Die folgenden Gedanken sind im wesentlichen in Auseinandersetzung mit Hermann LÜBBE entstanden; vgl. *Hermann Lübbe*: Geschichtsbegriff und Geschichtsinteresse. Analytik und Pragmatik der Historie. Basel / Stuttgart 1977; s. ebd. insbesondere S. 269-291: 19. Historie als Kultur der Kontingenzerfahrung; vgl. ferner *ders*.: Wieso es keine Theorie der Geschichte gibt. In: *ders*.: Philosophie nach der Aufklärung. Von der Notwendigkeit pragmatischer Vernunft. Düsseldorf / Wien 1980, S. 115-141; *ders*.: Die Einheit von Naturgeschichte und Kulturgeschichte. Bemerkungen zum Geschichtsbegriff (Akademie der Wissenschaften und der Literatur zu Mainz. Abhandlungen der Geistes- und Sozialwissenschaftlichen Klasse, Jahrgang 1981, 10). Wiesbaden 1981.
16 *Lübbe* (1980) [wie Anm. 15], S. 123.

Diese Aussage ist wichtig, um in der Folge
- einzelne historische Ereignisse,
- historizitäre Handlungszusammenhänge,
- allgemeine Strukturen und Prozesse,
- theoretisch geleitete Fragestellungen und Konzepte einer sozialhistorischen
  Fragestellung, sowie schließlich
- allgemeine Theorien über Handeln in Geschichte und Gesellschaft
voneinander abgrenzen und zugleich die Reichweite historischer Erklärungen abschätzen zu können.

Es geht hier nicht darum, eine Theorie der Geschichte allgemein oder der Medizingeschichte im besonderen zu entwickeln.[17] Vielmehr geht es darum, die Trennli-
nie zwischen möglichen theoretischen Zugriffen auf die Geschichte einerseits und
dem singulären Objektcharakter der Geschichte andererseits zu bestimmen und darüber hinaus herauszuarbeiten, warum diese Form der Erkenntnis allgemein als sinnvoll angesehen wird und speziell in der Verbindung von Geschichte und Medizin
tragfähig sein soll.

3. Historizität und Kontextualität
als spezifische Bedingungen menschlichen Handelns in der Zeit

Warum also - zum wiederholten Mal - Geschichte? Hier hilft eine Analyse der
Redeweise weiter: *"Das kann man nur historisch erklären"*.[18] Diese Redeweise beruht, so Hermann LÜBBE in sophistizierter Gedankenführung, darauf, daß die Menschen im Alltag üblicherweise erwarten, daß sich Ereignisse und Ereignisfolgen re-
gelhaft abspielen: Zustände haben eine gewisse Normalität, Planungszusammen-
hänge erscheinen rational, Systeme arbeiten in gewisser Weise funktional. Dann, so
weiter LÜBBE, wenn sich diese Annahmen nicht bewahrheiten, vor allem dann,
wenn bestimmte Erwartungen enttäuscht werden, kommt es zu jenen Alterationen,
die erklärt werden müssen. Üblicherweise werden zunächst Gründe ermittelt, die aus
den Zusammenhängen der unterstellten Erwartungen stammen. Wenn aber das
"befremdliche Faktum" den Charakter eines anderweitig nicht erklärbaren
"Reliktes" hat, dann soll eine historische Untersuchung diesen spezifischen Fall aufklären.

Eben dieser zu erklärende Rest von Kontingenz ist die Domäne des Historikers.
Aber das alterierende, je für sich erklärungsbedürftige Ereignis wird immer in Bezug auf Zusammenhänge erklärt, die eben jene bekannten oder entdeckbaren Regel-
haftigkeiten, Normalitäten, Rationalitäten oder Funktionalitäten stillschweigend

---

17 Zur neuerlichen methodologischen Diskussion der Medizingeschichte in Deutschland vgl. oben
   Anm. 3. Zur "alten" Sozialgeschichte der Medizin vgl. nach wie vor die Übersicht von *Alfons Labisch* und *Reinhard Spree*: Neuere Entwicklungen und aktuelle Trends in der Sozialgeschichte der
   Medizin in Deutschland. Rückschau und Ausblick. Vierteljahrschrift für Sozial- und Wirtschaftsgeschichte 84 (1997), S. 171-210 (Teil 1), S. 305-321 (Teil 2). In internationaler Perspektive s. dem-
   nächst: Medical History: The Stories and their Meanings. Hrsg. v. *Frank Huisman* und *John Harley
   Warner*, Baltimore (in Vorb.: 2003).
18 *Lübbe* (1980) [wie Anm. 15], die folgenden Zitate ebd. S. 128f.

voraussetzen: Das zu erklärende Ereignis wird in einen Zusammenhang eingeordnet und somit kontextualisiert. Zwischen den Handlungstheorien der Sozial- und Wirtschaftswissenschaften, den abgeleiteten theoretischen Fragestellungen und Konzepten, den allgemeinen Strukturen und Prozessen einerseits und den je einzelnen historischen Handlungen andererseits erscheinen folglich bestimmte Verdichtungen von Handlungszusammenhängen. Diese Verdichtungen stellen gleichsam Möglichkeits-Räume dar, in denen sich kontingente Ereignisse abspielen und - im nachhinein - mit Bezug auf eben diese Zusammenhänge als historische Fakten erklärt werden können. Die historische Analyse richtet sich demnach sowohl auf einzelne Handlungen als auch auf die Zusammenhänge, in denen diese Handlungen stattfinden. Derartige historische Zusammenhänge bilden selbst zugleich Gegenstand und Voraussetzung historischer Analyse.

Diese Art von geschichtlichen Handlungszusammenhängen sei im folgenden in spezifischer Wendung historizitär genannt. Teils wird ihnen als historisch gegebenen Ereigniszusammenhängen Objektcharakter, teils wird ihnen als Mittel zur Analyse einzelner Ereignisse der Charakter von Erkenntniszusammenhängen zugewiesen.

Mit Blick auf die methodischen Möglichkeiten von Erkenntniszusammenhängen ist ein klärendes Wort zur historischen Sozialwissenschaft bzw. zur theoretisch geleiteten Geschichte nötig: Diese Art der Betrachtungsweise kommt gleichsam von der Gegenseite theoretischer Annahmen bzw. verdichteter Strukturen und Prozesse her. In einem geschichtlichen Handlungszusammenhang werden einzelne Handlungen und Ereignisse von der empirischen Seite her verdichtet; der historisch-sozialwissenschaftliche Erkenntniszusammenhang betrachtet einen Handlungszusammenhang im Lichte einer bestimmten Theorie, um so einen gezielten und nachvollziehbaren Zugriff auf Ereignisse zu ermöglichen. Historizitäre Handlungszusammenhänge und theoretisch geleitete Fragestellungen decken demnach aus unterschiedlicher Richtung durchaus vergleichbare Erkenntnisobjekte ab und verfolgen vergleichbare Erkenntnisziele. Damit haben sie zugleich auch ihre eigenen Erkenntnisdefizite: das Problem, historische Fakten nach theoretischen Vorgaben zu konstruieren - ggf. auch auszublenden - einerseits, und andererseits das Problem, aus empirisch verdichteten Handlungszusammenhängen Schlüsse zu ziehen, die ohne den notwendigen Anschluß an eine theoretische Diskussion in unzulässiger Weise über die erfaßten Einzelheiten hinausgehen. Liefert, so muß daher die anschließende Frage lauten, die Analyse historizitärer Ereigniszusammenhänge einen Erkenntnisgewinn über die historische Erklärung einzelner Fakten hinaus?

Dies ist die methodologische Grundsatzfrage dieses Bandes. Es geht hier folglich nicht darum, dem üblichen Geschäft des Historikers nachzugehen und nach einzelnen historischen Handlungen zu fragen. Es geht auch nicht darum, in sozialhistorisch-theoretischer Perspektive Konzepte für übergreifende Fragestellungen abzuleiten. Vielmehr geht es zunächst darum, auf der Ebene historischer Ereignisse nach historischen Zusammenhängen menschlichen Handelns zu suchen. Anschließend ist zu fragen, ob diese historischen Zusammenhänge auf der Ebene historiographischer Erkenntnisse in der Lage sind, die generelle Möglichkeit und die spezifische Eigenheit einzelner Handlungen bzw. Handlungsmöglichkeiten erklären zu helfen. Der Erkenntnisgewinn läge darin, daß die gezielte Analyse solcher Handlungsverdich-

tungen in ihrer Wendung zu einem Erkenntnismittel helfen würde, Räume möglicher Handlungen zu bestimmen. Falls diese Handlungsverdichtungen historizitären
Charakter hätten und folglich auch aktuellen Handlungsräumen in einem
nennenswerten Umfang entsprechen würden, könnten sie dazu beitragen, aktuelle
Handlungsoptionen auszuleuchten und damit - freilich in einer distanten Weise -
dazu beitragen, aktuelle Entscheidungsprobleme zu lösen.

Das Ziel derartiger Operationen wäre, durch einen Blick in die Vergangenheit
den Schleier der Zukunft ein wenig zu lüften, um aktuelle Handlungsoptionen mit
einer perspektivischen Gewißheit zu versehen.

Neil POSTMAN hat für diesen Perspektivenwechsel von Zukunft, Gegenwart
und Vergangenheit ein schönes Bild gefunden:[19]

*"Wir alle (...) bewegen uns mit hoher Geschwindigkeit auf einer Autobahn und
haben unseren Blick dabei auf den Rückspiegel fixiert; der aber kann uns nur sagen,
wo wir waren, nicht, was vor uns liegt. (...) Die Ironie ist, daß auch die Frontscheibe in gewisser Weise ein Rückspiegel ist, denn jedwede von uns gesehene Zukunft ist nur eine Projektion der Vergangenheit - und kann nichts anderes sein."*

In der Zukunft sehen wir nichts, sicher ist nur die Vergangenheit. Geschichte beschäftigt sich mit dem, was der Fall ist. Um diesen Fall zu erklären, ist es unerläß-
lich, den Raum möglicher Handlungen zu ermitteln: Von den Denk- und Handlungsmöglichkeiten der Beteiligten über ihre Intentionen und die Zufälle ihres Zusammenwirkens bis hin schließlich zu jenem historischen Faktum, das es zu erklären
gilt. Als in der Zeit geronnene Handlungsmöglichkeiten weist uns eine derartige Zu-
sammenhangs-Geschichte Optionen für unsere Entscheidungen in der Gegenwart.
Kein einzelner Vorgang wird sich im Einzelnen wiederholen. Aber die Reflexion
über Umstände und Wirkungen gibt uns - um in POSTMANs Bild zu bleiben - vage
Anhaltspunkte, wohin wir versuchen können zu lenken. Theoretisch gewendet bedeutet dies: Historiographie reduziert Kontingenz.

Auch hier handelt es sich allerdings wieder um ein allgemeines Phänomen. Was
hat dies mit der Gegenwart fachlicher bzw. fachwissenschaftlicher Entscheidungen
zu tun? Warum dieser Umweg über das Gewesene, ggf. längst Vergessene? Das im
Handeln in der Zeit angelegte Moment der Erfahrung stellt ein Element dar, das
dem theoretisch geleiteten Wissen im Einzelfall in krasser Weise gegenüberstehen
kann. Die immer wieder auftauchenden Grundfragen der Fachhistorie liegen in der
Geschichte ihrer gegenständlichen Bezugsfächer - seien dies die Wissenschaften, die
Technik, die Rechts- oder die Heilkunde: Es sind Fragen historizitären Charakters,
Kulminationspunkte von Problemen, die im Sinne eines gemeinsamen, dem Fach
eigenen Erfahrungsschatzes anzusehen sind. Allerdings stellen sich diese Probleme
unter neuen Gegebenheiten jeweils neu. Folglich erfordern sie auch neue Entscheidungen und rufen aus der offenen Entscheidungssituation heraus neue Fragen an die
Geschichte hervor. Diese wechselseitige Verdichtung aktueller Probleme und rele-
vanter Fragen an die Geschichte hat Hans-Jörg RHEINBERGER unter dem Begriff
der "historiality" diskutiert:[20] *"In paradoxer Formulierung läßt sich sagen, daß das*

19 *Neil Postman*: Die Zweite Aufklärung. Vom 18. bis ins 21. Jahrhundert. Berlin 1999, S. 7.
20 *Hans-Jörg Rheinberger*: Experimentalsysteme und epistemische Dinge. Eine Geschichte der
   Proteinsynthese im Reagenzglas. Göttingen 2001, S. 193-204: 10. Historialität, Erzählung, Reflexion, das Zitat ebd. S. 195.

jeweils Gegenwärtige das Ergebnis von Etwas darstellt, das so nicht gewesen ist,
und daß Vergangenheit zur Spur von etwas wird, das sich (noch) nicht ereignet
hat."

Eine Übersetzung von 'historiality' könnte sein, daß der Historiker eine eigenartige "Histo-Realität" schafft: Historische und gegenwärtige Ereignisse verdichten
sich in der Perspektive einer gezielten Frage zu einem Ereignis, in dem bereits abge-
schlossene und damit vergangene Handlungsmöglichkeiten einerseits und aktuelle
Handlungszwänge andererseits in einer Art Wechselspiel von Frage und Antwort
analysiert werden. Der in wechselseitiger Frage und Antwort voranschreitende Erkenntnisprozeß schafft Distanz und gerät zur Reflexion des eigenen Tuns. Historizitär gerichtet dient diese Selbstreflexion dazu - um wieder das Bild POSTMANs
aufzugreifen -, die Frontscheibe des immer rascher dahineilenden Gefährts namens
menschliche Zivilisation, die lediglich das widerspiegelt, was wir bereits wissen und
erlebt haben, ein wenig durchsichtiger zu machen. Auch hier wäre also wieder zu
sagen: Historiographie reduziert Kontingenz.

Aber auch dies ist klar: Derartige Operationen bleiben letztlich immer offen. Er-
eignis- und Erkenntniszusammenhänge sind, obschon über das Einzelne hinausge-
hende und somit verdichtete Formen von Handeln und Erkennen, Teil historischen
Geschehens und folglich selbst kontingent. Dafür bieten die allgemeine Geschichte
und die Fachgeschichte unendlich viele Beispiele: Wer hätte Anfang September
1989 den Zusammenbruch des kommunistischen Herrschaftssystems in Deutschland
vorausgesagt? Wer kannte 1876 einen gewissen Robert KOCH und konnte die säkulare Wirkung seiner methodischen Postulate abschätzen, obschon die Probleme
und Möglichkeiten - im nachhinein gesehen - nicht nur auf dem Tisch lagen, sondern von vielen mit Sicherheit bereits in ihren einzelnen Aspekten 'in concreto' gesehen worden waren? Wer hat die Computertomographie, die Magnetresonanz-
tomographie oder die anderen bildgebenden Verfahren vorausgesagt, die heute die
Neurowissenschaften revolutionieren? Wer wüßte, ob, wann, wo und schließlich wie
der Durchbruch in der Gentherapie kommt, obschon die Probleme und Möglichkeiten ebenfalls auf dem Tisch zu liegen scheinen und der eine oder andere nach einem
etwaigen Durchbruch eingestehen muß, daß er die Einzelheiten schon vorher
kannte? Hier drängen sich weitere Gedanken zu den Begriffen "Zufall" und
"Kontingenz" auf. Gleichwohl zählt die Denkoperation "*Wie ist dies historisch zu*
erklären?" zu denjenigen Formen, in der die christlich-abendländische Gesellschaft,
und eben nur diese,[21] die Kontingenz der Gegenwart auf ein durchschaubares Maß
an Handlungsoptionen zu reduzieren trachtet.

---

21 Karl LÖWITH schreibt: "Ein indirekter Beweis für die Herkunft der Geschichtsphilosophie aus der
biblischen Geschichtstheologie ist das Fehlen jeder Philosophie der Geschichte im griechischen
Denken, das die Geschichte den Historikern überließ. Der positive Grund für diesen Mangel an geschichtsphilosophischen Konstruktionen liegt darin, daß es von den wechselvollen Geschicken, der
tyche der Geschichte, kein eigentliches Wissen, sondern nur Bericht oder Historie geben kann."; s.
Karl Löwith: Curriculum Vitae. 1959 (ders.: Sämtliche Schriften; 1: Mensch und Menschenwelt.
Beiträge zur Anthropologie). Stuttgart 1983, S. 450-462, hier S. 457; s. dazu *ders.*, Weltgeschichte
und Heilsgeschehen. Zur Kritik der Geschichtsphilosophie (*ders.*: Sämtliche Schriften; 2). Stuttgart
1983. Aus der aktuellen Diskussion vgl.: Westliches Geschichtsdenken. Eine interkulturelle Debatte.
Hrsg. v. *Jörn Rüsen*, Göttingen 1999.

4. Historizität und Handeln in der Medizin - oder:
Warum gibt es das Fach Geschichte der Medizin?

Die bisherige Diskussion ging zwar immer wieder von der Medizin aus, umfaßt im Prinzip aber alle Formen menschlichen Handelns - und zwar einschließlich der Wissenschaften als einer "sozialen Praxis". TOELLNER hat das "für den Arzt notwendige historische Denken" nicht spezifiziert. Festgestellt wurde dies: Dem menschlichen Handeln allgemein, und dem zweckgerichteten fachlichen Handeln im besonderen eignet das Moment der Kontingenz. Das generelle Moment der Unsicherheit, die Möglichkeit des Scheiterns sind der Preis, den die Menschen für die Freiheit rational-zielgerichteten Handelns zahlen:[22]

"Kontingent ist streng genommen nicht das, was sich so oder anders verhalten kann, ohne schon eingetreten zu sein, sondern das grundlose Eintreten einer der beliebigen Alternativen."

In der Medizin ist dies fatal. Daraus erklärt sich das Streben nach Sicherheit. In der hippokratischen Tradition wird diese Sicherheit darin gesucht, Krankheiten "ihrer Natur nach" zu erklären und zu behandeln. Die Medizin schließt sich damit den Naturwissenschaften und abgeleiteten Techniken an. Aber der "Gegenstand" ärztlichen Handelns ist kein Sach-Objekt, sondern ein handelndes Subjekt mit je eigener Geschichte. Dies kommt im englischen Begriff der 'medical history' für eine ärztliche Anamnese trefflich zum Ausdruck. Folglich kommen dem Handeln in der Medizin gegenüber der generellen Unwägbarkeit menschlichen Handelns weitere Eigenarten zu.

Um diese zu klären, ist ein neuerlicher Blick in die Geschichte der Medizin und die Medizinhistoriographie des 19. Jahrhunderts hilfreich.[23] Wie oben bereits angedeutet, suchte die Medizin seit dem frühen 19. Jahrhundert Sicherheit im unbedingten Anschluß an die Naturwissenschaften: Die Medizin könne nur im Lichte der Naturwissenschaft gedeihen.[24] Obwohl selbst ein Nucleus dieser Entwicklung, kritisierte der berühmte Kreis um das "Archiv für physiologische Heilkunde" - neben dem bereits erwähnten WUNDERLICH Wilhelm ROSER und Wilhelm GRIESINGER - jedoch die moderne 'ontologische', weil vom Patienten abstrahierende naturwissenschaftliche Krankheitstheorie. GRIESINGER stellte dagegen das "allseitige Bild der Geschichte einer Individualität" des Patienten.[25] Ausgangs des 19. Jahrhunderts wurde die Spannung von (natur-) wissenschaftlicher Theorie vs. Empirie sowie theoriegeleitetem Handeln vs. Erfahrung in der Medizin erkannt. Julius PAGEL und Max NEUBURGER haben diese Entwicklung medizinhistorisch

---

22 *Bubner* (1984) [wie Anm. 13], S. 38.
23 *Alfons Labisch*: Von Sprengels "pragmatischer Medizingeschichte" zu Kochs "psychischem Apriori": Geschichte der Medizin und Geschichte in der Medizin. In: Die Institutionalisierung der Medizinhistoriographie (2001) [wie Anm. 5], S. 235-254.
24 So in der Rückschau *Bernhard Naunyn*: Die Entwickelung der inneren Medizin mit Hygiene u. Bakteriologie im 19. Jahrhundert. In: *ders.*: Gesammelte Abhandlungen. Würzburg 1909, Bd. 2, S. 1280-1292, hier S. 1280.
25 *Wilhelm Griesinger*: Pathologie und Therapie der psychischen Krankheiten. 2. Aufl. Stuttgart 1861, S. 133.

präzise beschrieben.[26] Eine Generation später arbeitete Richard KOCH die besondere Entscheidungssituation des Arztes heraus und brachte an dieser Stelle das
historische Argument ein.[27]

In den neueren wissenschaftshistorischen und -theoretischen Analysen hat Norbert PAUL den Punkt analysiert, an dem medizinisches Wissen in ärztliches Handeln umschlägt.[28] In der naturwissenschaftlichen Medizin gibt es unterschiedliche
Grade der Gewißheit: von der rein naturwissenschaftlichen Laborforschung über
eine breite Zwischenebene angewandter, durchaus der Technik vergleichbarer Anwendungen bis hin zu dem jeweils individuellen klinischen Fall, in dem - selbst unter heutigen Bedingungen - eine verläßliche Voraussage über den Ausgang einer
Therapie nicht möglich ist (z.B.: Leukämie, Knochenmarktransplantation, Sepsis):
Eben hier eröffnet sich jener - so PAUL - 'hiatus theoreticus', eine theoretische
Lücke, die zur Frage nach dem eigentlich Ärztlichen führt.

Wie die Entscheidung getroffen werden kann, welches Wissen über den Einzelfall tatsächlich relevant für seine medizinische Repräsentation ist, kann weder
anhand der vom Patienten angebotenen Information noch anhand des medizinischen
Wissens eindeutig beantwortet werden. Vielmehr handelt es sich um pragmatisches
Wissen, wie jenseits von einer "Wissensanwendung" Handeln im einzelnen Fall
begründet werden kann. Dabei ist das Wissen über den Patienten immer
unvollständig, häufig vage, und es läßt nur im günstigsten Falle exakt kausale
Schlüsse auf ein Krankheitsgeschehen zu. Dies führt dazu, daß auch die Entscheidung, ob ein Patient krank ist und/oder inwieweit ein Abklärungs- und Behand-
lungsbedarf besteht, nicht immer eindeutig zu beantworten ist. Häufig erlaubt erst
der Informationsgewinn aus einer Reihe von diagnostischen Verfahren oder aus den
Effekten einer begonnenen Therapie den medizinisch-wissenschaftlichen Rückschluß auf den Gesundheitszustand des Patienten. Dies ist abhängig von der Tatsache, daß medizinisches Wissen in sich unterschiedliche Abstraktionsebenen
aufweist, die häufig nicht weniger vage sind als die im Einzelfall vorgefundene
Ausgangsinformation. Verantwortlich hierfür sind die Schwierigkeiten, die sich bei
der Explikation von Schlüsselbegriffen wie Gesundheit oder Krankheit in der
modernen Medizin ergeben. Soweit Norbert PAUL.

---

26 Max Neuburger: Einleitung. In: Handbuch der Geschichte der Medizin, begründet von Th.
   Puschmann. Hrsg. v. *Max Neuburger* und *Julius Pagel*, Bd. 2: Die neuere Zeit. Jena 1903 (ND Hildesheim 1971), S. 3-154. NEUBURGERs sowie PAGELs Einleitungen [s.o., wie Anm. 9] stellen die
   besten historischen Übersichten zum Problem von Wissen und Handeln in der Medizin dar.
27 Siehe zum Folgenden *Richard Koch*: Die Bedeutung der Geschichte der Medizin für den Arzt. Fortschritte der Medizin 38 (1921), S. 217-225; *ders.*, Die Geschichte der Medizin im Universitätsunter-
   richt. Klin. Wschr. 6 (1927), S. 2342-2344; *ders.*, Die Geschichte der Medizin im Universitätsunter-
   richt. Archiv für Geschichte der Medizin (sc. Sudhoffs Archiv) 20 (1928), S. 1-16.
28 *Norbert Paul*: Medizinische Wissensbasen. Vom Wissensmodell zur Repräsentation. Ein medizin-
   theoretischer Ansatz zur Modellierung und objektorientierten Repräsentation diagnosebezogenen
   Domänewissens für Expertensysteme in der Medizin (Europäische Hochschulschriften, Reihe 41 In-
   formatik, 14). Frankfurt a.M. u.a. 1995; *ders.*: Der Hiatus theoreticus der naturwissenschaftlichen
   Medizin. Vom schwierigen Umgang mit Wissen in der Humanmedizin der Moderne. In: Anatomien
   medizinischen Wissens. Medizin, Macht, Moleküle (Philosophie der Gegenwart). Hrsg. v. *Cornelius
   Borck*, Frankfurt a.M. 1996, S. 171-200.

Der Patient verfügt aufgrund seiner lebensweltlichen Erfahrung über andere Krankheitsbeschreibungen als der Arzt, der sich zwar auf die Basis wissenschaftlicher Erklärungen, zusätzlich aber immer auch auf seine eigenen Erfahrungen als Arzt beruft. Diesen unterschiedlichen Beschreibungen werden zugleich unterschiedliche Krankheitswerte zugewiesen. Arzt und Patient verbinden sich als historizitäre Subjekte in historizitären Zusammenhängen. Die Selbstdeutung des Patienten einschließlich seiner eigenen Version von Gesundheit und Krankheit ist in seiner Lebensgeschichte angelegt. Auf diese Eigenheit hat bereits GRIESINGER hingewiesen, auf diesem Wege führt auch der Gedanke der radikalen Geschichtlichkeit des Subjekts hin zur lebensphilosophischen Deutung der Medizin - und damit zur psychoanalytisch ausgerichteten Psychosomatik.[29] Auch die Handlungsmöglichkeiten des Arztes sind in großen Teilen durch seine Erfahrung geprägt. Dieses Erfahrungswissen ist ein wesentlicher Bestandteil professionellen ärztlichen Handelns.[30] Seit einiger Zeit wird versucht, diese Erfahrung zu objektivieren und - etwa unter dem Begriff der "evidence based medicine" - zu einer dem naturwissenschaftlich-technischen Bezug vergleichbaren ärztlichen Entscheidungshilfe zu machen.[31] Unter diesem Aspekt gewinnt die individuelle und institutionelle geschichtliche Erfahrung eine neuerliche Gewichtung.

Der immer wieder geäußerte Vergleich von ärztlichem Wissen und Können mit der technischen (Massen-) Produktion ist nach diesen Überlegungen von vornherein obsolet. Auch der an sich nähere Vergleich zur individuellen technischen (Ingenieur-) Leistung, etwa im Brückenbau, trägt nicht: Eine Brücke - sei es selbst der Pont Neuve, die Brooklyn-Bridge oder die Tower-Bridge - mag zwar unverwechselbare Eigenheiten und sogar eine Geschichte haben, aber sie ist niemals handelndes Subjekt in der Zeit. Das Gleiche ist zu dem noch häufiger bemühten Vergleich von (technischer) Reparatur und ärztlicher Behandlung zu sagen: Ein technisches Objekt mag zwar - etwa als Mikroskop eines bedeutenden Forschers - historische Identität entwickeln, diese wird ihm aber von außen zugeschrieben und wohnt ihm weder biologisch-historisch - etwa im Immunsystem - noch lebens-historisch - etwa in der Auffassung von Krankheit oder Schmerz - inne. Und schließlich: Zwar ist es zu begrüßen, die Ärzte durch kontrollierte Erfahrung aus dem "autistisch-undiszipli-

---

29 Vgl. hierzu *Paul Christian*: Das Personverständnis im modernen medizinischen Denken (= Schriften der Studiengemeinschaft der evangelischen Akademie, 1). Tübingen 1952; *Richard Siebeck:* Medizin in Bewegung. Klinische Erkenntnisse und ärztliche Aufgabe. Stuttgart 1949, 2. Aufl. 1953, und jetzt *Thure von Uexküll* und *Wolfgang Wesiack*: Theorie der Humanmedizin. Grundlagen ärztlichen Denkens und Handelns. München u.a. 1988 (jetzt: 3., völlig überarb. Aufl. 1998), sowie: Psychosomatische Medizin. Hrsg. v. *Thure von Uexküll* u.a. 5. neubearb. u. erw. Aufl., München / Berlin 1996.

30 *Alfons Labisch* und *Norbert Paul*: Medizin, 1. Zum Problemstand. In: Lexikon der Bioethik, 3 Bde. Hrsg. v. *Wilhelm Korff* u.a., Gütersloh 1998, Bd. 2, S. 631-642.

31 Vgl. hierzu aus historischer Sicht *Ulrich Tröhler*: Die therapeutische "Erfahrung" - Geschichte ihrer Bewertung zwischen subjektiv sicherem Wissen und objektiv wahrscheinlichen Kenntnissen. In: Die Wissenschaft in der Medizin. Selbstverständnis und Stellenwert in der Gesellschaft. Hrsg. v. *Johannes Köbberling*, Stuttgart u.a. 1992; 2. Aufl. 1993, S. 65-81; *Ulrich Tröhler*: Die wissenschaftlichen Begründungen therapeutischer Entscheide - oder 'Evidence-Based Medicines' - im Lauf der Geschichte. In: Wissenschaftlichkeit, Teil III: Von der klinischen Erfahrung zur Evidence-Based. Hrsg. v. *W. Eich* u.a., Frankfurt a.M. 1999, S. 101-127; *Ulrich Tröhler*: "To improve the evidence of medicine". The 18th century British origins of a critical approach. Edinburgh 2000.

nierten" Denken ihrer Alltagspraxis herauszuführen;[32] genauso entschieden ist zu sagen, daß die Hoffnung, der Stationscomputer würde jeweils evidenzbasiert die richtige Therapie-Empfehlung ausspucken, in die Irre geht. Hier wird ärztliches Handeln nicht wissenschaftlich-technisch, sondern statistisch zu normieren versucht. Festzuhalten ist demgegenüber: Patient und Arzt sind beide in ihren Lebens- und Handlungszusammenhängen historizitär geprägt. Dies bedeutet, daß im ärztlichen Handeln nach wie vor ein "Entscheidungsrest" bleibt, der weder wissenschaftlich-technisch noch stochastisch-statistisch gelöst werden kann.

Erfahrung ist die lebensweltliche Art, mit der Offenheit des Handelns bewußt und gezielt umzugehen. In der Medizin ist Erfahrung ein wesentlicher Teil ärztlichen Handelns: Erfahrung steht gleichwertig dem naturwissenschaftlich abgeleiteten Wissen gegenüber. Mit Blick auf das Problem der Kontingenz wird die absichtliche, dann auch methodisch gezielte Reflexion von Erfahrung zur Historiographie. Die Fachgeschichte wäre demnach der Ort systematisierter Selbstreflexion über die grundsätzlichen Bedingungen von Wissen und Handeln im Fach. In kühner Kürze sei hier behauptet:

- Die Metareflexion der Kontingenz ist eine Domäne der Geisteswissenschaften.
- Die Analyse der zeitlichen Komponente und damit der Geschichtlichkeit von Kontingenz ist die Domäne der historischen Wissenschaften.
- Die Geschichtlichkeit der Kontingenz in einem fachspezifischen Raum zu erforschen, ist die Domäne der Fachgeschichte.
- Eine Fachgeschichte ist in jenen Fächern notwendig und ertragreich, die durch hohe fachspezifische Kontingenz und die daraus resultierende Bedeutung von Erfahrung ausgezeichnet sind.

Dies ist in der Medizin als einer gänzlich eigenartigen Handlungswissenschaft der Fall. Aufgabe der Medizingeschichte ist es demzufolge, den Aspekt der Erfahrung in der Medizin mit den gültigen Methoden der Historiographie zu bearbeiten und die jeweiligen Erkenntnisse für die Medizin nutzbar zu machen.

Die Geschichte *in der* Medizin stellt den genuinen Ort dar, zur systematisierten Reflexion ihrer selbst zu kommen. Selbstreflexivität ist unabdingbare Voraussetzung rationalen Handelns. Über den Begriff Erfahrung historizitär gerichtet, kennzeichnet sie eine Denkhaltung, die auf Grund der Kenntnis der Vergangenheit nach vorne und damit auf die aktuellen und absehbar künftigen Probleme der Medizin gerichtet ist.

Angesichts der stets wachsenden Bedeutung der Medizin im Leben der Menschen gibt es darüber hinaus eine Geschichte *der* Medizin, die sich gleichsam mit dem Blick von außen mit der Institution Medizin befaßt.

---

32 *Eugen Bleuler*, Das autistisch-undisziplinierte Denken in der Medizin und seine Überwindung. Berlin u.a. 1976 (d.i.: 4. ND der 5. Aufl. (bis auf einige Streichungen identisch mit der 4., von BLEULER redig. Aufl. 1927)); 1. Aufl. 1919; 2. Aufl. 1921; 3. Aufl. 1922; vgl. dazu *Caroline Jagella*: Eugen Bleulers Warnung vor dem 'autistisch-undisziplinierten Denken in der Medizin' als Beitrag zur Erkenntniskritik ärztlicher Forschung. Gesnerus 55 (1998), 87-116, sowie *Tröhler* (1993) und *ders.* (1999) [wie Anm. 30].

5. Zur Gliederung und zum Inhalt des Sammelbandes

Der hier vorgelegte Sammelband soll die bislang skizzierte Verbindung von Geschichte und Medizin unter dem Aspekt von Historizität und Kontingenz analysieren, Beispiele präsentieren und so letztlich dazu anregen, weitere Gegenstände und
Problemstellungen, vielleicht auch eine methodische Diskussion unter diesem spezifischen Ansatz in Gang zu setzen. Damit verbunden ist das Ziel, einen aktuellen und
vom Gegenstand her abgeleiteten Beitrag zu den offenen oder verborgenen Diskussionen zum Sinn und Ziel einer Faches Geschichte in der Medizin zu leisten. Es sei
hier darauf verwiesen, daß ein weiterer Sammelband vorbereitet wird, der frühere
programmatische Texte aus der Geschichte der Medizingeschichte zusammen‾
führt.[33]

Im ersten Kapitel *"Das Problem von Historizität und Kontingenz"* wird der Gegenstand des Bandes erläutert. In seinem Beitrag *"Kontingenz als Problem der
historischen Kulturwissenschaft"* behandelt der Historiker Friedrich JÄGER
zunächst den theoriegeschichtlichen Zusammenhang, in dem der Begriff Kontingenz
entstanden ist. In einem zweiten Schritt analysiert JÄGER am Beispiel von Max
WEBER und John DEWEY die theoretischen Weichenstellungen, die zur aktuellen
Problemstellung von Kontingenz und Geschichte führten. Die Ergebnisse werden
auf die Frage fokussiert, ob und inwiefern die kulturellen Deutungen von
Kontingenz orientierende Wirkung haben. JÄGER kommt zu folgenden Resultaten:
Geschichte als Verarbeitung von Kontingenz ist ein Prozeß der Erfahrung, ist ein
Prozeß der kulturellen Vergesellschaftung, hat Handlungsbezug, hat Geltungs-
anspruch und dient schließlich der Formierung von Identität. Mit seinem Beitrag
blättert JÄGER die geschichtstheoretischen Dimensionen der hier vorgelegten
Problemstellung auf.

Gleichsam von der Gegenseite kommt der Beitrag Ulrich HADDINGs. Als
Forscher, akademischer Lehrer und Arzt stellt HADDING unter der Überschrift
"Reflektierte Erfahrung" die Frage: *"Was erwartet ein Mediziner vom Medizinhistoriker?"* HADDING fordert nachdrücklich die Orientierungsfunktion der
Medizingeschichte für die aktuelle Medizin ein - und zwar sowohl für die Professoren als auch für die Studierenden. Diese Orientierungsfunktion bezieht sich einmal
auf die genuine Brüchigkeit jeweils aktuell herrschender Lehrmeinungen und zum
zweiten auf notwendige Hilfen in der individuellen Entscheidungsproblematik. Den
fragwürdigen Geltungsanspruch jeweils herrschender medizinischer Konzepte
verdeutlicht HADDING zunächst an mikrobiologischen Postulaten und klinischen
Problemstellungen, dann an weiteren medizinischen Konzepten und deren jeweils
gänzlich unterschiedlichen Folgen für den Patienten. HADDING fordert die
Medizingeschichte dazu auf, ein Bewußtsein dafür zu schaffen, daß jeder Forscher,
jeder Lehrer und jeder Arzt in seiner Tätigkeit das Produkt der gerade herrschenden
Ideen, Anschauungen und Konzepte liefert: *"Wenn ich der Bedingtheit meines
Wissens bewußt bin, die Gegenwart als Wachstumszone der Geschichte auffasse,*

---

33 Was soll, was kann, was will die Geschichte der Medizin? Programmatische Beiträge aus 100 Jahren
   (Arbeitstitel). Hrsg. v. *Alfons Labisch* u.a. (in Vorbereitung).

dann ist die Zukunft offen, da sie zunächst geistig und dann auch praktisch neu gestaltet werden kann." Historische Analyse würde demnach - und dies ist eine bislang wenig diskutierte Perspektive - Handlungsfreiheit schaffen. Falls dem Medizinhistoriker dies bewußt sei und er wisse, worum es in der modernen Medizin überhaupt geht, bestehen für das Fach "Wirkungsmöglichkeiten wie nie zuvor".

Im zweiten Kapitel *"Historizitäre Grundlagenprobleme"* werden die theoretischen Erörterungen des ersten Kapitels durch historische Beispiele erläutert. Der Altphilologe Alberto JORI erarbeitet einen Themenkreis, der in dieser Einführung immer wieder lediglich angedeutet werden konnte. In seinem Beitrag *"Wissenschaft, Technik oder Kunst? Verschiedene Auffassungen der Medizin im Corpus Hippocraticum"* geht es um das Phänomen, daß sich die moderne Medizin trotz entschieden wirksamerer diagnostischer und therapeutischer Möglichkeiten vor nahezu dasselbe Grundproblem gestellt sieht wie die antike Medizin: Es geht um die Vertrauenswürdigkeit von Theorie und Praxis in der Medizin. Diese Frage hat bereits in der Diskussion der hippokratisch ausgerichteten Ärzte erheblichen Raum eingenommen. Ist die Medizin eine Wissenschaft, eine angewandte Wissenschaft, eine Technik oder eine (Heil-)Kunst? Wie grenzt sie sich von anderen Wissenschaften oder Techniken ab? In der Diskussion der antiken Autoren wird die gesamte Bandbreite historizitärer Varianten ärztlichen Handelns deutlich. Der Beitrag JORIs ist ein wunderbares Beispiel dafür, wie die antike Medizingeschichte - gleichsam fern von aktuellen Einzelheiten - dazu genutzt werden kann, auch aktuellste Grundprobleme der Medizin durchzudiskutieren.

Während JORI die Binnenproblematik der Medizin anspricht, behandelt der Wissenschaftshistoriker Tobias CHEUNG die Außenwirkung wissenschaftlichen Wissens. Diese Problematik ist beispielsweise an evolutionsbiologischen Theorien, in Sonderheit am Darwinismus, vielfach abgehandelt worden. Demgegenüber versucht CHEUNG am *"Beispiel von Georges CUVIERs Wissenschaft der Organisation des Lebendigen"* die Beziehung von *"Gesellschaftlichem Leitbild und biologischem Konstrukt des Lebendigen"* zu bestimmen. Dieser Beitrag liefert damit ein Beispiel für jenes Phänomen, daß wissenschaftliche Theorien das Labor des Forschers verlassen und dazu genutzt werden, die Welt nicht nur zu erklären, sondern auch zu gestalten: Die Organisation des Lebendigen, die Selektion des Geeigneten, die Organisation des Zellstaates, die Hygiene von Natur und Gesellschaft, die Sterilisation von biologischen und sozialen Schädlingen etc. etc. - dies wären nur wenige weitere Beispiele für die Historizität der Wechselwirkung wissenschaftlicher und gesellschaftlicher Theorien.

Bis hierhin wurden bekannte und damit unmittelbar plausible Beispiele von Historizität anhand neuester Forschungen präsentiert. Im dritten Kapitel *"Historizitäre Fragen von Erfahrung und Handeln"* soll das theoretische Konzept um weitere Beispiele historizitärer Verdichtungen von Handlungszusammenhängen ergänzt werden.

Lutz Alexander GRAUMANN geht in seinem Beitrag über *"Die Krankengeschichten der Epidemienbücher des Corpus Hippocraticum"* der medizin-historischen Bedeutung und den Möglichkeiten der retrospektiven Diagnose nach. Diese an sich höchst komplexe Problematik berührt in besonderer Weise die Frage der Historizität und Kontingenz. GRAUMANN stellt eine Reihe von Regeln auf, in denen eine Diagnose in ihrer Zeit und im historischen Rückblick gesehen werden kann. Unbedingt und über die Zeit hin zu beachten ist der jeweilige Denkstil, nach dem die Ärzte einen Patienten beobachten, Befunde erheben und diesen einen wiederum zeittypischen pathologischen Wert zuordnen. Ergebnis ist, daß die konzeptuellen Kontexte, in denen diese Befunde entstehen, wiederum selbst historischen Charakter haben. Die retrospektive Diagnostik ist folglich - richtig angelegt - ein Modell für das Phänomen der Kontingenz - und zwar, dies ist hinzuzufügen, keinesfalls des einzelnen Faktums, sondern auch des gesamten Zusammenhanges. In einer weiteren Abstraktion faßt GRAUMANN die retro-spektive Diagnostik als ein Mittel auf, der jeweils aktuellen Auffassung "ewig gültiger, nämlich kontingenzloser und objektiver, 'exakter' Naturwissenschaft" entgegenzutreten. Damit trifft GRAUMANN das Begehren, das HADDING an die Medizingeschichte gestellt hat.

Während GRAUMANN innerwissenschaftlich - innermedizinisch argumentiert, beleuchtet Christoph auf der HORST mit seinem Beitrag zur Palaiodiagnostik ein anderes Feld. "*Die Historizität der Diagnosestellung am Beispiel der Syphilis-Diagnosen Heinrich HEINEs*" führt zu dem Ergebnis, daß diese Diagnose ihren Ursprung überhaupt nicht bei den Ärzten hatte, die HEINE behandelten. Eine Quelle sind vielmehr die durchaus fachkundigen medizinischen Selbstzuschreibungen des Autors. Die andere, wirkungsmächtigere Quelle ist die Öffentlichkeit, die je nach bestimmten weltanschaulichen Vorgaben eine bestimmte Diagnose sucht. Bei HEINE paßte zeitbedingt die Diagnose Syphilis in das antisemitische Klischee der "jüdischen Geschlechtskrankheit" - so etwa im Nationalsozialismus. Heute, so ist hinzuzufügen, paßt die Diagnose Syphilis unter den Vorgaben falsch verstandener 'political correctness' nicht - deshalb darf, ja deshalb kann HEINE keine Syphilis gehabt haben. Mit historischer "Wahrheit", mit historischen "Fakten" hat dies alles wenig zu tun. Unter dem Aspekt von Historizität und Kontingenz ist allerdings festzuhalten, daß die Grundfrage, ein historisch singuläres Ereignis - die Krankheit Heinrich Heines - bestimmen zu wollen, aus den Handlungszusammenhängen der Medizin, des Patienten und einer historisch interessierten Öffentlichkeit jeweils völlig unterschiedlich gedeutet wird. Damit werden die Deutungszusammenhänge selbst historische Ereignisse und insgesamt zum Gegenstand der Analyse von Historizität. Was denn HEINEs Krankheit eigentlich gewesen sein könnte, bleibt auf dieser Ebene offen.

Der Beitrag "*Von der railway spine zum Schleudertrauma: Zur Historizität psychoreaktiver Störungen nach entschädigungspflichtigen Ereignissen*" von Klaus-Dieter THOMANN und Michael RAUSCHMANN setzt den Weg vom Inneren der Medizin in das Zusammenwirken von Medizin und Gesellschaft fort. "*Kann die Medizinhistorie zum Verständnis heutiger Krankheiten beitragen?*" Diese Frage wird am Problem psychoreaktiver Störungen abgehandelt, die dadurch ausgezeichnet sind, das ihnen ein versicherungsrechtlicher Anspruch folgen kann. Die "railway spine" um ca. 1860, die "traumatische Neurose" um die Jahr-hundertwende, die "Kriegszitterer" des Ersten Weltkrieges, die Militärpsychiatrie des Zweiten Weltkrieges, die Depression des Bombenkrieges, kriegsbedingte psychische Traumatisierungen und schließlich das Psychotrauma von KZ-Opfern sind die historischen Beispiele. Die Autoren kommen zu dem Urteil, daß die Frage, ob eine psychoreaktive Störung als "normal" oder aber als "pathologisch" gewertet wird, weniger von der Äußerung an sich als von der Situation samt ihrem kulturellen und historischen Umfeld abhängt. In einem groß angelegten historischen Längsschnitt anhand von zahlreichen historischen Beispielen erarbeitet, kommen die Autoren schließlich zu folgendem Gedankenexperiment: Was geschieht mit einer fiktiven Person, die verunfallt und zu unterschiedlichen Zeiten unterschiedlichen Versorgungssystemen begegnet? Damit liegt der Schlüssel zum Verständnis einer traumatischen Neurose weder in der Medizin noch in der Naturwissenschaft; er liegt vielmehr im historischen Umfeld, den Werten, den politischen Zielvorstellungen und dem jeweiligen Rechtssystem.

Die Beiträge "*Prävention und Prophylaxe. Eine gesundheitliche Leitidee im Kontext verschiedener politischer Systeme*" von Sabine SCHLEIERMACHER und "*Der interessierte Blick auf die Sozialversicherung*" von Udo SCHAGEN sind einer gemeinsamen Problemstellung verpflichtet. Prävention und Prophylaxe sind mit der Entwicklung der Gesundheitsfürsorge zu wesentlichen Interventionsformen einer modernen Medizin geworden. SCHLEIERMACHER geht am Beispiel von BRD und DDR der Frage nach, wie und warum die gleichen historischen Wurzeln zu unterschiedlichen Interventionsformen ausformuliert wurden. SCHAGEN behandelt Konstanz und Wandel der Sozialversicherung und spricht damit einen weiteren Bereich ständiger medizinischer Extension in das Alltagsleben der Menschen an. Als historizitäres Phänomen vorausgesetzt wird die Grundfrage, sich zwar nicht gegen Krankheit, aber immerhin gegen die resultierenden Einbußen versichern zu können. SCHAGEN handelt am Fokus der heftig diskutierten "Einheitsversicherung" in gedrängter Kürze ab, wie sich die Kontingenz jeweiliger historisch-politischer Vorgaben darauf auswirkte, wie die Krankenversicherung in Deutschland ausgestaltet worden ist. Festzuhalten ist aus diesen beiden Beiträgen: Die Kontextualität ist in der Medizin umso größer, je weiter sich medizinisches Wissen und ärztliches Handeln von der Arzt-Patient-Begegnung hin auf soziale Tatbestände verlagert. Im Bereich der Prophylaxe und Gesundheitsfürsorge würden demzufolge verhältnisbezogene gesundheitsgerichtete Interventionen am weitesten in den sozialen Bereich vordringen. Dieses historizitäre Phänomen wird in der aktuellen Debatte öffentlicher Gesundheitssicherung unter dem Begriff der vertikal-spezifischen und der horizontal-allgemeinen Interventionen abgehandelt.

Der Gedanke, über angeblich ewige Werte einen allgemein gültigen Maßstab für geisteswissenschaftliche Analysen zu erhalten, um Historizität und Kontingenz zu durchbrechen, wurde oben angedeutet. Dieser Versuch ist in der wissenschafts-theoretischen Diskussion zu Beginn des 20. Jahrhunderts gänzlich gescheitert. Giovanni MAIO behandelt die Frage der "Ewigkeit von Werten" am Beispiel von ethischen Problemen in der Medizin. Sein Beitrag "*Zur Historizität moralischer Urteile in der Medizin am Beispiel der französischen Bewertung der Forschung am Menschen nach 1945*" ist darauf angelegt, statt der "Unverrückbarkeit ethischer Prinzipien" nicht nur deren Historizität, sondern auch deren kontingente Kontextu-alität herauszuarbeiten. Ergebnis ist, daß "*auch und gerade die ärztliche Ethik als zeitgebundene 'Ethik'*" aufgefaßt werden muß. Die Historizität von Moral aufzudecken sei daher eine bedeutsame Aufgabe der Medizingeschichte: nur so sei es möglich, die aktuell gültigen Urteile als Denkströmungen der Zeit zu verstehen. Auch diese historischen Analysen würden, um an HADDING anzuknüpfen, nicht eingrenzen, sondern Handlungsmöglichkeiten freisetzen.

Im vierten Kapitel *"Historizität als pragmatisches Erkenntnismittel?"* wird die Fragestellung noch weiter getrieben: Lassen sich historische Handlungsräume identifizieren, die aktuelle Probleme beleuchten?

Norbert PAUL untersucht in seinem Beitrag "*Risiko, Sicherheit, Nutzen und Strategien zur Implementierung von Gentherapien, 1980-2000*" die Umgebungsbedingungen der aktuellsten pharmakologischen Entwicklungen. Angesichts dieser Probleme liegt ein Vergleich nahe: der Weg von den bakteriologischen Grundlagen hin zur konzeptuell schlüssigen antibiotischen Therapie. Der Tuberkulin-Skandal von 1890 drängt sich als historisches Beispiel geradezu auf. Norbert PAUL analysiert in seinem Beitrag die wissenschaftlich-konzeptionellen und technologischen Umgebungsbedingungen für die Entwicklung gentherapeutischer Innovationen. Ziel des Beitrages ist es, diese technologisch bestimmten Vorgänge als kontextabhängig und historisch kontingent zu begreifen. Die implizite Folie ist das klassische Wissenschaftsverständnis wirklichkeits- bzw. wahrheitsabbildender Naturwissenschaften. In den modernen lebenswissenschaftlich konzeptualisierten Laborwissenschaften tritt die Technologie nach vorn: Diese Techno-Medizin generiert ihre eigenen Gegenstände und wertet diese Gegenstände mit eben denselben Instrumenten aus, die diese Gegenstände zuvor geschaffen haben. Die moderne technisch basierte Wissensproduktion ist folglich in hohem Maße selbstreferentiell.[34] Die Frage nach der Wahrheit von Wissen wird in diesem Prozeß durch die Frage ersetzt, ob und inwieweit neues Wissen dazu beiträgt, vorhandene Probleme zu lösen. Damit verschwindet der Wahrheitsbegriff hinter dem Begriff der Performabilität. Diese theoretischen Vorgaben werden in einer medizinisch-zeithistorischen Analyse an zwei Fällen - einem aus der Forschung und einem aus der Klinik - analysiert und exemplifiziert. Das historisch ermittelte Ergebnis ist die Feststellung, daß gentherapeutische Maßnahmen auf somatische Zellen beschränkt werden müssen. Das wissenschaftshistorische Ergebnis ist die Feststellung, daß die molekulare Medizin weniger eine Natur- als eine Informationswissenschaft ist. Damit ordnet sich die aktuelle medizinische Forschung in die informationell beherrschte Wirklichkeitskonzeption der Gegenwart ein.

Der Vergleich zwischen der molekularen und der bakteriologischen Transition der Medizin wurde bereits mehrfach angedeutet und im Beitrag von Norbert PAUL auf wissenschaftstheoretischer Ebene abgehandelt. Im Beitrag von Alfons LABISCH *"Die bakteriologische und die molekulare Transition der Medizin"* wird dieser Vergleich in verschiedenen Schritten durchgeführt. Mit der "molekularen Transition" befindet sich die Medizin seit ca. 20 Jahren in einem säkularen Konzeptwandel. Dramatische Konzeptwandel dieser Art sind in der modernen Medizin keineswegs selten. Der säkulare Schritt in das bakteriologische Konzept der Medizin war in den 1880er Jahren von ähnlichen Erscheinungen begleitet - angefangen von

---

34 Vgl. hierzu ausführlich auch das bereits oben zitierte Buch von *Rheinberger* (2001) [wie Anm. 20].

der erhofften bzw. angefeindeten Erklärungskraft des wissenschaftlichen Konzeptes bis hin zu den ersten skandalumwitterten Therapieversuchen. Heute sind Medizin und Lebenswelt in geradezu selbstverständlicher Weise "bakteriologisiert" und "pasteurisiert". Dem "Alltagsmenschen draußen" ist heute kaum klar zu machen, daß die Menschheit die meiste Zeit ihrer Geschichte ohne dieses Wissen gelebt hat - und in vielen Regionen dieser Welt nach wie vor ohne dieses Wissen überlebt. Ausgangspunkt der Analyse ist die Feststellung, daß Forschen, Wissen und Handeln in der Medizin in die Geschichtlichkeit und die Handlungsmöglichkeiten ihrer jeweiligen Zeit eingebunden sind. Ist es möglich, über die geisteswissenschaftliche Analyse dieser zeitlich bedingten Handlungsvorgaben auf heutige Handlungsoptionen rückzuschließen? In den Schlußfolgerungen werden zunächst Konsequenzen für die aktuelle Situation der Medizin, dann auch theoretische und methodische Aspekte dieses medizinhistorischen Gedankenexperiments abgeleitet.

Heike PETERMANN verfolgt in ihrem Beitrag "*Erfahrung und Handeln als wesentliche Faktoren in der Geschichte der Anästhesie*" die Frage, ob und inwieweit historische Erfahrung aktuelle Entscheidungen in der Medizin beeinflußt. Beispiel ist die Diskussion, ob die moderne Anästhesie noch Lachgas benötigt. Obwohl lange bekannt, verzögerte das Problem der exakten Dosierung und der unklaren Nebenwirkungen die Einführung von Lachgas in die Routine bis in die 1920er Jahre. Heute wird die Frage, ob und wann Lachgas eingesetzt werden soll, erneut abgehandelt - und zwar mit durchaus vergleichbaren Fragen, die vordem immer wieder abgehandelt worden sind. In diesem Entscheidungsgefüge ändern sich zwar jeweils der pharmakologische und technische Wissensstand, die Grundprobleme bleiben indes ähnlich - und haben demnach historizitären Charakter.

Michael SACHS, Chirurg und Historiker, stellt in seinem Beitrag "*Erfahrung und Handeln in der Geschichte der Chirurgie, dargestellt am Beispiel der sogenannten Blinddarmoperation (Appendektomie)*" schließlich die Frage, warum diese Operation nicht bereits wesentlich früher durchgeführt worden ist. Denn die Appendektomie wäre an sich bereits vor der Einführung moderner Narkoseverfahren und vor der Antisepsis technisch möglich gewesen. Anhand der Anatomie-, Begriffs- und Chirurgiegeschichte weist SACHS im einzelnen nach, welchen Einfluß die jeweils herrschende Krankheitstheorie, gesellschaftliche Einflüsse und auch die empirischen Erfahrungen das operative Handeln der Chirurgen bestimmten. Eine geradlinige Fortschrittsgeschichte gibt es nicht.

Im fünften und letzten Kapitel "*Ausblicke*" geht es schließlich darum, eine Summe zu ziehen: Ist "*reflektierte Erfahrung als Form der Kontingenzbewältigung*" möglich? Dieses Problem wird an zwei Beispielen diskutiert: einmal empirisch am Beispiel der Krankenhausgeschichte, einmal theoretisch an der Frage nach der Funktion der Vergangenheitsbewältigung überhaupt.

Günter B. RISSE nimmt die vielfach angedeutete Auflösung alter Wirklichkeitskonstruktionen - greifbar in Sonderheit in der Computerisierung von Erfahrung - als Ausgangpunkt, um die Bedeutung historischer Erfahrung in der Medizin zu reflektieren. Seine allgemeinen Erläuterungen zur Breite und zum Ziel historischer Analyse wird am Beispiel einer kontextuellen Hospitalgeschichte verdeutlicht. Wie erscheint ein leidender Mensch als Patient im medizinischen System, was sind seine

Erwartungen, Hoffnungen und Ängste; was macht das Krankenhaus unter der Vorgabe sozialer Verpflichtungen und medizinischer Konzepte aus diesem Patienten? Der Beitrag RISSEs ist fast schon das verborgene Narrativ seiner "Krankenhausgeschichte",[35] die als Maßstab zu gelten hat. RISSE liefert zahllose Anhaltspunkte und Merkmale, die über die Zeiten und jenseits der Kontexte gegeben sind, wenn es um die stationäre medizinische Versorgung von Patienten geht. Zunächst handelt RISSE die unterschiedlichsten historiographischen Möglichkeiten ab, sich überhaupt dem Gegenstand zu nähern - bereits diese schaffen jeweils völlig eigene Welten. RISSE sieht das Hospital als einen nahezu unauflöslich verflochtenen Zusammenhang reflektierter Erfahrung - und zwar aus unterschiedlichsten Richtungen: Religion, Therapie, Pflege, Wissenschaft und Technik sind nur einige wenige Ansätze, die wiederum jeweils unterschiedliche Bilder präsentieren. So ergibt sich ein historisches Gemälde, dessen Farben und Abtönungen aus völlig unterschiedlichen Quellen stammen. Abschließend stellt RISSE die Frage, welchen Nutzen derartig umfassende Untersuchungen für die Medizin haben. Bei tiefer Skepsis gegenüber dem Reflexionsbedürfnis der aktuell voranstürmenden molekularen Medizin einerseits und andererseits gegenüber allen Annahmen, die Geschichte unmittelbar nutzbar zu machen, sieht RISSE wesentlichen Gewinn darin, daß die kontextuelle Natur der Geschehnisse die Aufmerksamkeit dafür weckt, "*how the world works*". So kann Vergangenheit und Gegenwart verbunden werden - einschließlich der moralischen und ethischen Probleme, die in der Medizin jeweils entwickelt wurden. So bleiben Nutzen und Gewinn der Historie zwar beträchtlich, aber distant. In diesem Sinne ist der Beitrag RISSEs nicht nur eine glänzende Übersicht über die verschiedenen Spielarten und Denkansätze der Geschichte, sondern auch eine kluge Kritik an dem hier vorgetragenen Konzept einer "nützlichen" Version von Medizingeschichte. Und zuletzt: Der Beitrag RISSEs ist in einem so vorzüglichen Anglo-Amerikanisch verfaßt, daß es von Nachteil gewesen wäre, ihn ins Deutsche zu übersetzen.

Hermann LÜBBE zieht in seinem Beitrag "*Zivilisationsdynamik und Historisierung. Funktionen der Vergangenheitsvergegenwärtigung*" gleichsam die philosophisch-theoretische Summe der hier vorgelegten Gedanken. Ausgerechnet eine Zeit, in der alles - Tatsachen wie Werte - andauernd in rascher Umbildung begriffen ist, greift in nie zuvor gekannter Weise auf Geschichte als Erkenntnisform zurück. Eine Zivilisation, deren Fixpunkte sich nicht mehr in Generationen, sondern in wenigen Jahren ändern, historisiert sich in nie gekanntem Umfang. "*Die Kultur moderner Vergangenheitsvergegenwärtigung entfaltet sich großräumig in allen modernen Industriegesellschaften, und sie ist überall Teil der Kulturgeschichte dieser Gesellschaften*" - Geschichte im Bahnhofs-Kiosk, Museen, Selbsthistorisierungen wären nur einige wenige Beispiele. Anlaß ist das, was LÜBBE in der ihm eigenen Sprachgewalt "Gegenwartsschrumpfung" nennt: Die Zeiträume, über die hinweg wir als Mitglieder dieser Zivilisation mit konstanten Lebensverhältnissen rechnen können, werden immer kürzer. Geschichte wird damit alltäglich erlebt, Erfahrungen sind folglich immer weniger die Basis, mit Lebensverhältnissen umzugehen. Die kulturelle "Veraltensgeschwindigkeit" macht sich daran bemerkbar, daß die Gleich-

---

35 *Guenter B. Risse*: Mending bodies, saving souls. A history of hospitals. New York u.a. 1999.

zeitigkeit des Ungleichzeitigen stets zunimmt. Historisches Bewußtsein wird damit zu einer Reaktion, um die stets brüchiger werdende Vertrautheit mit den kulturellen Handlungsvorgaben zu kompensieren. Historisch bestimmte Punkte ersetzen damit diejenigen Fixpunkte, die vorher durch die zeitliche Konstanz von Handlungszusammenhängen gegeben waren: *"Die historische Kultur ist eine spezifisch moderne Kultur, deren Nötigkeit ineins mit der Dynamik der modernen Zivilisation zunimmt (...) Die Leistungen des historischen Bewußtseins kompensieren Gefahren temporaler Identitätsdiffusion".*

6. Zusammenfassung und Ausblick

Das Konzept dieses Sammelbandes schließt in doppelter Weise an den Begriff des Handelns an - zum einen an historizitäre Handlungszusammenhänge als einen spezifischen Gegenstand der Historiographie und zum anderen an Handeln als das (!) kennzeichnende Element der Medizin. Zwischen Wissen und Handeln gestellt, wird die Medizin durch den Patienten als eigenständiges Subjekt gerichtet und im ärztlichen Handeln wirklich. Kontingenz und Kontextalität von Handeln in der Zeit sind der Gegenstand der Geschichtsforschung. Historiographisch setzt das hier vorgetragene Konzept an der Stelle zwischen der Faktengeschichte einerseits und der theoretisch gerichteten Geschichtsschreibung andererseits an. Mit Blick auf die Medizin wird über das ärztliche Handeln auf die Erfahrung abgezielt: Medizingeschichte ist diejenige Denkungsart, in der die Medizin - durch aktuelle Probleme gedrängt - ihr in der Zeit abgelegtes Handeln methodisch reflektiert.[36] Die Aufgabe dieses Konzeptes ist, sowohl jenseits der seit den 1980er Jahren geführten Diskussionen einer theoretisch geleiteten Sozialgeschichte der Medizin als auch jenseits der aktuellen wissenschaftshistorisch ausgerichteten "Labor"-Studien der Medizingeschichte einen eigenen, auf die Medizin bezogenen Zugang zu eröffnen.

Die Eigenheit des Konzeptes der Historizität besteht darin, mit dem Begriff Handeln an Kategorien anzuknüpfen, die sowohl der Historiographie wie auch der Medizin gemeinsam sind. Ziel ist es, die Medizingeschichte wieder näher an die Medizin heran-, vielleicht sogar wieder in die Medizin hineinzuführen. Denn offensichtlich hat der enorme historiographische Qualitätsschub, den die Medizingeschichte in den letzten Jahrzehnten erzielt hat, das Fach von seiner inhaltlichen Bezugsdisziplin, nämlich von der Medizin, entfernt.

Der Historiker, so sei zusammengefaßt, schafft eine spezifische Histo-Realität. Diese Realität besteht darin, aus einem in der Geschichte abgelegten Handlungszusammenhang in einem rekursiv-iterativen Prozeß Erklärungskraft für einen aktuellen, entscheidungsoffenen Handlungszusammenhang zu gewinnen. Die Aufgabe des Medizinhistorikers besteht darin, aus der Kenntnis der aktuellen Probleme der Medizin diejenigen in der Fachgeschichte abgelegten Handlungszusammenhänge zu analysieren, die Erklärungskraft für aktuelle, entscheidungsoffene Handlungsprobleme der Medizin haben.

---

[36] Vgl. hierzu als aktuelles Beispiel den ausführlichen Aufruf in "H-SOZ-U-KULT" vom 08. Aug. 2002 zum Thema "Blender, Täuscher, Scharlatane - Betrug in den Wissenschaften" als Symposium der Gesellschaft für Wissenschaftsgeschichte, Heidelberg, am 29.-31. Mai 2003, von *Wolfgang U. Eckart*.

In der Medizin stellt die Medizingeschichte den genuinen Ort systematisierter Selbstreflexion dar: Geschichte in der Medizin ist methodisch geleitete Erfahrung. Selbstreflexivität ist eine Voraussetzung rationalen Handelns. Dies gilt besonders dann, wenn der Auftrag einer Disziplin darin besteht, unmittelbar in das Leben von Menschen einzugreifen.

Dies gilt wiederum besonders dann, wenn es im universitären Umfeld darum geht, in der akademischen Lehre die Bedingungen und Konzepte eines solchen Eingreifens zu vermitteln. Es ist die Aufgabe der Medizinhistoriker, die Studierenden dahin zu bringen, die zeitliche Dimension von Wissen und Handeln in der Medizin zu erfassen und sich diese Kenntnis für ihre Entscheidungen nutzbar zu machen. Damit wecken und fördern Medizinhistoriker im ferneren Berufsleben eine Denkhaltung, die auf Grund einer fachspezifischen Kenntnis des Vergangenen nach vorne orientiert ist.

Denn in der Medizin gibt es keinen absoluten, für sich gegebenen, damit quasi ontischen, durch Forschung stets zu mehrenden Schatz sicheren Wissens, aus dem heraus sich ärztliches Handeln gleichsam deduktiv ableiten ließe. Diese Hoffnung des 19. Jahrhunderts hat sich als nicht tragfähig erwiesen. Wären alle Menschen gleich, könnte die Medizin eine Naturwissenschaft werden, so hat William OSLER diese ärztliche Erfahrung gefaßt. In den Momenten, in denen ein wissenschaftliches Argument in der Medizin nicht mehr hilft, und ebenso in den Momenten, in denen wissenschaftliche Neuerungen tradierte Handlungs- und Legitimationsroutinen auflösen, wird die Entscheidungssituation kritisch: Jetzt wird Erfahrung relevant - und in größeren Zusammenhängen wird die Frage nach der Geschichte gestellt.

Unter der Vorgabe des hier vorgetragenen Konzeptes ist dann zu fragen: Treten in der Entwicklung der Medizin Probleme auf, die in ähnlicher Weise, aber unter geänderten historischen Randbedingungen in gleichsam gebrochener Form durch die Geschichte hindurchgehen? Wird die Geschichtlichkeit einer Entwicklung, wird die Historizität der Probleme im Alltagshandeln des Faches spürbar? Und schließlich: Welche Aufklärung, welche Optionen, ggf. welche Handlungsmöglichkeiten folgen aus einer solchen historischen Analyse? Diese Fragen sind keineswegs nur für die innere Entwicklung des Faches zu stellen, sondern gelten heute auch für die gesellschaftliche Bedeutung der Medizin. Je wissenschaftlich-rationaler der Anspruch einer Gesellschaft ist, um so weiter reichen die Ergebnisse grundlegender wissenschaftlicher Erkenntnisse in die Gesellschaft hinein. Dies gilt besonders dann, wenn es sich um Deutungen des Lebens handelt. Die Gesundheitswissenschaften im weitesten Sinne - von der experimentellen Hygiene bis zur molekularen Genetik - sind ein Beispiel unter vielen, die Reproduktionsmedizin mit einer völligen Durchleuchtung, Rationalisierung und Technisierung des Zeugungsvorganges ist ein anderes. Im Gegenzug wird Wissenschaft ständig - und in immer stärkerem Maße - durch professionelle Normen und Vereinbarungen, soziale Orientierungen sowie öffentliche Wahrnehmungen und Reglementierungen beeinflußt, folglich immer enger in soziale Kontexte eingebunden. Der All-Satz "*Handeln und Wissen der Medizin sind in soziale Kontexte eingeordnet*" wird heute allenthalben im medizinischen Alltag spürbar. Die innere und die äußere Entwicklung der Medizin werden ein geschlossener Wirkungszusammenhang.

Die Relevanz der Fachhistorie liegt also nicht im griffigen historischen Argument, sie liegt nicht darin, die Nachfrage nach historischer Legitimation zu befriedigen, und sie liegt nicht in der immer zeitgebundenen und damit fraglichen historischen Sinnstiftung: Ausgangspunkt ist vielmehr die Geschichtlichkeit fachlicher Probleme und Entscheidungssituationen. In Zeiten raschen Wandels stellt sich die Frage nach den historischen Prozessen, die zu der gegebenen kontingenten Situation führten. Sind die beobachteten Probleme wirklich neu und einmalig oder haben sie in bestimmten Elementen eigene Historizität? Hat es in früheren Zeiten bereits ähnliche Konstellationen gegeben? Welche Optionen liegen in der Vergangenheit, mit welchen Folgen wurde welcher Schritt gewählt? Derartige Fragen der Fachdisziplin an die Historiker haben diese mit angemessenen historischen Methoden zu erarbeiten. Die Aufgabe des Medizinhistorikers wäre es demnach
- den zeitlichen Charakter und damit die Historizität von Handlungsoptionen offenzulegen;
- den Kontext und damit die zeitbedingten Umstände als den "Kontingenzraum" möglicher Handlungen vor dem Hintergrund gemeinsamer historischer Erfahrungen zu untersuchen;
- die notwendigen theoretischen und methodischen Instrumente zu erarbeiten, um die Fragen zur Historizität von Erfahrung und Handeln erkennen, einordnen und bearbeiten zu können;
- die Ergebnisse dieser historischen Analyse in nachvollziehbarer Form - und d.h. üblicherweise: nachdem methodologische Blaupausen und methodische Baugerüste entfernt sind - sowohl dem Fachpublikum als auch der betroffenen Öffentlichkeit zu vermitteln.

Auf diese Weise soll neben einer stets an Bedeutung zunehmenden Geschichte *der* Medizin - die selbstverständlich den aktuellen theoretischen und methodischen Diskussionen der Geschichtswissenschaften in besonderer Weise verpflichtet ist - ein Zugang erarbeitet werden, der für eine Geschichte *in der* Medizin einen genuinen Denkansatz eröffnet, der vielleicht nicht neu ist, aber dennoch einen gemeinsamen Gegenstands- und Denkbereich in neues Licht stellt.[37]

Dieser Denkansatz richtet sich vordergründig auch dagegen, daß eine - weitgehend a-historisch argumentierende - Ethik mit Macht in das klassische Arbeitsfeld der Medizingeschichte dringt. Dafür gibt es keineswegs nur vordergründige professionspolitische Gründe. Eine am Stand der aktuellen historiographischen Diskussion ausgerichtete Geschichte der Medizin entfernt sich ebenso notwendig vom Erwartungshorizont der ärztlichen Kollegen wie dies für andere, etwa natur- oder lebenswissenschaftliche Grundlagendisziplinen der Fall ist. Durch die fachliche Spezialisierung öffnet sich an der Stelle einer vormals genuinen, durch einen bestimmten

---

37 Diesen Gedanken habe ich inzwischen an vielen Stellen systematisch zu entwickeln versucht. Vgl. neben der bislang zitierten Literatur auch *Alfons Labisch*: Medizin als Wissenschaft - Medizin als Kunst? Medizin, Gesellschaft und Geschichte 19 (2000), S. 9-33; *ders.*, Die Krise in der naturwissenschaftlichen Medizin Ende des 19. Jahrhunderts und die Wiederentdeckung des Ärztlichen. Scientiarum Historia 26 (2000), S. 23-37; *ders.*, Stand und Perspektiven der Medizingeschichte in Deutschland. Medizinhistorisches Journal 37 (2002), S. 2-30 (im Druck); *ders.*, Transcending the Two Cultures in Biomedicine: History of Medicine - History in Medicine. In: Medical History: The Stories (2003) [wie Anm. 17].

Bildungskanon angeregten historischen Reflexion eine Lücke. An diese nunmehr offene Stelle historisch reflektierter Distanz zum eigenen Tun drängt der Wunsch nach unmittelbarer Entscheidungsentlastung in der täglichen Praxis.[38] Dies erklärt den aktuellen Drang zur klinischen Ethik.

Der hier vorgetragene Denkansatz ist daher auch die Konsequenz aus eigener Erfahrung: Wie kann aus der Kenntnis der Maschinerie der aktuellen Universitätsmedizin dem historischen Denkansatz in und für die Medizin Geltung verliehen werden? Denn eines scheint mir offensichtlich: Die Medizingeschichte als vom Fach bestallter Traditionswahrer, der Medizinhistoriker als geborener Festredner haben ausgedient. Gunther MANN - um den Gedankenkreis zu schließen - hatte bereits vor 40 Jahren recht. Die Traditionswahrung ist heutzutage Aufgabe einer sophistizierten und überaus aufwendigen medizinischen Museologie.[39] Die Medizingeschichte muß hingegen lernen, in den aktuellen Auseinandersetzungen in und um die Medizin aus eigener Kraft zu überleben. Und hier sei offen gesagt: Auch die neue Approbationsordnung für Ärzte vom 26. April 2002, die uns einen neuerlichen Pflichtkurs "Geschichte, Theorie und Ethik" beschert, ist wieder eine Hilfe, die die Medizingeschichte ohne allzu großes eigenes Zutun von außen erfährt - wie dies in der Geschichte der Medizingeschichte der Bundesrepublik immer wieder der Fall gewesen ist. Auch im Verbund der Fächer Geschichte, Theorie und Ethik wird die Geschichte nur dann überleben, wenn es ihr gelingt, ihren Beitrag zu den aktuellen Problemen in der und für die Medizin unmittelbar deutlich und greifbar zu machen.

Ob das hier vorgetragene Konzept einer Geschichte *in der* Medizin nützt, wird die Zukunft zeigen. Wie sagte noch Ulrich HADDING: *"Die Medizingeschichte reflektiert die Bedingtheit von Wissen und Können in der Medizin und schafft so Handlungsfreiheit für die Zukunft. Falls den Medizinhistorikern dies bewusst sei und sie wüssten, worum es in der modernen Medizin überhaupt geht, bestünden für das Fach "Wirkungsmöglichkeiten wie nie zuvor".*

---

38 Vgl. hierzu ausführlicher *Alfons Labisch*: Geschichte der Medizin - ein genuines Fach der Medizinischen Fakultät - ein Nachwort. In: Heinrich-Heine-Universität Düsseldorf, Institut für Geschichte der Medizin: Das Aeskulapische Dekameron, Veranstaltungen und Forschungen 1991-2001. Düsseldorf 2003, S. 88-107.

39 Ärztlichen Kollegen, die immer wieder im Nebensatz ein "Medizinhistorisches Museum" an jeder Medizinischen Fakultät einfordern, ist üblicherweise nur schwer zu vermitteln, daß die Medizinische Museologie inzwischen ein eigenständiges Fach geworden ist, das - samt dazugehörender Ausstellung - nur mit erheblichem Aufwand zu haben ist. Vgl. die Medizinhistorischen Sammlungen und Museen in: Andernach: Johann-Winter-Museum zur Geschichte der Heilkunde; Berlin: Berliner Medizinhistorisches Museum an der Charité; Bochum: Institut für Geschichte der Medizin / Medizinhistorische Sammlung der Ruhr-Universität Bochum; Bremen: Krankenhaus-Museum; Dresden: Deutsches Hygiene Museum; Hofgeismar: Apothekenmuseum; Ingolstadt: Deutsches Medizinhistorisches Museum; Leipzig: Medizinhistorische Sammlung des Karl-Sudhoff-Instituts; Zürich: Medizinhistorisches Institut und Museum der Universität Zürich.

Das Problem von Historizität und Kontingenz -

zur Einführung

Kontingenz als Problem
der historischen Kulturwissenschaft

von FRIEDRICH JAEGER

Im Jahre 1910 veröffentlichte Ernst TROELTSCH einen Beitrag mit dem Titel *„Die Bedeutung des Begriffs der Kontingenz"*, in dem er den Kontingenzbegriff zu einer philosophischen Kategorie nobilitierte, deren Bedeutung nur mit derjenigen ihres Gegenbegriffs: dem des Rationalismus vergleichbar sei:

„Nach allen .. Seiten hin enthält also das Problem der Kontingenz in nuce alle philosophischen Probleme, gerade so wie von der umgekehrten Seite her das Problem des Rationalismus sie alle umschließt. Es ist die Frage nach dem Verhältnis des Rationalen zum Irrationalen, des Tatsächlichen zum Begrifflichen, der Schöpfung zur Ewigkeit und Notwendigkeit der Welt."[1]

Ohne den Begriff der Kontingenz ließen sich für TROELTSCH die philosophischen Fragen nach der Spannung zwischen gesetzlicher Notwendigkeit und zufälligen Tatsachen, nach dem Verhältnis von Universalität und Pluralität der Wahrheit, nach dem Phänomen der Individualität, nach der geschichtlichen Entstehung des Neuen, sowie schließlich nach der Möglichkeit menschlicher Freiheit nicht beantworten.

Ich möchte mich im folgenden meinem Thema in drei Argumentationsschritten nähern: Zunächst möchte ich den theoriegeschichtlichen Ursprungskontext des Kontingenzbegriffs sowie einige seiner geschichtstheoretischen und historiographischen Implikationen ansprechen. Dazu scheint mir das Werk Jacob BURCKHARDTs am besten geeignet zu sein, weil mit ihm ein neues Verständnis geschichtlicher Kontingenz beginnt. In einem zweiten Schritt reflektiere ich am Beispiel Max WEBERs und John DEWEYs die Diskussionslage des frühen 20. Jahrhunderts, weil mit ihnen eine theoriegeschichtliche Weichenstellung erfolgte, die direkt zu den gegenwärtigen Debatten um Kontingenz und Geschichte geführt hat.[2] Eine Diskussion des Verhältnisses von Geschichte und Kontingenz wäre schließlich unvollständig, wenn das kulturelle Gegengift des historischen Denkens unberücksichtigt bliebe: nämlich sein Anspruch auf kulturelle Orientierung. Abschließend möchte ich daher vor dem Hintergrund gegenwärtiger Diskussionen um die historische Kulturwissenschaft einen Vorschlag machen, wie sich dieser Anspruch des historischen Denkens auf Orientierung durch kulturelle Deutung kontingenter Erfahrungen heute noch begründen läßt.

---

1 *Ernst Troeltsch*: Gesammelte Schriften. Band II, Tübingen 1922, S. 777.
2 Als Einstieg in die neueren Diskussionen siehe vor allem: Kontingenz. Hrsg. v. *G. von Graevenitz* und *O. Marquard*, München 1998 (= Poetik und Hermeneutik, Bd. XVII); M. *Makropoulos*: Modernität und Kontingenz. München 1997.

1. Historisches Denken im Zeichen geschichtlicher Kontingenz:
Zur Geschichtstheorie und Historiographie Jacob BURCKHARDTs

Für eine Geschichte der Kulturwissenschaft, die sich am Wandel kultureller Problemstellungen und kontingenter Erfahrungen orientiert, besitzt das Werk Jacob BURCKHARDTs eine besondere Bedeutung. Denn BURCKHARDT war der erste bedeutende Vertreter des Historismus, der sowohl die geschichtsphilosophischen, als auch die erfahrungsgeschichtlichen Grundlagen des Historismus im Sinne einer neuen Konzeption von Kontingenz revidierte.[3]

Der geschichtsphilosophische Hintergrund dieser Wende läßt sich kurz folgendermaßen skizzieren. In BURCKHARDTs Theorie der drei Potenzen und der sechs Bedingtheiten repräsentiert die Kultur im Unterschied zu Staat und Religion die "Welt des Beweglichen".[4] Sie verweist auf die spezifisch geschichtliche Qualität einer kulturell gesteuerten menschlichen Lebenspraxis. BURCKHARDT leitet Geschichte aus einer kulturschöpferischen Kraft des Geistes ab, der die Welt zur Geschichtlichkeit hin öffnet. Die Dynamik der Kultur gründet in einer die menschliche Erfahrungswelt kennzeichnenden Divergenz von Faktizität und Intentionalität, in einer Kluft zwischen Wirklichkeitserfahrung und Bedürfnisüberschuß. Und es ist diese kulturkonstitutive Spannung zwischen der Zuständlichkeit der Welt und den sie transzendierenden Bedürfnissen und Erwartungen, die die Kultur zugleich zu einem Faktor menschlichen Leidens an der Wirklichkeit macht. Aus dem Blickwinkel von BURCKHARDTs historischer Kulturwissenschaft ist die Gegenwart als ein Ort der Latenz zugleich eine Quelle der Versagung, die durch die Triebkraft idealer Projektionen überwunden wird und damit Geschichte konstituiert. Dies erklärt, warum "Unglück" als Inbegriff größtmöglicher Kontingenz in den Weltgeschichtlichen Betrachtungen zu einem maßgeblichen Phänomen menschlicher Lebensführung und zu einer geschichtstheoretischen Kategorie sui generis wird: *„Wir müßten überhaupt suchen, den Ausdruck 'Glück' aus dem Völkerleben loszuwerden und durch einen anderen zu ersetzen, während wir [...] den Ausdruck 'Unglück' beizubehalten haben.“*[5]

Was die Geschichte antreibt, ist also das menschliche Leiden an einer 'skandalösen' Unterbietung projizierter Möglichkeiten durch die Zuständlichkeit der Welt. Kultur wird damit zur latenten Unzufriedenheit mit einem Faktischen, das mit dem Makel des Provisorischen, Vorläufigen und Transitorischen behaftet ist. Die Kategorie des Unglücks und des Leidens an einer durch die kulturelle Divergenz zwischen Faktischem und "Wünschbarem" bestimmten Realität nimmt in BURCKHARDTs Geschichtstheorie den zentralen Platz ein. Mit ihr ist Kontingenz für BURCKHARDT in den kulturellen Bedingungen der menschlichen Lebenspraxis verankert, weil die Kultur ein Bewußtsein des Mangels repräsentiert und erzeugt, das die Gegenwart ständig in die Zukunft hinein transzendiert. Der "duldende

---

3 Ausführlicher siehe hierzu *Friedrich Jaeger*: Bürgerliche Modernisierungskrise und historische Sinnbildung. Kulturgeschichte bei Droysen, Burckhardt und Max Weber. Göttingen 1994, S. 86-181 – Dort findet sich auch eine Auseinandersetzung mit der einschlägigen Forschungsliteratur.

4 *Jakob Burckhardt*: Weltgeschichtliche Betrachtungen. Historische Fragmente aus dem Nachlaß. Hrsg. v. *A. Oeri* und *E. Dürr*, Berlin 1929 (= Jacob Burckhardt-Gesamtausgabe, Bd. VII), S. 20.

5 Ebd., S. 199.

Mensch" erhält daher in BURCKHARDTs Geschichtstheorie den Rang eines maßgeblichen, ja sogar des eigentlichen geschichtlichen Subjekts.[6]

Neu an dieser Geschichtstheorie ist nicht die Sensibilisierung für die Kontinuität menschlichen Leidens an einer kontingenten Wirklichkeit, sondern allein die Tatsache, daß dieses Leiden heilsgeschichtlich und geschichtsphilosophisch nicht mehr gerechtfertigt ist. Die Entstehung der Kulturwissenschaft als Wissenschaft des Kontingenten dokumentiert auf der Ebene der historischen Theoriebildung insofern das Ende der Geschichtsphilosophie. Die für das späte 19. Jahrhundert konstitutive Erfahrung einer tiefgreifenden Krise zeitgenössischer Lebens- und Kulturformen war im Rahmen teleologischer Denkmuster nicht mehr zu entschärfen. Eine geschichtstheoretische Rückkehr in die eingefahrenen Bahnen einer heilsgeschichtlichen Denktradition war versperrt.

Anders als der etablierte Historismus des 19. Jahrhunderts vermochte BURCK-HARDT dem menschlichen Leiden keinen geschichtsphilosophischen Bedeutungsgehalt innerhalb eines immer schon vorentschiedenen Fortschritts der Freiheit zuzubilligen. Unglück und Leiden gehorchen keiner List der Vernunft; vielmehr gerät die positive Teleologie der Freiheit zur negativen Dialektik eines Leidens, das durch keine geschichtsphilosophische Raffinesse mehr legitimiert werden kann. Der geschichtliche Sinn des Negativen und Kontingenten ist dahin; in ihm steckt nicht mehr die Verheißung, die notwendige Kehrseite zukünftiger Freiheit zu sein, sondern allein noch die Ankündigung zukünftigen Unglücks und Leidens auf höherer Stufe.

Was aber war der Grund für BURCKHARDTs kulturwissenschaftlich motivierte Kritik der Geschichtsphilosophie und ihrer Konzeption von Kontingenz als notwendiger Bedingung des Fortschritts der Freiheit? - Für ihn waren die verschiedenen Spielarten der Geschichtsphilosophie "*Todfeinde der wahren geschichtlichen Erkenntnis*",[7] da er ihnen eine heimliche Liaison mit den jeweiligen Interessen der Gegenwart unterstellte, in der die spezifisch geschichtliche Dimension der Geschichte verlorengehe.

Der Vorwurf BURCKHARDTs an die Adresse der aufklärerischen und idealistischen Geschichtsphilosophie lautet, daß sie nicht nur in der Pose des Siegers wesentliche Erfahrungsbestandteile der Vergangenheit unterschlägt und daher vom "*Ignorieren des stummgemachten Jammers aller Unterlegenen*" lebt.[8] Vielmehr gehen mit ihr überhaupt alle kulturellen Sensorien für die Wahrnehmung von Geschichte als Wandel und Differenz verloren. Die Rettung der Geschichte als Erfahrungsraum einer kulturellen Vielfalt des Menschlichen, als Chance, die eigene Identität in der Wahrnehmung des Anderen und Fremden erweitern und bereichern zu können, erfordert für BURCKHARDT den Abschied von der Geschichtsphilosophie zugunsten der Kulturwissenschaft, weil nur dann die Gegenwart davor bewahrt bleibt, ihre "*geschichtlichen Perspektiven ohne weiteres für den Ratschluß der Weltgeschichte zu halten*".[9] Erst der Verzicht auf alle Denkmuster teleologischer Provenienz gewährt die kulturgeschichtliche Einsicht in die Vielfalt des Menschlichen;

---

6 Ebd., S. 3.
7 Ebd., S. 194.
8 Ebd., S. 293.
9 Ebd., S. 204.

erst dann wird Geschichte zu einem Tableau eigenständiger und eigensinniger Lebensformen, die als Angebote zur Erweiterung der eigenen Partikularität genutzt werden können und aus denen sich zum Zwecke einer Bewältigung der jeweils eigenen Orientierungsnöte und Kulturprobleme 'lernen' läßt. Indem die Geschichtsphilosophie die Vergangenheit als defizitäre Vorstufe der Gegenwart innerhalb eines umgreifenden teleologischen Entwicklungszusammenhangs versteht, kann sie für BURCKHARDT die spezifische Kulturleistung des historischen Denkens nicht erbringen, aus der Erfahrung und Anerkennung des Fremden als eines Fremden tragfähige Zukunftsperspektiven der eigenen Lebensführung entwickeln zu können. Denn bei wirklich historischem Denken handelt es sich um ein Erfrischungsbad der Gegenwart im Reich vergangener Kulturformen, um ein freies Spiel des Geistes, in dem die Hermetik einer durch materielle Interessen stillgestellten Gegenwart zur Zukunft und Vergangenheit gleichermaßen hin aufgesprengt werden kann. Der Wahrheits- und Orientierungswert historischer Erkenntnis bemißt sich für BURCK-HARDT nicht mehr an dem Kriterium der Nähe, sondern an dem Ausmaß der Distanz und Fremdheit des Erinnerten gegenüber der Gegenwart. Historische Erfahrung bringt eine Zeit zu sich selbst, indem es sie kulturell von sich selbst entfremdet und auf Abstand bringt; Erkenntnis ist überhaupt erst dieser Abstand: Sie bemißt sich am Grad reflexiver Distanz zu sich selbst.

Kulturwissenschaftliche Forschung entfaltet ihren Orientierungsnutzen für BURCKHARDT erst dann, wenn man den Irrtum des geschichtsphilosophischen Denkens vermeidet, die Individualität geschichtlicher Subjekte auf die Projektionsfolie der eigenen Gegenwart zu bannen und ihnen durch eine solche Reduktion des Anderen auf Eigenes ihre geschichtliche Qualität zu nehmen. Denn historisches Denken bedeutet gerade nicht die Universalisierung der eigenen, partikularen Kultur, sondern im Gegenteil die historische Partikularisierung des Universellen in die Vielfalt der Geschichte hinein. Das Geschichtsbewußtsein ist für BURCKHARDT die Fähigkeit zur kulturellen Selbstüberwindung der eigenen Gegenwart im Modus historischen Wissens; die Herstellung reflektierter Selbstdistanz im Medium historischer Erkenntnis wird zur eigentlichen Aufgabe der Kulturwissenschaft. Vor diesem geschichtstheoretischen Hintergrund gewinnt der Begriff der Kontingenz als historische Kategorie seine spezifische Bedeutung. Historische Erkenntnis wächst genau in dem Ausmaß, in dem Kontingenz als eine Erfahrung des Fremden und der Differenz, als ein Eintreten des Unerwarteten, Unvorhergesehenen und bisher Unbedachten zugelassen und realisiert wird.

Mit BURCKHARDT wird die Erfahrung von Kontingenz zum eigentlichen Lebenselixier des historischen Denkens und dieses Faktum ist zeitgeschichtlich fundiert: In seiner Zeit konnten Krisen und Problemerfahrungen in ihrer Dramatik nicht mehr zu notwendigen Durchgangsstufen der Freiheit und zu Bedingungen geschichtlichen Fortschritts herabgemildert werden. Kontingenzbewußtsein ist somit das intellektuelle Begleitphänomen einer geschichtsphilosophisch unbehausten Moderne. Es wurde zum Merkmal einer bürgerlichen Gesellschaft, die ihr fragloses Selbstbewußtsein einer fortschritts- und zukunftsfähigen Lebensform verloren hatte und stattdessen einer bedrohlich gewordenen Geschichte ausgeliefert war.

Kulturprobleme im Sinne einer Negation tradierten Sinns durch den Einbruch kontingenter Ereignisse werden zu Kernbestandteilen der historischen Erfahrung, weil sie als die eigentlichen Herausforderungen der Erkenntnis deren Fragestellungen und heuristischen Perspektiven leiten. Die Geschichtswissenschaft in dem hier dargelegten Verständnis einer Kontingenzwissenschaft gründet in einer Erfahrung der Krise. Sie konzeptualisiert die geschichtliche Wirklichkeit zu einem Reichtum an Problemen, den sie intellektuell mobilisiert und zum Zwecke kultureller Orientierung zur Sprache bringt. Sie reagiert auf ein Fragwürdigwerden tradierter Sinnvorstellungen der menschlichen Lebenspraxis, die theoriegeschichtlich genau in dem Moment auftauchen, in dem die kulturellen Grundlagen der menschlichen Lebensführung auf breiter Front brüchig zu werden beginnen. Sie ist die intellektuelle Konsequenz eines als zunehmend bedrohlich erfahrenen zeitlichen Wandels, der neuartige kulturelle Interpretationen und Orientierungen erforderlich macht. Es handelt sich um einen Wissenschaftstyp, der bloße Ereignisse zu kontingenten Erfahrungen transformiert und damit einen Beitrag zu ihrer Lösung zu leisten beansprucht.

Die Entstehung des Kontingenzbegriffs verweist auf einen zunehmenden Bedarf an kultureller Orientierung im Zusammenhang mit den Modernisierungskrisen der bürgerlichen Gesellschaft seit der zweiten Hälfte des 19. Jahrhunderts. Sein theoriegeschichtlicher Durchbruch ist ein posthistoristisches Phänomen und steht in zeitlicher und systematischer Nähe zur sogenannten Krise des Historismus, in der sich eine tiefgreifende Krise spezifisch bürgerlicher Ordnungskonzepte, Sinnsysteme und Identitäten spiegelt.[10] So wie sich im Aufstieg des Historismus zum dominierenden Deutungsparadigma seit dem Beginn des 19. Jahrhunderts der Durchbruch spezifisch moderner Lebensformen sowie das politische, gesellschaftliche und kulturelle Selbstverständnis des neuzeitlichen Bürgertums dokumentierte, so zeigt der in der zweiten Jahrhunderthälfte einsetzende Verlust seiner Überzeugungskraft eine zunehmende Verunsicherung im kulturellen Selbstverständnis der bürgerlichen Gesellschaft an.[11] Jacob BURCKHARDT hat als erster Vertreter des Historismus diesen dramatischen Wandel im historischen Erfahrungshorizont seiner Zeit geschichtstheoretisch begründet und historiographisch realisiert. Daher setzt mit ihm die Geschichte der historischen Kulturwissenschaft als einer Problemwissenschaft kontingenter Erfahrungen erst ein.

BURCKHARDT bricht mit der idealistischen und historistischen Zuversicht in die Zukunftsfähigkeit der bürgerlichen Gesellschaft und der von ihr vollzogenen politischen, gesellschaftlichen und kulturellen Modernisierung: Er mißtraut dem Nationalstaat und sieht in ihm bereits die Wurzeln großer kriegerischer Erschütterungen angelegt; er mißtraut der liberalen Demokratie und der sie begleitenden räsonierenden Öffentlichkeit, weil er mit ihnen den schleichenden Legitimitätsverlust politischer Herrschaft zugunsten einer Tyrannei der Masse verbindet; schließlich

---

10 Siehe zu dieser kulturellen Krisenperiode auch: Kultur und Kulturwissenschaften um 1900. Krise der Moderne und Glaube an die Wissenschaft. Hrsg. v. *Rüdiger vom Bruch* u.a., Stuttgart 1989. – Zur "Krise des Historismus" siehe aus zeitgenössischer Sicht vor allem *Ernst Troeltsch*, Der Historismus und seine Probleme. Tübingen 1922 (= Gesammelte Schriften, Bd. III); aus der Forschungsliteratur hierzu *A. Wittkau*: Historismus. Zur Geschichte des Begriffs und des Problems. Göttingen 1992.

11 Als einführende Überblicksdarstellung der Geschichte des Historismus siehe auch: *Friedrich Jaeger* und *Jörn Rüsen*: Geschichte des Historismus. Eine Einführung. München 1992.

mißtraut er dem industriellen Wandel und dem ökonomischen Aufstieg der Marktgesellschaft, weil er mit ihnen eine Materialisierung und Verinnerweltlichung von Handlungsmotiven und Sinnvorstellungen einhergehen sieht, die für den Verlust derjenigen kulturellen Triebkräfte verantwortlich sei, in denen er die Voraussetzungen geschichtlicher Entwicklungen angelegt sieht. In der Summe dieser Faktoren interpretiert BURCKHARDT den bürgerlichen Modernisierungspfad als Abbau genau derjenigen kulturspezifischen Spannung zwischen Wirklichkeit und Möglichkeit, zwischen Gegenwart und Zukunft, die er als notwendige Bedingung der Geschichte voraussetzte. Damit ist die Kontingenzerfahrung benannt, die sich historiographisch und geschichtstheoretisch im Werk BURCKHARDTs dokumentiert: Sie besteht im Verlust einer geschichtlich transzendierenden Kultur als Konsequenz einer bürgerlichen Gesellschaft, die die zukunftserschließenden Handlungsenergien ihrer Subjekte verbraucht und diese stattdessen in die materielle Immanenz ihrer Welt verstrickt, - eine Verstrickung, die sich für ihn im Ende der Kunst als "Traumdasein" und realitätstranszendierende Macht auf erschütternde Weise dokumentierte.

2. Weichenstellungen des frühen 20. Jahrhunderts bei Max WEBER und John DEWEY

Max WEBER und John DEWEY haben unter den theoriegeschichtlichen Voraussetzungen des frühen 20. Jahrhunderts BURCKHARDTs Einsicht in die geschichtstheoretische Bedeutung von Kontingenz auf unterschiedlichen Wegen erneuert und weiterentwickelt. Da sie in der Geschichte der deutschen und amerikanischen Geschichtswissenschaft von prägender Bedeutung gewesen sind und es auch noch weiterhin sind, möchte ich ihr Verständnis von Kontingenz und kultureller Deutung in Erinnerung rufen, bevor ich mich abschließend der Gegenwart zuwende. Auch WEBER und DEWEY haben die Pragmatik des historischen Denkens als eine kulturelle Arbeit an Problemen der Lebenspraxis bestimmt und es damit in der grundsätzlichen Spannung zwischen Kontingenzerfahrung und Orientierungsanspruch verankert.[12]

Daß sich die Kulturwissenschaften der Erfahrung von Kontingenz verdanken, ist für Max WEBER leitende Überzeugung geworden. Er geht aus von der Unmöglichkeit, die Spezifik der historischen Kulturwissenschaft gegenstandstheoretisch zu begründen. Es gibt, so seine These, keinen in sich kohärenten und geschlossenen Forschungsgegenstand "Kultur", der sich eindeutig von anderen Forschungsgegenständen wie Politik, Wirtschaft oder Gesellschaft abgrenzen lasse. Nicht Gegenstände, sondern kontingente Erfahrungen, "Kulturprobleme" wie er sie nannte, konstituieren für WEBER das Arbeitsfeld, die Methoden und die innere Struktur der Kulturwissenschaft: „*Nicht die* 'sachlichen' *Zusammenhänge der* 'Dinge', *sondern die* gedanklichen *Zusammenhänge der* Probleme *liegen den Arbeitsgebieten der Wissenschaften zugrunde:*

---

12 Auch diese Zusammenhänge habe ich an anderer Stelle bereits ausführlicher und unter Berücksichtigung der Forschungsliteratur abgehandelt. Zu WEBER siehe *Jaeger* (1994) [wie Anm. 3], S. 182-260; zu DEWEY und seiner Zeit siehe *Friedrich Jaeger*: Amerikanischer Liberalismus und zivile Gesellschaft. Perspektiven sozialer Reform im 20. Jahrhundert. Göttingen 2001.

Wo mit neuer Methode einem neuen Problem nachgegangen wird und dadurch Wahrheiten entdeckt werden, welche neue bedeutsame Gesichtspunkte eröffnen, da entsteht eine neue 'Wissenschaft'."[13]

Den Kulturwissenschaften wachsen die Themen, Begriffe und Methoden ihrer Forschungsarbeit lebensweltlich und problemgeschichtlich zu; sie gehen aus praktischen Herausforderungen der menschlichen Lebensführung sowie aus einer spezifischen Konstellation zwischen kontingenten Ereignissen und deren kultureller Deutung hervor und entwickeln sich in einer dem Wandel dieser geschichtlichen Problemlagen entsprechenden Richtung.

Darauf zielt WEBERs These, *„daß in den Wissenschaften von der menschlichen Kultur die Bildung der Begriffe von der Stellung der Probleme abhängt, und daß diese letztere wandelbar ist mit dem Inhalt der Kultur selbst. [...] Die weittragendsten Fortschritte auf dem Gebiet der Sozialwissenschaften knüpfen sich sachlich an die Verschiebung der praktischen Kulturprobleme und kleiden sich in die Form einer Kritik der Begriffsbildung.*"[14]

WEBER entwickelt den für die Kulturwissenschaft konstitutiven Bezug auf kontingente Erfahrungen und praktische Problemlagen auf dem Boden des Neukantianismus am Begriff der Wertidee und der Wertbeziehung. Kulturprobleme resultieren in seinem Verständnis aus einer Kollision von Wirklichkeit und Werten. In der kulturwissenschaftlichen Forschung trägt sich die Spannung zwischen diesen beiden Polen des Erkenntnisprozesses aus; sie bewirkt, daß sich ein bestimmter Ausschnitt der Wirklichkeit mit Kulturbedeutung auflädt und zum Gegenstandsbereich der Kulturwissenschaft wird. Werte als charakteristische Ausdrucksformen der menschlichen Subjektivität schaffen gewissermaßen ein Feld bedeutungsvoller Kulturerscheinungen, die erst durch diesen konstitutiven Akt des Wertbezuges zum Arbeitsgebiet der historischen Kulturwissenschaft werden.

WEBER hat diese Fähigkeit kultureller Wertsetzungen und Wertbeziehungen auf eine transzendentale Struktur des menschlichen Geistes zurückgeführt, die der Kultur immer schon vorausliegt und sie bedingt. Die Kultur zehrt von einer in der Tiefenstruktur menschlicher Subjektivität verankerten Fähigkeit zu Sinnbildung und Stellungnahme, sie ist Geist vom Geiste der spezifisch "kulturmenschlichen" Fähigkeit zur Bedeutungsverleihung durch Wertsetzung:

„'Kultur' ist ein vom Standpunkt des Menschen aus mit Sinn und Bedeutung bedachter endlicher Ausschnitt aus der sinnlosen Unendlichkeit des Weltgeschehens. [...] Dieser rein logisch-formale Tatbestand ist gemeint, wenn hier von der logisch notwendigen Verankerung aller historischen Individuen an 'Wertideen' gesprochen wird. Transzendentale Voraussetzung jeder Kulturwissenschaft ist nicht etwa, daß wir eine bestimmte oder überhaupt irgend eine 'Kultur' wertvoll finden, sondern daß wir Kulturmenschen sind, begabt mit der Fähigkeit und dem Willen, bewußt zur Welt Stellung zu nehmen und ihr einen Sinn zu verleihen. Welches immer dieser Sinn sein mag, er wird dazu führen, daß wir im Leben bestimmte Erscheinungen des menschlichen Zusammenseins aus ihm heraus beurteilen, zu ihnen als bedeutsam (positiv oder negativ) Stellung nehmen. Welches immer der In-

13 *Max Weber*: Gesammelte Aufsätze zur Wissenschaftslehre. 6. Aufl., Tübingen 1985, S. 166.
14 Ebd., S. 207 f.

*halt dieser Stellungnahme sei, - diese Erscheinungen haben für uns Kultur*bedeutung, *auf dieser Bedeutung beruht allein ihr wissenschaftliches Interesse.*"[15]

Dieser konstitutive Bezug der Kulturwissenschaft auf Werte verschafft ihr eine
gesteigerte Erfahrungsoffenheit für den Wandel kontingenter Erfahrungen und kultureller Probleme. Die Geschichtlichkeit von Erfahrungen ist im Modus des kulturwissenschaftlichen Denkens zum Prinzip erhoben und dieser Umstand verschafft
ihm eine unübertroffene Elastizität im Umgang mit den Orientierungsfragen und -
bedürfnissen der jeweiligen Gegenwart. Die "ewige Jugendlichkeit" der Kulturwissenschaft ist daher für WEBER nur der verdiente Lohn ihrer heuristischen
Sensibilität für die wechselnden Problemlagen und Kontingenzerfahrungen ihrer
Gegenwart, aufgrund der sie die Individuen im Wandel der Zeit erfahrungsnah zu
orientieren vermag: *„Es gibt Wissenschaften, denen ewige Jugendlichkeit
beschieden ist, und das sind alle* historischen *Disziplinen, alle die, denen der ewig
fortschreitende Fluß der Kultur stets neue Problemstellungen zuführt. Bei ihnen
liegt die Vergänglichkeit aller, aber zugleich die Unvermeidlichkeit immer neuer
idealtypischer Konstruktionen im Wesen der Aufgabe.*"[16]

Ein ebenso einflußreich gewordener Beitrag zu den Diskussionen des frühen 20.
Jahrhunderts um Kontingenz und Kultur ist von John DEWEY im Rahmen seiner
pragmatistischen Philosophie der Erfahrung geleistet worden, die gegenwärtig eine
erstaunliche Renaissance erfährt.[17] Wie für WEBER resultierten auch für John
DEWEY Kulturwissenschaften aus lebenspraktischen Problemen und Erfahrungen
von Kontingenz, zu deren Lösung sie einen methodisch rationalisierten Beitrag darstellen. Diese Idee lag auch seinem Erneuerungsversuch der Philosophie zugrunde,
die er im Sinne des amerikanischen Pragmatismus auf die Modernisierungskrisen
seiner Zeit neu ausrichtete: *"Philosophy recovers itself when it ceases to be a device
for dealing with the problems of philosophers and becomes a method, cultivated by
philosophers for dealing with the problems of men.*"[18]

Wie für WEBER erwachsen auch für DEWEY Kulturprobleme einer kulturspezifischen Konstellation von kontingenten Ereignissen und deren kultureller Deutung.
Sie gründen in einem Konflikt zwischen Subjekt und Objekt, auf den sich sein Begriff der Erfahrung bezieht. Denn dieser blendet die spezifische Doppelnatur von
Problemen - ihre gleichzeitige Fundierung in Ereignissen und in einer interpretieren-
den Subjektivität - nicht aus, sondern setzt sie voraus und stellt beide Faktoren der
kulturwissenschaftlichen Erkenntnis in einen inneren Zusammenhang zueinander.
Kontingente Ereignisse werden im Akt ihrer Erfahrung durch die Vermittlung von
Subjekt und Objekt zu bedeutungsvollen Kulturproblemen und damit zum Forschungsgegenstand der Kulturwissenschaft. DEWEYs Pragmatismus gründet in
einer philosophischen Anthropologie, die Menschsein durch die Fähigkeit geprägt
sieht, der Realität einer prekären, kontingenten Welt mit der Ausbildung von

---

15 Ebd., S. 180 f.
16 Ebd., S. 206.
17 Aus der Fülle der neueren Literatur siehe nur *H. Joas*: Philosophie der Demokratie. Beiträge zum
   Werk von John Dewey. Frankfurt a.M. 2000; *H. Joas*: Pragmatismus und Gesellschaftstheorie.
   Frankfurt a.M. 1999.
18 *John Dewey*: The Need for a Recovery of Philosophy. In: *John Dewey*: The Middle Works. Bd. 10:
   1916-1917. Carbondale / Edwardsville 1980, S. 3-48.

Sinnstrukturen kulturell zu begegnen; er begreift die Konstitution von Erfahrungen als Ausdruck der Kompetenz, "*die Stabilität des Sinns über die Instabilität der Ereignisse herrschen zu lassen*". [19] Der geschichtliche Ort dieser kulturellen Sinnbildung ist eine menschliche Lebenspraxis, die DEWEY im Sinne des Pragmatismus als eine Interaktion des Menschen mit seiner natürlichen und sozialen Umwelt begreift. Menschliches Handeln und soziale Praxis sind daher auch nichts anderes als eine kulturelle Arbeit an Problemen.

Erfahrungen von Kontingenz entstehen für DEWEY in dem Konflik zwischen einer bedrohlichen Außenwelt und der sinngedeuteten Innenwelt von Subjekten. Dieser Konstitutionsprozeß macht es für ihn unmöglich, den Erfahrungsbegriff konstruktivistisch aufzulösen und die Kultur zu einer reinen Interpretationsleistung zu reduzieren, der keine Wirklichkeit mehr korrespondiert. Von grundlegender Bedeutung für DEWEYs Philosophie ist daher die Überzeugung, daß die Wirklichkeit sich nicht in Interpretation, Diskurs und Textualität erschöpft, sondern daß ihnen ein herausforderndes Geschehen entspricht, welches interpretiert wird und aus dessen Interpretation Erfahrungen überhaupt nur resultieren können. Auf diese Subjekt-Objekt-Struktur der Wirklichkeit verweist sein Begriff der Kontingenz. Bloße Ereignisse transformieren sich erst im direkten Bezug auf eine interpretierende Subjektivität zu Kulturproblemen. Sie werden zur Angelegenheit kulturwissenschaftlicher Forschung, weil sie mit Konventionen menschlicher Subjektivität, d.h. mit Handlungsintentionen und -normen, mit Denkgewohnheiten und tradierten Sinnvorstellungen brechen. Kulturprobleme stellen als Erfahrungen kontingenter Ereignisse die bisher geltenden und fraglos funktionierenden Deutungsschemata infrage und machen neue erforderlich.

DEWEYs Philosophie der Erfahrung ist für eine Theorie und Problemgeschichte der Kulturwissenschaft von Bedeutung, weil sie wie WEBERs Begründungsstrategie die Entwicklung der Kulturwissenschaft mit dem Wandel lebenspraktischer Problemlagen korreliert. Allerdings rekonstruiert DEWEY die von WEBER mit dem subjektphilosophischen Begriff der Wertbeziehung umschriebene Transformation von Ereignissen zu Phänomenen mit einer Kulturbedeutung auf kommunikationstheoretischem Wege. Eine "Erfahrung zu machen" heißt für DEWEY nichts anderes, als in einen Interaktionszusammenhang einzutreten, in dem ein Konflikt zwischen Subjekt und Objekt, Mensch und Umwelt verhandelt und gedeutet wird. Diese Differenz zwischen einem subjektivitätsphilosophischen Verständnis von Kulturproblemen bei WEBER und einem kommunikationstheoretischen bei DEWEY führt notwendigerweise zu einem anderen Verständnis der Moderne. WEBER und seine Zeitgenossen sahen die Kulturproblematik ihrer Zeit in einem Verlust der kulturellen Voraussetzungen individueller Wert- und Sinnbildungen verankert. Demgegenüber interpretiert die pragmatistische Kulturwissenschaft eher die Transformation der politischen Öffentlichkeit und der kommunikativen Infrastruktur der Zivilgesellschaft im Durchbruch des organisierten Kapitalismus als spezifische Herausforderungen kulturwissenschaftlicher Erkenntnis.

---

19 *John Dewey*: Erfahrung und Natur. Frankfurt a.M. 1995, S. 63.

Damit hat sie die neueren Diskussionen um Kontingenz und Kultur nachhaltig beeinflußt, in denen ebenfalls der Wandel von Kommunikationsformen als Herausforderung der modernen Kultur akzentuiert wird.

3. Was heißt kulturelle Orientierung als Verarbeitung von Kontingenz?

Der hier unternommene Abstecher in die Geschichte des historischen und kulturwissenschaftlichen Denkens zeigt eine enorme theoriestrategische Bedeutung des Kontingenzbegriffs. Die Geschichte der Kultur läßt sich geradezu am Leitfaden einer Erfahrungsgeschichte von Kontingenz schreiben und erweist sich als eine Arbeit an Problemen, die den Sinnhorizont der Lebenspraxis irritieren und herausfordern. Damit komme ich zur Kehrseite und zum Gegenbegriff von Kontingenz: Denn menschliches Leben konstituiert sich in der strukturellen Spannung von Kontingenzerfahrung und Orientierungsanspruch; es ist im Modus der Kultur immer schon auf Deutung, Interpretation und Verstehen hin angelegt. Unter Orientierung verstehe ich die kulturellen Sinnvorstellungen, die menschliches Leben und Handeln in ihrem Vollzug und in der Konfrontation mit kontingenten Erfahrungen immer schon anleiten und mit Sinn versorgen. Auf dieser Ebene ist der Orientierungsbegriff weitgehend identisch mit dem Kulturbegriff, wenn man unter Kultur die Summe aller Orientierungen versteht, in und mit denen Menschen ihre Lebenspraxis erfahren und deuten, motivieren und normieren, legitimieren und kritisieren, tradieren und verändern. In diesem Sinne ist Orientierung ebenso wie Kontingenz eine Fundamentalkategorie, weil es keinen Aspekt der menschlichen Lebenspraxis gibt, der nicht in seinem Vollzug in irgendeiner Form immer schon kulturell gedeutet ist. Im folgenden möchte ich mich der Frage stellen, welche Aspekte in den Blick kommen, wenn man von kultureller Orientierung auf der Ebene der Lebenspraxis spricht. Diese lebensweltlichen Formen kultureller Orientierung sind Gegenstand derjenigen Disziplinen, die sich gegenwärtig als Kulturwissenschaften neu formieren.

Mein Vorschlag lautet, sich dieser Frage unter insgesamt fünf Gesichtspunkten zu nähern, von denen ich annehme, daß sich mit ihnen die Funktionen und die kulturelle Spezifik von Orientierung beschreiben lassen. Orientierung als deutende Verarbeitung von Kontingenz vollzieht sich erstens im Medium von Erfahrungen; zweitens ist sie an Prozesse der Kommunikation als Modus der kulturellen Vergesellschaftung gebunden; drittens besitzen Orientierungen einen konstitutiven Bezug auf Handeln, sind also immer auch Handlungsorientierung; viertens verbinden sich mit Orientierungen kulturelle Geltungsansprüche; und fünftens formiert sich im Modus kultureller Orientierungen die Identität ihrer Subjekte. Dies alles sind idealtypische Differenzierungen und Unterscheidungen von Einzelaspekten, die in lebenspraktischen Orientierungsprozessen nicht geschieden sind, sondern ständig ineinanderfließen und sich überlagern. Gleichwohl macht es Sinn, sie zunächst einmal als unterschiedliche Aspekte kultureller Orientierung in ihrer jeweiligen Eigenart in den Blick zu nehmen. Diese fünf Dimensionen kultureller Orientierung als Kehrseite kontingenter Erfahrungen möchte ich abschließend kurz skizzieren.

3.1 Orientierung als Verarbeitung von Kontingenz ist ein Prozeß der Erfahrung

Dieser Aspekt kultureller Orientierung läßt sich sehr gut am Beispiel des historischen Denkens und seiner inneren Funktionsweise klarmachen. Die seit DROYSEN klassische Antwort auf die Frage nach der Orientierungsfunktion des historischen Denkens war der Hinweis auf die Erweiterung des menschlichen Erfahrungshorizonts durch die Integration der Gegenwart in einen zeitlichen Prozeß der Veränderung menschlicher Lebensumstände, der Vergangenheit und Zukunft mit umschließt. Die historistische Kategorie für diese Erweiterung von Erfahrung war die der Bildung. Unter historischer Bildung verstand DROYSEN die Einbettung der Gegenwart in eine Vergangenheit, durch die sich das – wie er es nannte – „punktuelle Ich" der gegenwärtig Lebenden und Handelnden zeitlich erweitert und damit an Realitätssinn und Orientierung gewinnt. Indem die eigene Zeit im Medium des historischen Denkens als Abschnitt einer aus der Vergangenheit in die Zukunft weisenden Entwicklungskontinuität begreifbar wird, reichert sie sich mit einem höheren Maß an kultureller Bedeutung an. Im Modus der Erinnerung gewinnt die Gegenwart also gleichzeitig an Geschichtsbewußtsein, Handlungskompetenz und Zukunftsfähigkeit. Nehmen wir eine Stelle aus DROYSENs Historik als Beleg für diese geschichtstheoretische Grundüberzeugung des Historismus von der lebenspraktischen Bedeutung des historischen Denkens: *„Wir durften sagen, unsere Bildung, unser ganzes Lernen ist wesentlich historischer Art, ist das Bewußtsein von dem Gewordenen und von dessen Gewordensein, und in dem Maße, als die Bildung wächst, schwillt das historische Material, d.h. das Bewußtsein der tiefen Verwurzelung der Gegenwart. Das ist nur die eine Seite; die andere ist, daß in demselben Maß die Gegenwart tiefer verstanden bzw. zusammengefaßt, lebendiger und achtsamer mitgelebt wird, daß die Geschäfte selbst um so besser begründet und um desto sicherer in ihrer Wirkung gewesen sein werden, wenn sie in dem lebendigen Gefühl des Zusammenhangs, aus dem sie hervorgewachsen, geführt werden; und in demselben Maße, als dies Bewußtsein des geschichtlichen Zusammenhangs dessen, was geschieht, vertieft und erweitert wird, wächst natürlich den zum Handeln in ihrer Zeit, ihrem Volk, ihrer Kunst Berufenen das Verständnis ihrer Mittel und ihrer Aufgaben, die Einsicht, was geschafft und wie es geschafft werden muß. Vor allem in diesem Bereich fühlt man das unermeßliche Fortschreiten der Bildung."*[20]

3.2 Orientierung als Verarbeitung von Kontingenz besitzt eine kommunikative Struktur und vollzieht sich als ein Prozeß der kulturellen Vergesellschaftung

Erfahrungen sind darauf angewiesen, daß sie versprachlicht, vermittelt und transportiert werden. In der erzähltheoretischen Wendung, die die Geschichtstheorie in den letzten Jahren vollzogen hat, ist diese kommunikative Struktur der kulturellen Orientierung deutlich herausgearbeitet worden. Historisches Erzählen meint hier einen kommunikativen Prozeß der Sinnbildung über Erfahrungen zeitlicher Veränderung, der an das Medium der Erinnerung gebunden ist und die Erfahrung der Vergangenheit mit den Problemen der Gegenwart und den Erwartungen an die Zukunft

---

20 *J. G. Droysen*: Historik. Hrsg. v. Peter Leyh, Stuttgart / Bad Cannstatt 1977, S. 69 f.

zu einer die Zeitdimensionen übergreifenden Kontinuitätsvorstellung vermittelt, um mit ihr im Wandel der Zeit handlungs- und deutungsfähig zu bleiben.[21]

Diese Einsicht in die sprachlich-kommunikative Struktur der historischen Erfahrung besitzt erhebliche Konsequenzen für das Verständnis kultureller Orientierung. Eine "Erfahrung zu machen" heißt, in einen kommunikativen Prozeß einzutreten, in dem ein Orientierungsproblem der Lebenspraxis durch einen wechselseitigen Austausch der Beteiligten gedeutet wird. Orientierung vollzieht sich als soziales Geschehen im Rahmen von Interaktionen zwischen Individuen und Gruppen, die sich miteinander und mit ihrer natürlichen oder sozialen Umwelt auseinandersetzen müssen, um im Medium von Erfahrungen den herausfordernden Problemen ihrer Lebenspraxis begegnen zu können. Diese Einsicht in die kommunikative Produktion kultureller Bedeutungen und Orientierungen hat die neueren Diskussionen um Gesellschaft und Kultur stark beeinflußt und zu einer anderen Vorstellung von Kultur als Orientierungssystem der menschlichen Lebenspraxis geführt. Ich denke dabei etwa an Tendenzen innerhalb der anglo-amerikanischen Cultural Studies[22] oder auch an die historische Anthropologie und Alltagsgeschichte im deutschen Diskussionsraum.[23] Die Prozesse kultureller Orientierung haben sich im Zuge dieser Entwicklungen nicht nur um neue soziale Dimensionen und Trägergruppen erweitert, sondern auch dynamisiert und pluralisiert. Sie werden als öffentliche Kommunikationsformen zwischen sozialen Akteuren verstanden, die um Interpretationen und symbolisches Kapital miteinander konkurrieren; Kultur zeigt sich in ständiger Transformation begriffen und erweist sich als ein konflikthaftes Geschehen, auf dem um Bedeutungen gerungen wird. Zugleich hat sie ihren elitären Charakter im Sinne der Hochkultur verloren und ist zur Angelegenheit gewöhnlicher Menschen und Lebenssituationen geworden.

Ein gutes Beispiel für diese kommunikationstheoretische Transformation des Kulturbegriffs scheint mir auch die sogenannte Kommunitarismuskontroverse zu sein, die die politische und gesellschaftstheoretische Diskussion in den USA während der letzten Jahre weitgehend geprägt und mittlerweile auch auf die deutsche Diskussion übergegriffen hat. Im Kern geht es in diesen Debatten um konkurrierende Konzeptionen von politischer Öffentlichkeit und Zivilgesellschaft, wobei auf kommunitaristischer Seite ein Verständnis von Politik und Gesellschaft als Diskursgemeinschaften der Bürger dominiert. Politik, Kultur und Gesellschaft werden zu vielfältig verzweigten Kommunikationsräumen, in denen Individuen und soziale Gruppen die relevanten Orientierungen ihrer Lebenspraxis produzieren und verändern. Orientierung vollzieht sich in einem öffentlichen Gewebe von Erzählungen, Interpretationen und Bedeutungen, das einer ständigen Transformation durch gesellschaftliche Interaktion unterworfen ist. Wissenschaft und Kunst, Rituale und Feste, Öffentlichkeit und Medien, Museen und Vereine repräsentieren kulturelle Formen,

---

21 Näher hierzu: *Jörn Rüsen*: Historische Sinnbildung durch Erzählen. Internat. Schulbuchforschung 18 (1996), S. 1-42.
22 Als Einführung in diese Diskussion mit weiterführenden Literaturhinweisen siehe: Cultural Studies. Grundlagentexte zur Einführung. Hrsg. v. *R. Bromley* u.a., Lüneburg 1999.
23 Siehe hierzu: *Richard van Dülmen*: Historische Anthropologie. Entwicklung – Probleme – Aufgaben. Köln u.a. 2000.

die durch eine ihnen gemeinsame kommunikative Struktur geprägt sind und im Modus gesellschaftlicher Interaktion kulturelle Orientierungsleistungen erbringen.[24]

3.3 Orientierung als Verarbeitung von Kontingenz besitzt einen Handlungsbezug

Dieser Bedeutungsaspekt der Orientierungskategorie verweist auf die Kultur als Faktor der Handlungsorientierung. Was aber heißt kulturelle Orientierung des Handelns und auf welche Weise wird sie zum Thema des historischen Denkens?

Den ersten Teil dieser Frage möchte ich anhand eines prominenten Beispiels diskutieren: Max WEBER hat in seinen vergleichend angelegten Untersuchungen zur Geschichte der Weltreligionen herausgearbeitet, welche handlungsorientierende Bedeutung die Religion in der Geschichte verschiedener Kulturkreise besessen hat. An ihrem Beispiel hat er die Funktionsweise der Kultur als Orientierungsinstanz der praktischen Lebensführung paradigmatisch herausgearbeitet und damit ein sehr komplexes Modell für die historische Rekonstruktion kultureller Regulative der praktischen Lebensführung etabliert. Mit dieser Rekonstruktionsleistung reagierte er zugleich kulturpragmatisch auf eine Extremerfahrung von Kontingenz in seiner eigenen Gegenwart: nämlich auf das drohende Ende einer Kulturepoche, das sich für WEBER im Verlust religiöser Lebensreglementierung abzuzeichnen drohte.[25]

Orientierung des Handelns ist für WEBER zunächst ein Akt der *Handlungsmotivierung*: Sie erstreckt sich auf die Ausbildung und Internalisierung handlungsleitender Absichten und Intentionen, die der praktischen Lebensführung Richtung und Ziel geben. Orientierung meint unter diesem Gesichtspunkt die kulturelle Mobilisierung von Handlungsenergien, die dem Handeln über bloße Interessen hinaus eine geschichtlich vorwärtstreibende ideelle Triebkraft, Langfristigkeit und Dynamik verleihen. WEBER ging es in seinem religionssoziologischen Werk entsprechend um die „*Ermittlung derjenigen, durch den religiösen Glauben und die Praxis des religiösen Lebens geschaffenen psychologischen Antriebe, welche der Lebensführung die Richtung wiesen und das Individuum in ihr festhielten.*"[26]

Davon möchte ich im Anschluß an WEBER ein weiteres Element kultureller Handlungsorientierung unterscheiden: nämlich die *Methodisierung oder Disziplinierung der Lebensführung*. Mit Methodisierung ist die Zusammenfügung einzelner Handlungsakte zu einer systematischen Struktur kultureller Lebensstile und –ordnungen im Rekurs auf übergeordnete Werte und Sinnkriterien gemeint. Orientierungen leisten eine Rationalisierung des Handelns durch Rückbezug auf kulturelle Ideen, die mit großer Überzeugungskraft ausgestattet sind. WEBERs Beispiel dafür

---

24 Näher hierzu *Friedrich Jaeger*: Gesellschaft und Gemeinschaft. Die Gesellschaftstheorie des Kommunitarismus und die politische Ideengeschichte der "civil society" in den USA. In: Geschichte zwischen Kultur und Gesellschaft. Beiträge zur Theoriedebatte. Hrsg. v. Th. Mergel und Th. Welskopp, München 1997, S. 299-321.

25 *Max Weber*: Gesammelte Aufsätze zur Religionssoziologie. Hrsg. v. J. Winckelmann. 3 Bde., Tübingen 1963. - Zu WEBERs Handlungstheorie siehe auch *Th. Welskopp*, Der Mensch und die Verhältnisse. "Handeln" und "Struktur" bei Max WEBER und Anthony Giddens. In: Geschichte zwischen Kultur und Gesellschaft. Beiträge zur Theoriedebatte. Hrsg. v. Th. Mergel und Th. Welskopp, München 1997, S. 39-70.

26 *Max Weber*, Die Protestantische Ethik I. Eine Aufsatzsammlung. Hrsg. v. J. Winckelmann, 6. Aufl. Gütersloh 1981, S. 117.

ist die Protestantische Ethik als umfassendes System der praktischen Lebensreglementierung.

Als eine dritte Funktion kultureller Handlungsorientierungen möchte ich schließlich in Anlehnung an WEBER die *Positionierung von Handlungssubjekten im gesellschaftlichen Raum* erwähnen. Handlungsorientierungen besitzen unterschiedliche Grade von Realitätssinn und Situationsangemessenheit. Damit entscheiden sie immer auch über Erfolg oder Mißerfolg menschlichen Handelns, über die Verteilung von Lebenschancen im geschichtlichen Auf- und Abstieg gesellschaftlicher Gruppen, über den sozialen Status ihrer Träger und ihre Stellung in politischen und gesellschaftlichen Hierarchien.

Doch in welcher Form werden kulturelle Handlungsorientierungen zum Thema des historischen Denkens? Damit ist ein vieldiskutiertes Problem angesprochen, denn es ist eine noch weithin offene Theoriefrage, wie sich die Dimension kultureller Handlungsorientierugen mit der Existenz struktureller Handlungsbedingungen vermitteln läßt. Ein historisches Denken, das sich am Handlungsbegriff und an kulturellen Handlungsorientierungen orientiert, konzeptualisiert Geschichte gewöhnlich als eine Realisierung von Handlungsabsichten historischer Akteure. Anläßlich der Auseinandersetzung mit dem Erfahrungsbegriff hatte sich jedoch gezeigt, daß das historische Denken mit der Erfahrung beginnt, daß sich Geschichte nicht bruchlos mit den kulturellen Ideen und Absichten seiner Handlungssubjekte verrechnen läßt. Vielmehr entzündet es sich gerade an der Spannung zwischen handlungsleitenden Ideen und handlungsbedingenden Umständen, die die Absichten der Subjekte negieren und als Erfahrungen von Kontingenz zu begreifen sind.

In der Geschichte des historischen Denkens ist das in Frage stehende Verhältnis zwischen kulturellen Handlungsabsichten und strukturellen Handlungsbedingungen sehr unterschiedlich gewichtet worden. In der historistischen Tradition wurde Geschichte gewöhnlich als ein durch kulturelle Ideen vorangetriebener Handlungsprozeß rekonstruiert, dessen historisches Verstehen die Gegenwart in die Lage versetzt, ihn ungebrochen und kontinuierlich in die Zukunft hinein fortzusetzen. Betrachtet man die Geschichte der menschlichen Lebenspraxis dergestalt als Resultat der in sie eingegangenen kulturellen Ideen und Handlungsorientierungen, gewinnt sie die Qualität eines intentional gesteuerten Geschehens. Diesem hermeneutisch geprägten Orientierungsmodell des historischen Denkens ist das strukturalistische Argument entgegenzuhalten, daß mit einer idealisierenden Ausblendung nicht-intentionaler, kontingenter Handlungsbedingungen das historische Denken seine Orientierungskraft zwangläufig verliert. Denn Orientierung durch Erfahrung heißt ja gerade: Deutung von Kontingenz. Nimmt man dieses Argument ernst, bedeutet dies, daß das historische Denken zu einem Element menschlicher Handlungsorientierung erst dann wird, wenn es Geschichte als ein Geflecht von Handlungsabsichten und Handlungsbedingungen vergegenwärtigt. Wie diese Vermittlungsleistung des historischen Denkens erbracht werden kann, ist eine vieldiskutierte, aber weithin noch offene Frage. Es handelt sich um ein Kernproblem des historischen Denkens, an dem sich seine Fähigkeit zu kultureller Orientierung letztlich entscheidet.

3.4 Orientierungen als Verarbeitung von Kontingenz besitzen einen Geltungsanspruch

Bei ihnen handelt es sich nicht um wertfreie Phänomene, sondern mit ihnen verbinden sich Ansprüche auf Anerkennung, die unterschiedlich begründet und entweder akzeptiert oder abgewiesen werden können. Dieser Umstand verleiht kulturellen Orientierungen auch eine strukturelle Konfliktualität und ein erhebliches Gewaltpotential. Kultur ist ein Kampf, eine Konkurrenz um 'Heilsgüter' wie materielle Macht, kulturelle Legitimität oder intellektuelle Wahrheit. Idealtypisch lassen sich die verschiedenen Geltungsansprüche kultureller Orientierungen folgendermaßen voneinander unterscheiden: Sie betreffen erstens die symbolische Bedeutung kultureller Erfahrungen, Zeichen und Praktiken, mit denen sich Angehörige einer Kultur eine gemeinsame und geteilte Welt erschließen und reproduzieren. Sie beziehen sich als praktische Geltungsansprüche zweitens auf die normative, rechtliche, politische oder auch historische Dimension der Kultur, auf ihre Bindung an Werte und ihren Anspruch auf Anerkennung. Geltungsansprüche kultureller Ideen und Orientierungen besitzen drittens eine reflexive bzw. selbstreflexive Struktur, für die etwa - wenn auch keineswegs allein - die Wissenschaft als kognitiver Zugang zur Wirklichkeit steht. Wiederum andere Geltungsansprüche der Kultur betreffen ihren ästhetischen Anspruch oder schließlich ihre narrative Struktur und den damit verbundenen Anspruch auf Sinn als narrative Kohärenz.

Das historische Denken zeichnet sich nun dadurch aus, daß sich mit seinen Orientierungsleistungen alle diese unterschiedlichen Geltungsansprüche verbinden: Im Medium des historischen Wissens geht es um die Geltungskraft und den Geltungsanspruch von Symbolsystemen und Symbolhandlungen. Man denke nur an den gegenwärtigen Streit um das Holocaust-Mahnmahl, in dem es um die Angemessenheit symbolischer Formen der Erinnerung an seine Opfer geht.[27] Zugleich besitzt historisches Denken eine politische Legitimationsfunktion, sei es durch Traditionsbildung oder Herrschaftskritik. Es ist strukturell eingespannt in einen politischen Kampf um Macht und die Legitimität von Herrschaft, unabhängig davon, ob es diesen Kampf im Selbstverständnis einer „politischen Pädagogik" bewußt betreibt oder auf dem Boden einer Ideologie reiner Forschung leugnet und damit erst recht der Gefahr politischer Instrumentalisierung unterliegt. Des weiteren besitzt das historische Denken kognitive Geltungsansprüche, die in wissenschaftsspezifischer Form unter Berufung auf die Objektivitätsgarantien der historischen Methode auftreten. Hayden WHITEs Ausführungen zur poetischen Struktur des historischen Erzählens haben darüber hinaus deutlich gemacht, daß historiographische Darstellungsformen unweigerlich mit ästhetischen Geltungsansprüchen konfrontiert sind bzw. mit ihnen einhergehen.[28] Schließlich ist im Zuge der erzähltheoretischen Wendung auch der narrative Kohärenzanspruch des historischen Denkens deutlich geworden: Geschichte ist ein

---

27 Hierzu: Das Gedächtnis der Dinge. KZ-Relikte und KZ-Denkmäler 1945-1995. Hrsg. v. *D. Hoffmann*. Frankfurt a.M. 1997; siehe auch die Beiträge in: Bruchlinien. Tendenzen der Holocaustforschung. Hrsg. v. *G. Koch*, Köln 1999.

28 *H. White*: Metahistory. Die historische Einbildungskraft im 19. Jahrhundert in Europa, Frankfurt a.M. 1991; *H. White*: Die Bedeutung der Form. Erzählstrukturen in der Geschichtsschreibung. Frankfurt a.M. 1990.

Sinnzusammenhang, der die Differenz der Zeitdimensionen zur Einheit einer erzählend vergegenwärtigten Kontinuität verwebt und damit Kontingenzerfahrungen deutet und kulturell verarbeitet.

3.5 In kulturellen Orientierungen als Verarbeitung von Kontingenz formiert sich schließlich die Identität ihrer Träger

Alle diese verschiedenen Aspekte kultureller Orientierungen: Erfahrungen, Kommunikationen, Handlungsorientierungen und Geltungsansprüche gehen in die lebensweltlichen Prozesse der Identitätsbildung durch historisches Wissen ein und partizipieren an der Formierung von Identität. Dennoch möchte ich sie der Klarheit halber voneinander unterscheiden. Der Identitätsbegriff hat sich allerdings in den kulturwissenschaftlichen Diskussionen der letzten Jahren als äußerst umstritten erwiesen. Nicht erst seit der postmodernen oder feministischen Kritik der Identitätskategorie als Instrument zwanghafter Homogenisierung sowie als Abbild einer bloß erpressten Kohärenz, der die Vielfalt von Identitäten und die kulturelle Differenz von Lebensformen gegenübergestellt wird, stellt sich die Frage ihrer geschichtsdidaktischen Legitimität in verschärfter Form.[29] Gleichwohl zeichnet er sich meines Erachtens durch Stärken aus, die ihn zu einem geeigneten Instrument der geschichtsdidaktischen Analyse historischer Orientierungsprozesse und –probleme machen. Gerade um die potentielle oder tatsächliche Gewaltsamkeit von Identitätszuschreibungen und –formierungen verstehen zu können, brauchen wir den Begriff.

Zum einen verweist er auf die Summe kultureller Selbstverhältnisse, in denen sich Menschen und soziale Verbände als einzigartige und unverwechselbare Individuen identifizieren und sich ihrer Stellung in gesellschaftlichen, politischen oder geschichtlichen Kontexten vergewissern. Darunter lassen sich solche Aspekte wie Geschlechtlichkeit, Leiblichkeit, psychische Triebstrukturen und andere individuierende Faktoren von Lebensgeschichten ebenso erfassen wie die identitätsbildenden und strukturell 'ethnozentrischen' Selbstverhältnisse sozialer Gruppen, Klassen, Gesellschaften und Nationen.

Davon deutlich unterscheidbar ist eine soziale oder soziogene Dimension kultureller Identitätsbildung, womit die Formierung von Zugehörigkeit und Mitgliedschaft gemeint ist. Fragen nach Faktoren von Klassen- und Nationszugehörigkeit, nach Kriterien von Staatsbürgerschaft, nach den kommunitären Strukturen sozialer Verbände im weitesten Sinne lassen sich im Ausgang von der Identitätskategorie untersuchen.

Von diesen beiden Dimensionen kultureller Identitätsbildung läßt sich ein weiterer Bedeutungsaspekt der Identitätskategorie im Sinne einer relationalen Kategorie unterscheiden: Die Formierung von Identität vollzieht sich nicht nur im Medium kultureller Selbstverhältnisse und sozialer Vergesellschaftungsformen, sondern auch auf der Folie konfliktträchtiger Alteritätserfahrungen. Im Medium der Kultur geben Subjekte und soziale Gruppen eine Antwort auf die Frage, wer sie kulturell, räum-

---

29 Stellvertretend für viele andere Arbeiten zur Spannung zwischen Identität und Differenz siehe hier nur *S. Benhabib* u.a.: Der Streit um Differenz. Feminismus und Postmoderne in der Gegenwart. Frankfurt a.M. 1994; Geschlechtergeschichte und Allgemeine Geschichte. Herausforderungen und Perspektiven. Hrsg. v. *Hans Medick* und *A. Ch. Trepp*, Göttingen 1998.

lich, politisch oder historisch in der Beziehung zu anderen sind, worin also die Differenz und Eigentümlichkeit besteht, die sie von anderen abgrenzt und die sie andere ausgrenzen läßt. Die Formierung von Identität impliziert nicht allein Prozesse der kulturellen Vergesellschaftung und Integration, sondern auch solche der Abgrenzung und Exklusion. Die Intensität der gegenwärtigen Debatten um Phänomene kultureller Differenz und Vielfalt, um Formen kultureller Transfers und Möglichkeiten interkultureller Kommunikation, um Prozesse und Mechanismen gewaltsamer Exklusion sowie um die damit zusammenhängenden Anerkennungs- und Normenprobleme verweist auf diesen konstitutiven Identitätsbezug der Kultur.

Ein besonderes Merkmal kultureller Identität ist schließlich darin zu sehen, daß sie nicht nur ein Akt der Grenzziehung zwischen Eigenem und Fremdem ist, sondern die Grenzen des Eigenen auch ständig transzendiert. Historisches Denken als Faktor menschlicher Identitätsbildung ist immer auch der Vorgang einer kulturellen Entgrenzung von Subjekten oder sozialen Gruppen. Prozesse der Universalisierung von Orientierungssystemen (für die etwa die Kategorie der Menschheit steht) sind in diesem Kontext anzusiedeln und gehen einher mit der Erweiterung des historischen Horizonts. An der Geschichte des historischen Denkens läßt sich zeigen, daß es in einem systematischen Zusammenhang mit Dynamisierungsschüben der kulturellen Entwicklung steht. Die Geschichtsschreibung der Spätaufklärung und des Historismus sind hervorragende Beispiele für diesen Zusammenhang zwischen einer Beschleunigung geschichtlicher Entwicklungen, der Historisierung des kulturellen Selbstverständnisses und der Erweiterung des Orientierungsrahmens der menschlichen Lebenspraxis. Das historische Denken steht insofern paradigmatisch für die spezifische Fähigkeit des Menschen, sich kulturell zu transzendieren, d.h. ständig neue Grenzen zu setzen, um auch diese immer wieder zu überschreiten.

Damit sind die Kategorien und Grundbegriffe genannt, mit denen sich die Orientierungsleistungen der Kultur erfassen lassen: Orientierungen sind kulturelle Reaktionen auf den Problemdruck kontingenter Erfahrungen, die den Sinnhorizont der menschlichen Lebenspraxis infrage stellen und zu immer neuen Deutungsanstrengungen herausfordern. Daher besitzt die Kontingenz in ihrem Verhältnis zur Kultur auch ein Janusgesicht: Sie ist Bedrohung und Bedingung der Kultur zugleich, d.h. sie verleiht der Kultur ihre spezifisch geschichtliche Struktur im Sinne einer Dialektik von Kontingenzerfahrung und Orientierungsanspruch.

Reflektierte Erfahrung - oder:
Was erwartet ein Mediziner vom Medizinhistoriker?

von ULRICH HADDING

1. Einleitung

Die Medizin gehört zu den wenigen Fächern, die ihre Geschichte in Form von Lehrstühlen integriert haben. Damit verfügt die Medizin unversehens über eine potentielle Orientierungswissenschaft. Daß Medizingeschichte eine Geisteswissenschaft darstellt, dagegen dürfte sie wenig einzuwenden haben. Ob sie sich allerdings als Orientierungswissenschaftler für ihre Kollegen innerhalb der Medizin ansprechen lassen wollen, da bin ich mir nicht sicher.[1] Dies hätte ja auch gravierende Folgen, nämlich den Wechsel vom erbaulichen Festredner zu einer Figur im Kräftefeld, die Geschichte mitgestaltet. Und da wird es bekanntermaßen ungemütlich, da macht man sich sozusagen die Hände schmutzig.

Lassen Sie mich mit der Tür ins Haus fallen und meinen Hilferuf an „unsere" Orientierungswissenschaft vorweg schon einmal aussprechen und erst danach zu begründen versuchen. Erforderlich ist Bewußtmachung und zwar bei zwei Zielgruppen, einmal der Ärzteschaft und hier besonders bei den lehrenden Professoren und sodann bei den Studierenden. Der Inhalt ist für beide Gruppen gleich und betrifft zwei Ebenen, die aber durchaus Verbindungen untereinander haben.

Erstens, das was in der Medizin der Lehrmeinung entspricht und damit täglich vollzogen wird, ruht zum großen Teil auf Hypothesen sowie ungeprüft übernommenen Grundanschauungen.

Zweitens zur Entscheidung individueller Fallproblematik, also zur Handlungsanleitung steht der Arzt nicht verlassen da, sondern er kann sich in die abendländische Ethik hineinstellen, deren perspektivischer Fluchtpunkt im konkreten Fall liegt.

Aber kehren wir erst einmal zu den Grundanschauungen zurück. Wo brauchen wir im eben skizzierten Sinne als Forscher und Lehrer Hilfe? Ich will versuchen, anhand einiger Beipiele die Problemfelder wenigstens zu umreißen.

2. Mikrobiologische Grundpositionen

Die Koch-Henle-Postulate, beruhend auf HENLEs gedanklicher Vorarbeit und KOCHs konkretem Beweis ihrer Erfüllbarkeit, geben die Bedingungen an, die

---

1   Der Verfasser ist Arzt, spezialisiert auf Infektionen und deren Abwehr und hat an der Heinrich-Heine-Universität Düsseldorf den Lehrstuhl für Medizinische Mikrobiologie und Virologie inne, jenem Fach also, das die molekulare Biologie und Genetik hervorgebracht hat. Zweiter Schwerpunkt ist die Lehre für Studierende, gleichermaßen als klassische Vorlesungen oder Kurspraktikum. Dieser Beitrag eines Fachfremden ist dem Vorsitzenden der DGGMNT Alfons LABISCH zu verdanken, dem ich des öfteren meine Wünsche an das Fach Geschichte der Medizin in querulierender Weise vorgetragen habe: Dafür hat er sich jetzt gerächt, indem er mich irgendwie in einen Programmpunkt verwandelt hat.

erfüllt sein müssen, um einen bestimmten Erreger als Verursacher eines definierten Krankheitsbildes verantwortlich machen zu können. Sie lauten sinngemäß:

1.) Nachweis des Erregers im erkrankten Organismus,
2.) Züchtung des Erregers in Reinkultur,
3.) Reproduktion des Krankheitsbildes durch diese angezüchteten Erreger.

Diese Postulate waren und sind eine scharfe wissenschaftliche Waffe, um die Flut unbewiesener Behauptungen von entdeckten Erregern für nahezu jede Krankheit einzudämmen und abzuwehren. Dies war im goldenen Zeitalter der Bakteriologie, also zu Ende des 19. Jahrhunderts genauso erforderlich wie heute, wo forsche Kollegen den Herzinfarkt bereits zur Infektionskrankheit erklärt haben. Später dazu mehr.

Stehen die Verdienste dieser Postulate auch außer Zweifel, so sollte doch jedem, der damit umgeht, klar sein, daß sie aus dem wissenschaftlichen Glauben der damaligen Forscher heraus formuliert werden. Wissenschaftlicher Glaube mag vielleicht als contradictio in adiecto erscheinen, ich wäre auch bereit, von wissenschaftlichen Grundpositionen zu sprechen. Sie lauten in diesem Falle - also vor rund 120 Jahren - wie folgt:

Die Erreger von Infektionskrankheiten sind Bakterien oder Pilze. Sie können daher im Lichtmikroskop gesehen werden, lassen sich im Reagenzglas züchten und sind monokausal für eine Krankheit verantwortlich. Da sich auf Grund dieser Konzepte epochale Erfolge einstellten, beispielhaft genannt seien das Auffinden und die Identifizierung der Erreger von Milzbrand, Tuberkulose, Cholera, verfestigten sich die Überzeugungen. Es trat so etwas wie eine Dogmatisierung ein, was Glaubenssätze ja so an sich haben.

Ein Beispiel aus der damaligen Zeit mag dies veranschaulichen. Die echte Grippe, auch Influenza genannt, und vom schlichten Schnupfen streng zu unterscheiden, wütete damals und forderte Todesopfer wie heutzutage auch. PFEIFFER isolierte 1892 von Grippetoten ein Bakterium, das er für den zuständigen Erreger hielt und benannte es folgerichtig: Hämophilus influenzae. Diese Fehlbezeichnung trägt das gramnegative Stäbchen noch heute, und ich muß jedes Semester neu den Studierenden klar machen, daß es nichts aber auch gar nichts mit den Influenza Viren und der echten viral bedingten Grippe zu tun hat.

PFEIFFER hatte ein superinfizierendes Bakterium entdeckt, das sich besonders gern in einem viral vorgeschädigten Respirationstrakt ansiedelt. PFEIFFER und die Bakteriologen seiner Zeit verfügten über kein Viruskonzept, weder der Theorie noch der praktischen Handhabung nach. Zu klein um im Lichtmikroskop gesehen zu werden und nicht züchtbar auf unbelebten Nährböden scheiterte das Influenza-Virus an den für Bakterien formulierten Postulaten. Es fiel im wahrsten Sinne des Wortes durch die Maschen der damaligen theoretischen und technischen Möglichkeiten und mußte noch einige Jahrzehnte warten, ehe ihm sein gebührender Platz im Gebäude der Medizin verliehen wurde.

Für PFEIFFER war es also unmöglich, den Grippeerreger - das Influenza-Virus - zu entdecken. Ich wüßte aber trotzdem gern, was er gedacht hat, als er - wie berichtet wird - bei Influenza-Fällen „seinen" Erreger nicht finden konnte, er selbst also an Postulat Nr. 1 scheiterte.

In der Folgezeit hat unser Fachgebiet zwar grundsätzlich an den Koch-Henle-Postulaten festgehalten, läßt aber zum Glück je nach Eigenart des Erregers und den technischen Möglichkeiten Modifikationen, ja sogar Nichterfüllbarkeit zu. Für jedes Postulat möchte ich eine solche Ausnahme oder Modifikation nennen:

Zu Postulat Nr. 1: Der Nachweis des Erregers war stets morphologisch gedacht, zunächst lichtmikroskopisch, später auch mit dem Elektronenmikroskop, womit die Viren morphologisch erfassbar wurden. Dieser klassische Morphologiebegriff mußte aber geopfert werden bei Erregern, die nur als Moleküle vorliegen, wie z.B. die Viroide und Prionen. Erstere bestehen aus Nukleinsäuren, letztere aus Aminosäuren, natürlich beide mit molekularen Strukturen. Dies ist aber etwas ganz anderes, als eine bakterielle oder virale Morphe. Morphologisch also unerfüllbar wird der geforderte Nachweis rein substanzbezogen geführt, wobei die Identität strukturspezifisch ermittelt wird mit molekularbiologischen Analyseverfahren.

Zu Postulat Nr. 2: Nicht züchtbar im Sinne KOCHs sind bis heute Mycobacterium leprae - der Erreger des Aussatzes, Treponema pallidum - der Erreger der Syphilis, Pneumocystis carinii - der Erreger einer tödlichen Pneumonie bei Aids, oder auch Hepatitis erzeugende Viren wie z.B. HDV. Trotz der Unerfüllbarkeit KOCHscher Ansprüche zweifelt niemand, daß diese Pathogene die Ursachen der genannten Erkrankungen sind. Mag man die genannten Beispiele noch als technisch bedingt abtun und sie für prinzipiell lösbar halten, so verlassen die Mikrobiologen aber mit dem Prionen-Konzept das Theoriegebäude üblicher Krankheitserreger. Bakterien, Viren, Pilze und Protozoen, alle diese Erreger tragen ihre Erbsubstanz mit sich und sind daher grundsätzlich vermehrungsfähig. Prionen, die Erreger der Bovinen Spongioformen Encephalopathie (BSE), auch Rinderwahnsinn genannt, und beunruhigenderweise Verursacher der neuen Variante der Creutzfeld-Jacob-Erkrankung beim Menschen, sind Erbsubstanz-freie Eiweißmoleküle. Daraus folgert ihre absolute Nicht-Züchtbarkeit in vitro. Die Vermehrung läuft hier durch einen bislang ungeahnten und gänzlich neuen Prozeß ab, der sich schlagwortartig bezeichnen läßt als Pathologisierung physiologischer Proteine durch Konformationsänderung. Dieses Prionenkonzept gegen allen dogmatischen Widerstand der Medizin und besonders der Mikrobiologen schließlich doch durchgesetzt zu haben, war eine Nobelpreis-würdige Leistung.[2]

Zu Postulat Nr. 3, Reproduktion der definierten Erkrankung: Hier wären für manche Erreger wie z.B. das humane Immundefizienz-Virus (HIV) streng genommen Menschenversuche erforderlich, um sozusagen wissenschaftlich AIDS zu erzeugen, was sich selbstredend verbietet. Ein weiteres Problem, das die diagnostizierenden Mikrobiologen der ganzen Welt täglich beschäftigt, ist das Verschwimmen des klinisch definierten Krankheitsbildes einerseits und ein scheinbar variables Virulenzverhalten mancher Keime andererseits. Dies liegt an den wie nie zuvor variablen und künstlichen Zuständen, in denen Patienten sich heute befinden können. Früher wurde schlicht gestorben, es gab diese Patienten nicht. Wir Mikrobiologen und die klinischen Kollegen in der Regel auch sind voller Unkenntnis darüber, in welchem generellen Zustand sich das Infektionsobjekt - also der Patient - befindet, wenn ihn der Erreger heimsucht. Dies hat praktisch zu zwei Infektionslehren geführt, je nach Zustand des infizierten Organismus.

---

2 Dafür erhielt Stanley B. PRUSINER 1997 den Nobelpreis in Physiologie oder Medizin, vgl. z.B. www.nobel.se/medicine/laureates/1997.

Infektionslehre A setzt voraus: Der erkrankte Mensch ist ein ansonsten junger gesunder Erwachsener - das ist das KOCHsche Konzept und die Mikrobiologie der Lehrbücher des vergangenen Jahrhunderts.

Infektionslehre B setzt voraus: Der erkrankte Mensch ist abwehrgeschwächt - sehr jung und klein, sehr alt, Diabetiker, HIV-infiziert, iatrogen immunsupprimiert durch Chemotherapie oder bei Transplantationen usw. Hier gelten von der Diagnostik über die Bewertung des Befundes bis zur Therapie andere Kategorien. Sie sind zwar in Umrissen bekannt, liegen aber nicht systematisiert vor und sind nicht fester Bestandteil des ärztlichen Bewußtseins. So haben z.B. alte multimorbide Patienten mit Einschränkung fast aller physiologischer Funktionen meist auch eine Minderung der immunologischen Erregerabwehr im weitesten Sinne. Bei diesen Patienten betreiben wir trotzdem mikrobiologische Diagnostik und liefern Therapie-Empfehlungen, als handele es sich um eine echte Infektionskrankheit bei einem ansonsten gesunden Individuum. Allzu oft sind die Infektionen aber Epiphänomene, auf die sich der Kliniker trotzdem stürzt, da der Erreger ein klares Feindbild abgibt, das die Antibiotikatherapie zu rechtfertigen scheint. In Wahrheit wird aber nach dem Prinzip gehandelt: Ut aliquid fiat. Hier fehlen patientenbezogene Bewertungskriterien. Der Tatsache, daß je nach Patient ein und derselbe Erreger apathogen oder aber todbringend sein kann, ist mit unmodifizierten KOCHschen Postulaten nicht beizukommen. Die Postulate müßten aus dem Gebiet der Immunologie heraus ergänzt werden, was mit dem unbeholfenen Begriff „Immunstatus" auch schon versucht wird. Diese Problematik gehört einerseits in das Gebiet der noch zu erwähnenden individuellen Zustandsmedizin, hat aber genauso Aspekte, die Probleme der Ressourcenverteilung aufwerfen.

3. Fehlende oder falsche Konzepte

Wirklich fehlende Konzepte zeichnen sich gerade durch ihre Nichtexistenz aus. Es dürfte uns nicht anders ergehen als unseren Vorgängern, nämlich gefangen zu sein im herrschenden wissenschaftlichen Glauben. Dies gilt sowohl grundsätzlich aber auch auf einzelne klinische Situationen bezogen. Lassen Sie mich an die eben genannten Infektionslehren anknüpfen, wo die Krankheit als Funktion des Patientenzustandes weit entfernt ist von Monokausalität. Hier brauchten wir eine „Zustandsmedizin", die natürlich jeweils nur individuell sein kann. Es gibt heute allein schon bei Infektionen so viele spezielle Systeme zu berücksichtigen, daß dies von einem einzigen Arzt gar nicht mehr leistbar ist.

Für diese hochkomplexen Regulationen, bei denen sowohl physiologische wie pathologische Abläufe ineinandergreifen, müssen Konzepte entwickelt werden, die ich einmal als „biologische Integralbildung" bezeichnen möchte. Hier müßten Schlüsseldaten der Einzelsysteme wie Gerinnung, Mediatoren und Hormone, Zellen und ihre Qualitäten, Immunstatus, Stoffwechselsituationen sowie natürlich Geschlecht, Alter und psychischer Zustand auf einer höheren Ebene miteinander in Verbindung gesetzt, eben integriert werden, um so den aktuellen Zustand des Patienten abzubilden. Ich bin mir ziemlich sicher, daß jeder gute Intensivmediziner genau dies täglich viele Male tut, aber meist unbewußt. Eine solche biologische

Integralbildung, zu der sämtliche Fächer der Medizin beitragen könnten, ist die Voraussetzung für eine individuelle Zustandsmedizin, die wir - jedenfalls für Infektionen - dringend brauchen. Der Ausdruck „Zustandsmedizin" sucht vor allem Mißverständnisse zu vermeiden, wie sie sich z.B. sofort einstellen bei der Verwendung hoch beladener Begriffe wie Individualmedizin oder gar Ganzheitsmedizin. Zustandsmedizin meint also etwas viel Bescheideneres aber deutlich Fehlendes, das sich aus dem naturwissenschaftlichen Ansatz der heutigen Medizin durchaus entwickeln ließe, Bewußtheit, Phantasie und mathematische Strenge vorausgesetzt. In einer Zustandsmedizin fußt die Therapie auf dem vorwiegend biologischen Integral des Individuums plus der Diagnose und nicht abstrakt auf der Diagnose allein.

Genau hier kann ein Schwachpunkt bei unserem jüngsten Modekind, der hoch gelobten "Evidence Based Medicine" liegen, die gelegentlich als einzig rationaler Weg in die Zukunft angepriesen wird. Es ist eben gerade die Frage, ob die Ausgangssituation der Studie, die zu der dokumentierten "evidence" geführt hat, also der bewiesenen Grundlage und der darauf basierenden Therapie, für den konkreten Patienten überhaupt zutrifft, ihn sozusagen umfaßt oder nicht. Dies kann der behandelnde Arzt auch unter Zuhilfenahme des Internets meist nicht erkennen. Das biologische Integral einer Zustandsmedizin hätte zwangsläufig, ich möchte fast sagen natürlicherweise, variable Therapien im Gefolge.[3]

Aber wie Prediger I,9 sagt: „Nichts Neues unter der Sonne", so bin ich mir sicher, daß vielen dieser Grundgedanke irgendwie bekannt vorkommt, als hätte es so etwas in der abendländischen Medizin doch schon gegeben. Hier stoßen wir auf das antike Konzept, basierend auf der Lehre von den vier Urqualitäten: heiß - kalt, feucht - trocken, aus denen auch die lebenden Organismen zusammengesetzt sind. Diese antike Humoralpathologie wurde von Hippokrates entwickelt und von Galen kanonisiert. Jeder Mensch ist demnach unterschiedlich, d.h. individuell komponiert, und genau dies sollte in der Therapie berücksichtigt werden. Bei gleicher Diagnose waren daher unterschiedliche Therapien indiziert, je nach vorherrschendem Zustand des Organismus. Bildlich gesprochen: Ein zu heißer Organismus mußte gekühlt, ein zu trockener befeuchtet werden und so weiter - wenn das keine Zustandsmedizin ist![4] Leider sind mir diese „Vorläufer" erst bewußt geworden, nachdem ich mich bereits Jahrzehnte mit der pathogenetischen Ambivalenz von Erregern herumgeschlagen hatte. Der Abschnitt zu den falschen oder fehlenden Konzepten soll mit je einem konkreten Beispiel beschlossen werden: Zum Magengeschwür, dem sogenannten Ulcus pepticum, hat das 20. Jahrhundert bekanntlich Serien von Konzepten für die Pathogenese hervorgebracht und voller Überzeugung daraus Therapien abgeleitet und praktiziert:

a.) Überschießende vegetative Innervation
   Therapie: Stundenlange operative Denervierung des Magens (Vagotomie)
b.) Säureüberproduktion
   Therapie: Antazida

---

3   Vgl. z.B. *Günter Jonitz*: Evidenzbasierte Medizin, zum zweiten: Nutzen für den Patienten. Deutsches Ärzteblatt 97 (2000), C1789.
4   Vgl. z.B. den ersten Teil des Kompendiums: *Ingo Wilhelm Müller*, Humoralmedizin. Physiologische, pathologische und therapeutische Grundlagen der galenistischen Heilkunst. Heidelberg 1993.

c.) Psychosomatik „Ulcuspersönlichkeit"
   Therapie: Psychotherapie
d.) Infektionskrankheit mit Helicobacter pylori
   Therapie: Antibiotika

   Sind wir nun am Ende angekommen? Ist Helicobacter pylori die wahre und alleinige Ursache?

   Nach diesem mikrobiologischen Triumph sollen noch mehr Lorbeeren geerntet werden. Da wird seit einigen Jahren das Konzept auf den - und zwar nicht nur den wissenschaftlichen - Markt geworfen, daß koronare Herzkrankheit mit Angina pectoris und Herzinfarkt im Gefolge, ja vielleicht die gesamte Arteriosklerose eine Infektionskrankheit sei. Angeschuldigt werden vor allem als Chlamydien bezeichnete Bakterien und einige Viren z.B. aus der Herpes-Gruppe. Natürlich wäre es schön, die eigene arteriosklerotisch bedingte Demenz, den Schlaganfall oder den Herzinfarkt durch gelegentliche Tetracyclin-Kapseln beim Frühstück verhindern zu können, wo Butter und Ei wieder zu Ehren kommen. Aber noch stehen die KOCHschen Postulate klar dagegen. Der gelegentliche Nachweis von Chlamydien in arteriosklerotischen Plaques erfüllt bestenfalls nur das erste Postulat, aber niemals das dritte. Es ist schon beunruhigend, wie oft - und anscheinend vergeblich - die Mikrobiologen darauf hinweisen müssen, daß das Vorhandensein eines Erregers auf gar keinen Fall schon als Causa aufgefaßt werden darf. Um nicht mißverstanden zu werden, ich bin kein Gegner dieser Hypothese - es wäre ja fast zu schön, um wahr zu sein -, sondern ich bin nur strikt dagegen, sie bereits als bewiesen hinzustellen mit unabsehbaren medizinischen Folgen. Hiervon kann aber zur Zeit noch gar keine Rede sein.

3. Bezüge zur Ethik

3.1 Begründungszwänge

Meine Kollegen und ich versuchen, unseren Stoff so „biologisch" und „physiologisch" als möglich zu lehren. Hier bietet sich das Konzept des Ökosystems an. So gehören z.B. die Bakterien des Verdauungstraktes mit ihren vielfältigen Arten hierher, aber auch das ständig neu zu erkämpfende Gleichgewicht zwischen den Erregern und der immunologischen Abwehr durch den befallenen Makroorganismus: Kampf aller Orten als natürliches Geschehen. Was ist vor diesem Hintergrund die richtige Antwort auf folgende studentische Frage: „Ist das HIV-Virus mit tödlichem AIDS im Gefolge nicht ein natürliches Korrektiv, um das Ökosystem Erde vor der alles überwuchernden Spezies Homo sapiens zu schützen?" Es ist gar nicht so leicht, zum Kern dieser Frage und ihren Implikationen vorzudringen. Steckt darin: Was ist die Position des Menschen in der Natur? Hat der Mensch einen so hohen Wert, daß das Ökosystem Erde dem unterzuordnen ist? Durch was ist dieser Wert begründet? Sollen wir bedenkenlos an dem medizinischen Reflex festhalten: Neue Krankheit führt zur Entwicklung eines neuen Therapeutikums. Wenn wir uns vorstellen, die Medizin würde alle Krankheiten heilen, wäre die globale Katastrophe vorprogrammiert mit wahrscheinlich sehr inhumanen

Lösungsmechanismen gemäß der alten Weisheit „homo homini lupus". Was soll ich dem Studenten antworten? Ich bitte um Hilfestellung.

3.2 Ressourcenverteilung

Unter diesem Stichwort laufen zur Zeit schon heftige Auseinandersetzungen auf verschiedenen Ebenen, da ich von Betriebswirtschaft und Krankenhausfinanzierung nichts verstehe, kann ich nur laienhafte Skizzen geben. Je nach Blickpunkt, ob auf die sogenannte Erste Welt oder die sogenannte Dritte Welt fokussiert, lauten die Fragen anders. Ein inländisches Beispiel wäre, daß die Krankenkassen Knochenmarkstransplantationen limitieren, da die Kosten sich auf etwa 120.000 Euro Sonderentgelt pro Patient belaufen. Daher darf z.B. das Universitätsklinikum in Düsseldorf weniger transplantieren als die zuständigen Kollegen kapazitätsmäßig könnten und sie der medizinischen Indikation nach ärztlicherseits müßten. Die Transplantation peripherer Stammzellen scheint die Knochenmarkstransplantation langsam zu verdrängen, das Entgelt liegt hier „nur" bei etwa 70.000 Euro pro Patient. Dieses Verfahren ist also deutlich billiger, löst aber die angesprochenen Probleme nicht, da sich eine gewaltige Indikationsausweitung abzuzeichnen beginnt. Nahezu alle operativen Fächer sehen Anwendungsmöglichkeiten für die Stammzelltransplantation bei „ihren" Tumoren in Stadien, die mit bisherigen Mitteln nicht mehr zu beherrschen sind.

In globaler Sicht muß hingegen gefragt werden, wie ist es zu rechtfertigen, derartige Summen bei einer Knochenmarkstransplantation für einen einzigen Menschen bei rund 50% Heilungschancen aufzuwenden, statt für dasselbe Geld hunderte von Menschenleben zu retten, etwa durch Schutzimpfungen in besonders gefährdeten Gebieten wie Südamerika, Asien oder Schwarz-Afrika. Ich denke hier lediglich an die voll etablierten Vakzinationen gegen z.B. Diphtherie, Tetanus, Meningokokken-Meningitis, Masern oder Polio, die preiswert und in ihrer Effektivität gesichert sind.

Ich fürchte seit langem den Augenblick, wo mich einer unserer Studenten aus Zentral-Afrika fragt, ob dieser Sachverhalt letztendlich nicht darauf beruht, daß wir nach wie vor - sozusagen in ungebrochener Kolonialherren-Mentalität - das Leben eines Weißen als viel wertvoller betrachten als das eines Schwarzen oder das eines Indianers. Das generelle Problem der Ressourcenverteilung ist längst erkannt. Hilfe im Sinne von Diskussion und Konzeptbildung ist dringend erforderlich. Die Medizin wird ansonsten in diesem Bereich vollständig entmündigt und sogenannte Wirtschaftsexperten werden uns vorschreiben, wer und wie behandelt werden darf.

3.3 Sterbebegleitung oder Sterbehilfe?

Wie lang soll Leben erhalten werden und zu welchem Preis? - wobei Preis nicht nur materiell zu verstehen ist. Was ist der angemessene Umgang mit einem Sterbenden auf der medizinischen und auf der ökonomischen und vor allem auf der zwischenmenschlichen Ebene? Letztere scheint mir aus der abendländischen Tradition heraus noch am besten fundiert, wie sich etwa in der Hospizbewegung zeigt. Wohingegen die (Intensiv-) Mediziner auf den anderen beiden Ebenen in den eingeübten Bahnen handeln, die gleichsam wie Pawlow'sche Reflexe erscheinen und auf keinerlei ausgearbeiteten Konzepten basieren, die gar von einem gesellschaftlichen Konsens getragen wären. Schließlich ist kein Forschungsgebiet so in aller Munde wie molekulargenetische Themen mit Begriffen wie Gentechnik oder Klonen. In stürmischer Entwicklung begriffen, von gewaltigen Hoffnungen gleichermaßen verzerrt wie von enormen Ängsten, brauche ich hier keine inhaltlichen Angaben zu machen und kann auf die allgemeine Tagespresse verweisen.[5]

4. Erwartungen und Wünsche

Gegenwart ist die Bruchfläche der Geschichte, freundlicher ausgedrückt ihre Wachstumszone. Gegenwart ist damit nicht von Geschichte zu trennen, sondern stellt den Rand eines Kontinuums dar. Mit diesem Bewußtsein - das für Historiker banal ist - sollte eigentlich allen Forschenden und davon abhängig allen Lehrenden klar sein, daß sie in ihrer Arbeit und ihren Lehren das Produkt der gerade herrschenden Ideen, Anschauungen und Konzepte ihrer Fächer sind. Dem ist aber nicht so. Hierfür gilt es erst, ein Bewußtsein zu schaffen, denn je nachdem wie das gelehrte Wissen aufgefaßt und nach ihm gehandelt wird, ergeben sich gänzlich unterschiedliche Einschätzungen und Möglichkeiten für die Zukunft.

Wenn ich der Bedingtheit meines Wissens bewußt bin, die Gegenwart als Wachstumszone der Geschichte auffasse, dann ist die Zukunft offen, da sie zunächst geistig und dann auch praktisch neu gestaltet werden kann. Halte ich das gegenwärtige Wissen aber für die Wahrheit - und das geschieht, wenn Geschichte bezugslos beiseite steht - , dann ist die Zukunft geschlossen, denn sie muß sich ja zwangsweise aus der gegenwärtig schon vorhandenen Wahrheit ergeben. Um diese eingangs schon genannten Akte der Bewußtmachung leisten zu können und den ausgesprochenen, oft auch nur geahnten Erwartungen einer Fakultät gerecht werden zu können, müssen einige Voraussetzungen erfüllt sein: Der Medizinhistoriker muß die Leitdisziplinen der heutigen Medizin kennen. Nicht als Experimentator und Detailspezialist, sondern ihren Voraussetzungen und Konzepten nach und in ihren prinzipiellen technischen Möglichkeiten. Hieraus formieren sich die herrschenden Grundüberzeugungen mit Anwendungsperspektiven im Gefolge.

Der Medizinhistoriker sollte in seinem Wirkungsbereich soviel an konkreter Orientierung bieten, daß er jeden Fragenden an eine Person oder Institution verweisen kann, die Rat bei ethischen Problemen gibt. Es wäre gut, wenn in der jeweiligen Fakultät bewußt wäre, daß es nur Ethik gibt, gewiß mit Anwendung auf spezielle Gebiete, aber eben keine losgelöste Medizinethik oder gar Bioethik. Wo dies gelingt, bestehen für das Fach Medizingeschichte Wirkmöglichkeiten wie nie zuvor. Wo nicht, besteht die Gefahr, daß medizinhistorische Seminare in molekularbiologische Labors umgewandelt werden.

5 Beispielsweise am 21. September 2000 Die Zeit Nr. 39, S. 41: Zum Spenden geboren: Darf man ein Retortenbaby zeugen, nur um ihm Knochenmark für seinen todkranken Bruder zu entnehmen? oder Rheinische Post Nr. 220, S. 1: Gentechnik galoppiert - Ethik kommt nicht nach.

Historizitäre Grundlagenprobleme

Wissenschaft, Technik oder Kunst?
Verschiedene Auffassungen der Medizin
im "Corpus Hippocraticum"

von ALBERTO JORI

Herrn Professor Dr. Dr. Urban WIESING
mit der größten Hochachtung gewidmet

1. Das Problem[1]

Von dem Augenblick an, in dem sie sich als selbständige Disziplin etabliert und ihre eigenen Kategorien herausbildet, durch welche sie sich nicht nur von der Priester- und Tempelmedizin, sondern auch von der hergebrachten 'Physiologie' unterscheidet, muß die hippokratische Medizin sich zu ihrer Verteidigung rüsten, denn sie wird von verschiedenen Fronten her so heftig angegriffen, daß ihr Bestand als solcher in Frage gestellt ist.[2] Bemerkenswert ist dabei, daß die Kritik nicht nur

---

1 An erster Stelle möchte ich mich bei Herrn Prof. Dr. Dr. Alfons LABISCH für die Einladung bedanken, aufgrund derer ich anläßlich der Karl-Sudhoff-Gedächtnissitzung im Rahmen der 83. Jahrestagung der Deutschen Gesellschaft für Geschichte der Medizin, Naturwissenschaft und Technik e.V. den vorliegenden Vortrag halten konnte. Außerdem gilt mein besonderer Dank auch Herrn Prof. Dr. Klaus-Dietrich FISCHER, der mir die Gelegenheit gab, beim Zwanzigsten Treffen des Arbeitskreises "Alte Medizin", das vom Medizinhistorischen Institut der Johannes Gutenberg-Universität am 2. Juli 2000 in Mainz veranstaltet wurde, eine vorläufige Version dieses Referats vorzutragen. Die anschließende fruchtbare Diskussion veranlaßte mich, die dort vorgetragenen Aussagen, die ich hier in ihrer endgültigen Form vorlege, an einigen Punkten zu präzisieren. Einige der hier vorgestellten Ideen konnte ich im Gedankenaustausch mit verschiedenen Spezialisten auf dem Gebiet der Philosophie, der Geschichte der Naturwissenschaft und der Geschichte der Medizin weiterentwickeln, und ich möchte hier wenigstens die Professoren Giovanni Felice AZZONE, Giorgio COSMACINI, Otfried HÖFFE, Giovanni REALE, Paul U. UNSCHULD und Mario VEGETTI nennen. Wertvolle Informationen und Anregungen verdanke ich auch insbesondere Frau Prof. Dr. Eve-Marie ENGELS, Frau Dr. Susanne BLESSING (Tübingen), Frau Dr. Mariacarla GADEBUSCH BONDIO (Greifswald), Herrn Prof. Dr. Gerhard FICHTNER, Herrn Dr. Andreas FREWER (Göttingen), Herrn Dr. Stefan KIRSCHNER (München), Herrn Dr. Norbert PAUL (Düsseldorf), Frau Dorothee MESSERSCHMID (München), Herrn Kurt ROHRBACH (München). Für die vorliegenden Anmerkungen nutzte ich ausgiebig die reichhaltige Bibliothek des Instituts für Geschichte der Medizin an der Universität Tübingen, dessen Mitarbeitern ich ebenfalls für ihre Hilfe danken möchte. Eine wichtige Stütze war mir auch meine liebe Freundin Anna LATZ (Tübingen), die den ursprünglichen Text mit großer Sorgfalt und Souveränität ins Deutsche übersetzte und der ich für diese ihre Mühe und ihre vielfältige Unterstützung sehr verbunden bin. Allergrößten Dank schulde ich schließlich auch Herrn Prof. Dr. Dr. Urban WIESING. Auf sein profundes philosophisches und medizinisches Wissen stützen sich einige der Ideen, die meinem Vortrag zugrundeliegen, und vor allem ermöglichte es mir die genauere Erforschung der epistemologischen, methodologischen und ethischen Prinzipien, die der hippokratischen Medizin eigen sind und die heute als ein bedeutsames kulturelles Erbe wiederentdeckt zu werden verdienen.

2 In Bezug auf den entscheidenden Beitrag der hippokratischen Ärzte zur wissenschaftlichen Neubegründung der Medizin und zu ihren damit verbundenen Bemühungen, den Angriffen gegen die *iatriké* zu begegnen, s. *G. Cambiano*: Platone e le tecniche. 2. Aufl. Rom, Bari 1991 [1. Aufl. Turin 1971], S. 29–45; *L. Edelstein*: Περι αερων und die Sammlung der hippokratischen Schriften

aus den Reihen derer kommt, die man als die 'Nachhut' bezeichnen könnte, d.h. aus dem Umfeld der in der Vergangenheit verwurzelten Interessen, die durch die hippokratische Medizin bedroht und verdrängt werden. Tatsächlich werden die schärfsten Vorwürfe überwiegend von Seiten der 'Avantgarde' vorgebracht, also von den Vertretern der sogenannten griechischen Aufklärung, den Sophisten.[3] Man denke z.B. an PROTAGORAS, den Verfasser eines epistemologischen Programms, das so hohe Anforderungen aufstellt, daß keine der normalerweise als *téchnai* anerkannten Tätigkeiten in der Lage scheint, ihnen zu genügen, also auch nicht die Medizin.[4] Man kann aber auch an GORGIAS denken: Die Schwachstellen der verschiedenen *téchnai*, und besonders die der Medizin, nutzt er zur Stützung seines argumentativen Manövers, das darauf abzielt, für die Rhetorik eine alles beherrschende Rolle zu beanspruchen.[5]

(Problemata, 4). Berlin 1931; *L. Ayache*: Hippocrate. Paris 1992; *J. Jouanna*: Hippocrate. Paris 1992, insbes. S. 344-365 [ein schönes Kapitel mit der Überschrift: «La médecine en question et la naissance de l'épistémologie»]; *J. Jouanna*: Die Entstehung der Heilkunst im Westen. In: Die Geschichte des medizinischen Denkens, I.: Antike und Mittelalter. Hrsg. v. M. Grmek, dt. Übers. v. M. Quick, München 1996, S. 28-80; *A. Jori*: Medicina e medici nell'antica Grecia. Saggio sul 'Perì téchnes' ippocratico. Bologna, Neapel 1996, S. 9-22, 307-316, 332-357.

3 Über die Sophistik als 'aufklärerische' Bewegung und ihre komplexe Binnendifferenzierung vgl. *W. Nestle*: Vom Mythos zum Logos. 2. Aufl. Stuttgart 1942 [1. Aufl. 1941], S. 249-447 Kap. IX.: «Die Sophistik», (auch S. 448-485 Kap. X. [«Gegenströmungen»], S. 486-528 Kap. XI. [«Verbreitung und Wirkung der philosophischen und sophistischen Aufklärung»], S. 529-538 Kap. XII. [«Sokrates»] sind sehr wichtig); *A. Levi*: Storia della sofistica, Neapel 1966; *M. Untersteiner*: I sofisti, 2 Bde., 2. Aufl. Mailand 1967 [1. Aufl. Turin 1949; engl. Übers. v. K. Freeman: The Sophists. Oxford 1954]; *W. K. C. Guthrie*: The Sophists. Cambridge 1971 [Orig.-Tit.: The Fifth Century Enlightenment (History of Greek Philosophy, 3). Cambridge 1969]; Sophistik. Hrsg. v. *C. J. Classen*, Darmstadt 1976; *G. B. Kerferd*: The Sophistic Movement, Cambridge 1981; The Sophists and their Legacy (Proceedings of the Fourth International Colloquium on Ancient Greek Philosophy at Bad Homburg, 1979). Hrsg. v. *G. B. Kerferd*, Wiesbaden 1981.

4 Vgl. *F. Heinimann*: Eine vorplatonische Theorie der τέχνη. Museum Helveticum 18 (1961), S. 105-130 [auch in: Sophistik (1976), S. 127-169].

5 In diesem Zusammenhang ist das glaubwürdige (wenngleich indirekt mitgeteilte) Zeugnis bedeutsam, das GORGIAS im gleichnamigen Dialog PLATONs liefert: «[...] gar oft bin ich mit meinem Bruder [GORGIAS hatte nämlich einen Bruder namens ERODIKOS, der Arzt war] oder andern Ärzten zu einem Kranken hingegangen, der entweder keine Arznei nehmen oder den Arzt nicht wollte schneiden und brennen lassen, und da dieser ihn nicht überreden konnte, habe ich ihn doch überredet, durch keine andere Kunst als die Redekunst [οὐκ ἄλλη τέχνη ἤ τῇ ῥητορικῇ]» (*Gorg.* 456 b; dt. Übers. v. F. SCHLEIERMACHER). Der Sophist aus Leontinoi sieht demnach den Schwachpunkt der Medizin im Unvermögen des Arztes, den Patienten davon zu überzeugen, daß er die schmerzhaften Maßnahmen akzeptieren muß, die ihn heilen könnten. Diese Ohnmacht des Arztes macht das Eingreifen des Rhetors mit seiner Überredungskunst notwendig, der dadurch laut GORGIAS schließlich im gesamten Heilungsprozeß eine beherrschende Rolle übernimmt, vgl. *A. Jori*: Il caso, la fortuna e il loro rapporto con la malattia e la guarigione nel Corpus Hippocraticum. In: Actes du Xᵉ Colloque International Hippocratique (Nice, 6-9 Octobre 1999). Nizza 2002 (im Druck). Vor dem gleichen gedanklichen Hintergrund, bei dem die Überzeugung von der Überredungsgewalt der Sprache im Mittelpunkt steht, muß wohl auch ein Zeugnis von Diogenes LAERTIOS interpretiert werden, nach dem GORGIAS berichtete, er habe «Empedokles [dessen Schüler er war] bei einer Beschwörung unterstützt» - [ὡς αὐτὸς παρείη τῷ 'Εμπεδοκλεῖ γοητεύοντι] (Diog. Laert. VIII, 59 = 82 A 3 DK). Hier scheint eine eigenartige Verschmelzung oder Überlagerung aufzutreten zwischen einer 'avantgardistischen' Orientierung, die zusammenhängt mit dem Bewußtsein von der hegemonialen Rolle der Sprache, und einer entschieden archaischen Komponente, nämlich der Praktik der magischen Beschwörungen und des Rückgriffs auf das, was

In ihrem Bemühen, die eigene Tätigkeit gegenüber so verschiedenartigen Gegnern zu verteidigen, setzen sich die hippokratischen Autoren mit Problemen auseinander und bieten Lösungen an, die eine bemerkenswerte Aktualität bewahrt haben. Die nosologische Realität, mit der die heutige Medizin konfrontiert ist, unterscheidet sich im Grunde trotz unserer entschieden wirksameren diagnostischen und therapeutischen Möglichkeiten nicht so sehr von jener, mit der es die antiken Ärzte zu tun hatten.[6] Und es handelt sich dabei um eine Realität, die aufgrund ihrer Komplexität offenbar breite, vielleicht allzubreite Grauzonen beinhaltet, die der Ungewißheit und dem Irrtum Raum bieten.[7] Worin kann unter diesen Umständen die 'Vertrauenswürdigkeit' in Theorie und Praxis der Medizin bestehen? Im Hinblick auf diese Fragestellung weist die hippokratische Medizin ein hohes Maß an methodologischer Reflexion und Bewußtheit auf,[8] die uns als paradox oder geradezu als eine Art von Hybris erscheinen mag. Wie konnten denn die griechischen Ärzte, so müssen wir uns fragen, ihre Tätigkeit rechtfertigen, und wie war es möglich, daß sie nicht nur die Disziplin als solche verteidigten, sondern auch noch auf deren Leistungsfähigkeit stolz waren, wenn die hippokratische Medizin aufgrund ihrer bekanntermaßen enormen objektiven Beschränktheit in der Heilung der Krankheiten

EMPEDOKLES das «heilende Wort» (εὐηχέα βάξιν: 31 B 112, 11 DK) nannte, wobei letzteres aufgefaßt werden muß als die Verwendung von Zaubersprüchen: vgl. *G. E. R. Lloyd*: Magic, Reason and Experience. Studies in the Origin and Development of Greek Science. Cambridge 1979, S. 34. Außerdem scheute GORGIAS sich nicht zu behaupten, daß diejenigen, die «die Philosophie vernachlässigen und sich besonderen Disziplinen zuwenden, den Freiern gleichen, die zwar Penelope begehrten, sich aber mit ihren Mägden begnügten» (82 B 29 DK: Γ.[οργίας] ὁ ῥήτωρ ἔλεγε τοὺς φιλοσοφίας μὲν ἀμελοῦντας, περὶ δὲ τὰ ἐγκύκλια μαθήματα γινομένους ὁμοίους εἶναι τοῖς μνηστῆρσιν, οἳ Πηνελόπην θέλοντες ταῖς θεραπαίναις αὐτῆς ἐμίγνυντο). Es ist eindeutig, dass hier das Wort 'φιλοσοφία' die Rhetorik meint, während zu den μαθήματα auch die Medizin zu zählen ist: auch ihr wird also eine untergeordnete Rolle zugewiesen. Zu Gorgias und die Medizin s. Jori (1996) S. 335-344.

6 Natürlich bin ich nicht der Auffassung, daß das heutige nosologische Bild dem des antiken Griechenland entspricht; in bezug auf dieses verweise ich besonders auf *M. D. Grmek*: Les maladies à l'aube de la civilisation occidentale. Recherches sur la réalité pathologique dans le mond grec préhistorique, archaïque et classique. Paris 1983. Ich möchte nur feststellen, daß die klassische griechische Medizin und die heutige sich mit *problematischen* Kontexten auseinandersetzen müssen, die auf der konzeptuellen Ebene im Wesentlichen analog sind, z. B. was den komplexen Zusammenhang zwischen allgemeinen pathologischen Kategorien - den Krankheiten 'als solchen' - einerseits und besonderen Fällen - den spezifischen Krankheiten von bestimmten Personen - andererseits betrifft; vgl. *G. F. Azzone*: Biologia e medicina tra molecole, informazione e storia. Logica delle spiegazioni e struttura del pensiero. Rom, Bari 1991; und *M. D. Grmek*: Das Krankheitskonzept. In: Die Geschichte des medizinischen Denkens, I.: Antike und Mittelalter. Hrsg. v. M. D. Grmek, dt. Übers. v. F. Loetz, München 1996, S. 260-277 [Orig.-Tit.: Storia del pensiero medico occidentale, Bd. I.: Antichità e Medioevo. Rom, Bari 1993].

7 Dieses Thema wird, vor allem in bezug auf die antike Debatte über den Zusammenhang zwischen der Medizin einerseits und dem Zufall oder dem Schicksal andererseits, untersucht bei *Jori* (2002) [wie Anm. 5].

8 S. *J.-H. Kühn*: System- und Methoden-Probleme im Corpus Hippocraticum. Wiesbaden 1956; und *Jouanna* (1992) [wie Anm. 2], bes. S. 344 ff.; vgl. auch *R. Joly*: Le niveau de la science hippocratique. Contribution à la psychologie de l'histoire des sciences. Paris 1966; La Collection hippocratique et son rôle dans l'histoire de la médecine. Colloque de Strasbourg (23-27 octobre 1972). Hrsg. v. *L. Bourgey* und *J. Jouanna*, Leiden, 1975.

(mit Ausnahme einiger Bereiche, wie z.B. der Behandlung von Knochenbrüchen)[9] nicht viel erfolgreicher sein konnte als die Tempelmedizin oder selbst die Praxis der Quacksalber[10]? Das Paradox ist aber nur ein scheinbares. Das epistemologische Selbstbewußtsein einer Disziplin, weit entfernt davon, ein 'Überbauphänomen' und daher nur abgeleitet zu sein, kann unter Umständen der tatsächlichen wissenschaftlichen Leistungsfähigkeit dieser Disziplin weit vorauseilen. Und eine solche 'Ungleichzeitigkeit' liegt auch bei der antiken Medizin vor.[11]

Für die Hippokratiker ist also die *iatriké* eine *téchne* (dieser Begriff ist bekanntlich im Ausdruck *iatriké* impliziert). Doch besitzt das griechische Wort *téchne* eine semantische Polyvalenz,[12] die sich für das heutige Verständnis des "Corpus Hippocraticum" als problematisch erweist; ihre Untersuchung zeigt, daß die Homogenität seiner Texte und auch seiner Vorstellungen von der ärztlichen Tätigkeit, die aufgrund des durchgängigen Gebrauchs des Begriffs *téchne* suggeriert wird, nur scheinbar besteht. Wenn wir versuchen, zu diesem Begriff moderne Entsprechungen zu finden, können wir feststellen, daß die Auffassung vom *téchne*-Status der Medizin in den Texten des "Corpus" sich an drei verschiedenen Modellen orientiert, die in groben Zügen der modernen Trias *Wissenschaft-Technik-Kunst* entspricht.[13]

(*A*) Verallgemeinernd könnte man sagen, daß das Wort *Wissenschaft*, (das dem griechischen Wort *epistéme* in gewisser Weise am nächsten kommt),[14] die

---

9 Zu der Behandlung von Knochenbrüchen und Verrenkungen bei den Hippokratikern s. *A. Benedetti*: La traumatologia al tempo di Ippocrate. Rom 1969; und *V. di Benedetto*: Il medico e la malattia. La scienza di Ippocrate. Turin 1986, S. 248-289.

10 Diesbezüglich muß kaum daran erinnert werden, daß (*a*) die griechischen Ärzte bis in die hellenistische Zeit, von seltenen Ausnahmen abgesehen, kein oder nur ein ganz undeutliches Wissen vom Inneren des menschlichen Körpers besaßen, weil Sektionen fast nie vorgenommen wurden [vgl. *G. E. R. Lloyd*: Methods and Problems in Greek Science. Cambridge 1991, S. 164-193]. (*b*) Außerdem wußten sie nichts von pathogenen Mikroorganismen, die erst Louis PASTEUR [1822-1895] erforschte.

11 Hier ist nicht der Ort, diesem komplexen Problem nachzugehen. Ich möchte nur daran erinnern, daß eine in mancher Hinsicht analoge 'Diskrepanz' zwischen dem Bewußtsein und den Ansprüchen auf epistemologischem Gebiet einerseits und den tatsächlichen Erkenntnisfortschritten andererseits im Griechenland des V. und IV. Jahrhunderts v. Chr. auch innerhalb einer anderen Disziplin, nämlich der astronomischen, bestand. Zur zentralen Rolle PLATONs in dieser Hinsicht vgl. *A. Jori*: Planeten: I. Astronomie. In: Der neue Pauly. Enzyklopädie der Antike, Bd. IX.. Hrsg. v. H. Cancik und H. Schneider, Stuttgart, Weimar 2000, S. 1064-1072.

12 Neben *F. Heinimann*: Eine vorplatonische Theorie der τεχνη. Museum Helveticum 18 (1961), S. 105-130 [auch in: Sophistik (1976), S. 127-169] - s. a. *M. Isnardi Parente*: Techne. Momenti del pensiero greco da Platone ad Epicuro. Florenz 1966, und *J. Kube*: TEXNH und APETH. Sophistisches und platonisches Tugendwissen. Berlin 1969.

13 In Bezug auf diese Begriffe beziehe ich mich weitgehend auf die von Urban WIESING verwendeten Kategorien: s. vor allem *U. Wiesing*: Medizin zwischen Wissenschaft, Technologie und Kunst. Zeitschrift für medizinische Ethik 39 (1993), S. 121-130. Ich habe mich jedoch anstelle des Begriffs 'Technologie' (wie er von WIESING verwendet wird: vgl. ebd., bes. S. 128-129) für den Begriff 'Technik' entschieden, denn ich möchte nicht so sehr die Nutzung eines ausgeklügelten instrumentellen Apparats betonen (der heute zur Verfügung steht, der aber im antiken Griechenland höchst bescheiden war) als den technischen, handlungsorientierten und sozusagen prinzipiell empirischen Charakter einer bestimmten Praxis.

14 PLATON ist der erste, der die *téchne* einerseits und die *epistéme* (im Sinne der exakten, strengen Wissenschaft) andererseits unterscheidet und in gewisser Hinsicht geradezu entgegensetzt: vgl. *Phil.* 55 d-56 c (s. den unter Anm. 57 u. zitierten Abschnitt).

gnoseologische Komponente und die überwiegend 'theoretische' Ausrichtung einer Disziplin unterstreicht (so daß es manchmal ergänzt und korrigiert werden muß, z.B. wenn in der heutigen Diskussion von der Medizin als einer 'angewandten Wissenschaft' gesprochen wird). Die Begriffe *Technik* und *Kunst* hingegen meinen vor allem den praktischen und anwendungsbezogenen oder geradezu den auf die Produktion ausgerichteten Aspekt einer Tätigkeit.[15]

(*B*) Zugleich betont das Konzept *Wissenschaft* die Strenge und Exaktheit der Begriffe die in ihrem Rahmen benutzt werden; diese Merkmale ergeben sich daraus, daß die jeweilige Disziplin die Gesetzmäßigkeit der Phänomene, die ihren Gegenstand ausmachen, vollkommen reflektiert. Im Gegensatz dazu verweisen die beiden anderen Ausdrücke auf die relative Unschärfe der verwendeten Begriffe und auf das Empirische des Vorgehens, die insofern als charakteristisch für eine bestimmte Praxis gelten müssen, als sie aus der Variabilität oder Unregelmäßigkeit der Phänomene resultieren, mit der die sich beschäftigt.[16]

(*C*) Aber auch zwischen *Technik* und *Kunst* gibt es Unterschiede. Beiden ist, wie gesagt, eine ausgesprochen empirische und pragmatische Konnotation eigen; der Begriff *Technik* betont jedoch stärker, daß das Handeln allgemein gängigen Regeln folgt. Der Begriff *Kunst* seinerseits räumt der Kreativität, der freien Initiative des Handelnden, einen größeren Spielraum ein: Er besagt nämlich, daß dessen Tätigkeit eben nicht gänzlich unter allgemein gültige Regeln zu subsumieren ist und betont dagegen die Bedeutung des *kairós*, der Umstände, der jeweils wirksamen Einflüsse.[17]

Die drei hier untersuchten Begriffe können unterschiedliche Arten menschlicher Tätigkeit, und darunter auch die Medizin, charakterisieren, aber sie gehen dabei von verschiedenartigen ontologischen Prämissen aus. Entscheidend ist hier die Frage nach der Gesetzmäßigkeit der Realität. Wird eine derartige Gesetzmäßigkeit angenommen, so ergibt sich daraus logischerweise die Möglichkeit einer exakten

15 Folglich werden in diesen beiden Konzepten die ethischen Korrelate expliziter. Diese Korrelate sind nämlich strenger mit der praktischen Dimension der Anwendung verbunden: vgl. *K. Hartmann*: Der wissenschaftliche Status der Medizin in philosophischer Sicht. In: Medizin zwischen Geisteswissenschaft und Naturwissenschaft. Hrsg. v. D. Rössler und H. D. Waller, Tübingen 1989, S. 45-65, hier S. 64.

16 Vgl. *W. Wieland*: Diagnose. Überlegungen zur Medizintheorie. Berlin, New York 1975; und *W. Wieland*: Verbindlichkeit als wissenschaftstheoretisches Problem? In: Verbindlichkeit der medizinisch-diagnostischen und therapeutischen Aussage, Hrsg. v. E. Deutsch, H. Kleinsorge und F. Scheler, Stuttgart, New York 1983, S. 35-42; sowie *Wiesing* (1993) [wie Anm. 13], S. 125-127 und *U. Wiesing*: Die Unwägbarkeit ärztlichen Handelns und die Ethik. In: Wissen - Handeln - Ethik. Strukturen ärztlichen Handelns und ihre ethische Relevanz. Hrsg. v. R. Toellner und U. Wiesing, Stuttgart u.a. 1995, S. 49-55, hier S. 49-51.

17 In diesem Zusammenhang ist erwähnenswert, daß der Arzt in der Neuzeit und in der gegenwärtigen Epoche, zweifellos auch unter dem Einfluß spätromantischer Vorstellungen, manchmal als 'Künstler' oder als Genie gesehen wird. Nach dieser Auffassung ist er mit einer außergewöhnlichen Intuition begabt, und diese erlaubt ihm auf unmittelbare und bis zu einem gewissen Grade irrationale Weise das Spezifische eines medizinischen Problems zu erfassen und sich somit für die adäquate Lösung zu entscheiden. Vgl. *E. Liek*: Der Arzt und seine Sendung. Gedanken eines Ketzers. München 1926; und *W. M. Gedeon*: Von der biologischen Medizin zur Ganzheitsmedizin. Eine Gesamtschau der Heilkunde. Heidelberg 1991; eine stichhaltige Kritik dieser Auffassung findet sich bei *Wiesing* (1993) [wie Anm. 13], S. 123-125.

Kenntnis der Realität selbst und auch die ihrer Beherrschung. Auf einer ontologischen Basis, welche die Regeltreue der empirischen Welt voraussetzt, kann folglich eine *Wissenschaft* (oder auch eine *angewandte Wissenschaft*) entwickelt werden.

Den Gegenpol hierzu bildet die These, daß es in der erfahrbaren Welt einen mehr oder weniger ausgedehnten Bereich gebe, der keinen Regeln folge. Diese Regellosigkeit kann ihrerseits jedoch auf zwei verschiedene Arten aufgefaßt werden (die sich freilich nicht gegenseitig ausschließen). Auf der einen Seite (I) läßt sich das Vorhandensein einer Art 'ontologischer' Variabilität behaupten, aufgrund derer die Wirklichkeit strukturell offen ist für den Einfluß von Faktoren, die per definitionem unvorhersehbar sind (wie z.B. das Schicksal) oder auch für die gelegentliche Außerkraftsetzung der natürlichen Gesetze, die ebenfalls unvorhersehbar ist (dabei handelt es sich um den Zufall).[18] Auf der anderen Seite

---

18 Diese beiden Formen der 'ontologischen' Variabilität müssen (entgegen der für die 'naive' Sicht der Realität typischen Tendenz, sie zusammenzufassen und zu vermischen) genau unterschieden werden. (*a*) Einerseits wird das Schicksal - griechisch *tyche* - aufgefaßt als eine eigene Ursache, deren Wirken und deren Folgen jedoch für den Menschen gänzlich unvorhersehbar sind. Es unterteilt sich seinerseits in (*a₁*) das 'Glück' (griechisch *eutychía*), das als Ursache günstiger Ereignisse gesehen wird, und in (*a₂*) das 'Unglück' (oder 'Pech', griechisch *atychía*): dies ist die Dimension, zu der die negativen Ereignisse gehören und von der man denkt, daß sie diese verursache. Zur Unterscheidung zwischen dem Schicksal als kausalem Faktor und der gewöhnlichen Kausalität sind die Überlegungen des argentinischen Philosophen Mario BUNGE erwähnenswert: «Es ist ungemein wichtig, sich diesen Unterschied zwischen Fatalismus und [...] Determinismus klar zu machen [...]. Kausalität hat an sich keine Verwendung für übernatürliche Mächte. Überdies sind nach ihrer Betrachtungsweise Ereignisse aneinander gekettet, wohingegen für den Fatalismus jede Verknüpfung nur mittelbar ist, nimmt er doch äußere Einwirkungen an, die sich gewissermaßen "quer" zu den betreffenden Ereignissen bemerkbar machen. Nach fatalistischer Denkweise entspringt also Notwendigkeit nicht dem Sosein der Dinge, ist nicht in ihnen verwurzelt, sondern ist gegenüber ihrem Sein und Werden völlig kontingent. Nach fatalistischer Überzeugung gibt es also eine außerweltliche "erste Ursache" und, quasi nebenbei, "sekundäre" Wirkungen. Diese sind zwar innerweltlich, doch treten sie unabhängig davon ein, wie die realen Umstände sind oder waren. Die vom Fatalismus behauptete Notwendigkeit gehorcht keinem Gesetz, und das ist der Grund, weshalb Zusammenhänge im Ablauf des Geschehens, sofern es so etwas überhaupt gibt, undurchschaubar sein müssen. Dem Fatalisten "widerfährt" also etwas ohne Rücksicht auf die obwaltenden Umstände, denn was vorherbestimmt ist, das muß eintreten. Nichts wird imstande sein, sich einer unerbittlichen himmlischen Notwendigkeit, dem Fatum entgegenzustemmen, das den Lauf der Dinge bestimmt oder hervorbringt.» [*M. Bunge*: Kausalität, Geschichte und Probleme, dt. Übers. v. H. Spengler [Orig.-Tit.: Causality. The Place of the Causal Principle in Modern Science, Cambridge (Mass.), 1959]. Tübingen 1987, S. 113-114]. Der Zufall hingegen - griechisch *tò autómaton* - ist das, was durch nichts determiniert ist und folglich als 'spontan' erscheint: ein zufälliges Geschehen ist *ohne Ursache*. Der Begriff des Zufalls geht also von einer angenommenen absoluten 'Selbst-Verursachung' mancher Ereignisse aus. In diesem Begriff fallen zwei semantische Bereiche zusammen, die E. NAGEL in seiner Analyse des Zufallsbegriffs beleuchtet hat: einerseits nämlich die Auffassung eines Ereignisses als unerwartet, insofern als «its occurrence must be felt to intrude into a fairly definite plan of action» [*E. Nagel*: The Structure of Science. Problems in the Logic of Scientific Explanation. New York 1961, S. 325] [Bedeutung 1], andererseits der Gedanke von einem «"absolute" rather than relational character of events. An event of which 'chance' is predicated in this sense is sometimes held to be "uncaused", so that not only do we not know the determining conditions for its occurrence but, so it is assumed, there are no such conditions» (ebd. S. 331) [Bedeutung 5]. Zur Entstehung des Zufallsbegriffs und zu seiner gleichzeitigen Beziehung von Gegensätzlichkeit und Implikation zum Begriff der reversiblen Ordnung s. *J. Piaget* und *B. Inhelder*:

(II) kann das Fehlen einer strengen Regelmäßigkeit auf die Vielfältigkeit und vor allem auf die Individualität der einzelnen Wesen und Erscheinungen zurückgeführt werden: Jedes Seiende reagiert aufgrund seiner spezifischen Merkmale auf den gleichen Reiz anders als jedes andere. Wenn man sich nun der Auffassung von der 'ontologischen' Variabilität (I) anschließt, muß man fast unvermeidlich anerkennen, daß eine exakte und umfassende Kenntnis der Wirklichkeit unmöglich ist: Man wird sich daher im konkreten Fall darauf beschränken müssen, auf allgemeine empirische Faustregeln zurückzugreifen; diese können jedoch keine Erfolgsgarantie bieten, weil ihre Anwendung immer dem Einfluß unvorhergesehener Faktoren ausgesetzt ist (sei es der Zufall, das Glück, das Schicksal oder anderes). Und hiermit haben wir die *Technik* vor uns. Die zweite Position (II) dagegen läßt wiederum zwei Möglichkeiten zu: (a) entweder stellt man fest, daß die Kenntnis der vielfältigen individuellen Sachverhalte an sich unmöglich ist, oder (b) man hält dies doch für möglich. Im letzteren Falle erweist sich dann der Rückgriff auf Formen des Wissens als notwendig, die nicht auf das einfache Auffinden und Überprüfen von Gesetzen oder auch empirischer Verhaltensmuster reduzierbar sind: Und genau hier befinden wir uns auf dem Gebiet der *Kunst*.[19]

The Origin of the Idea of Chance in Children [Orig.-Tit.: La genèse de l'idée de hasard chez l'enfant, Paris, 1951], engl. Übers. v. L. Leake jr., P. Burrell und H.D. Fishbein. London 1975, S. xvii und passim. Der Unterschied zwischen dem Schicksal und dem Zufall wie auch zwischen den Perspektiven, die sich auf diese beiden Begriffe stützen, wird einleuchtend geklärt bei *Bunge* (1987) [wie oben], S. 114: «Fatalismus und Akzidentalismus sind beide extreme Ausprägungen von Gesetz*losigkeit*. Gesetzmäßigkeit, zumal in ihrer kausalen Form, liegt in der Mitte zwischen bedingungsloser Notwendigkeit, wie vom Fatalismus behauptet, und der ebenso bedingungslosen Willkür, wie sie uns beim *Tychismus* begegnet.» (Es ist deutlich, daß der Autor hier den Glauben an das Schicksal 'Fatalismus' [im englischen Original 'fatalism'] nennt und den an den Zufall 'Akzidentalismus' oder 'Tychismus' [im Original 'accidentalism' und 'tychism']); s. a. *Jori* (2002) [wie Anm. 5].

19 Die verschiedenen bislang entwickelten Perspektiven können auch im folgenden Schema dargestellt werden:

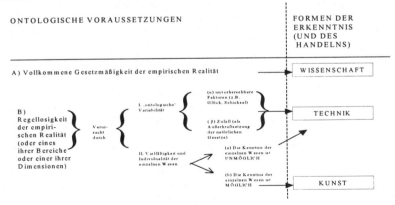

Die angedeutete Problematik besteht auch in der heutigen Diskussion, wenngleich natürlich auf etwas andere Art. Heute liegt der Schwerpunkt - besonders wenn über ein höchst komplexes Tätigkeitsgebiet wie das der Medizin diskutiert wird, auf der Beziehung zwischen dem allgemeingültigen ('generischen') Wissen einerseits und der Individualität und Besonderheit der konkreten Fälle andererseits. Im Unterschied zur Situation in der Antike läßt die heutige Diskussion

Wenn wir diese theoretischen Koordinaten auf die griechische Medizin der klassischen Epoche beziehen, müssen wir auch speziellere historische Aspekte berücksichtigen, und dabei in erster Linie die epistemologischen Auffassungen, die im Griechenland der letzten Jahrzehnte des V. und der ersten des IV. Jahrhunderts fast universelle Geltung hatten. Auf PROTAGORAS wurde bereits hingewiesen. In seiner 'Theorie der *téchne*', die von Felix HEINIMANN meisterhaft rekonstruiert worden ist,[20] hatte der Sophist aus Abdera erläutert, worin die Voraussetzungen jeder wahren *téchne* bestünden. Zusammenfassend sagte er Folgendes: α) eine *téchne* muß für ein bestimmtes, ihr eigenes Gebiet im Bereich des Seienden zuständig sein. β) Sie muß einen spezifischen *télos* [d.h. Ziel] haben (der sich natürlich aus diesem Gebiet ergibt). γ) Sie muß eine strenge Unterscheidung zwischen den korrekten und den unzulässigen Vorgehensweisen vornehmen. δ) Sie muß Gegenstand von Lehre und Unterricht sein oder werden können. ε) Wo die *téchne* in der Praxis zuständig ist, darf sie niemals versagen; zugleich muß sie in ihrem Gebiet das Monopol auf praktische Erfolge haben. Mit anderen Worten: Das Gebiet, wo eine *téchne* vorhanden ist, muß exakt identisch sein mit dem Gebiet, wo positive Ergebnisse im Hinblick auf den ihr eigenen *télos* eintreten.[21]

Angesichts dieser Anforderungen scheint die hippokratische Medizin (und nicht nur diese, um ehrlich zu sein) kein besonders glänzendes Bild abzugeben. Der hippokratische Text "De arte" weist freimütig darauf hin, wo die größten Probleme liegen: Auf der einen Seite sind es die Kranken, die sterben, obwohl sie von den Ärzten behandelt werden;[22] auf der anderen sind es die Fälle, in denen die Kranken

---

jedoch - zumindest im Bereich der wissenschaftlichen Begriffsbildung, wenn vielleicht auch nicht im Bereich des Alltagsbewußtseins - keinen Raum für das Glück oder das Unglück. Der Zufall hingegen behauptet noch immer einen bedeutenden Platz in der wissenschaftlichen Theorie; dies allerdings unter einer von der antiken ganz verschiedenen Perspektive, und im Rahmen von sehr spezialisierten theoretischen Voraussetzungen, besonders solche aus der Physik der Elementarteichen und der Grundlagenforschung der Genetik: Vgl. *L. Tarassow*: Wie der Zufall will? Vom Wesen der Wahrscheinlichkeit [Orig.-Tit.: Mir, postroenny na verojatnosti, Moskau 1984], dt. Übers. v. W. Warmuth. 2. Aufl. Heidelberg, Berlin 1998, S. 149-188.

20 Vgl. *Heinimann* (1961) [wie Anm. 12]; s. a. *Jori* (1996) [wie Anm. 2], S. 307-316.

21 Diese Merkmale finden sich zum großen Teil, wenn auch in einem 'problematischeren' Verständnis, in der heutigen Diskussion wieder: Vgl. *Wiesing* (1993) [wie Anm. 13], S.123. Von daher betrachtet ist es richtig, in PROTAGORAS den eigentlichen Begründer der Epistemologie zu sehen.

22 Vgl. *De arte*, IV, 1; 227, 6-12 JOUANNA [VI, 6, 6-10 LITTRÉ]:«Ich wähle für meine Rede einen Ausgangspunkt, der allseitig anerkannt werden wird. Es wird anerkannt, daß von denen, die ärztlich behandelt werden, einige gesund werden. Daß aber nicht alle gesund werden, das eben ist der Grund, weswegen die Kunst getadelt wird, und ihre Verleumder sagen unter Berufung auf die, die den Krankheiten zum Opfer fallen, daß auch die, die davonkommen, durch einen glücklichen Zufall davonkommen und nicht mit Hilfe der Kunst.» (dt. Übers. v. H. DILLER) - [Ἔστι μὲν οὖν μοι ἀρχὴ τοῦ λόγου, ἥ καὶ ὁμολογήσεται παρὰ πᾶσιν· ὅτι γὰρ ἔνιοι ἐξυγιαίνονται τῶν θεραπευομένων ὑπὸ ἰητρικῆς ὁμολογεῖται. Ὅτι δ' οὐ πάντες, ἐν τούτῳ ἤδη ψέγεται ἡ τέχνη, καί φασιν οἱ τὰ χείρω λέγοντες διὰ τοὺς ἁλισκομένους ὑπὸ νοσημάτων τοὺς ἀποφεύγοντας αὐτὰ τύχῃ ἀποφεύγειν καὶ οὐ διὰ τὴν τέχνην]. Das Motiv wird von einem anderen Gesichtspunkt her wieder aufgenommen ebd. VII, 1; 231, 2-4 Jouanna [VI, 10, 16-17 Littré]: «Ich wundere mich aber über die, die unter Hinweis auf die Todesfälle der Kunst die Existenz absprechen wollen.» (s. o.) - [τοὺς δ' ἐν τῇσι τῶν ἀποθνησκόντων συμφορῇσι τὴν τέχνην ἀφανίζοντας θαυμάζω ...]; s. Jori (1996) S. 159-160 und 183-186.

auch ohne ärztliche Behandlung gesund werden[23]. Und es gibt noch einen dritten problematischen Bereich, den wir hier beiseite lassen, weil er eine gesonderte Behandlung beanspruchen würde: die Weigerung der Ärzte, als hoffnungslos eingeschätzte Kranke zu behandeln. Diese Weigerung konnte natürlich als ein Eingeständnis der Ohnmacht der Medizin betrachtet werden.[24]

Die im "Corpus Hippocraticum" vorgestellten Gedanken zum *téchne*-Status der Medizin sind letztlich lauter Versuche, diesen Status in der Kollision mit den vorhin genannten faktischen Gegebenheiten zu retten. Einige Grundüberzeugungen haben die hippokratischen Autoren gemeinsam: Die Medizin existiert, und sie tut es als *téchne*. Sie ist zuständig für einen spezifischen ontologischen Bereich, und zwar für das 'Reich' der Krankheiten (und der Gesundheit), und sie hat in diesem Zusammenhang ein eigenes Ziel. 2) Der Arzt als Fachmann, der über die nötigen Voraussetzungen und die entsprechende Ausbildung verfügt, ist der legitime Sachwalter der Medizin. 3) Diese stellt eine gesellschaftlich nützliche Tätigkeit dar, denn ihr *télos* entspricht einem Bedürfnis, das nicht nur weit verbreitet (ja universell) ist, sondern auch von dringlichster Bedeutung.[25]

---

23 Vgl. *De arte*, V, 1; 228, 6-7 JOUANNA [VI, 6, 22-23 LITTRÉ]: «Nun wird der Gegner natürlich sagen, daß doch schon viele Kranke auch ohne Zuziehung eines Arztes gesund geworden sind [...]» (dt. Übers. v. H. DILLER) - ['Ερεῖ δὴ ὁ τἀναντία λέγων ὅτι πολλοὶ ἤδη καὶ οὐ χρησάμενοι ἰητρῷ νοσέοντες ὑγιάνθησαν]; s. *Jori* (1996) [wie Anm. 2], S. 165-171.

24 Vgl. *De arte*, VIII, 1; 232, 12-17 JOUANNA [VI, 12, 14-18 LITTRÉ]: «Es gibt aber auch Leute, die wegen der Ärzte, die Patienten mit zu weit fortgeschrittenen Krankheiten nicht behandeln wollen, die Heilkunst schelten und sagen, daß die Krankheiten, an deren Heilung die Ärzte herangehen, auch von selbst geheilt würden, daß sie aber and die, die gar sehr der Hilfe bedürften, nicht herangehen; und doch müßte, wenn es die Heilkunst wirklich gäbe, sie alles in gleicher Weise heilen» (dt. Übers. v. H. DILLER) - [Εἰσὶ δέ τινες, οἳ καὶ διὰ τοὺς μὴ θέλοντας ἐγχειρεῖν τοῖσι κεκρατημένοισιν ὑπὸ τῶν νοσημάτων μέμφονται τὴν ἰητρικήν, λέγοντες ὡς ταῦτα μὲν καὶ αὐτὰ ὑφ' ἑωυτῶν ἂν ἐξυγιάζοιτο ἃ ἐγχειρέουσιν ἰᾶσθαι, ἃ δ' ἐπικουρίης δεῖται μεγάλης οὐχ ἅπτονται· δεῖν δέ, εἴπερ ἦν ἡ τέχνη, πάνθ' ὁμοίως ἰᾶσθαι]; s. *Jori* (1996) [wie Anm. 2], S. 205-211. Zur Frage der Fälle therapeutischer Verweigerung im antiken Griechenland s. *W. Müri*: Arzt und Patient bei Hippokrates. Bern 1936, S. 15-20; *F. Kudlien*: Der Beginn des medizinischen Denkens bei den Griechen von Homer bis Hippokrates. Zürich 1967, S. 114-121; *R. Wittern*: Die Unterlassung ärztlicher Hilfeleistung in der griechischen Medizin der klassischen Zeit. Münchener medizinische Wochenschrift 121 (1979), S. 731-734; *J. Jouanna*: Hippocrate: Maladies II. Paris 1983, S. 251, Anm. 3; *H. von Staden*: Incurability and Hopelessness: the Hippocratic Corpus. In: La maladie et les maladies dans la Collection hippocratique. Actes du VIe Colloque International Hippocratique (Québec, 28 septembre - 3 octobre 1987). Hrsg. v. P. Potter, G. Maloney und J. Desautels, Québec 1990, S. 75-112; *H. Diller*: Das Selbstverständnis der griechischen Medizin in der Zeit des Hippokrates. In: Collection hippocratique (1975), S. 77-93; *L. Ayache*: Hippocrate laissait-t-il la nature agir? In: Tratados hipocráticos (Estudios acerca de su contenido, forma e influencia). Actas del VIIe Colloque International Hippocratique (Madrid, 24-29 de septiembre de 1990). Hrsg. v. J.A. Lopez Férez, Madrid 1992, S. 19-35, hier S. 32-34; *Jouanna* (1992) [wie Anm. 2], S. 153-159; *A. Jori*: Platone e la "svolta dietetica" della medicina greca. Erodico di Selimbria e le insidie della téchne. Studi italiani di filologia classica T.S. 11 (1993), S. 157-195, hier S. 183-184; zu der diesen Optionen zugrundeliegenden 'Ideologie' s. *G. Bratescu*: «Éléments archaïques dans la médecine hippocratique». In: Collection hippocratique (1975), S. 41-49, hier S. 46.

25 Diese drei Punkte werden vom Autor der Schrift "De prisca medicina" in wenigen Sätzen meisterlich zusammengefaßt (zu diesem Werk, das zu den bedeutendsten des "Corpus Hippocraticum" gehört, s. u.). Am Anfang, direkt nach dem scharfen Angriff auf die Anhänger einer auf ein Postulat [ὑπόθεσις] gegründeten Medizin, stellt er fest (*De pr. med.*, I, 1; 118, 8-10 JOUANNA [I, 570, 7-8 LITTRÉ]), daß deren Irrtümer umso schwerwiegender seien, als sie eine Kunst beträfen, «die tatsächlich

Nach diesen Gemeinsamkeiten nun zu den Unterschieden. Natürlich habe ich nicht vor, alle hippokratischen Texte zu berücksichtigen; eine ausführliche Untersuchung der verschiedenen Formen der hippokratischen Epistemologie würde eine sehr viel umfangreichere Behandlung erfordern (und außerdem gibt es hierzu schon hervorragende Beiträge, in erster Linie die von Jacques JOUANNA)[26]. Ich möchte mich daher darauf beschränken, die Auffassungen von der Medizin in einigen Texten darzustellen, die meiner Ansicht nach besonders bedeutsam sind.

2. Wissenschaft (und angewandte Wissenschaft)

Die Auffassung, die in der Schrift "De locis in homine" zum Ausdruck kommt, scheint jedenfalls zunächst dem Geist einer Epoche am besten zu entsprechen, die wie das späte 5. Jahrhundert v. Chr. von optimistischem Rationalismus und dem Vertrauen auf die Fähigkeiten des Menschen geprägt ist.[27] Der Autor vertritt eine 'starke', zuversichtliche Position, die logisch konsequent und von daher gesehen auch recht einleuchtend ist. Seiner Ansicht nach strukturieren sich die Realität insgesamt und in ihr auch die Phänomene der Gesundheit und der Krankheit in Übereinstimmung mit den Gesetzen einer universellen, der Natur innewohnenden Kausalität; es gibt also keine unkontrollierbaren Faktoren wie etwa die Gunst oder die Ungunst des Schicksals. Die Medizin ist daher eine *téchne* in einem Sinne, der dem modernen Begriff *Wissenschaft* sehr nahekommt: Sie ist exakt, streng und umfassend, und sie kann demnach ihren Gegenstand restlos erfassen und

---

existiert und von der alle Gebrauch machen, wenn es um die wichtigsten Dinge geht, und deren gute Werkleute man ganz besonders ehrt» (dt. Übers. v. H. DILLER) - [τέχνης ἐούσης ᾗ χρέωνταί τε πάντες ἐπὶ τοῖσι μεγίστοισι καὶ τιμῶσι μάλιστα τοὺς ἀγαθοὺς χειροτέχνας καὶ δημιουργούς]; s. *Kühn* (1956) [wie Anm. 8], S. 40.

26 Vgl. *Jouanna* (1992) [wie Anm. 2]. Zur hippokratischen Epistemologie - bzw. zu *den* hippokratischen Epistemologien - seien auf französisch auch die hervorragenden Arbeiten von *Ayache* (1992) [wie Anm. 2] und *A. Thivel*: Cnide et Cos? Essai sur les doctrines médicales dans la Collection hippocratique. Paris 1981 empfohlen sowie das klassische Buch von *Joly* (1966) [wie Anm. 8]; auf deutsch *Kudlien* (1967) [wie Anm. 24] und die Aufsätze von Hans DILLER in: *H. Diller*: Hippokrates. Kleine Schriften zur antiken Medizin. Hrsg. v. G. Baader und H. Grensemann, Berlin, New York 1973 (wobei jedoch manche Schlußfolgerungen des letzteren Autors zu hinterfragen wären); auf englisch der ausgezeichnete *V. Langholf*: Medical Theories in Hippocrates. Early Texts and the 'Epidemics'. Berlin, New York 1990; und schließlich auf italienisch *Di Benedetto* (1986) [wie Anm. 9].

27 Vgl. *Cambiano* (1991) [wie Anm. 2], S. 15 ff. Ein Zeugnis von derartigem rationalistischen Optimismus, in dem die Gegenüberstellung *téchne-tyche* eine zentrale Rolle spielt, stellen die Äußerungen von POLOS in PLATONs "GORGIAS" dar: «[...] viele Künste sind unter den Menschen durch Geschicklichkeit geschickt erfunden. Denn Geschicklichkeit macht, daß unser Leben nach der Kunst geführt wird, Ungeschicktheit aber nach der Gunst [ἐμπειρία μὲν γὰρ ποιεῖ τὸν αἰῶνα ἡμῶν πορεύεσθαι κατὰ τέχνην, ἀπειρία δὲ κατὰ τύχην].» (*Gorg.* 448 c; dt. Übers. v. F. SCHLEIERMACHER); s. a. Eurip., *Alc.* 785 f. und Agath., Fragm. 6, 8 Snell; weitere Zeugnisse finden sich in *Th. Gomperz*: Die Apologie der Heilkunst. 2. Aufl. Leipzig 1910 [1. Aufl. Wien 1889], S. 109; und *F. Wehrli*: ΛΑΘΕ ΒΙΩΣΑΣ. Leipzig 1931, S. 64-66. Zu dem 'aufklärerischen' Optimismus, der die Schrift "De locis in homine" durchdringt, s. *M. Vegetti*: Opere di Ippocrate. 2. Aufl. Turin 1976 [1. Aufl. 1965], S. 127.

beherrschen.[28] Ihre Rationalität und die der Realität sind isomorph, haben also die gleiche Struktur. Mit anderen Worten: Da die Medizin eine rational strukturierte Realität widerspiegelt, ist sie selbst ebenfalls rational und muß es auch sein.

Aus dieser 'starken' Wissenschaftlichkeit der *iatriké* entspringen ihre Wirkungsmöglichkeiten als pragmatischer Reflex im Bereich des Handelns: Wo sie in Aktion tritt, z.B. mit der Verabreichung eines Medikaments, ist offensichtlich kein Raum für Erscheinungen, die auf unerklärbare Ursachen zurückgehen.[29] So scheint die Gleichsetzung (bzw. Deckungsgleichheit) von Medizin und Heilung gesichert, und die Anforderungen des PROTAGORAS werden erfüllt. Im Eifer dieser stolzen Selbstbehauptung versteigt sich der Autor sogar zu der These, daß die Medizin «in ihrer Gesamtheit schon fest etabliert»[30] sei. Doch wenn seine Position auch in der Theorie logisch zwingend und gut strukturiert erscheint, so hält die Wirklichkeit - leider - bittere Überraschungen bereit. Das abstrakte Axiom der Deckungsgleichheit von Medizin und Heilungserfolg stößt nämlich auf die beiden bereits genannten Schwierigkeiten, die der Autor von "De locis in homine" ganz und gar nicht ausräumen kann: die therapeutischen Fehlschläge einerseits und die Genesungen ohne ärztliche Einwirkung andererseits.[31]

Komplexer ist die in "De arte" vertretene Position, wo wir eine intelligente Variante der 'maximalistischen' epistemologischen Theorie vorfinden, die deren

---

28 Vgl. *R. Joly*: Hippocrate: Des lieux dans l'homme. Du système des glandes. Des fistules. Des hémorroïdes. De la vision. Des chairs. De la dentition. Paris 1978: *De locis in homine*, XLVI, 3; 76, 22-77, 1 JOLY [VI, 342, 16-23 LITTRÉ]: «Wer das Schicksal aus der Medizin oder irgendeinem anderen Spezialgebiet [ἐξ ἄλλου τινός] ausschließen möchte und versichert, es sei nicht wahr, daß diejenigen, die sich gut auf etwas verstehen, die Gunst des Schicksals genießen, versteht meiner Ansicht nach die Dinge verkehrt herum. Ich denke nämlich, daß nur [μοῦνοι] diejenigen vom Schicksal begünstigt oder benachteiligt werden, die etwas gut oder schlecht können. Vom Glück begünstigt zu sein [ἐπιτυγχάνειν] ist gleichbedeutend mit dem richtig Handeln [τὸ καλῶς ποιεῖν], und das betrifft diejenigen, die Bescheid wissen [οἱ ἐπιστάμενοι]. Vom Pech verfolgt zu werden, ist hingegen das nicht richtig Handeln aufgrund von mangelndem Wissen. Wenn also einer des Wissens ermangelt, wie könnte der Glück haben [ἀμαθὴς δὲ ἐών, πῶς ἂν ἐπιτύχοι;]». Diese Auffassung der 'starken' Wissenschaftlichkeit der Medizin und ebenso der anderen technischen Disziplinen, als ein Merkmal, das das Glück vollständig ausschließen kann, findet sich auch in Platons „Euthydemos" (279 c-280 a); s. Jori (1996) S. 321-324.

29 Vgl. *De loc. in hom.*, XLVI, 1-2; 76, 8-22 JOLY [VI, 342, 5-16 LITTRÉ]: «Wer sich in der Medizin auskennt [...], verläßt sich nicht im geringsten auf das Glück [τὴν τύχην], da er sowohl mit ihm wie ohne ihn Erfolg haben wird [καὶ ἄνευ τύχης καὶ σὺν τύχῃ εὖ ποιηθείη ἄν] ... Davon abgesehen, warum sollte die Medizin überhaupt auf das Glück angewiesen sein? Wenn es gegen die Krankheiten zuverlässige Heilmittel gibt, warten diese meiner Ansicht nach - sofern es sie wirklich gibt - nicht auf das Glück, um die Gesundheit wiederherzustellen. Wenn es dagegen angebracht ist, sich bei ihrer Anwendung auf das Glück zu verlassen, folgt daraus, daß die Krankheiten durch die Arzneien im Verein mit dem Glück nicht zuverlässiger geheilt werden als durch andere Dinge, die keine Arzneien sind».

30 βέβηκε [...] ἰητρικὴ πᾶσα: *De loc. in hom.*, XLVI, 1; 76, 10 JOLY [VI, 342, 7 LITTRÉ].

31 Genau genommen, übergeht der Autor diesen zweiten Punkt (d.h. die Genesungen ohne ärztliche Einwirkung) nicht vollständig. Er gesteht zu, daß auch derjenige, der nicht kompetent ist (also auch der Kranke, der sich in der Medizin nicht auskennt), gelegentlich erfolgreich sein kann (vgl. ebd. XLVI, 3; 77, 1 JOLY [VI, 342, 23 LITTRÉ]). Solche Vorkommnisse sind jedoch seiner Meinung nach irrelevant, denn, so präzisiert er, ein Unwissender könnte *nur* einen «Teilerfolg» [τι] erzielen, und «wer nicht korrekt vorgeht, würde in den anderen Dingen keinen Erfolg haben [οὐκ ἂν ἐπιτύχοι τἄλλα], da er nicht das Angemessene tut» (ebd. XLVI, 3; 77, 2-4 JOLY [VI, 344, 1-2 LITTRÉ]).

Schwächen abhelfen möchte. Auch in "De arte" wird die Sicht einer durch Naturgesetze determinierten Wirklichkeit vorgetragen, die hier sogar noch schärfer formuliert wird. Der Autor leugnet rigoros den störenden Einfluß von Faktoren mit 'ontologisch' unberechenbarem Charakter (wobei nicht nur Gunst oder Ungunst des Schicksals gemeint ist, sondern auch der Zufall, insofern als hier reguläre Ursachen fehlen).[32]

Außerdem bestreitet er, daß die durch das Wissen ermöglichte Kontrolle der pathologischen Vorgänge durch den Arzt beeinträchtigt werden könne durch den Einfluß von individuellen Merkmalen qualitativer Art. Gewiß habe sich der Arzt mit dem einzelnen Kranken zu beschäftigen: Sein Ziel sei es aber, das jeweilige Leiden einem *allgemeinen* Typus von Krankheit zuzuordnen.[33]

Doch anders als in "De locis in homine" betrachtet der Verfasser von "De arte" die Medizin nicht ausschließlich als eine *Wissenschaft* oder auch als eine *angewandte Wissenschaft*. Er will zeigen, daß die These der Deckungsgleichheit von Medizin und Heilung durch die Erfahrung nicht nur nicht widerlegt, sondern im Gegenteil durch sie bestätigt wird, zumindest was die Genesungen ohne ärztliche Behandlung angeht. Denn er behauptet, daß eine *téchne* immer dort vorliege, wo technisch richtige Maßnahmen ergriffen werden.[34] Demnach trete die Medizin auch in dem Falle auf, wo die Kranken sich für die geeignete Behandlung entscheiden, selbst ohne von Ärzten dazu angehalten worden zu sein: Anders gesagt, auch die

---

32 Was das Glück angeht, sagt der Autor (*De arte*, IV, 2; 227, 12-15 JOUANNA [VI, 6, 11-13 LITTRÉ]): «Ich spreche auch meinerseits dem Glück keineswegs seine Wirksamkeit ab, und zwar meine ich, daß auf die schlechte Behandlung der Krankheiten meistens Unglück folgt, auf die gute Behandlung aber Glück» (dt. Übers. v. H. DILLER) -[᾿Εγὼ δὲ οὐκ ἀποστερέω μὲν οὐδ᾿ αὐτὸς τὴν τύχην ἔργου οὐδενός, ἡγεῦμαι δὲ τοῖσι μὲν κακῶς θεραπευομένοισι νοσήμασι τὰ πολλὰ τὴν ἀτυχίην ἔπεσθαι, τοῖσι δὲ εὖ τὴν εὐτυχίην]. Das anfängliche Eingeständnis, daß das Glück existiert, ist offensichtlich ironisch gemeint: vgl. Ayache (1992) [wie Anm. 24], S. 24, Anm. 31. Seine Ablehnung des Zufalls ist dann deutlich und radikal, entsprechend seiner deterministischen Auffassung von der Wirklichkeit; vgl. ebd. VI, 4; 230, 15-18 JOUANNA [VI, 10, 10-11 LITTRÉ]: «es ist erwiesen, daß es das Spontane nicht gibt. Denn bei allem, was geschieht, kann man eine Ursache feststellen, weswegen es geschieht. In diesem <Weswegen> wird offenbar, daß das Spontane keinerlei Existenz, sondern nur einen leeren Namen hat.» (s.o.) - [Τὸ [...] αὐτόματον οὐδὲν φαίνεται ἐὸν ἐλεγχόμενον· πᾶν γὰρ τὸ γινόμενον διά τι εὑρίσκοιτ᾿ ἂν γινόμενον, καὶ ἐν τῷ διά τι τὸ αὐτόματον οὐ φαίνεται οὐσίην ἔχον οὐδεμίαν ἀλλ᾿ ἢ ὄνομα]. S. *Jouanna* (1992) [wie Anm. 2], S. 353-354; *Jori* (1996) [wie Anm. 2], S. 317-332; *ders.* (2002) [wie Anm. 5].

33 Vgl. *De arte*, VII, 3; 231, 12-14 JOUANNA [VI, 10, 24-26 LITTRÉ]. Der Arzt interessiert sich nicht eigentlich für das Spezifische des einzelnen Kranken oder seiner Krankheit. Er möchte vielmehr die wesentlichen Gemeinsamkeiten des Falles mit anderen Fällen herausfinden, die er früher behandelt hat und mit denen er ihn jeweils vergleicht (damit er auch bei *dieser* spezifischen Erkrankung angemessen vorgehen kann). In *Jori* (1996) [wie Anm. 2], S. 214-215 und Anm. 31 S. 215-216 habe ich darauf hingewiesen, daß der Verfasser der Schrift das Vorkommen von «'Familien' analoger pathologischer Prozesse» postuliert.

34 Vgl. *J. Jouanna*: Hippocrate: Des vents. De l'art. Paris 1988. *De arte*, V, 6; 229, 14-230, 2 JOUANNA [VI, 8, 19-22 LITTRÉ]: «Wie wäre nun das keine Kunst, wo das Richtige und das Nichtrichtige beides genau gegeneinander abgegrenzt werden kann? Denn das, sage ich, ist die Definition für die Abwesenheit der Kunst, daß weder etwas Richtiges noch etwas Nichtrichtiges vorhanden ist. Wo aber dieses beides vorhanden ist, da kann man nicht mehr davon reden, daß ein Erfolg ohne Kunst erreicht worden wäre.» (dt. Übers. v. H. DILLER) - [Καίτοι ὅπου τό τε ὀρθὸν καὶ τὸ μὴ ὀρθὸν ὅρον ἔχει ἑκάτερον, πῶς τοῦτο οὐκ ἂν τέχνη εἴη; Τοῦτο γὰρ ἔγωγέ φημι ἀτεχνίην εἶναι ὅπου μήτε ὀρθὸν ἔνι μηδὲν μήτε οὐκ ὀρθόν· ὅπου δὲ τούτων ἔνεστιν ἑκάτερον, οὐκέτι ἂν τοῦτο ἔργον ἀτεχνίης εἴη].

Heilungen, zu denen der *iatrós* gar keinen Beitrag geleistet hat, müssen als Erfolg der Medizin verbucht werden.[35]

Auf diese Art wird allerdings das Problem, die Medizin als *téchne* zu definieren, kompliziert bzw. verdoppelt. Der Autor führt nämlich eine Unterscheidung zwischen der Medizin als solcher und der professionellen Tätigkeit der Ärzte ein. Es gibt also eine Medizin, die *Wissenschaft* ist, und zwar Wissenschaft im strengen Sinne, und diese ist das Monopol der Ärzte; sie stellt jedoch nur einen Teilbereich der *iatriké* dar, denn ursprünglicher und weit umfassender ist die Medizin als rationales und objektives System der Naturgesetze, die in determinierender Form über die Erscheinungen der Krankheit und der Gesundheit herrschen. An anderer Stelle habe ich diesbezüglich von einer 'medicina naturalis' gesprochen, die im theoretischen und praktischen Wissen der Ärzte nur auf einer reflektierten Ebene umgesetzt wird.[36]

Die Argumentation unseres Autors ist, wie man sieht, kühn und elegant konzipiert. Er kann jedoch nur einen der Anklagepunkte entkräften: den, der die Heilungserfolge ohne ärztliche Behandlung betrifft. Seine Antwort auf den anderen Vorwurf - das häufige Versagen der Ärzte - klingt wenig überzeugend: Schuld seien die Kranken, so behauptet er, welche die an sich richtigen Anweisungen der Ärzte ungenügend oder gar nicht befolgten.[37] Im übrigen bleibt dem Verfasser von "De arte" keine Wahl, als zu dieser Ausflucht zu greifen, so unbefriedigend sie auch wirken mag. Denn wir haben nun auf der einen Seite eine 'objektive' Medizin, und auf der anderen haben wir ihre Widerspiegelung in einem theoretischen System, d.h. die Medizin als die Summe des systematischen Wissens im Besitz der Ärzte. Wenn man jedoch annimmt, daß die *iatriké* in dieser zweiten Bedeutung eine perfekte

---

35 Vgl. ebd. V, 2; 228, 8-12 JOUANNA [VI, 6, 24-8, 3 LITTRÉ]. S. *Cambiano* (1991) [wie Anm. 2], S. 36.

36 Vgl. *Jori* (1996) [wie Anm. 2], S. 168 ff.

37 Vgl. *De arte*, VII, 1-5; 231, 2-232, 11 JOUANNA [VI, 10, 16-12, 13 LITTRÉ]: «Ich wundere mich aber über die, die unter Hinweis auf die Todesfälle der Kunst die Existenz absprechen wollen. Auf welchen erwägenswerten Grund stützen sie sich denn, wenn sie die Unvernunft derer, die sterben, als schuldlos hinstellen, die Einsicht derer aber, die die Kunst ausüben, schuldig sprechen, als ob es den Ärzten zwar möglich wäre, das Verkehrte zu verordnen, den Kranken es aber nicht möglich wäre, die Verordnungen zu übertreten? Es ist doch viel mehr damit zu rechnen, daß die Kranken die Verordnungen nicht befolgen können, als daß die Ärzte das Verkehrte verordnen. Denn diese gehen mit gesundem Verstand und gesundem Körper an die Behandlung heran, indem sie den gegenwärtigen Fall und von vergangenen Fällen das dem gegenwärtigen Ähnliche überlegen, so daß sie also von den früher einmal Behandelten sagen können, wie sie ihnen geholfen haben. Jene aber wissen weder, woran sie leiden, noch warum sie krank sind, noch was sich aus ihrer gegenwärtigen Lage ergeben wird, noch wie sich ähnliche Fälle sonst zu entwickeln pflegen. In diesem Zustand empfangen sie Verordnungen, d.h. sie leiden unter der Gegenwart und haben Furcht vor der Zukunft, sie sind voll von der Krankheit und leer von Speisen. Sie wollen lieber das, was der Krankheit, als das, was der Gesundheit förderlich ist, annehmen, nicht weil sie zu sterben verlangen, sondern weil sie nicht imstande sind, Geduld zu üben. Ist es nun wahrscheinlich, daß die Kranken in dieser Lage das von den Ärzten Verordnete tun oder daß sie davon abweichen, oder ist es wahrscheinlich, daß die Ärzte den Kranken, die sich in dem eben geschilderten Zustand befinden, das Verkehrte verordnen? Ist es nicht viel wahrscheinlicher, daß die Ärzte zwar richtig verordnen, die Kranken aber natürlich nicht gehorchen können, und da sie nicht gehorchen, dem Tode verfallen? Dafür aber schreiben die, die es sich nicht richtig überlegen, die Schuld den Unschuldigen zu, während sie die Schuldigen freisprechen.» (dt. Übers. v. H. DILLER).

Wissenschaft sei (selbst wenn sie erst im Werden begriffen ist), scheinen die therapeutischen Fehlschläge doch zu bezeugen, daß in ihrer *Anwendung* ein unerklärlicher Verlust an Exaktheit eintritt. Es gibt also ein Gefälle zwischen dem Niveau des theoretischen Wissens und dem Niveau der Anwendung bzw. der praktischen Beherrschung der Realität: Die theoretische Maschinerie, so gut erdacht sie auch sein mag, funktioniert nicht. Und daß dieses Problem alles andere als nebensächlich ist, zeigt sich, wenn man bedenkt, daß die Medizin ihre Nützlichkeit und ihren Wert - der doch in der vollen Verwirklichung ihres eigenen *télos* besteht - gerade dadurch zeigen muß, daß sie konkrete Erfolge nachweisen kann.[38]

3. Technik

Eine andere Antwort auf das vorliegende Problem besteht darin, daß dem Aufgabengebiet der Medizin strukturell, ontologisch und daher unabwendbar der Charakter der Kontingenz und Unberechenbarkeit zugeschrieben wird: eine Eigenart, welcher sich die therapeutische Praxis geschickt und flexibel, bei Bedarf aber auch mit realistischer Selbstbescheidung, anpassen muß. Diese Position wird im ersten Buch von "De morbis" vertreten. Zwar reduziert der Autor die Medizin nicht auf das Niveau eines platten Empirismus; auch er bezieht sich, um die pathologischen Phänomene zu erklären, auf bestimmte theoretische Kriterien.[39]

---

38 In seiner anfänglichen 'Definition' der Medizin verweist der Autor eben auf die konkrete Auswirkung der Kunst, auf ihre Wirksamkeit. Vgl. ebd. III, 2-3; 226, 12-227, 3 JOUANNA [VI, 4, 16-6, 3 LITTRÉ]: «Und zwar will ich zuerst definieren, was nach meiner Ansicht die ärztliche Kunst ist: die Kranken gänzlich von ihren Leiden befreien, die Heftigkeit der Krankheiten abstumpfen und bewußt keine Behandlung versuchen bei denen, die von den Krankheiten überwältigt sind. Daß sie also dieses vollbringt und durchaus imstande ist, es zu vollbringen, darüber wird nun meine übrige Rede gehen.» (dt. Übers. v. H. DILLER) - [Καὶ πρῶτόν γε διοριεῦμαι ὃ νομίζω ἰητρικὴν εἶναι· τὸ δὴ πάμπαν ἀπαλλάσσειν τῶν νοσεόντων τοὺς καμάτους καὶ τῶν νοσημάτων τὰς σφοδρότητας ἀμβλύνειν, καὶ τὸ μὴ ἐγχειρεῖν τοῖσι κεκρατημένοισιν ὑπὸ τῶν νοσημάτων, εἰδότας ὅτι πάντα ταῦτα δύναται ἰητρική. Ὡς οὖν ποιεῖ τε ταῦτα καὶ οἵη τέ ἐστιν διὰ παντὸς ποιεῖν, περὶ τούτου μοι ὁ λοιπὸς λόγος ἤδη ἔσται]. S. dazu *Jori* (1996) [wie Anm. 2], S. 151-158.

39 Derartige Kriterien werden zum großen Teil im Anfangsteil formuliert, der eine Art 'programmatisches Manifest' darstellt. Hier unterstreicht der Autor, daß die verschiedenen qualitativen und quantitativen Aspekte der Krankheiten von bedingenden Faktoren abhängen, vgl. *De morbis I*, 1; 2, 6-8 WITTERN [VI, 140, 4-6 LITTRÉ; 98, 5-8 POTTER]: ὅσα ἀνάγκας ἔχει τῶν νοσημάτων ὥστε ὅταν γένηται εἶναι ἢ μακρὰ ἢ βραχέα ἢ θανάσιμα ἢ μὴ θανάσιμα ἢ ἔμπηρόν τι τοῦ σώματος γενέσθαι ἢ μὴ ἔμπηρον. Er betont außerdem die kausale Verbindung zwischen verschiedenen nosologischen Realitäten, vgl. ebd. 1; 2, 10 WITTERN [VI, 140, 7-8 LITTRÉ; 98, 10 POTTER]: ἀφ' ὁποίων νοσημάτων ἐς ὁποῖα μεταπίπτει (s. a. ebd. 1; 4, 15 WITTERN [VI, 142, 7 LITTRÉ; 100; 14-15 POTTER]: ὅ τι κακὸν ἐπὶ κακῷ ἀνάγκη γενέσθαι); er weist darauf hin, daß es wichtig sei, zwischen dem, was an der Behandlung richtig ist, und dem, was es nicht ist, zu unterscheiden, vgl. ebd. 1; 4, 1 WITTERN [VI, 140, 13 LITTRÉ; 98, 17 POTTER]: ἅ τε ὀρθὰ ἐν αὐτῇ [sc. ἐν τῇ τέχνῃ] καὶ ἃ μὴ ὀρθά. Schließlich erklärt er, daß man den Bereich des therapeutisch Möglichen von dem des Unmöglichen abgrenzen müsse, vgl. ebd. 1; 4, 5-7 WITTERN [VI, 140, 17-19 LITTRÉ; 100, 3-5 POTTER]: τα' ἀνυστα' νοῆσαί τε καὶ εἰπεῖν καὶ ἰδεῖν καὶ ποιῆσαι, καὶ τα' μὴ ἀνυστα' μήτε νοῆσαι μήτε εἰπεῖν μήτε ἰδεῖν μήτε ποιῆσαι. Überdies bewegt sich die Ätiologie der Krankheiten in der ganzen Schrift "De morbis I" auf einer begrifflich ganz eindeutigen (und vereinfachten) Achse, die auf der Dichotomie von Galle-Schleim [χολή und φλέγμα] beruht: vgl. *R. Wittern*: Die hippokratische Schrift De morbis I. Ausgabe,

Doch indem er der Realität eine grundlegende Undurchdringlichkeit für das exakte Wissen zuschreibt, gelangt er dazu, die *iatriké* wesensmäßig als eine bloße *Technik* aufzufassen, die sich zwar mehr oder weniger häufig als effektiv erweisen kann, der es aber an der Gewißheit eines immerwährenden (und ihrem Wesen sozusagen innewohnenden) Gelingens gebricht. Denn es ist nicht möglich, daß die Medizin als Gesamtheit theoretischer Verallgemeinerungen und standardisierter Interventionstechniken ihre Ziele *in jedem Falle* erreicht, wenn das Unvorhersehbare für das Wohl und Wehe der Kranken eine entscheidende Rolle spielt (oder spielen kann).[40] Diese Dimension der Beliebigkeit und Unberechenbarkeit, mit welcher der Arzt sich abzufinden hat, wird auf verschiedene Faktoren zurückgeführt: teils auf Einflüsse (wie das günstige oder ungünstige Schicksal oder den Zufall), die sich *a priori* der Gesetzmäßigkeit der *physis* entziehen und sie geradezu negieren,[41] teils auf die unhintergehbare Verschiedenheit der einzelnen Patienten, die als letztlich unfaßbar und also unbeherrschbar eingeschätzt wird.[42] Die Medizin als einfache Technik operiert also mit zu groben

Übersetzung und Erläuterungen, Hildesheim, New York 1974, S. LXXXIV-LXXXV und *Jouanna* (1992) [wie Anm. 2], S. 544.

40 Tatsächlich geht der Autor so weit, daß er der Medizin einen höchst zweideutigen Status der 'methodologischen Indeterminiertheit' und damit auch der 'praktischen Ungewißheit' zuweist, vgl. *De morb. I*, 9; 24, 15-26, 1 WITTERN [VI, 156, 14-20 LITTRÉ; 118, 19-120, 2 POTTER]: «Einen eindeutig bewiesenen Anfang der ärztlichen Behandlung gibt es nicht, dessen Verbindlichkeit für die gesamte Heilkunst gesichert wäre; dasselbe gilt für den zweiten Schritt, für die Mitte und für das Ende. Vielmehr beginnen wir mit ihr bald redend, bald handelnd, und in gleicher Weise enden wir auch. Und im Falle des Redens beginnen wir nicht mit denselben Reden, selbst wenn wir über dasselbe reden, und ebensowenig enden wir mit denselben Reden; und im Falle des Handelns gilt das gleiche: weder beginnen wir mit denselben Handlungen noch enden wir mit denselben.» (dt. Übers. v. R. WITTERN) - ['Ἀρχὴ δὲ ἰήσιος ἀποδεδειγμένη μὲν οὐκ ἔστιν, ἥτις ὀρθῶς ἀρχή ἐστι πάσης τῆς τέχνης, οὐδὲ δεύτερον οὐδὲ μέσον οὐδὲ τελευτή· ἀλλὰ ἀρχόμεθά τε αὐτῆς ἄλλοτε λέγοντες ἄλλοτε ἐργαζόμενοι, καὶ τελευτῶμεν ὡσαύτως· καὶ οὔτε λέγοντες ἀρχόμεθα ἐκ τῶν αὐτῶν λόγων, οὐδ' ἢν περὶ τῶν αὐτῶν λέγωμεν, οὐδ' ἐς τοὺς αὐτοὺς τελευτῶμεν· καὶ ἐργαζόμενοι κατὰ τὸν αὐτὸν λόγον οὔτε ἀρχόμεθα ἐκ τῶν αὐτῶν ἔργων οὔτε τελευτῶμεν ἐς ταῦτά.]

41 Schon am Anfang der Schrift wird deutlich gemacht, daß zu den Begriffen, die notwendig sind, um methodisch korrekt über die Medizin zu diskutieren (vgl. *De morb. I*, 1; 2, 3-5 WITTERN [VI, 140, 1-2 LITTRÉ; 98, 1-3 POTTER]), diejenigen gehören, die darauf verweisen, «was die Ärzte bei der Behandlung der Leidenden durch glücklichen Zufall zustandebringen» (dt. Übers. v. R. WITTERN): ὅσα ἐπιτυχίη ποιέουσιν οἱ ἰητροὶ θεραπεύοντες τοὺς ἀσθενέοντας (ebd. 1; 2, 11-12 WITTERN [VI, 140, 8-9 LITTRÉ; 98, 11-12 POTTER]). Der Begriff ἐπιτυχία bezeichnet wörtlich das 'Treffen ins Ziel', und damit das vom glücklichen Schicksal begünstigte Gelingen. Es scheint daher, daß unter gewissen Umständen das Glück mitwirken *muß*, damit der Arzt ein positives Ergebnis erreichen kann. Der Verfasser von "De morbis I" kommt dann auch noch auf den Zufall zu sprechen. Er sagt nämlich, daß im Verlauf der Krankheiten gewisse Umstände «spontan» [ἀπὸ τοῦ αὐτομάτου] auftreten, die den Krankheitsverlauf zum Guten oder zum Schlechten wenden können, vgl. ebd. 7; 18, 12-13 WITTERN [VI, 152, 9-10 LITTRÉ; 112, 20-21 POTTER]. Der Zufall, verstanden als das absolut Spontane, das Ereignissen zukommt, welche ganz von selbst auftreten, kann also auf die Behandlung Einfluß nehmen. Andererseits fällt er, je nach den Wirkungen, die er auslöst, praktisch mit dem glücklichen oder andernfalls mit dem ungünstigen Schicksal zusammen. Zwischen den Begriffen des Zufalls und des Schicksals wird geradezu eine Art semantischer Äquivalenz hergestellt, vgl. ebd. 7; 20, 16-17 WITTERN [VI, 154, 3 LITTRÉ; 114, 19-20 POTTER]: ἀπὸ τοῦ αὐτομάτου καὶ ἀπὸ ἐπιτυχίης.

42 Vom Standpunkt des Verfassers ist die Individualität der einzelnen Patienten oder, genauer gesagt, das Spezifische der konkreten Krankheitsfälle und der gewissermaßen atomisierten zeitlichen

Rastern; gegenüber einer Realität, die in völlig individuelle Prozesse aufgesplittert und zugleich ständig dem Einfluß irrationaler und normwidriger Faktoren ausgesetzt ist, sind sie strukturell unzulänglich.[43]

Eine derartige 'minimalistische' Sichtweise erlaubt es natürlich problemlos, die Niederlagen der Ärzte zu erklären und ebenso die Genesung der Patienten, die auf die Hilfe der Fachleute verzichten. Dies gelingt aber nur um den Preis, die Medizin der Macht empirischer Prozesse auszuliefern, die sie weder begreifen noch beherrschen kann. Diese in epistemologischer Hinsicht 'schwache' und defaitistische Argumentation negiert also letzten Endes den *téchne*-Status der *iatriké* gerade durch ihr Bemühen, ihn zu verteidigen.[44]

4. Heilkunst

Ist es also ganz unmöglich, den Wert und die Wirksamkeit der Medizin nachzuweisen, ohne für sie zugleich eine Omnipotenz postulieren zu müssen, die von den Fakten sogleich widerlegt wird? Und besteht die einzige Alternative darin, den Erkenntnisradius und die praktische Wirkungsmöglichkeit der ärztlichen Tätigkeit so extrem einzuschränken, daß diese auf ein Repertoire an Hilfsmitteln

Einheiten eines bestimmten Behandlungsverlaufs sogar unauflöslich mit dem Bereich der Zufälligkeit verbunden. Dieser seinerseits fällt tendenziell mit der Dimension des Glücks bzw. Unglücks zusammen. Es ist z. B. vorteilhaft, wenn bei einem, der fiebert und an der Galle leidet, diese sich nach außen hin zeigt; es ist dagegen schädlich, wenn sie sich auf einen Teil des Körpers «wirft» (vgl. ebd. 7; 18, 14-18 WITTERN [VI, 152, 10-14 LITTRÉ; 112, 22-26 POTTER]). Aber es hängt nicht vom Arzt ab, ob das Erste oder das Zweite eintritt, denn es handelt sich um rein zufällige Ereignisse, die mit der Individualität des Kranken und seines Organismus zusammenhängen, und die folglich *nicht* vorhersehbar sind. Vgl. ebd. 7; 20, 15-18 WITTERN [VI, 154, 1-4 LITTRÉ; 114, 18-22 POTTER]: «Wenn derartiges geschieht oder nicht geschieht, so nicht durch Unkenntnis noch durch Meisterschaft der Ärzte, sondern von selbst und durch Zufall; geschieht es, so nützt es oder es schadet; geschieht es nicht, so gilt dasselbe: es nützt oder es schadet» (dt. Übers. v. R. WITTERN) - [Τὰ τοιαῦτα δι' οὐδεμίαν οὔτε ἀμαθίην οὔτε σοφίην ἰητρῶν γίνεταί τε καὶ οὐ γίνεται, ἀλλ' ἀπὸ τοῦ αὐτομάτου καὶ ἀπὸ ἐπιτυχίης, καὶ γενόμενα τε ὠφελεῖ ἢ βλάπτει καὶ οὐ γενόμενα ὠφελεῖ ἢ βλάπτει κατὰ τὸν αὐτὸν λόγον].

43 Es gibt Erfolge, die der Arzt nicht der eigenen Tüchtigkeit verdankt, sondern nur dem glücklichen Schicksal [ἐπιτυχίη]; die Aufzählung solcher glücklicher Vorkommnisse findet sich ebd. 8; 20, 19-22, 9 WITTERN [VI, 154, 5-16 LITTRÉ; 114, 23-116, 13 POTTER] und wird folgendermaßen eingeleitet: ἐπιτυχίη δὲ τὰ τοιάδε οἱ ἰητροὶ ποιέουσιν ἐν τῇ θεραπείῃ ἀγαθά (der Autor beantwortet damit eine der anfangs gestellten Fragen: vgl. ebd. 1; 2, 11-12 WITTERN [VI, 140, 8-9 LITTRÉ; 98, 11-12 POTTER], s. Anm. 40 o.). Andererseits finden sich auch 'Mißgeschicke' in der Behandlung, die ausschließlich dem ungünstigen Schicksal [ἀπὸ ἀτυχίης] zu verdanken sind; sie werden genannt ebd. 8; 22, 10-20 WITTERN [VI, 154, 16-156, 1 LITTRÉ; 116, 14-118, 2 POTTER] in einer Liste, die so beginnt: κακὰ δὲ τάδε ἀπεργάζονται ἀπὸ ἀτυχίης (...).

44 Der Verfasser ist in aller Unschuld davon überzeugt, das Eingeständnis, daß Faktoren, die der Arzt weder theoretisch noch praktisch beherrschen kann, die Behandlungen beeinflussen, stelle eine wirksame Verteidigung der Medizin dar. So bedient er sich ihrer, um die Ärzte gegen die Beschuldigung zu verteidigen, die Patienten, die nicht geheilt wurden, falsch behandelt zu haben: vgl. ebd. 8; 22, 17-24, 7 WITTERN [VI, 154, 23-156, 7 LITTRÉ; 116, 22-118, 10 POTTER]. Er ist sich nicht bewußt, daß seine Argumentation, die die ärztliche Tätigkeit von fachfremden Faktoren abhängig werden läßt, in Wirklichkeit die Medizin selbst zunichte macht: vgl. *Vegetti* (1976) [wie Anm. 27], S. 127-128 und *Jori* (2002) [wie Anm. 5].

und Praktiken mit zweifelhaften Erfolgsaussichten reduziert würde?

Zwischen Skylla und Charybdis, zwischen der 'maximalistischen' und der 'minimalistischen' Position einen realistischen Mittelweg zu finden, scheint ein verzweifeltes Unterfangen zu sein, eine Art Quadratur des Kreises. Und doch finden wir einen interessanten Versuch, eine solche Quadratur zu verwirklichen, in der Schrift "De prisca medicina", und dies ist der letzte Text, den ich hier vorstellen möchte.[45] Hier wird versucht, die unüberschaubare Vielfalt der Erscheinungen zu berücksichtigen, ohne die Medizin der beliebigen Fluktuation der Ereignisse zu überantworten.

Der Verfasser unterstreicht die Vielfalt und Komplexität der Umstände, welche die einzelnen Krankheitsfälle charakterisieren, und erklärt dementsprechend, wie die diagnostische Untersuchung und die therapeutischen Maßnahmen mit der größten Gewissenhaftigkeit auf diese individuellen Faktoren abgestimmt werden müssen.[46]

---

45 Die Frage, ob "De prisca medicina" dem 'hippokratischen Kreis' (im engeren Sinne) zugeordnet werden kann, wird ziemlich kontrovers diskutiert. Zur Zeit überwiegt die Auffassung, dieser Text stehe «nicht direkt mit der gewöhnlich der Schule von Kos zugeschriebenen Textgruppe in Verbindung» - s. *Jouanna* (1996) [wie Anm. 2], S. 45 -, insofern er im Vergleich zu dieser Gruppe von Texten wichtige abweichende Merkmale aufweist. Gleichzeitig gibt es aber zahlreiche und bedeutsame Berührungspunkte zwischen "De prisca medicina" und den 'hippokratischen' Texten *stricto sensu*, und es ist auch die ganze Auffassung einer streng verstandenen 'Schule von Kos' heute nicht mehr akzeptabel. So kann man sagen, daß "De prisca medicina" dem echten hippokratischen *Geist* unzweifelhaft entspricht. In Bezug auf eine genauere Untersuchung der hier angedeuteten Probleme (mit Literaturhinweisen) s. *Jori* (1996) [wie Anm. 2], S. 11-13. Anm. 20.

46 Er sich sich der nicht reduzierbaren Vielfalt der individuellen Krankheitsfälle (die sich tendenziell einer strengen und erschöpfenden Kenntnis entzieht) deutlich bewußt und neigt gewissermaßen dazu, das veränderliche und höchst spezifische Wesen der Krankheiten zu betonen, statt deren Regelmäßigkeiten und Ähnlichkeiten zu beleuchten. Er steht besonders auf Kriegsfuß mit den doktrinären Ärzten, die die Medizin auf vereinfachenden Postulaten [ὑποθέσεις] fußen lassen wollen. Vgl. *De pr. med.*, I, 1; 118, 1-7 JOUANNA [I, 570, 1-6 LITTRÉ]: «Alle, die in ihren Reden oder Schriften über die Heilkunst ihren Ausführungen als Hypothese das Warme oder das Kalte, das Feuchte oder das Trockne oder etwas anderes nach ihrem Belieben zugrunde legten und damit das ursächliche Prinzip von Krankheiten und Tod bei den Menschen einschränkten, indem sie allen Erscheinungen gleichbleibend eine oder zwei Ursachen zugrunde legten, sie alle irren sich offenbar in vielen ihrer Aussagen.» (dt. Übers. v. H. DILLER); s. a. XIII, 1-3; 133, 7-134, 17 JOUANNA [I, 598, 3-600, 6 LITTRÉ] und XV, 1-4; 137, 12-139, 3 JOUANNA [I, 604, 12-606, 16 LITTRÉ]. Folglich mißtraut er allen Theorien, die für sich in Anspruch nehmen, die Gesamtstruktur der Wirklichkeit abzubilden. So wurde festgestellt: «Diese Individualisierung [sc. der ärztlichen Behandlung] ist die eigentliche Leistung der empirisch gefundenen und methodisch entwickelten ärztlichen Kunst. Sie berechtigt die Medizin auch zu dem Anspruch, gegenüber den schematisierenden Lehren der Philosophie (EMPEDOKLES) allein etwas Gültiges über Entstehung und Aufbau des Menschen aussagen zu können» [Hippokrates. Schriften. Die Anfänge der abendländischen Medizin. Hrsg. v. *H. Diller*, Reinbek 1962, S. 202]; s. a. *C. Fredrich*: Hippokratische Untersuchungen. Berlin 1899, S. 169-171; *Gomperz* (1910) [wie Anm. 27], S. 171; *A.-J. Festugiere*: Hippocrate: L'Ancienne Médecine. Paris 1948, S. 56, Anm. 67; *Ducatillon*: Polémiques dans la Collection hippocratique. Paris 1977, S. 115-118; *Thivel* (1981) [wie Anm. 26], S. 330 ff.; *Di Benedetto* (1986) [wie Anm. 9], S. 213-215; *J. Jouanna*: Hippocrate: De l'ancienne médecine. Paris 1990, S. 22 ff.; *Lloyd* (1991) [wie Anm. 10], S. 49-69 [LLOYDs Artikel «Who is attacked in *On Ancient Medicine*?» wurde zuerst in *Phronesis* 8 (1963), S. 108-126 veröffentlicht]; *Jori* (1996) [wie Anm. 2], S. 25-26 und Anm. 5. Eben im Zusammenhang dieser Auseinandersetzung formuliert der Autor von "De prisca medicina" die Theorie, nach der die Realität insgesamt, und die physiologische Realität im Besonderen, aus einer unzähligen Menge von Qualitäten (*dynámeis*)

Gewiß ist es eine äußerst schwierige Aufgabe, das medizinische Wissen Fall für Fall auf die jeweilige Sachlage einstellen zu müssen.[47] Denn wenn es auch zutrifft, daß der Arzt auf ein möglichst exaktes Wissen angewiesen ist,[48] so ist es doch ebenso richtig, daß der anzustrebende Maßstab, das *métron*, nicht quantitativer, mathematischer Art ist, sondern daß er vielmehr in die Sphäre der sinnlichen Wahrnehmung gehört: Es handelt sich bekanntlich um die *aísthesis toû sómatos*.[49]

besteht: «Ich weiß aber wirklich nicht, wie eigentlich die, die jene Lehre vertreten und die ärztliche Kunst von der von mir beschriebenen Methode weg auf den Weg der Hypothese führen, die Menschen nun im Sinne ihrer Hypothese behandeln wollen. Denn ich glaube, sie haben doch nicht ein Warmes oder Kaltes, ein Trockenes oder Feuchtes entdeckt, das für sich allein steht und mit keiner anderen Qualität Gemeinschaft hat; vielmehr meine ich, es stehen ihnen dieselben Speisen und Getränke zur Verfügung, deren wir alle uns bedienen. Sie legen aber dem einen die Qualität des Warmen, dem anderen die des Kalten, dem dritten die des Trockenen, dem vierten die des Feuchten bei. Denn es ist ja unmöglich, dem Kranken zu verordnen, er solle etwas Warmes zu sich nehmen. Dann wird er nämlich gleich fragen: Was denn?, und dann muß man entweder allgemeine Redensarten machen oder seine Zuflucht zu einem der vertrauten Nahrungsmittel nehmen. Wenn nun aber das eine Warme herb ist, das andere fade, und ein drittes Kollern im Bauch verursacht - es gibt ja auch noch viele andere Arten des Warmen, die viele andere einander entgegengesetzte Qualitäten haben -: wird es dann irgendeinen Unterschied machen, wenn man das Warme und Herbe zu sich nimmt oder das Warme und Fade oder auch das Kalte und Herbe - denn so etwas gibt es ja auch - oder das Kalte und Fade? Ich weiß ganz sicher, daß jede dieser Verbindungen das genaue Gegenteil zur Folge hat, nicht nur im Menschen, sondern auch in Leder und Holz und vielen anderen Stoffen, die weniger empfindlich sind als der Mensch. Denn es ist nicht das Warme, das die große Kraft hat, sondern das Herbe und das Fade und alles übrige, wovon ich gesprochen habe, sowohl im Menschen, als auch außerhalb des Menschen, mag es nun gegessen oder getrunken oder von außen eingerieben oder als Pflaster aufgelegt werden.» (*De pr. med.*, XV, 1-4; 137, 12-139, 3 JOUANNA [I, 604, 12-606, 16 LITTRÉ]; dt. Übers. v. H. DILLER). Zu dem Begriff *dynamis* in der Schrift "De prisca medicina" vgl. *W. H. S. Jones*: Philosophy and Medicine in Ancient Greece. With an edition of Perì archaíes ietrikes. Baltimore 1946, S. 93 ff.; *J. Schumacher*: Antike Medizin. Die naturphilosophischen Grundlagen der Medizin in der griechischen Antike. Berlin 1963, S. 188 ff.; *G. Plamboeck*: Dynamis im Corpus Hippocraticum (Abh. Akad. d. Wiss. u. Lit. Mainz, Geistes- und Sozialwiss. Kl., 2). Wiesbaden 1964, S. 74-89; *Di Benedetto* (1986) [wie Anm. 9], S. 213.

47 *Im Prinzip* ist die Realität als solche, und so auch die pathologische Realität, intelligibel. Sie ist ja nach strengen kausalen Bezügen geordnet, und diese sind per se rational erfaßbar. Diesbezüglich verweise ich auf die Definition des Begriffs Ursache, die im Kapitel 19 formuliert wird: unter den Ursachen [αἴτια] der Krankheiten sind jene Faktoren zu verstehen, die durch ihr Vorhandensein notwendigerweise zum Auftreten bestimmter Krankheiten führen; wenn sie sich verändern, bewirken sie deren Abklingen. Vgl. *De pr. med.*, XIX, 3; 144, 2-5 JOUANNA [I, 616, 17-618, 1 LITTRÉ]: «Man muß nun natürlich die Kräfte für die Ursache jedes Leidens halten, bei deren Anwesenheit es sich notwendig in dieser Weise entwickelt, bei deren Veränderung in ein anderes Mischungsverhältnis es aber aufhört.» (dt. Übers. v. H. DILLER) - [δεῖ δὲ δήπου ταῦτα αἴτια ἑκάστου ἡγεῖσθαι εἶναι, ὧν παρεόντων μὲν τοιουτότροπον ἀνάγκη γίνεσθαι, μεταβαλλόντων δ᾽ ἐς ἄλλην κρῆσιν παύεσθαι.]. *Im konkreten Fall* jedoch macht es die Individualität der verschiedenen Patienten und die Besonderheit ihrer jeweiligen Situation äußerst schwierig, die Ursachen, die in jedem einzelnen Fall wirksam werden, genau zu kennen; vgl. ebd. XII, 2; 132, 15-16 JOUANNA [I, 596, 5-6 LITTRÉ]): «Da es in der Heilkunst auf derartige Exaktheit ankommt, ist es schwer, jeweils das ganz Richtige zu treffen» (s. o.) - [χαλεπὸν δὲ τοιαύτης ἀκριβείης ἐούσης περὶ τὴν τέχνην τυγχάνειν αἰεὶ τοῦ ἀτρεκεστάτου].

48 Vgl. ebd. IX, 3; 128, 9-10 JOUANNA [I, 588, 13-14 LITTRÉ] sowie XII, 2; 132, 15-16 und 133, 3-4 JOUANNA [I, 596, 5-6 und 10-11 LITTRÉ].

49 Vgl. ebd. IX, 3; 128, 10-13 JOUANNA [I, 588, 14-590, 1 LITTRÉ]: «Man muß sich nämlich nach einem Maß umsehen. Als Maß aber wird man keine Zahl und kein Gewicht finden, auf die man sich beziehen könnte, um zu exakten Ergebnissen zu gelangen, sondern nur die körperliche Empfindung»

Daraus folgt, daß oft ein Rest an Dunkelheit oder zumindest an Ungenauigkeit zurückbleibt, aus der sich für die Praxis eine mehr oder weniger große Bandbreite von Fehlermöglichkeiten ergibt. So ist selbst ein relativ bescheidenes Ziel wie das, nur geringfügig - nur hier und da - zu irren, immer noch alles andere als bequem zu erreichen.[50]

Diese 'problembewußte' Sicht nimmt Bezug auf Merkmale des ontologischen Sektors, der die Medizin betrifft. Der Verfasser ist der Meinung, in erster Linie sei die außerordentliche Vielfalt der individuellen Umstände der Grund, der eine genaue Kenntnis dieses Sektors ungemein schwierig mache. In seiner Schrift erweist sich der theoretische Balanceakt, den er auf diese These aufbaut, offen gesagt als ziemlich prekär.

So bringt z.B. die Annahme einer unbestimmten Zahl von Prinzipien (die *dynámeis*)[51] den Autor u.a. in Gefahr, gegen ein zentrales Kriterium des naturwissenschaftlichen Wissens zu verstoßen: daß nämlich komplexe Phänomene auf eine *begrenzte* Zahl von Gründen zurückgeführt werden müssen. Andererseits hält der Autor nicht völlig konsequent an der Entscheidung fest, das relativ unberechenbare Element der therapeutischen Praxis ausschließlich im Bereich der individuellen Anlagen und Umstände zu lokalisieren; er rechnet nämlich auch mit einem gewissen Grad an 'ontologischer' Undeterminiertheit, indem er feststellt, daß manchmal vollkommen zufällige Ereignisse eintreten.[52]

Das theoretische Gerüst der Schrift weist demnach einige Schwächen und Inkonsequenzen auf. Doch nicht diese sollen uns hier beschäftigen. Die originelle und aktuelle Dimension der Position, die in "De prisca medicina" vertreten wird, besteht darin, daß der Status der Medizin als *téchne* in Begriffe gefaßt wird, die sich im Wesentlichen mit der dritten semantischen Variante des *téchne*-Konzepts decken, von dem eingangs die Rede war.

- [Δεῖ γὰρ μέτρου τινὸς στοχάσασθαι· μέτρον δὲ οὐδὲ ἀριϑμὸν οὔτε σταϑμὸν ἄλλον πρὸς ὃ ἀναφέρων εἴσῃ τὸ ἀκριβές, οὐκ ἂν εὕροις ἀλλ' ἢ τοῦ σώματος τὴν αἴσϑησιν].

50 Vgl. ebd. IX, 3; 128, 13-15 JOANNA [I, 590, 1-2 LITTRÉ]: διὸ ἔργον οὕτω καταμαϑεῖν ἀκριβῶς, ὥστε σμικρὰ ἁμαρτάνειν ἔνϑα ἢ ἔνϑα.

51 Die *dynámeis* sind nämlich unzählig viele. Vgl. ebd. XIV, 4; 136, 10-12 JOANNA [I, 602, 9-11 LITTRÉ]: «Denn es ist im Menschen Salziges und Bitteres und Süßes und Saures und Herbes und Fades und unzähliges andere enthalten, das nach Quantität und Qualität die verschiedensten Kräfte besitzt.» (dt. Übers. v. H. DILLER) - [ἔνι γὰρ ἐν ἀνϑρώπῳ καὶ ἁλμυρὸν καὶ πικρὸν καὶ γλυκὺ καὶ ὀξὺ καὶ στρυφνὸν καὶ πλαδαρὸν καὶ ἄλλα μυρία παντοίας δυνάμιας ἔχοντα πλῆϑός τε καὶ ἰσχύν·]. Wie DILLER bemerkt: «die Zahl dieser <Säfte> ist unbestimmt und nach den Worten des Verfassers jedenfalls sehr groß» [Hippokrates. Schriften (1962) [wie Anm. 26], S. 201].

52 Vgl. *De pr. med.*, XXI, 1; 148, 4-7 JOANNA [I, 624, 11-13 LITTRÉ]: «Andererseits treten in der Rekonvaleszenz aus den Krankheiten und auch in den langen Krankheiten viele Störungen auf, manche von selbst, andere durch das, was der Mensch gerade zu sich genommen hat» (dt. Übers. v. H. DILLER) - [τὰ δ' ἐν τῇσιν ἀνακομιδῇσιν τῇσιν ἐκ τῶν νούσων, ἔτι δὲ καὶ ἐν τῇσι νούσοισι τῇσι μακρῇσι γίνονται πολλαὶ συνταράξιες, αἱ μὲν ἀπὸ ταὐτομάτου, αἱ δὲ καὶ ἀπὸ τῶν προσενεχϑέντων τῶν τυχόντων]. Also gruppieren sich diese Störungen und Komplikationen ihrerseits in zwei Kategorien, insofern als die einen zufällig [ἀπὸ ταὐτομάτου] auftreten und die andern als Folge von Substanzen, die auf zufällige Art und Weise eingenommen wurden. Danach (vgl. ebd. XXIV, 1; 153, 10-12 JOANNA [I, 634, 14-16 LITTRÉ]) weist der Verfasser auf die Möglichkeit hin, daß ein 'Saft' sich in einen anderen verwandeln könne, nicht infolge einer Vermischung, sondern «von selbst» bzw. völlig autonom [μὴ ἀπὸ συγκρήσιος ἀλλ' αὐτός]. Diese Form der 'Selbst-Verursachung' gleicht der 'Spontaneität', die zufällige Ereignisse charakterisiert (s.o. Anm. 18).

Für den Verfasser kann die Medizin nicht (im Sinne der heutigen Kategorien) als eine reine *Wissenschaft* bezeichnet werden, und auch nicht als eine *angewandte Wissenschaft*, da erst die praktische Dimension bzw. der Aspekt der Therapie der medizinischen Theorie ihren Sinn verleiht; und vor allem bestimmt dieser Aspekt durch seine Erfordernisse den Grad an Exaktheit, den das medizinische Wissen erreichen muß.

Auf der anderen Seite darf die Medizin auch nicht als bloße *Technik* aufgefaßt werden, verstanden als Gesamtheit der möglichen Praktiken, die unter allgemeine Regeln von rein empirischem Charakter subsumiert werden können.

Vielmehr ist sie *Heilkunst*: eine Kunst des Heilens,[53] in der die Aufmerksamkeit, die auf die Individualität des Kranken ausgerichtet ist, gewissermaßen einen Prozeß der unendlichen Annäherung in Gang bringt. So ergibt sich eine Sicht der Medizin als eines stochastischen Vorgehens ($\delta\varepsilon\iota$ ... $\mu\varepsilon\tau\varrho\upsilon$ $\tau\iota\nu\upsilon\varsigma$ $\sigma\tau\upsilon\chi\alpha\sigma\alpha\sigma\vartheta\alpha\iota$, so sagt der Autor).[54]

Wenn man diese Eigenschaft feststellt, muß man sich jedoch vor möglichen Mißverständnissen hüten. Man denkt in diesem Zusammenhang sofort an Platon: Im "Philebos" (56 b) stellt auch dieser die Medizin als stochastische Tätigkeit vor,[55] wobei er höchstwahrscheinlich auf die damals aktuelle medizinische Diskussion Bezug nahm.[56]

Im Rahmen seiner theoretischen Voraussetzungen erhält diese Einschätzung jedoch eine negative Konnotation: Sie bezeichnet einen grundsätzlichen Mangel. PLATON erklärt, daß der Grad an Genauigkeit, und entsprechend auch die Ranghöhe und die Würde der verschiedenen *téchnai* davon abhingen, in welchem mehr oder weniger großen Ausmaß jede von ihnen an der Exaktheit der Mathematik teilhätte. Wo diese fehle, handle es sich um Tätigkeiten von bloß empirischem Charakter, die $\upsilon\upsilon$ $\mu\varepsilon\tau\varrho\omega$ $\alpha\lambda\lambda\alpha$ $\mu\varepsilon\lambda\varepsilon\tau\eta\varsigma$ $\sigma\tau\upsilon\chi\alpha\sigma\mu\omega$ (56 a) verfahren würden: also ohne einen eigentlichen Maßstab, sondern nur auf der Basis von Mutmaßungen.[57]

---

53 Der Verfasser besteht von Anfang an sehr stark auf dem vollendeten und zugleich komplexen und differenzierten Techne-Charakter der Medizin als einer Kunst, die die Heilung zum Ziel hat (s.o. Anm. 25).

54 Vgl. *De pr. med.*, IX, 3; 128, 10-11 JOUANNA [I, 588, 14 LITTRE]. Zur Bedeutung der Medizin als stochastischer Tätigkeit in dieser Schrift s. *Di Benedetto* (1986) [wie Anm. 9], S. 207-210. Natürlich hat dieser stochastische Charakter, wie mir gegenüber vor kurzem auch Prof. Dr. Ivo SCHNEIDER betonte, nur partielle Gemeinsamkeiten mit der modernen Stochastik, in bezug auf die ich auf *H. Dinges* und *H. Rost*: Prinzipien der Stochastik. Stuttgart 1982 verweise.

55 Im erwähnten Abschnitt des "PHILEBOS" ordnet PLATON unter anderem die Medizin bei der Aufzählung der Tätigkeiten, «die viele Künste nennen», derselben (Unter-)Gruppe zu, die auch die Landwirtschaft [$\gamma\varepsilon\omega\varrho\gamma\iota\alpha$] einschließt sowie die Kunst des Steuermanns [$\varkappa\upsilon\beta\varepsilon\varrho\nu\eta\tau\iota\varkappa\eta$] und die des Strategen [$\sigma\tau\varrho\alpha\tau\eta\gamma\iota\varkappa\eta$]. Es handelt sich um die Tätigkeiten, die wegen ihrer lebenswichtigen Bedeutung traditionell als für die zivilisierte Gesellschaft unentbehrliche *téchnai* betrachtet wurden; vgl. *Heinimann* (1961) [wie Anm. 12], S. 108 und *Jori* (1996) [wie Anm. 2], S. 318.

56 Vgl. *M. Pohlenz*: Das zwanzigste Kapitel von Hippokrates De prisca medicina. Hermes 53 (1918), S. 396-421, hier S. 415-416; *Festugière* (1948) [wie Anm. 46], S. 42 ff.; *F. Wehrli*: Der Arztvergleich bei Platon. Museum Helveticum 8 (1951), S. 177-184, hier S. 182.

57 Wie der Philosoph betont, bleibt dort, wo es an mathematischer Präzision mangelt, «nichts übrig als Abschätzen nach Gutdünken [$\varepsilon\iota\varkappa\alpha\zeta\varepsilon\iota\nu$] und Einübung der Sinne durch Erfahrung und Gewöhnung [$\varepsilon\mu\pi\varepsilon\iota\varrho\iota\alpha$ $\varkappa\alpha\iota$ $\tau\iota\nu\iota$ $\tau\varrho\iota\beta\eta$], indem man dazu nimmt, was nur die glückliche Mutmaßung vermag [$\tau\alpha\iota\varsigma$ $\tau\eta\varsigma$ $\sigma\tau\upsilon\chi\alpha\sigma\tau\iota\varkappa\eta\varsigma$ (...) $\delta\upsilon\nu\alpha\mu\varepsilon\sigma\iota\nu$], welche viele auch eine Kunst [$\tau\varepsilon\chi\nu\alpha\varsigma$] nennen, die durch Anstrengung

Hier hat für PLATON auch die Medizin ihren methodologischen Standort. Im Gegensatz hierzu faßt der Autor von "De prisca medicina" die stochastische Natur der therapeutischen Tätigkeit positiv auf: nicht etwa als einen Mangel (an Exaktheit), sondern als eine faktische oder zumindest mögliche Bereicherung. Gerade hier tritt nämlich die Kreativität des einzelnen Arztes in Erscheinung. Weit entfernt davon, wie Platon zu sagen, daß die Medizin kein *métron* besitze, betont unser Autor vielmehr die Notwendigkeit, ein solches *métron* anzustreben.[58]

Aber gerade weil der erforderliche Maßstab nicht quantitativer (und damit gewissermaßen unpersönlicher) Art sein kann, und gerade weil die *akríbeia* demzufolge so schwierig zu verwirklichen ist, bekommt die Person des Arztes mit seiner Fähigkeit, eine Situation richtig zu interpretieren und in ebenso zweckmäßiger Weise zu handeln, ein entscheidendes Gewicht, entsprechend der zentralen Rolle, welche die *téchne*, wenn man sie als *Kunst* deutet, dem Ausübenden zuweist.[59]

Wir wollen hier nicht auf die Frage eingehen, ob die *aísthesis toû sómatos*, die körperliche Empfindung, von welcher im Text gesprochen wird, auf den Arzt bezogen werden muß oder auf den Patienten.[60] Wichtig ist hier, daß vom Heilkundigen in jedem Falle ein außergewöhnliches Maß an hermeneutischer Intelligenz verlangt wird. Aus seiner Beobachtung der jeweiligen Umstände, die sich aus der individuellen Verfassung des Kranken und der besonderen Eigenart seiner Krankheit ergeben, muß er ein konkretes Wissen gewinnen, das so eng wie möglich auf die besondere Situation abgestimmt ist, weil es nur durch eine solch genaue Abstimmung effektiv werden kann.

Aber Vorsicht: Bei der Kreativität, über die der *iatrós* verfügen muß, handelt es sich nicht um eine unkontrollierte Art von irrationaler Intuition, die keiner inneren

---

und Sorgfalt ihre Stärke erreicht» (*Phil.* 56 a; dt. Übers. v. F. SCHLEIERMACHER: *Platon: Sämtliche Werke.* 4 Bde., dt. Übers. v. F. Schleiermacher. Reinbek bei Hamburg 1994).

58 S.o. Anm. 54.

59 Bei der Klärung der eigenen theoretischen Koordinaten zu Beginn der Schrift stellt der Verfasser interessanterweise fest, daß die Realität der Medizin auf eindeutige Weise dadurch bewiesen werde, daß es ohne die Existenz der *iatriké* nicht möglich wäre, in ihrem Bereich differenzierte Grade der Kompetenz festzustellen. Alle würden gleichermaßen der Erfahrung und der Wissenschaft ermangeln; dies trifft aber nicht zu, da es gute und weniger gute Ärzte gibt: «Wenn aber die ärztliche Kunst überhaupt nicht existierte und in ihr nichts erforscht und nichts erfunden wäre, so [wären alle] in ihr in gleicher Weise unerfahren [ἄπειροι] und unwissend [ἀνεπιστήμονες] und die Behandlung der Kranken wäre gänzlich dem Zufall überlassen. So ist es aber nicht, sondern wie in allen anderen Künsten die Ausübenden sich in ihrer Fertigkeit und ihrer Einsicht sehr voneinander unterscheiden, so ist es auch in der Heilkunst» (*De pr. med.*, I, 2; 118, 10-119, 4 JOUANNA [I, 570, 8-572, 2 LITTRÉ]; dt. Übers. v. H. DILLER). Interessant ist auch die Stelle, die den Begriff der Ursache betrifft (s.o. Anm. 47). Der Verfasser kritisiert die häufig zu beobachtenden verkehrten Auffassungen von den Ursachen der Verschlechterungen, die im Verlauf der Krankheiten manchmal vorkommen. Wie er feststellt, sieht die Mehrheit der Ärzte [τοὺς πολλοὺς ἰητροὺς], da ihnen, nicht anders als die Laien [τοὺς ἰδιώτας], ein echtes Wissen fehlt und sie daher die wahre Ursache nicht kennen [τὸ μὲν αἴτιον ἀγνοεῦντας], in solchen Verschlechterungen die Auswirkungen gewisser Verhaltensweisen, die jedoch sogar im Gegenteil nützlich waren: vgl. ebd. XXI, 2; 148, 7-13 JOUANNA [I, 624, 14-19 LITTRÉ].

60 Das viel diskutierte Problem der Bedeutung, die diesem Ausdruck beigelegt werden muß, wird untersucht bei *Jori* (1996) [wie Anm. 2], S. 384-387, Anm. 8 [s. a. die Ergänzungen hierzu, ebenda S. 214-215, Anm. 16].

Disziplin bedarf. Der Autor beschreibt den Arzt nicht als ein geniales Individuum, das mit prometheischen Fähigkeiten begabt ist; seine Kompetenz, in welcher Theorie und Praxis zusammenfließen, gründet sich in objektiver und nachprüfbarer Weise auf die strenge Orientierung an einer bestimmten Tradition.

Das Talent des Therapeuten ist keineswegs etwas Undefinierbares, sondern es hängt davon ab, in welchem Maße er fähig und gewillt ist, sich auf eine methodologische Tradition (nämlich die der 'alten' Medizin) zu beziehen, die in der Vergangenheit verwurzelt und zugleich für neue Entwicklungen offen ist.[61]

5. Schlußfolgerungen

Damit kommen wir nun zum Schluß, und hier sei mir ein aktualisierender Hinweis erlaubt. Im Rahmen der derzeitigen Diskussion wird nach einem Konzept der Medizin gesucht, das den theoretischen Ort darstellen könnte, in dem sich Wissen und Praxis, Naturgesetze und individuelle Gegebenheiten, technische Kompetenz und Kreativität des einzelnen Arztes organisch verbinden lassen. In diesem Zusammenhang[62] wurde "die Eliminierung der *ars medica* aus der wissenschaftlichen Medizin"[63] kritisiert.

Ich meine gezeigt zu haben, inwiefern die hippokratische Diskussion über die Medizin und über die richtige Auffassung von ihrem Status auch noch für die heutigen Ärzte (und die Theoretiker der Medizin) von großen Interesse sein kann. Und einen wertvollen Beitrag zur Entwicklung jener vermittelnden und zugleich metamedizinischen Disziplin, die man mit einem Begriff von Urban WIESING

---

61 Die Ausrichtung von "De prisca medicina" steht am Schnittpunkt zwischen der Notwendigkeit der Erneuerung einerseits und der Bewahrung der Tradition andererseits. Man könnte diesbezüglich von einer Art von 'dynamischem Konservativismus' sprechen, der sich gründet auf die Feststellung, daß der traditionelle Weg der Medizin bereits zu wertvollen Erkenntnissen geführt hat und es demnach auch in Zukunft tun kann. So ist der Verfasser der Meinung, daß nur diejenigen im Bereich der Medizin Neues und Nützliches finden können, die außer der Begabung auch über das Wissen über die schon in der Vergangenheit erreichten Erkenntnisse verfügen und diese zum Ausgangspunkt ihrer eigenen Forschungen machen [καὶ τὰ λοιπὰ εὑρεθήσεται, ἤν τις ἱκανός τ' ἐὼν καὶ τὰ εὑρημένα εἰδὼς ἐκ τούτων ὁρμώμενος ζητῇ]: De pr. med., II, 1; 119, 14-16 JOUANNA [I, 572, 11-12 LITTRÉ]. Und er fügt hinzu: «wer [...] dieses verwirft und geringschätzt und alles auf einem anderen Wege und in anderer Form zu erforschen versucht und behauptet, auf diese Weise etwas herausgefunden zu haben, der befindet sich in einer vollkommenen Täuschung» (dt. Übers. v. H. DILLER) - [ὅστις δὲ ταῦτα ἀποβαλὼν καὶ ἀποδοκιμάσας πάντα ἑτέρῳ ὁδῷ καὶ ἑτέρῳ σχήματι ἐπιχειρεῖ ζητεῖν καί φησί τι ἐξευρηκέναι, ἐξηπάτηται καὶ ἐξαπατᾶται], ebd. II, 2; 119, 16-19 JOUANNA [I, 572, 12-14 LITTRÉ]. Es sei faktisch und prinzipiell unmöglich, auf andere Art zu neuen Erkenntnissen zu gelangen [ἐκ δὲ τούτου καταφανὲς ἔσται ἀδύνατα ἐόντα ἄλλως πως τούτων εὑρίσκεσθαι]: ebd. 120, 2-3 JOUANNA [I, 572, 16-17 LITTRÉ]. Deutlich ist der Bezug zwischen dieser Einstellung und der Polemik gegen die Postulate, die sich durch die ganze Schrift zieht (s. Anm. 45 o.): vgl. *Di Benedetto* (1986) [wie Anm. 9], S. 212.

62 Vgl. dazu A. *Labisch*: Der Arzt zwischen Heilkunde und Heilkunst - oder: ist eine zeitgemäße ärztliche Handlungswissenschaft möglich?. In: Ars medica - Verlorene Einheit der Medizin? Hrsg. v. P. Kröner, T. Rütten, K. Weisemann und U. Wiesing, Stuttgart u.a. 1995, S. 191-210.

63 R. *Toellner*: "Die wissenschaftliche Ausbildung des Arztes ist eine Culturfrage...". Über das Verhältnis von Wissenschaftsanspruch, Bildungsprogramm und Praxis der Medizin. Berichte zur Wissenschaftsgeschichte 11 (1988), S. 193-205, hier S. 201.

"Praxeologie" nennen kann,[64] leistet meiner Meinung nach die in "De prisca medicina" dargestellte Sicht der Medizin als *téchne* in dem eigentlichen Wortsinne der *Heilkunst*.[65]

---

64 Vgl. *Wiesing* (1993) [wie Anm. 13], S. 128-129.

65 Insgesamt wäre es heute äußerst sinnvoll, die hippokratischen Texte aus einer aktuellen theoretischen Perspektive zu untersuchen. Dank der seit dem 19. Jahrhundert geleisteten gewissenhaften Textarbeit sind sie nunmehr in hervorragenden kritischen Ausgaben verfügbar. In methodologischer, epistemologischer und ethischer Hinsicht müssen sie jedoch noch weiter untersucht und teilweise 'neu entdeckt' werden. So können sie sich - trotz ihrer offensichtlichen Beschränkungen aufgrund ihrer ganz anderen gesellschaftlichen und kulturellen Voraussetzungen - auch für die gegenwärtige Diskussion über die Rolle und das Wesen der Medizin in der 'Postmoderne' [s. dazu *U. Wiesing*: Style and Responsibility: Medicine in Postmodernity. Theoretical Medicine 15 (1994), S. 277-290] als eine Quelle wertvoller Anregungen erweisen.

Gesellschaftliches Leitbild und biologisches Konstrukt des Lebendigen: Versuch der Bestimmung ihrer Beziehung am Beispiel von Georges Cuviers Wissenschaft der Organisation des Lebendigen

von Tobias Cheung

1. Einleitung

Im folgenden wird ein bestimmtes Ordnungsschema des Lebendigen rekonstruiert, das von einem institutionell und historisch äußerst wirksamen Projekt am Beginn des 19. Jahrhundert abgeleitet werden kann. Es ist das Projekt einer „Wissenschaft der Organisation des Lebendigen", und sein Initiator ist Georges CUVIER (1769-1832), Inhaber des Lehrstuhls für vergleichende Anatomie am Muséum d'Histoire naturelle im Pariser Jardin des Plantes seit 1802, „conseiller" der Universität Sorbonne seit 1808 und „secrétaire perpétuel" der Académie des sciences.[1] Seine Vorlesungen umfaßten sowohl die „*Leçons d'anatomie comparée*" am Muséum (1800-1805) als auch die „*Histoire des sciences naturelles depuis leur origine*" am Collège de France (1841-1845).

Die Untersuchung wird sich auf diejenigen Momente des CUVIERschen Projekts konzentrieren, in denen die Individualität des Lebendigen als organismischer Körper, das Verhältnis der organismischen Individuen zu ihren natürlichen „Klassen" und die Einbettung dieser „Klassen" in ihre (Um-)Welt deutlich zum Ausdruck kommt. Die textliche Grundlage des CUVIERschen Projekts wird dabei soweit aufgebrochen und rekonstruiert, daß sich in ihm ein Raum etablieren läßt, der sich sowohl auf das naturwissenschaftliche Objekt, den organismischen Körper, als auch auf die Rolle eines „Individuums" in einer bestimmten gesellschaftlichen Formation, und damit auf ein bestimmtes Leitbild, beziehen läßt. Eine derartige Möglichkeit der Übersetzung des CUVIERschen Projekts, das eine neue Naturwissenschaft neben der Physik und der Chemie zu etablieren versuchte, in ein gesellschaftliches Leitbild wurde bereits in einigen Untersuchungen entwickelt.[2] Die vorliegende Untersuchung wird sich dabei darauf beschränken, die Möglichkeit einer derartigen Übertragung genauer zu bestimmen, ohne auf die historische Entwicklung der konzeptuellen Form des Prozesses der Individuation im christlichen Kontext, und hier insbesondere auf LEIBNIZ' monadologisch

---

1 Für ausführlichere biographische Angaben, siehe *Phillipe Taquet*: Georges Cuvier, ses liens scientifiques européens, in: Montbéliard sans frontières, Colloque international de Montbéliard vom 8.-9. Oktober 1993. Montbéliard 1993, S. 287-309.

2 Siehe etwa *Dorinda Outram*: Georges Cuvier - Vocation, science and authority in post-revolutionary France, Manchester 1984; und *Tobias Cheung*: Das Paradox des Lebens - Einige methodologische Überlegungen zur Entstehung des biologischen Organismuskonzepts. Berlin 1999, S. 9-18 (Landschaftsentwicklung und Umweltforschung – Schriftenreihe des Fachbereichs Landschaftsentwicklung der TU Berlin, Bd. 111).

substantiierte Einheit, im Rahmen der Abhandlung eingehen zu können.[3] CUVIERs Ansatz bietet neben seiner historischen Bedeutung für die Entwicklung eines biologischen Verständnisses bestimmter, lebendiger Körper auch den Vorteil, daß es ein Konzept formt, das die paradoxe Ausgangssituation der wissenschaftlichen Formation organismischer Dinge immanent zu verarbeiten versucht. Die paradoxe Ausgangssituation entwickelte sich im 18. Jahrhundert in Europa anhand des repräsentativen Verhältnises zwischen einer organismischen Innen- und Außenwelt, aus der eine individuierte Existenzform hervorgeht, wobei jeweils beide 'Welten' für sich komplett, und doch systematisch aufeinander angewiesen sind, um als getrennte Bereiche zugleich existieren zu können. CUVIER stellte sich die Aufgabe, diese Ausgangssituation naturwissenschaftlich umzusetzen, indem er die systematisch bedingte Differenz zwischen Innen und Außen in das Konzept individuierter Organisation und ihrer Existenzbedingungen umwandelte.[4]

Um sein Projekt für die Erstellung eines Leitbilds des Lebendigen analytisch zugänglich zu machen, werde ich es in zwei Bereiche unterteilen, die sich jedoch in CUVIERs Ansatz immer gegenseitig voraussetzen: den einzelnen Organismus und die 'Welt' der Organismen. Da der Bereich der 'Welt' zumindest extensiv, d.h. raumzeitlich, umfassender ist als derjenige des einzelnen Organismus, werde ich mit der Exposition des letzteren beginnen.

2. Die Organisation des individuellen Organismus

Der einzelne Organismus ist für CUVIER ein „Individuum", dessen einzigartige Charakteristik sich aus den Vernetzungen seiner organischen Innenwelt mit seiner Umgebung ergibt. Diese Vernetzungen stellen zugleich die Bedingungen seiner Existenz dar.

Die organische Innenwelt des organismischen Körpers setzt sich aus verschiedenen Räumen zusammen, die dynamisch und funktionell aufeinander zum Erhalt des ganzen Körpers abgestimmt sind. Physiologische Reaktionen ermöglichen etwa die Erstellung eines Nahrungsbreis, der nicht in jedem Organ des Körpers separat hergestellt wird, sondern durch ein internes Kanalsystem allen Organen zugänglich gemacht wird, die wiederum ihrerseits andere Funktionen übernehmen, um die Herstellung des Nahrungsbreis zu ermöglichen, etwa durch Atmung, Bewegung, Zirkulation und Wahrnehmung. In CUVIERs vergleichender Anatomie findet sich eine detaillierte Beschreibung einer derartigen „Verdauungstätigkeit" (acte de la nutrition):

„*Die Nahrung wird durch die Kiefer und die Zähne zerteilt, anschließend durch Muskelbewegungen des hinteren Mundraumes und durch die Kehle verschluckt,*

---

3   Eine Analyse der strukturellen Beziehung zwischen LEIBNIZ' monadologisch substantiierter Einheit und CUVIERs „être total" findet sich in *Tobias Cheung*: Die Organisation des Lebendigen – Die Entstehung des biologischen Organismusbegriffs bei Cuvier, Leibniz und Kant. Frankfurt a.M. 2000; und *Tobias Cheung*: Monaden und Organismen in Leibniz' System individueller Substanzen. Jahrbuch für Geschichte und Theorie der Biologie 9 (2003) [im Druck].

4   CUVIERs Ansatz dient dabei als Beispiel, und nicht als einmaliger Begründungsfall einer derartigen Transformation.

sowie im vorderen Bereich des Verdauungskanals abgelagert ... Die Nahrungsbestandteile durchdringen letzteren mithilfe spezieller Flüssigkeiten, durch die sie aufgelöst werden. Anschließend werden sie in den Rest des Kanals überführt, in dem ihnen weitere Flüssigkeiten zugeführt werden, um ihre Präparation zu vollenden. Die Wände des Kanals haben Poren, welche aus der Nahrungsmasse eine angemessene Menge für die Ernährung abziehen, während der unnütze Rest als Exkret ausgeschieden wird."[5]

Es sind deshalb nicht *„einzelne Zonen des Fleisches, die das Fleisch selbst, noch bestimmte Zonen der Knochen, die die Knochen ernähren; sondern alle Nahrungsteile verteilen sich und verschmelzen miteinander im Verdauungsprozeß zu einer homogenen Flüssigkeit, von der jeder Teil diejenigen Elemente erhält, die ihn ernähren. Sie ziehen die Nahrungsteile durch eine Art Wahl an sich, und kombinieren sie unter sich nach ihnen angemessenen Proportionen."*[6]

Die Existenz der in sich zirkulären, aufeinander abgestimmten organischen Prozesse der Organismen hängt jedoch auch wesentlich von einem Stoffaustausch mit ihrer Umgebung ab, um sich durch ihre Objekte von Außen her in sich zu vervollständigen. Dabei muß die Struktur der umgebenden Objekte derjenigen der inneren Organe entsprechen, um den existenziellen Bedürfnissen des Organapparates insgesamt nachkommen zu können. Es ist deshalb für alle Carnivoren notwendig, *„daß ihre Kieferknochen derart konstruiert sind, daß sie die Beute verschlingen können; daß ihre Zähne das Fleisch zerkleinern und zerteilen können; daß das ganze System seiner Bewegungsorgane die Beute verfolgen und ihr auflauern kann; und daß ihre Wahrnehmungsorgane es ermöglichen, die Beute von weitem wahrzunehmen. Es ist sogar des weiteren nötig, daß die Natur sein Gehirn mit einem Instinkt ausgestattet hat, der notwendig ist, um zu wissen, wie man sich versteckt und wie man Fallen für seine Beute aufstellt. Dieses sind die allgemeinen Bedingungen der tierischen Ordnung (régime animale)."*[7]

Aus dem Zusammenspiel von inneren und äußeren „Bedingungen" ergibt sich die Gesamtheit der „Existenzbedingungen" eines einzelnen organischen Körpers, die zugleich das „biologische" Prinzip seiner Existenz ausmachen:

„Die Naturgeschichte hat indessen auch ein rationales Prinzip, das ihr eigentümlich ist, und das sie mit Gewinn zu vielen Gelegenheiten nutzt; es ist dasjenige der Existenzbedingungen (conditions d'existence) ... Aus dem gleichen Grunde, aus dem heraus nichts existieren kann, wenn es nicht die Bedingungen in sich vereint, die seine Existenz ermöglichen, müssen auch die verschiedenen Teile eines jeden Seienden derartig miteinander koordiniert sein, daß sie das être total ermöglichen, und zwar nicht nur in sich selbst, sondern auch durch seine Beziehungen zu den ihn umgebenden Körpern ..."[8]

5 *Georges Cuvier*: Le règne animal distribué d'après son organisation pour servir de base à l'histoire naturelle des animaux et d'introduction à l'anatomie comparée. Bd. 1, Paris 1817, S. 41.

6 *Georges Cuvier*: Leçons d'Anatomie comparée, 5 Bde. Paris 1800-1805. Neudruck Brüssel 1969, Bd. 3, S. 4.

7 *Georges Cuvier*: Discours préliminaire, in: Recherches sur les ossements fossiles de quadrupèdes, où l'on rétablit les caractères de plusieurs espèces d'animaux que les révolutions du globe paroissent avoir détruites. Paris 1812, S. 58.

8 *Cuvier* (1817) [wie Anm. 5], Bd. 1, S. 6 [nachträgliche Hervorhebung].

Aus der existenziellen Notwendigkeit des Zusammenspiels von inneren und äußeren Verhältnissen folgt eine in ihrer Mannigfaltigkeit schier unendliche Abstimmung sowohl der einzelnen Prozesse als auch ihrer Räume (ihrer funktionellen Träger und ihrer Objekte), so daß CUVIER die „Harmonie" zwischen ihnen immer schon voraussetzt. Aufgrund dieser Überlegungen ist es für den vergleichenden Anatom *„evident, daß die angemessene Harmonie (harmonie convenable) zwischen den Organen, die miteinander in Wechselwirkung stehen, eine notwendige Bedingung der Existenz des Wesens ist, dem sie [die Organe] angehören. Es ist ebenso evident, daß, wenn eine der Funktionen des Wesens derart verändert werden würde, daß sie anschließend mit den Modifikationen der anderen Funktionen inkompatibel ist, dieses Wesen nicht mehr existieren könnte."*[9]

Die Totalität des „être total" in Form einer absoluten Harmonie seiner individuellen Vernetzungen, die als Voraussetzung seiner Existenz nicht selbst wiederum aus einem zeitlichen Prozeß hervorgehen kann, definiert auch seine „Rolle" (rôle)[10], die es in der Natur spielen muß, und die nur durch die „Schöpfung" (création)[11] vorgegeben sein kann. „Organisierte Wesen" (êtres organisés) sind „geschaffene Wesen" (êtres créés): *„Man darf nicht versuchen ... die zahlreichen Phänomene, aus denen sich das Leben eines Tieres zusammensetzt, zu isolieren ... : sobald man nur eines von ihnen wegfallen läßt, ist das ganze Leben zunichte gemacht* (la vie entière s'anéantit)."[12]

Hiermit schließe ich die Behandlung des ersten Bereiches ab, und fasse kurz seine wesentlichen Momente zusammen. Das Leitbild des Lebendigen, das sich aus diesem Bereich ergibt, stellt organische Körper als einzigartige Individuen dar, die zwar aus Teilen zusammengesetzt sind, und damit generell auch maschinelle und austauschbare Eigenschaften besitzen[13], deren Existenz jedoch von einer nicht mechanisch reduzierbaren Vernetzung ihrer inneren organischen Prozessualität mit ihrer Umgebung abhängt, die sie zuallererst als lebendige Körper auszeichnet. Als Objekte einer neuen Naturwissenschaft *„können sie nicht demontiert werden, ohne zugleich zerstört zu werden."*[14] CUVIERs Projekt einer Wissenschaft der Organisation des Lebendigen muß deshalb davon ausgehen, daß *„jedes Lebewesen für sich gemacht ist, und in sich das hat, was es vervollständigt."*[15] Diesen Status können Lebewesen nur dann existenziell umsetzen, wenn ihnen die Rolle, die sie in ihrer Umwelt einnehmen, seit ihrer Schöpfung vorgegeben ist.

---

9   *Cuvier* (1800-1805) [wie Anm. 6], Bd. 1, S. 47.
10 Vgl. *Georges Cuvier* und *M. de Saint-Agy*: Histoire naturelle des poissons. 22 Bde. Paris 1828-1833, Bd. 1, S. 543: Die jeweilige „Rolle" der individuellen Organismen bestimmt ihren „Platz in der Schöpfung. Sie haben ihn von ihrem Ursprung an inne, und sie behalten ihn bis zur Vernichtung der aktuellen Ordnung der Dinge".
11 Vgl. *Cuvier* und *de Saint-Agy*: (1828-1833) [wie Anm. 10], Bd. 1, S. 569.
12 *Cuvier* (1817) [wie Anm. 5], Bd. 1, Einleitung, S. V.
13 CUVIER bezeichnet den einzelnen Organismus auch explizit als „tierische Maschine" (machine individuelle). Siehe etwa *Cuvier* (1800-1805) [wie Anm. 6], Bd. 3, S. 1.
14 *Cuvier* (1800-1805) [wie Anm. 6], Bd. 1, S. 5.
15 *Georges Cuvier*: 'Nature'. In: Dictionnaire des sciences naturelles. Hrsg. v. F. G. Levrault, Bd. 34, Paris 1825, S. 261-268, hier S. 264-265.

3. Die Organisation der umgebenden Welt

Dieser zweite Bereich erschließt die Ebene der Welt und ihre organismischen Beziehungen. Auf dieser Ebene wiederholt sich die Logik der Existenzbedingungen eines jeden lebendigen Organismus. Die individuellen Vernetzungen zwischen innerer Organisation und der (Um-) Welt organischer Körper müssen derart aufeinander abgestimmt sein, daß sie ihre Existenz und Fortdauer unterstützen.[16] Die „Rolle", für die jedes „être total" geschaffen wurde, stellt zugleich ihre notwendige Position in der Totalität der Beziehungen zwischen allen „êtres totals" dar:

„*Jedes organisierte Seiende hat, in Übereinstimmung, alles das, was ihm nötig ist, um sich zu erhalten ... Jedes Seiende ist für sich gemacht und hat in sich alles das, was es vervollständigt ... und das, was für ... [jede] Pflanze, und für ... [jedes] Tier wahr ist, [das ist auch] ... nicht weniger wahr für die große Welt, die Erde, und alles das, was sie bewohnt: die Seienden, welche sie zusammensetzen und sie bewohnen, in ihr zusammenwirken, um ihren Zustand zu erhalten: Sie sind sich gegenseitig und für das Ganze notwendig ... Die Welt ist wie ein Individuum ...*"[17]

In Analogie zur Vielzahl der 'kleinen Welten' repräsentiert die „große Welt" ein „universelles Tier" (animal universel), deren Organisation derjenigen der Organismen strukturell entspricht: „ ... *nicht nur jedes [lebendige] Wesen stellt einen Organismus dar, sondern auch die Erde im Ganzen, jedoch auf eine millionenfach kompliziertere Weise.*"[18] Als organismisch organisierte Welt muß ihre Ordnung „Klassen" von Individuen beinhalten, die wie Organe die Dynamik ihrer vielfältigen organischen Prozesse regeln und erhalten: „ ... *man kann sich die aktuelle Welt nicht ohne eine oder mehrere Klassen von Seienden vorstellen, die sie bewohnen, genau so wie der Körper des Menschen nicht ohne eines oder mehrere seiner Organsysteme bestehen kann.*"[19] Die „Klassen" der Seienden repräsentieren damit nicht abstrakte Gruppen einer systematisch abgeleiteten, mehr oder weniger gut fundierten Methodik, die von allgemein vergleichbaren Merkmalen ausgeht, sondern repräsentieren als natürliche „Typen" die zur organischen Existenz ihrer „Welt" notwendigen Einheiten. Jeder individuelle Organismus dieser Welt muß einer ihrer Organisationstypen angehören, damit alle Organismen miteinander koexistieren können, und jeder Organisationstyp muß wiederum aus Individuen bestehen, da nur das Individuum konkret *ist* und *lebt*. Individuum und Typus müssen daher *zugleich* sein.

Jeder Organisationstyp muß weiterhin in seiner Rolle zum Erhalt der Harmonie der „großen Welt" *perfekt* auf alle anderen Typen abgestimmt sein. Er ist in sich vollständig, um diese Rolle erfüllen zu können, und sein existenzieller Wirkungsbereich ist durch diejenigen aller anderen klar abgegrenzt. Es kann daher keine Übergangstypen oder Zwischenglieder in der weltlichen Ordnung der Organismen

---

16 Vgl. *Toby A. Appel*: The Cuvier-Geoffroy Debate - French Biology in the Decades Before Darwin. New York u.a. 1987, S. 46: "... the parts of an animal were necessarily correlated to assure internal harmony as well as harmony with its environment."

17 *Cuvier* (1825) [wie Anm. 15], S. 265.

18 *Georges Cuvier*: Extrait d'un rapport sur l'état de l'histoire naturelle. In: Recueil des éloges historiques. Hrsg. v. F. G. Levrault. Strasbourg 1827. Reprint Bruxelles 1969, Bd. 3, S. 453.

19 *Cuvier* (1825) [wie Anm. 15], S. 265, nachträgliche Hervorhebung.

geben: *„Kurz gesagt, wir sehen hier ..., daß die Natur von einem Plan auf den anderen übergeht, daß sie einen Sprung macht und zwischen ihren Erzeugungen eine sichtliche Lücke (un hiatus manifeste) besteht; die Cephalopoden stellen keinen Übergang zu irgend etwas anderem dar, und ihre eigene Entwicklung hat nichts hervorgebracht, was höher als sie stände ...“*[20]

Wenn die Cephalopoden auch in ihrer Entwicklung nicht etwas hervorgebracht haben, „was höher als sie stände", so besteht doch zwischen den einzelnen Organisationstypen eine Hierarchie der Ordnung, die sich aus derjenigen der Organisation der 'kleinen Welten' ableitet. In der Organisation der „kleinen Welten" einzelner lebendiger Körper ist es für CUVIER notwendig gewesen anzunehmen, daß eine Hierarchie der Einflußbereiche zwischen ihren Organapparaten es ermöglicht, ihre verschiedenen Prozesse differenziert und doch aufeinander abgestimmt zu regeln:

„Genau so, wie die Teile dieser Ökonomie nur ein einziges Ganzes ausbilden, gibt es darin Teile, die, da sie einen allgemeineren Einfluß ausüben, ihre Aktivität allen anderen vorgeben; im Gegensatz dazu finden sich auch solche Teile, die nur eine begrenzte und lokale Aktivität ausüben, und die das allgemeine System nur sehr wenig beeinflussen."[21]

Zwischen den bereits in sich perfekten Organisationstypen muß es deshalb „genau so" wie für die einzelnen Organe lebendiger Körper bestimmte Typen geben, die „perfekter" (plus parfait) als andere sind.[22] Das Zeichen einer derartigen Hierarchisierung des Perfekten besteht in der Vervielfachung der Beziehungen zwischen der inneren Organisation eines Typus und seiner Umgebung. CUVIER bezeichnet diese Vervielfältigung der Beziehungen als „Effizienz" (efficacité) oder auch als „Wirkungsgrad" (degré d'énergie). Der vergleichende Anatom muß *„jede der Funktionen, die wir gerade behandelt haben, wieder aufnehmen, und sowohl ihre verschiedenen Wirkungsgrade als auch die speziellen Mittel, durch welche sich jede Funktion verwirklicht, untersuchen"*[23].

Die Perfektion der Wahrnehmung hängt dabei *„von der Feinheit der äußeren Tegumente und von der Gliederung der Extremitäten ab, die diesen Sinn übertragen, indem sie auf eine mehr oder weniger exakte Weise auf diejenigen Körper abgestimmt sind, die das Tier erkennen kann."*[24] Die der Perfektionierung entgegengesetzte Bewegung stellt wiederum eine Reduzierung der Differenziertheit der inneren und äußeren Beziehungen dar.

Der Anatom kann dabei zunächst den verschiedenen Graden der Perfektionierung nachgehen, *„durch welche sich [die Tiere] mehr und mehr vereinfachen"*[25]. Wenn man von den Tieren „mit rotem Blut" zu den Tieren „mit weißem Blut" absteigt, läßt sich erkennen, daß, *„je nach dem Grad, mit dem ihre Perfektion abnimmt, sich der Zusammenhang der medulären Gewebe löst und separiert: Entsprechend ist im*

---

20 *Georges Cuvier*: 'Mémoire sur les Céphalopodes et sur leur anatomie'. In: Georges Cuvier: Mémoire pour servir à l'histoire et à l'anatomie des Mollusques. Paris 1817, S. 1-54, hier S. 43.

21 *Georges Cuvier*: Tableau élémentaire. Paris 1798, S. 16.

22 Zur Rolle der Perfektion in CUVIERs vergleichender Anatomie, siehe auch *Tobias Cheung*: Cuvier et la perfection du parfait. Revue d'Histoire des Sciences 4 (2001), S. 543-553.

23 *Cuvier* (1800-1805) [wie Anm. 6], Bd. 1, S. 35.

24 *Cuvier* (1800-1805) [wie Anm. 6], Bd. 1, S. 37.

25 *Cuvier* (1798) [wie Anm. 21], S. 6.

Menschen der Encephalus vereinheitlicht und konzentriert in einer Art Globus. Dieser Globus verlängert sich bei den Vierfüßlern und den Vögeln. In den Fischen sind die verschiedenen Ausformungen [des Nervenkomplexes] ... sichtbar vonein- ander getrennt. In den Tintenfischen finden wir bereits vier weit voneinander ent- fernte Massen; und in den Insekten sind sie gleichmäßig über die ganze Länge des Rückennervs verteilt. In den Polypen überschreitet die Diffusion letztlich jede Grenze: Die Nervenmasse breitet sich überall aus und weist kein gemeinsames Zen- trum mehr auf".[26]

Die Zoophyten stellen dabei, aufgrund der „Einfachheit ihrer Organisation", die in nichts anderem besteht als „dem Einsaugen und der Ausscheidung" der umge- benden Flüssigkeiten, „die letzten Tiere" dar.[27] Ihre innere Organisation entspricht nahezu *„der Homogenität der Pflanzen. Es lassen sich in ihnen weder ein klar ge- gliedertes Nervensystem noch spezielle Wahrnehmungsorgane ausmachen. Mit Mühe erkennt man in ihnen Spuren einer Zirkulation. Die Atmungsorgane liegen fast immer auf der Körperoberfläche. Die meisten von ihnen weisen nur einen Sack ohne Öffnung für alle ihre Eingeweide auf. Die letzten Familien präsentieren nur noch eine Art homogene, bewegliche und sensible Masse."*[28] Ihre organischen Körper besitzen *„weder ein Herz, noch Gefäße, ein Hirn oder Nerven; wie die Pflanzen bestehen sie nur aus Agglomerationen von Schläuchen und Kügelchen, die Flüssigkeiten enthalten, deren verschiedene Bewegungen allein durch Aufsaugen und Ausscheiden entstehen."*[29]

Wenn man nun andererseits von den Zoophyten ausgehend zum „perfektesten" (le plus parfait) der perfekten Organisationstypen aufsteigt, muß die „Klasse" der Säugetiere an „den Kopf des Tierreiches" gestellt werden, *„weil in ihr unter allen [Klassen] die verschiedensten Fähigkeiten, die feinsten Wahrnehmungen und die unterschiedlichsten Bewegungsarten zum Ausdruck kommen. Alle ihre Eigenschaf- ten scheinen sich zu vereinen, um effektiv zusammenarbeiten zu können. Sie besitzen mehr produktive Kapazitäten, sind weniger einem Instinkt unterworfen und sind fähiger, sich zu perfektionieren."*[30] Ihr Nervensystem ist *„stärker konzentriert, und ihre zentralen Einheiten sind voluminöser, ... [so daß] ihren Wahrnehmungen mehr Energie und Erregungsdauer zur Verfügung steht, woraus eine höhere Intelligenz und eine überragende Perfektion hervorgeht."*[31] Unter den Säugetieren findet sich auch das „perfekteste" aller Tiere: der Mensch als *primus inter pares*. Er repräsen- tiert, wie das Gehirn im Kopf des organischen Körpers, das obere, letzte Ende einer langen Kette hierarchischer Bezüge auf der Ebene der Welt.

An den Schnittpunkten dieser Kette mit den „unzählbar" verzweigten Existenz- bedingungen verschiedener organischer Körper (Die sich ihrerseits in vielfältige,

---

26 *Georges Cuvier*: Mémoire sur la structure interne et externe, et sur les affinités des animaux auxquels on a donné le nom de vers. La Décade philosophique, littéraire et politique 5 (1795), S. 391.

27 *Cuvier* (1817) [wie Anm. 5], Bd. 4, S. 3.

28 *Cuvier* (1817) [wie Anm. 5], Bd. 1, S. 51.

29 *Georges Cuvier*: Mémoire sur la structure interne et externe, et sur les affinités des animaux auxquels on a donné le nom de vers, *Cuvier* (1817) [wie Anm. 5], Bd. 1, S. 394.

30 *Cuvier* (1817) [wie Anm. 5], Bd. 1, S. 70.

31 *Cuvier*: (1817) [wie Anm. 5], Bd. 1, S. 70.

merkmalsspezifische Perfektionslinien differenzieren lassen) konstituiert sich die Individuation des lebendigen Organismus, das heißt *sein* begrenztes Sein in der Welt, als ein Netz.

Das Leitbild, das aus diesem Bereich hervorgeht, versetzt organische Körper in ein Gewebe existenzieller Abhängigkeiten, die aus ihrem Organisationstyp hervorgehen. Die inneren Existenzbedingungen auf der Ebene des einzelnen Körpers legen damit auch seine Existenzansprüche auf der Ebene der Welt fest. Die gegenseitige Abstimmung und die Erfüllung dieser Ansprüche kann in CUVIERs Konzept nur durch eine immer schon vorausgesetzte, und in diesem Sinne 'prästabilierte' Harmonie gewährt werden. Innerhalb dieser prästabilierten Harmonie verwandeln sich Existenzansprüche wiederum in „Rollen", die von jedem Individuum ohne Unterlaß und unveränderlich, jedoch in unendlicher Variation gespielt werden müssen. Die harmonisierten Weltbezüge aller lebendigen Körper setzen damit selbst eine übergeordnete Organisation ihrer Bezüge voraus, die wiederum zugleich die Ansprüche des „großen Tieres", der Welt, bestimmen. Wie jede organismische Organisation, basiert diese Ordnung nicht nur auf der Koordination bestimmter Einheiten als gleichgestellten funktionellen „Typen" oder „Klassen", sondern auch auf einer Hierarchie unter den in sich bereits perfekten „Klassen". Daraus folgt innerhalb der CUVIERschen Logik des Lebendigen, daß es übergeordnete, regelnde, „perfektere" und einflußreichere „Klassen" als andere gibt, während es wiederum am anderen Ende der Taxonomie des Perfekten „Klassen" gibt, die sich nahezu in Bedeutungslosigkeit, wie auch in Differenzlosigkeit zu ihrer Umgebung, verlieren.

Es gilt nun abschließend, aus CUVIERs Schriften ein zusammenhängendes Bild des Lebendigen zu erstellen, das eine Übertragung des Konzepts des individuellen Organismus auf gesellschaftliche Verhältnisse ermöglicht.

4. CUVIERs Leitbild des Lebendigen

Das Lebendige repräsentiert für CUVIER einen Organismus, dessen Organisation sowohl konstruktive als vor-konstruktive (geplante oder 'finale') Elemente aufweist. Beide Bewegungen überschneiden sich im Konzept der individuellen organismischen Existenz, das die inneren und äußeren Existenzbedingungen funktional über die Rolle einer natürlichen „Klasse" oder eines „Typus" im organischen Gefüge der Welt bestimmt. Die normative Betonung der notwendigen Einmaligkeit des individuellen Lebens kann dabei nur allgemein gefordert, nicht jedoch jeweils konkret anhand aller einzelnen Existenzbedingungen für alle organischen Körper nachgewiesen werden. Sie kann nur (theoretisch) davon ausgehen, daß es an einem Organismus *nichts* Unbedeutendes gibt, und daß alles, was existiert, individuiert ist.

Die Totalität des individuellen Lebens kann damit in CUVIERs „tiefer Anatomie" nur auf der Typusebene positiv als Rolle definiert werden (Organisationstyp). Es müssen diejenigen Verhältnisse (und (Um-) Welten) in der Welt geschützt bzw. abgesichert werden, die für den Typuserhalt notwendig sind, und in dieser Welt muß garantiert werden, daß sich der Typus über seine individuierten Exemplare erhalten kann.

Der Anatom, mit seinem Wissen um die Organisation des Lebendigen, ist als Träger dieses Wissens auch legitimiert, die Gesellschaft dem „großen Tier" (der Erde) gemäß zu gestalten, denn er vereint im Wissen um die Organisation des Individuums, deren einzelne „Welten" und die Welt aller auch eine Art biologiehistorisch frühe Konstellation 'ökologischen' Wissens um die bestmöglichste aller Ordnungen. Die Unveränderlichkeit der natürlichen „Klassen" (als Typus) gehorcht dem Grundsatz der Leistung und der Leistungsfähigkeit des Ganzen, der *economia naturae*, auch wenn der ökonomische Druck eine maximale Komplexität individueller Variabilität hervorbringt, die wiederum immer in der „Klasse" ihr Ende findet. Dabei sind nicht alle „Klassen" gleich wichtig, sondern je nach der Rolle, die ihnen in der umgebenden organischen Welt zukommt, von unterschiedlicher Bedeutung. Dem Verlust an Bedeutung geht ein Verlust an Komplexität und Differenziertheit einher, dem zugleich eine immer stärkere körperliche Typisierung der einzelnen Individuen innerhalb ihrer „Klassen" entspricht.

Individuelle Freiheit, Intelligenz und Schönheit gehören dabei immer mehr dem Fleisch und den Knochen des organischen Körpers an, *„und ein Moment ist genug, um dieses Bild [eines schönen Körpers] zu zerstören: Der Körper verliert oft ohne äußeren Grund seine Hitze, das Fleisch löst sich ab und die Knochen werden sichtbar"*[32]. Was verbleibt, ist die Rolle, die dieses lebendige Wesen erfüllte (der 'Beruf', den sie praktizierte). Das Bild, das hier im Entstehen ist, ist dasjenige eines Ökonoms der Natur und der Gesellschaft, für den Bedeutung nur über die Leistung einer „Klasse" als funktioneller Typ in einer Welt als Organismus entsteht, und für den alle Variation zur in diesem Sinne unwesentlichen, aber dennoch notwendigen Eigenschaft des Lebendigen wird.

Die regelnde und den Weltorganismus erhaltende Rolle, die eine hohe Komplexität an koordinativen und subordinierenden, sowie Ordnung erzeugenden Aktivitäten voraussetzt, muß dem „perfektesten" aller Tiere zufallen, dem Menschen. Er muß sich in dieser Rolle des eingreifenden Lenkers organischer Verhältnisse jedoch auch immer bewußt sein, daß die menschlichen „Grenzen" der Erkenntnis des komplexen Labyrinths des Lebendigen *„eng sind, verglichen mit der höchsten Kraft [Gottes], und mit den wahren Grenzen der Natur."*[33] Einige Zeilen später entgrenzt CUVIER jedoch bereits wieder jegliches Hindernis für einen Fortschritt in der „Wissenschaft der Organisation" des Lebendigen: *„Wenn der Mensch nun nicht ein ephemeres Wesen ist, und wenn seine Art dazu bestimmt ist, den Kräften in dieser Welt zu widerstehen ..., könnten ihn seine Beobachtungen, von Jahrhundert zu Jahrhundert vermehrt, ein Wissen um diejenigen Gesetze ermöglichen, die noch einen Moment zuvor seine Sphäre zu transzendieren schienen."*[34]

---

32 *Cuvier* (1800-1805) [wie Anm. 6], Bd. 1, S. 3.
33 *Georges Cuvier*: Supplément à l'histoire naturelle de Buffon, Bd. I: Mammifères. Paris 1831, S. 33 (Einleitung).
34 *Cuvier* (1831) [wie Anm. 33].

Historizitäre Fragen von Erfahrung und Handeln

Die Krankengeschichten in den ‚Epidemien' des ‚Corpus Hippocraticum' : Retrospektive Diagnosen als ein Beispiel für Kontingenz

von Lutz Alexander Graumann

1. Einleitung

"Sed possibilitas essendi est contingenter."
Nikolaus von Kues, De docta ignorantia, II 8 n. 137

Der folgende Beitrag befaßt sich mit der Problematik der sogenannten retrospektiven Diagnose, also der Identifikation einer historischen Krankheit mit einem modernen Krankheitsnamen. Diese Thematik berührt in bestimmter Art und Weise, die es nun zu verdeutlichen gilt, das Thema dieser Tagung, nämlich die Frage nach Historizität und nach Kontingenz in der medizinischen Wissenschaft und ihrer Historiographie.[1]

Im Rahmen einer medizingeschichtlichen Promotion am Karl-Sudhoff-Institut für Geschichte der Medizin und der Naturwissenschaften an der Medizinischen Fakultät der Universität Leipzig wurden von mir die aus der griechischen Antike überlieferten Krankengeschichten in den sogenannten "Epidemienbüchern" des ‚Corpus Hippocraticum' im Zusammenhang mit der Thematik der retrospektiven Diagnose untersucht. Die Ergebnisse dieser Untersuchung bestimmen im wesentlichen die im folgenden gemachten Ausführungen.[2] Zu Beginn werde ich zunächst einige allgemeine Aussagen zu dem aus der griechischen Antike überlieferten Schriftenkomplex sowie zu den in ihm enthaltenen Krankenge-schichten treffen, bevor eine antike Krankengeschichte präsentiert wird, anhand derer die Problematik der retrospektiven Diagnose kurz demonstriert werden kann.

2. Das ‚Corpus Hippocraticum'

Bei dem sogenannten ‚Corpus Hippocraticum' handelt es sich um ein aus der Antike überliefertes Schriftenkonglomerat mit weitgehend medizinischer Thematik. Laut Überlieferung geht das ‚Corpus Hippocraticum' auf den Arzt HIPPOKRATES von Kos (um 460 bis 370 vor Christus) zurück, der allerdings schon zum Zeitpunkt der ersten Gesamtbearbeitung dieses Corpus durch antike Schriftgelehrte im zweiten vorchristlichen Jahrhundert nur noch eine Legende war und dessen alleinige Urhe-

---

1   Bei diesem Beitrag handelt es sich um die überarbeitete Version eines Vortrages, den ich am 24. September 2000 im Rahmen der 83. Jahrestagung der Deutschen Gesellschaft für Geschichte der Medizin, Naturwissenschaft und Technik (DGGMNT) in Düsseldorf halten konnte.
2   *Lutz Alexander Graumann*: Die Krankengeschichten der Epidemienbücher des Corpus Hippocraticum: Medizinhistorische Bedeutung und Möglichkeiten der retrospektiven Diagnose. Aachen 2000 [zugl. med. Diss. Leipzig 2000].

berschaft all dieser sehr unterschiedlichen Schriften nicht nur umstritten ist, sondern
– allein aufgrund der stilistischen und inhaltlichen Heterogenität der Schriften –
auch sehr unplausibel erscheint. Man sollte insgesamt in bezug auf das ‚Corpus Hippocraticum' wohl eher vom Nachlaß eines im Griechenland des vorwiegend vierten
vorchristlichen Jahrhunderts tätigen *Ärztekollektivs* sprechen und diesen Nachlaß
wiederum als dessen schriftlich fixiertes Arbeitsinstrument auffassen. Die Schriftensammlung des ‚Corpus Hippocraticum' wäre demnach aus heutiger Sicht als nieder-
geschriebener Ausdruck ausgewählter antiker medizinischer Diskussionen, Lehren
und gewisser "Forschungsinteressen" anzusehen.[3]

3. Die ‚Epidemien' des ‚Corpus Hippocraticum'

Die im Rahmen des ‚Corpus Hippocraticum' insgesamt sieben überlieferten Schrif-
ten mit dem Titel ‚Epidemien' (kurz: Epid.) beinhalten zum größten Teil
Krankengeschichten, daneben auch noch meteorologische Beschreibungen sowie
eine große Anzahl von Lehrsprüchen. Aufgrund inhaltlicher und struktureller
Ähnlichkeiten vermutet man heute eine Art Gesamtkonzept hinter dieser
Schriftenreihe. Geographisch lassen sich die meisten Schilderungen Städten und
Siedlungen im antiken Nordgriechenland zuordnen. Zwischen den einzelnen
Schriften der ‚Epidemien' sind gewisse Zusammenhänge nachvollziehbar, die schon
in der Antike zur Bildung von drei großen Gruppen der ‚Epidemien' geführt hat:
eine erste Gruppe aus ‚Epidemien' I und III, eine zweite Gruppe aus ‚Epidemien' II,
IV und VI[4] sowie eine dritte Gruppe aus ‚Epidemien' V und VII. Die offensichtliche
Divergenz zwischen der numerischen Reihenfolge der ‚Epidemien' (I-VII) und der
inhaltlichen Gruppierung (I-III; II-IV-VI; V-VII) wurde vermutlich seit der Antike
aus Traditionsgründen beibehalten.[5]

3.1 Der Titel ‚Epidemien'

Der Titel dieser Schriftengruppe ἐπιδημίαι("epidêmíai") suggeriert zunächst natürlich eine gewisse Nähe zur heutigen Bedeutung des medizinischen Fachbegriffes
der "Epidemien". Heute versteht man darunter ein zeitlich und örtlich begrenztes,
gehäuftes Auftreten von Krankheiten. Im antiken Kontext darf man jedoch nicht den
fehlerhaften Zirkelschluß begehen, die heutige Begriffszuordnung im antiken Wort
wiederzufinden, auch wenn im altgriechischen "epidêmíai" die Grundlage des heutigen Fachbegriffes liegt. "Epidêmíai" bedeutet als Schriftentitel hier zunächst in etwa
nur "sich an einem Ort aufhalten" oder "auf Durchreise sein" mit einem gewissen
Überraschungsmoment. Im medizinischen Kontext der Schriften kann es sich dann

---

3 Näheres zum ‚Corpus Hippocraticum' und zur Problematik der Autorenfrage sowie der Identität des
   HIPPOKRATES siehe *Graumann* (2000) [wie Anm. 2], S. 7-9.
4 Dieser zweiten Gruppe wird auch noch die Schrift ‚De humoribus' ("Über die Säfte") als
   sogenanntes "achtes Epidemienbuch" zugeordnet; siehe hierzu *Graumann* (2000) [wie Anm. 2], S.
   44 f.
5 Zur Textüberlieferung der ‚Epidemien' seit der Antike bis in das 20. Jahrhundert siehe ausführlich
   Graumann (2000) [wie Anm. 2], S. 12-34.

allerdings sowohl auf den umherziehenden Arzt als auch auf lokal auftretende Krankheiten beziehen, wobei im heutigen Verständnis sowohl epidemische als auch endemische, also zeitlich unbegrenzt und lokal begrenzt gehäufte Krankheiten, ohne Unterschied gemeint sein können. Ich tendiere derzeit mehr zu einem Bedeutungsbezug auf den "Wanderarzt" und würde als adäquate Titelübersetzung "Ärztliche Reisenotizen" vorschlagen.[6]

3.2 Bezeichnung "Bücher"

Wenn man heute schließlich von den "Epidemien*büchern*" spricht, so darf man dabei nicht übersehen, daß es im mutmaßlichen Zeitraum ihrer Entstehung (ungefähr viertes Jahrhundert vor Christus) weder ein funktionierendes Buchwesen, noch eine Publikationspraxis gegeben hat, wie es beispielsweise dann im Hellenismus üblich wurde. Bei dem Material der überlieferten ‚Epidemien' handelt es sich zwar auch nicht um gänzlich ungeordnetes, unstrukturiertes Notizenmaterial, aber sie sind keineswegs Bücher im Sinne von ausgearbeiteten und publikationsgerechten Editionen. Die ‚Epidemien' sind vielmehr *bearbeitetes* Notizenmaterial, das in unterschiedlichem Ausmaß strukturiert und ediert worden ist. Zum besseren Verständnis sollte man von einer schriftlich fixierten Fallsammlung sprechen, die wahrscheinlich in einer Art privaten Schriftensammlung des besagten ärztlichen Denkkollektivs produziert, viele Male nachbearbeitet und gelagert wurde.[7]

3.3 Datierung

Da man davon ausgehen kann, daß es sich bei den ‚Epidemien' um eine in vielen Jahren oder Jahrzehnten angewachsene Fallsammlung handelt, die immer wieder zu verschiedenen Zwecken (Lehre, Diskussion, einer Art "Forschung") benutzt wurde, erscheint eine genaue zeitliche Festlegung vom Prinzip her unmöglich. Man spricht heute daher auch von einer *relativen* Datierung. Anhand verschiedener Übereinstimmungen zwischen in den ‚Epidemien' gemachten Äußerungen und historisch anderswo verbürgten Ereignissen aus der griechischen Geschichte sowie Übereinstimmungen mit archäologischen Funden kann man heute mit einer gewissen Wahrscheinlichkeit ausgesuchte *einzelne* Schilderungen in den ‚Epidemien' zeitlich fixieren (zum Beispiel eine Schilderung in ‚Epidemien' I mit dem Jahr 410 vor Christus). Insgesamt betrachtet scheinen sich die meisten in den ‚Epidemien' geschilderten Ereignisse zwischen dem Ende des fünften und der Mitte des vierten vorchristlichen Jahrhunderts abgespielt zu haben.[8]

Man kann also zunächst noch einmal kurz zusammenfassen: Die ‚Epidemien'

---

6 Ebd., S. 35 f.
7 Zur Publikationsproblematik sowie zur Funktion der Krankengeschichten in den ‚Epidemien' siehe ebd., S. 57-61.
8 Zu bisherigen Datierungsversuchen siehe ebd., S. 40 (Epid. I und III), ebd. S. 45 (Epid. II, IV, VI) und ebd. S. 52-54 (Epid. V und VII).

sind der schriftliche Ausdruck der Tätigkeit eines ärztlichen Denkkollektivs im antiken Griechenland des vierten vorchristlichen Jahrhunderts.

4. Die Krankengeschichten in den ‚Epidemien‘

Die Krankengeschichten in den ‚Epidemien‘ gelten weithin als die ersten überlieferten europäischen Textzeugnisse der Gattung "Krankengeschichte" überhaupt, sie werden teilweise auch als *das* "Modell der europäischen Krankengeschichte" angesehen. Im Verlauf ihrer Rezeptionsgeschichte haben die Krankengeschichten in den ‚Epidemien‘ seit der Antike aus verschiedenen Gründen immer wieder einen Modellcharakter erlangen können. Dies liegt nun vor allem an der bis heute weitverbreiteten Charakterisierung dieser Krankengeschichten als "objektive Schilderungen", "reine Deskriptionen realer, beobachteter Tatsachen" ohne jeglichen Einfluß präexistenter Theorien, die auf die jeweilige Schilderung Einfluß gehabt haben könnten. In diesem Zusammenhang wird auch immer wieder von der qualitativ hochwertigen Beschreibungs- und Beobachtungsgabe des Autoren gesprochen. Als Autor wurde und wird natürlich in vereinfachender Art und Weise die legendäre und idealisierte Person des HIPPOKRATES angesehen, auf die all die positiven, die *guten* Eigenschaften eines Arztes projiziert werden. *Seine* Krankengeschichten gelten als tadellos und "ehrlich". Man spricht sogar von HIPPOKRATES, dem "Erfinder der Krankengeschichte".[9]

Ein besonderes Charakteristikum der Krankengeschichten in den ‚Epidemien‘ ist nun tatsächlich das relative Fehlen von theorielastigen Äußerungen. Man spricht auch von ihrer *Uneindeutigkeit*.[10] Weiterhin sind es gerade zwei Dinge, welche die Krankengeschichten in den ‚Epidemien‘ auch für einen heutigen medizinisch vorgebildeten Interpreten interessant machen :

1. ihr *chronologischer Aufbau* – das heißt, ihr Bericht von der ersten Begegnung des Arztes mit einem Patienten bis zu dessen Genesung oder Tod –, der heutigen Krankengeschichten prinzipiell ähnlich ist;

2. das *Fehlen von diagnostischen Aussagen*, die heute im Mittelpunkt des ärztlichen Erkenntnisinteresses als Legitimation zur Therapie stehen.

Beispiel einer Krankengeschichte

Für diese Übersicht sei als Beispiel nur eine relativ kurze Krankengeschichte präsentiert. Ich habe eine Krankengeschichte aus ‚Epidemien‘ VII ausgewählt, also aus der dritten Gruppe der ‚Epidemien‘. Diese Krankengeschichte taucht in textlich fast

---

9 Ebd., S. 125 f.

10 *Volker Langholf*: Medical Theories in Hippocrates: Early texts and the 'Epidemics'. Berlin / New York 1990 (=Untersuchungen zur antiken Literatur und Geschichte; Band 34) [zugl. Habil.-Schrift Hamburg], S. 256. Es sei an dieser Stelle lediglich darauf hingewiesen, daß diese offensichtliche Vermeidung von expliziter Theorie ein Qualitätsmerkmal zahlreicher Schriften des ‚Corpus Hippocraticum‘ ist (neben den ‚Epidemien‘ beispielsweise solche, vermutlich eher für den "praktischen Gebrauch" bestimmte Schriften wie ‚De fracturis‘ [= Fract.] und ‚De vulneribus in capite‘ [= VC]).

identischer Form auch in ‚Epidemien' V auf.

Epid. VII, 116 = Epid. V, 101[11]

Γυναικὶ ἐν Ἀβδήροισι καρκίνωμα ἐγένετο περὶ τὸ στῆθος ·
ἦν δὲ τοιοῦτο · διὰ τῆς θηλῆς ἰχώρ ὕφαιμος ἔρρει ·
ἐπιληφθείσης δὲ τῆς ῥύσιος ἀπέθανεν.

Übersetzung von Spyros RETSAS 1986:[12] "*A woman from Abdera developed carcinoma on the breast, and through the nipple there was sero-sanguinous discharge; when the discharge ceased she died.* "
Wesley David SMITH 1994:[13] "*A woman in Abdera had a cancer on the chest. It went this way: bloody serum flowed out through the nipple. When the flow was interrupted, she died.* "
Jacques JOUANNA 2000:[14] "*Chez une femme à Abdère un carcinome se produisit à la poitrine ; il était tel: par le mamelon s'écoulait un ichor sanguinolent. Après l'interruption du flux, elle mourut.* "
Harold ELLIS 2001:[15] "*A woman in Abdera had a carcinoma of the breast and bloody fluid ran from the nipple. When the discharge stopped she died.* "

Drei deutsche Übersetzungsversuche lauten folgendermaßen :
Christian Friedrich UPMANN 1847:[16] *„Eine Frau in Abdera bekam einen Krebs in der Brust; durch die Warze floß blutige Jauche ab und als der Fluß aufhörte, starb sie. "*
Robert FUCHS 1897:[17] *„Eine Frau in Abdera bekam ein Krebsgeschwür an der Brust. Dasselbe hatte folgende Beschaffenheit: es floss eine blutige Jauche aus der Brustwarze hervor. Als dieser Fluss aber aufhörte, starb sie. "*
Georg STICKER 1934:[18] *„Ein Weib in Abdera bekam eine Krebswucherung (carcinoma) an der Brust, die sich also verhielt: aus der Warze floß blutiger Saft, als der Fluß stockte, starb sie. "*

11 Epid. VII, 116 (= Epid. V, 101): Œuvres complètes d'Hippocrate. Tome V. Hrsg. v. Émile Littré, Paris 1846, S. 462 (258); Hippocrates, Volume VII. Hrsg. v. Wesley David Smith, Cambridge /Ms. 1994 (Loeb Classical Library 477), S. 406 (214); Hippocrate. Tome IV, 3e Partie: Épidémies V et VII. Hrsg. u. übers. v. Jacques Jouanna. Paris 2000 (Collection des Universités de France, Série grecque), S. 114 (44).
12 *Spyros Retsas*: On the Antiquity of Cancer: from Hippocrates to Galen. In: Palaeo-oncology: the antiquity of cancer. Hrsg. v. Spyros Retsas. London 1986, S. 41-53, hier S. 44.
13 *Smith* (1994) [wie Anm. 11], S. 407.
14 *Jouanna* (2000) [wie Anm. 11], S. 114.
15 *Harold Ellis*: A history of surgery. London 2001, S. 167.
16 *Christian Friedrich Upmann*: Hippokrates sämmtliche Werke. Uebersetzt von Dr. Upmann. Erster Band. Berlin 1847, hier S. 131.
17 *Robert Fuchs*: Hippokrates. Sämmtliche Werke. Ins Deutsche übersetzt und ausführlich commentiert von Dr. Robert Fuchs. Band 2. München 1897, hier S. 342.
18 *Georg Sticker*: Die epidemischen Krankheiten (Die Volkskrankheiten); 4.-7. Buch, Krankheitsbezeichnungen. In: Die Werke des Hippokrates. Die hippokratische Schriftensammlung in neuer deutscher Uebersetzung. Hrsg. v. R. Kapferer u.a. Bd. 2, Teil 12. Stuttgart 1934, hier S. 127.

Moderne Deutungen dieser Krankengeschichte

Im folgenden sind nun einige moderne retrospektive Diagnosen dieser Krankengeschichte aufgeführt:

Paul DIEPGEN 1937:[19] "*An einem* offenen, mit Abfluß von blutiger Jauche aus
der Warze verbundenen Brustkrebs *ging nach einer kurzen Krankengeschichte in
den Epidemien eine Frau aus Abdera zugrunde.*"

Aristoteles P. KOUSIS 1948:[20] „*Hippocrates describes the* cancer on the breast
and gives the first clinical case of it *on a woman at Abdera.*" "*Especially they* [=
Hippocrates and after him all the ancient authors] *cite very frequently and with great
details the* cancer of the breast *and the womb, which also shows clearly, that these
locations of the neoplasm were* very frequent and superabundant on women from
very old time.*"

Mirko D. GRMEK 1983:[21] "*Le médecin moderne ne peut que confirmer le
diagnostic de* karkínôma *avancé par le praticien grec. Il s'agit probablement d'un*
épithélioma. *Le* cancer mammaire *occulte, c'est-à-dire non ulcérant, avec la
rétraction typique du mamelon et l'envahissement des ganglions lymphatiques est
bien décrit dans un autre texte de la* Collection hippocratique. *Il semble bien que
c'était autrefois,* comme aujourd'hui, une maladie relativement fréquente des
femmes d'un certain âge.*"[22]

Jean-Nicolas CORVISIER 1985:[23] "*Un seul* [cas de tumeur] *est indéniablement
un cas de* cancer." " *– le* cancer du sein *dont le traitement reste obscur*"

Spyros RETSAS 1986:[24] "*The most clear and unequivocal description of* breast
cancer *is found in the* EPIDEMICS." "*The available information supports the
possibility that* today's common cancers were common in the ancient world, with
breast cancer predominating.*"

19 *Paul Diepgen*: Die Frauenheilkunde in der Alten Welt. In: Handbuch der Gynäkologie. 3. Aufl.
Hrsg. v. Walter Stöckel, bearb. v. Walter Berblinger u.a. Bd. 12, Teil 1: Geschichte der
Frauenheilkunde I. München 1937, hier S. 237.

20 *Aristoteles P. Kousis*: Had the ancient Greek physicians had a complete knowledge of cancer? In:
Festschrift zum 80. Geburtstag Max Neuburgers. Mit 91 internationalen medicohistorischen
Beiträgen. Hg. v. Emanuel Berghoff. Wien 1948, S. 269-271, hier S. 270.

21 *Mirko Drazen Grmek*: Les maladies à l'aube de la civilisation occidentale. Recherches sur la rélité
pathologique dans le monde grec préhistorique, archaique et classique. Paris 1983, 1994, hier S. 497.

22 Interessanterweise lautet die Formulierung in der englischen Übersetzung von GRMEKs Werk -
Mirko D. Grmek: Diseases in the ancient Greek world. Übers. v. Mireille Muellner und Leonard
Muellner. Baltimore / London 1989, S. 350 - folgendermaßen: "Modern medicine confirms the
diagnosis of *karkínôma* proposed by the Greek physician. The case in question was probably an
epithelioma. Breast cancer, with typical lymphatic spread and cachexia, is well described in another
text from the Hippocratic Corpus. Indeed, it looks as though then, as now, it was a relatively
common disease in women of a certain age"; von einer "cachexia" ist im französischen Original
keine Rede, andererseits fehlt die erwähnte "rétraction typique du mamelon" in dieser Übersetzung
und auch vom "[cancer] occulte, c'est-à-dire non ulcérant" ist gar keine Rede.

23 *Jean-Nicolas Corvisier*: Santé et société en Grèce ancienne. Préface de Jacques Dupâquier. Paris
1985, hier S. 108, 160.

24 *Retsas* (1986) [wie Anm. 12], hier S. 44; 52.

Mirko D. GRMEK 1992:[25] "«Carcinome» - *il n'y a pas à chercher un autre mot pour traduire* καρκίνωμα, *puisque ce texte est une description admirable, saisissante par sa brièveté même, de ce qui* s'appelle ainsi aujourd'hui encore."

Mirko D. GRMEK / Jacques JOUANNA 2000:[26] "*Ce texte donne une description admirable, saisissante par sa brièveté même, de ce qui* s'appelle aujourd'hui carcinome. *Le terme « carcinome » est resté dans le langage technique moderne, mais sa connotation scientifique a changé: le carcinome (ou* épithélioma*) est pour le médecin moderne un cancer d'origine épithéliale, notion évidemment anachronique pour un texte antique.*"

Harold ELLIS 2001:[27] "*After all, diseases of the breast have been studied and documented since the earliest days of surgery. Long before any surgeon could even dream of tackling other cancers, indeed before he was aware that many even existed, he could hardly fail to observe* the growth, ulceration and spread of a breast cancer *with the ultimate inevitable destruction of the patient.*"

Kritische Betrachtung der bisherigen retrospektiven Diagnosen

Auf den ersten Blick erscheinen diese Erklärungen der Krankengeschichte relativ plausibel. Man muß sich aber wieder den Text der Krankengeschichte und überdies auch dessen *Kontext* vergegenwärtigen, wodurch die genannten Deutungen etwas kritischer betrachtet werden müssen. Ich werde an dieser Stelle lediglich drei Kritikpunkte aufgreifen, zwei semantische und einen paläoökologischen.

Gleichsetzung von καρκίνωμα *mit Karzinom*

Das Wort "karkínôma" kann laut GRMEK, wenn es in den Krankengeschichten erscheint, mit dem heutigen medizinischen Fachbegriff "Karzinom" übersetzt werden.[28] Hier stellt sich nun zuerst die Frage, ob dies tatsächlich so zutrifft.

Der Begriff "karkínôma" taucht erstmals überhaupt in der überlieferten Literatur im ‚Corpus Hippocraticum' auf.[29] Im ‚Corpus Hippocraticum' selbst kommt das Wort "karkínôma" allerdings nur ganze viermal vor,[30] allein dreimal in zwei kurzen

25 *Mirko D. Grmek:* Le diagnostic rétrospectif des cas décrits dans le livre V des Épidémies hippocratiques. In: Tratados hipocráticos (estudios acerca de su contenido, forma e influencia). Actas del VII. Colloque international hippocratique (Madrid, 24.-29.9.1990). Hrsg. v. Juan Antonio López Férez, Madrid 1992, S. 187-200, hier S. 189.

26 *Jouanna* (2000) [wie Anm. 14], hier S. 177, n. 10.

27 *Ellis* (2001) [wie Anm. 15], hier S. 167.

28 *Mirko D. Grmek*: La réalité nosologique au temps d'Hippocrate. In: La collection hippocratique et son rôle dans l'histoire de la médecine. Colloque de Strasbourg (23.-27.10.1972). Hrsg. v. Louis Bourgey und Jacques Jouanna, Leiden 1975, S. 237-255, hier S. 240; *Grmek* (1992) [wie Anm. 25], hier S. 188 f.; *Mirko D. Grmek:* Les maladies à l'aube de la civilisation occidentale. Recherches sur la réalité pathologique dans le monde grec préhistorique, archaique et classique. Paris 1994 (=Médecine et sociétés), S. 19.

29 *Jacob Wolff:* Die Lehre von der Krebskrankheit von den ältesten Zeiten bis zur Gegenwart. Band I. Jena 1907, S. 5; *Hilde Dönt:* Die Terminologie von Geschwür, Geschwulst und Anschwellung im Corpus Hippocraticum. Wien 1968 [zugl. phil. Diss. Wien 1967], S. 82.

30 Index Hippocraticus. Cui elaborando interfuerunt sodales Thesauri Linguae Graecae Hamburgensis. Hrsg. v. *Josef-Hans Kühn* und *Ulrich Fleischer,* Göttingen 1989, S. 417: Epid. V, 101 (Littré V,

Krankengeschichten der dritten Gruppe der ‚Epidemien' (Epid. V und VII): einmal genannt im Zusammenhang mit τὸ στῆθος, also der Brustregion einer Frau in der vorgestellten Krankengeschichte in Epid. V, 101, die identisch ist mit der in Epid. VII, 116; das zweite Mal in Epid. VII, 111 im Zusammenhang mit dem Kurzbericht von einer erfolgreichen Heilung durch Brennen eines solchen "karkínôma" ἐν τῇ φάρυγγι, also ungefähr im Bereich des Schlundes bei einem Mann.[31] Schließlich wird "karkínôma" noch in der Schrift ‚De alimento' ("Über die Ernährung") einmal kurz im Rahmen einer recht elliptischen ("heraklitischen") Aufzählung von Körperstellen, die individuell verschieden "naturgemäße" und "naturwidrige" Körpersekretionen (ἀποκρίσιες κατὰ φύσιν καὶ παρὰ φύσιν) absondern können, genannt.[32]

Herkunft und Bedeutung von "karkínôma" werden im ‚Corpus Hippocraticum' selbst jedoch nie explizit erläutert.[33] Erst bei GALEN von Pergamon (129 bis 199 oder 216 nach Christus) findet sich einmal die Erklärung, daß die Gliedmaßen des Tieres Krebs den ein vermutlich bösartiges Brustgeschwür umgebenden geschwollenen Gefäßen ähneln würden,[34] und zum anderen die Klassifikation des καρκίνωμα als bösartiger, sehr harter und nicht ulzerierter Geschwulst auf der

---

258,3); Epid. VII, 111 (Littré V, 460,4); Epid. VII, 116 (Littré V, 462,18); De alimento (= Alim.) 17 (Littré IX, 104,5).

31 Epid. VII, 111 (Littré V, 460; Smith 404; Jouanna 112): " Ὁ τὸ καρκίνωμα τὸ ἐν τῇ φάρυ γγι καυθεὶς ὑγιὴς ἐγένετο ὑφ᾿ ἡμέων". Jouanna (2000), S. 112, übersetzt: "L'homme qui avait un carcinome dans la gorge fut cautérisé et guéri par nous".

32 De alimento (= Alim.) 17 (Littré IX, 104; Jones I, 348): " Ἀποκρίσιες κατὰ φύσιν, κοιλίης, οὔρων, ἱδρῶτος, πτυάλου, μύξης, ὑστέρης, καθ᾿ αἱμορροΐδα, θύμου, λέπρη ν, φῦμα, καρκίνωμα, ἐκ ῥινῶν, ἐκ πλεύμονος, ἐκ κοιλίης, ἐξ ἕδρης, ἐκ καυλοῦ, κατὰ φύσιν καὶ παρὰ φύσιν. αἱ διακρίσιες τούτων ἄλλοισι πρὸς ἄλλον λόγ ον ἄλλοτε καὶ ἀλλοίως. μία φύσις ἐστὶ ταῦτα πάντα καὶ οὐ μία· πολλαὶ φύ σιές εἰσι ταῦτα πάντα καὶ μία". Jones (1995), S. 349, übersetzt dies wie folgt: "Secretions in accordance with nature, by the bowels, urine, sweat, sputum, mucus, womb, through hemorrhoid, wart, leprosy, tumour, carcinoma, from nostrils, lungs, bowels, seat, penis, in accordance with nature or contrary to nature. The peculiar differences in these things depend on differences in the individual, on times and on methods. All these things are one nature and not one. All these things are many natures and one nature". Dönt (1968), S. 84 f., hat bereits auf die Neuartigkeit dieser Auffassung im Zusammenhang mit "karkínôma" als situationsabhängiger, also relativ naturgemäßer oder naturwidriger Ausscheidungsform aufmerksam gemacht; auf die, auch von DÖNT vertretene, umstrittene "Spätdatierung" der Schrift ‚De alimento' in diesem Zusammenhang wird hier nicht eingegangen (dogmatische Datierungsversuche schwanken zwischen dem 5. und 1. Jahrhundert vor Christus; siehe Kühn / Fleischer (1989), S. XVII).

33 Wolff (1907), S. 5, behauptet zwar – unter Verweis auf das "5. Buch der Epidemien §§ 101, 111 und 116" [sic!] – , daß "[Hippokrates] mit καρκίνωμα nur den bösartigen, nicht heilenden Krebs bezeichnete" und im Gegensatz dazu mit καρκίνος "alle möglichen, nicht heilenden Geschwüre, selbst Hämorrhoiden" gemeint seien. Dönt (1968), S. 84 f., hat jedoch mit den Verweisen auf den in Epid. VII, 111 berichteten Heilerfolg bei einem "karkínôma" im Schlund und auf besagte Stelle in Alim. 17 die Problematik dieser Begriffseinengung schon deutlich betont.

34 Wolff (1907), S. 13. Dönt (1968), S. 82, nennt folgende Texte von GALEN: ‚De methodo medendi' X 83 K. (Ähnlichkeit mit Tierart Krebs); ‚Ad Glauconem de medendi methodo' XI 141 K. (Gliedmaßen des Tieres Krebs ähneln den geschwollenen Gefäßen beim "Brustkrebs"). [K. = Claudii Galeni opera omnia. Hrsg. und ins Lat. übers. von C. G. Kühn, Leipzig 1821-33].

Körperaußenseite.[35] Diese Erklärung hat GALEN aber erst gut 500 Jahre *nach* Niederschrift dieser Krankengeschichte in den ‚Epidemien' geliefert.[36]

Man vergegenwärtige sich an dieser Stelle zunächst wiederum, was "Karzinom" oder allgemeiner "Krebs" in der *heutigen* Medizin bedeutet: Krebs ist heute die allgemeine Bezeichnung für einen *bösartigen* Tumor, eine bösartige *Neubildung*, wofür man auch den Begriff des *Neoplasmas* verwendet. Diese Begriffe implizieren bereits bestimmte Vorstellungen, wie zum Beispiel solche eines enthemmten, autonomen Wachstums bestimmter Zell- oder Gewebeverbände mit Verlust zellbeziehungsweise gewebsspezifischer Funktionen. Im Falle des Karzinoms geht solches enthemmtes Wachstum definitionsgemäß von epithelialen Zellverbänden aus.[37] Derartige Konzepte gibt es aber im ‚Corpus Hippocraticum' und ebenso bei GALEN natürlich noch nicht.[38] Zwar wird in einer "gynäkologischen" Schrift im ‚Corpus Hippocraticum' von sich aus harten Knoten in Brüsten entwickelnden "karkínoi kryptoí", von verborgenen "Krebsen" gesprochen, die heute als Mammakarzinom gedeutet werden könnten, der Begriff des "karkínôma" taucht allerdings in diesem Zusammenhang gar nicht auf.[39]

Welche Bedeutung kommt also dem Begriff "karkínôma" in der Krankengeschichte in Epid. VII, 116 (= Epid. V, 101) zu? Als einziger Orientierungspunkt bleibt zunächst der naheliegende Begriff "karkínos", von dem "karkínôma" abgeleitet ist.[40] Abgesehen von den Textstellen im ‚Corpus Hippocraticum', in denen wahrscheinlich von der Tiergattung Krebs (als Nahrungsmittel oder Heiltrankzusatz) die Rede ist,[41] wird der Begriff "καρκίνος" als Krankheitsphänomen an lediglich sieben Stellen erwähnt :[42] Der "karkínos" wird meist als verborgen ("kryptós") qualifi-

---

35 *Wolff* (1907), S.12 f.: "Das καρκίνωμα ist eine bösartige (κακοήθης), sehr harte (περίσκλπρος) nicht ulcerierte Geschwulst. [...] Wichtig ist auch, daß Galen [...] nur dann eine Geschwulst für Carcinom hielt, wenn sie auf der Außenseite des Körpers vorhanden war".

36 Selbst *Wolff* (1907), S. 7, betont, daß auch noch zur Zeit des römischen Enzyklopädisten CELSUS (um 30 nach Christus) "die Bezeichnung Carcinoma Sammelnamen für alle möglichen Geschwülste" gewesen sei.

37 Pschyrembel: Klinisches Wörterbuch. 258. Auflage. Neubearb. v. d. Wörterbuch-Redaktion u. d. Ltg. v. Helmut Hildebrandt, Berlin / New York 1998, S. 1096.

38 Laut *Wolff* (1907), S. 14, war für GALEN der Krebs eine reine "Konstitutionskrankheit". Zu Krankheitskonzepten im ‚Corpus Hippocraticum' siehe *Graumann* (2000), S. 72-78.

39 De morbis mulierum (= Mul.) II, 133 (Littré VIII, 282); siehe *Wolff* (1907), S. 5; *Dönt* (1968), S. 83; *Retsas* (1986), S. 44; *Grmek* (1994), S. 497, note 28.

40 *Dönt* (1968), S. 82; *Liddell / Scott* (1996), S. 878; *Jouanna* (2000), S. 261, note 1.

41 "karkínos" als Tierbezeichnung (Nahrungsmittel, Heiltrankzutat) im ‚Corpus Hippocraticum': De victu (= Vict.) II, 48 (Littré VI, 550,9); Vict. III, 82 (Littré VI, 632,4); De natura muliebri (= Nat.Mul.) 90 (Littré VII, 408,18), Mul. I, 91 (Littré VIII, 220,3); Mul. II, 192 (Littré VIII, 374,5); siehe *Dönt* (1968), S. 83.

42 Prorrheticus (= Prorrh.) II, 11 (Littré IX, 32,5.8) [im Rahmen einer Art Einteilung von Geschwüren (ἕλκεα) nach Menschentyp, Altersklasse und Körperlokalisation heißt es, daß bei Erwachsenen bis über das sechzigste Lebensjahr hinaus vorwiegend neben κηρία δεινά (vermutlich eine schwere Form von Kopfgrind), ἐκ τῶν ἐπινυκτίδων ἕρπητες (aus "Nachtbläschen" entstehende "herpêtes" eine Dermatose mit wachsenden Wundflächen) auch κρυπτοὶ καρκίνοι οἱ ὑποβρύχιοι (verborgene, unter der Oberfläche gelegene "karkínoi") auftreten und daß bei Greisen καρκίνοι οἱ κρυπτοὶ καὶ οἱ ἀκρόπαθοι (verborgene und oberflächliche "karkínoi") entstehen und bis zu deren Tod bleiben]; Prorrh. II, 13 (Littré IX, 36,11) ["herpêtes" sind zwar von den "fressenden Geschwüren" die ungefährlichste Form, sind aber auch am schwierigsten zu bekämpfen κατά γε

ziert und kann je nach Erkrankungsalter (in der Regel erst jenseits der Pubertät), unter oder auf der Körperoberfläche auftreten, wobei er mit Erscheinen im Greisenalter einen unheilbaren Dauerzustand darstellt. Der verborgene "karkínos" gilt als sehr schwer heilbar, und es wird eher davon abgeraten, bei ihm einen Heilversuch zu unternehmen, da dies noch schneller zum Tode eines Patienten führe. Bei Frauen kann sich der verborgene "karkínos" *aus* zunehmend härter werdenden Knoten in der Brust entwickeln und zu einer auszehrenden Erkrankung mit den Zeichen Schulter- und Nackenschmerz, bitterer Mundgeschmack, zunehmende Verwirrtheit und Durst mit tödlichem Ausgang führen.[43] In den ‚Epidemien' selbst wird der "karkínos" nur einmal im Zusammenhang mit offenen Wunden im Analbereich eines Patienten als "eingesalbte Wunde"[44] bezeichnet und ein anderes Mal erwähnt, daß man als von "karkínos" Betroffener einen bitteren Geschmack im Mund bekomme.[45] Als Abwandlung von "karkínos" erscheinen ein

τοὺς κρυπτοὺς καρκίνους, ähnlich den verborgenen "karkínoi"]; Aphorismi (= Aph.) VI, 38 (Littré IV, 572,5) [Patienten mit κρυπτοὶ καρκίνοι, verborgenen "karkínoi" leben ohne Heilversuch länger]; Mul. II, 133 (Littré VIII, 282,12bis) [bei einer Frauenkrankheit bilden sich aus φυμάτια σκληρά, harten Knötchen, in der Brust nach weiterer Verhärtung schließlich καρκίν οι κρυπτοί, verborgene "karkínoi", die betroffene Patientin bekommt Schulter- und Nackenschmerzen, einen bitteren Mundgeschmack, wird kachektisch, zunehmend verwirrt, durstig und stirbt]; Epid. II, 6, 22 (Littré V, 136,15 = Smith 86) [καρκίνου γινομένου, τὸ στόμα π ικραίνεται, bitterer Mundgeschmack bei "karkínos"]; Epid. V, 20 (Littré V, 220,8; Smith 172; Jouanna 13) [ein Mann mit "haimorrhoídes" im Analbereich und Bauchschmerzen stirbt im Fieber, nachdem ἐπαλειφθέντος τοῦ καρκίνου, der "karkínos" eingesalbt wurde]; Coacae praenotiones (= Coac.) 502 (Littré V, 700,3) [vor der Pubertät tritt unter anderen Erkrankungen auch der καρκίνος μὴ σύμφυτος, der "nicht angeborene karkínos" noch nicht auf]. Textstellen insgesamt siehe *Kühn / Fleischer* (1989), S. 417 sowie ausführlich besprochen bei *Dönt* (1968), S. 82-85.

43 Dieser Text in Mul. II, 133 (Littré VIII, 282) läßt sich natürlich (verdächtig) einfach und plausibel als Beschreibung eines Krankheitsverlaufes bei Brustkrebs erklären, wie dies zum Beispiel *Retsas* (1986), S. 44, praktiziert: "Today we could easily attribute this clinical picture to skeletal metastases responsible for pain and possibly to a hypercalcaemic state which we now associate with breast cancer". Doch bleibt eine solche Deutung zunächst nichts anderes als eine subjektive Projektion heutiger Denkweise in den mehrdimensionalen, letztendlich uneindeutigen antiken Text und seinen Kontext mit einer völlig anderen Lebenswirklichkeit. Beispielsweise sei hier nur darauf hingewiesen, daß natürlich auch eine gewisse Möglichkeit besteht, daß es sich bei den beschriebenen "Brustknoten" um heute als gutartig eingestufte, tumoröse ("knotige") Prozesse im Bereich der Mamma wie eine fibrozystische Mastopathie oder ein Fibroadenom gehandelt haben könnte und daß die restlichen genannten Phänomene in einem nicht kausalen, sondern zufälligen Zusammenhang hiermit gestanden haben.

44 Epid. V, 20 (Littré V, 220); *Smith* (1994), S. 173, übersetzt "karkínos" hier mit "sore". *Dönt* (1968), S. 84, hebt die Unsicherheit in der Bedeutungszuschreibung von "karkínos" an dieser Textstelle besonders hervor ("der mit dem bestimmten Artikel ausgestattete Ausdruck καρκίνος [hängt] an dieser Stelle - als eigenständige Krankheitserscheinung gefaßt - gleichsam in der Luft"). Für *Grmek* (1992), S. 189, schließlich beschreibt diese Krankengeschichte in Epid. V, 20 das Krankheitsbild eines "cancer du rectum [...] associé aux hemorroïdes et au prolapsus de la muqueuse intestinale".

45 Diese Textstelle bietet insofern eine Schwierigkeit, da *Smith* (1994), S. 86, hier die Textfolge "καρ κίνου γινομένου, τὸ στόμα πικραίνεται" als "Epid. II, 6, 22b" im Gegensatz zu Littré isoliert vom Vortext "Epid. II, 6, 22" ("ὕδρωψ, ἀπὸ γαστρὸς ταραχῆς ἢ ἀπὸ βηχός ") sieht; *Retsas* (1986), S. 45, beispielsweise sieht diese beiden Wortfolgen im engen Zusammenhang ("the mouth becomes bitter, when cancer develops after cough or some abdominal disorder") und folgert etwas überschwenglich hieraus, daß diese Aussage "may be taken as evidence that

einziges Mal gewisse "karkínia" (Plural von "karkínion") an der Spitze des Nasenknorpels in einer Aufzählung von Wucherungen im Nasenbereich ("pôlypoi"), von denen nur ohne weitere Qualifikation gesagt wird, daß man sie wegbrennen müsse.[46] Bleibt schließlich noch das mit "karkínos" im Zusammenhang stehende Verbum καρκινόομαι ("zu einem karkínos werden"), das allerdings nur an drei Stellen in speziellen, sogenannten "gynäkologischen" Schriften im ‚Corpus Hippocraticum' erscheint.[47] Dort heißt es, daß Verhärtungen im Bereich der Leistengegend und der Gebärmutter, welche dabei nach außen prolabiert, sowie ein Brennen im Schambereich ("καῦμα ἐν τοῖσιν αἰδοίοισιν") Vorzeichen eines beginnenden "karkínos" seien ("καρκινοῦσθαι ἄρχεται"), und daß aus unbehandelten Geschwüren (allgemeiner Oberbegriff "hélkea") im Gebärmutterbereich einer Frau "karkínos" entstehen kann ("ἐκινδύνευσεν καρκινωθῆναι τὰ ἕλκεα").[48]

Insgesamt betrachtet bleibt die Verwendung des Begriffes "karkínos" im ‚Corpus Hippocraticum' wenig eindeutig. Man kann allein vermuten, daß hierunter eine bestimmte Gruppe von Geschwüren verstanden wurde, die sowohl unter als auch auf der Körperoberfläche auftreten und sich aus lokalen Verhärtungen oder unbehandelten geschwürigen Erscheinungen entwickeln können.[49] Hinsichtlich des von "karkínos" abgeleiteten Begriffes "karkínoma" läßt sich nur feststellen, daß zumindest im ‚Corpus Hippocraticum' nie eine gleichzeitige Nennung oder sogar Gleichsetzung mit "karkínos" geschieht und daß die vier Textpassagen, in denen "karkínoma" im überlieferten ‚Corpus Hippocraticum' erscheint, zu kurz sind, um eine genaue Begriffseinengung vornehmen zu können. Aus dem überlieferten Text ließe sich nur rekonstruieren, daß "karkínoma" als eine krankhafte Erscheinung im Schlund eines Mannes (heilbar durch Brennen) sowie an der Brust einer Frau (tödlicher Ausgang) aufgefaßt wurde und daß ein "karkínoma" für den antiken Beobachter situationsabhängig auch "natürliche" oder "unnatürliche" Substanzen sezernieren konnte.

Wenn man also "karkínoma" unbedingt übersetzen wollte, wäre es meiner Meinung besser ratsam, allgemein von an oder auch unter der Körperoberfläche vorhandenen, schlecht oder überhaupt nicht heilenden Ulzerationen (Geschwüren) zu sprechen, die möglicherweise für den antiken Beobachter in *seinem* kulturellen Kontext eine morphologische Ähnlichkeit mit der Tierart Krebs aufzuweisen schienen,

---

Hippocrates is aware that cancer develops in internal organs of the abdomen and thorax and that he associates with this disease the development of systemic symptoms". Ich halte die von SMITH vertretene, getrennte Textversion aus der Textsituation heraus für die plausiblere Variante und folge ihm deshalb hier.

46 Morb. II, 37 (Littré VII, 52,22): " Ἕτερος [πώλυπος] · φύεται ἐκ πλαγίου τοῦ χόνδ ρου [ἐν τῇ ῥινὶ] ἐν ἄκρῳ οἷον καρκίνια. πάντα ταῦτα καίειν χρή"; *Potter* (1988), S. 251-253, übersetzt: "Another polyp: out of the oblique cartilage [in the nose] at the extremity grow certain cancers; these must all be cauterized"; siehe auch *Dönt* (1968), S. 82.

47 Mul. I, 40 (Littré VIII, 98,5); Mul. II, 159 (Littré VIII, 338,1); Nat.Mul. 31 (Littré VII, 346,9).

48 Siehe *Dönt* (1968), S. 85; *Retsas* (1986), S. 44; *Liddell / Scott* (1996), S. 878.

49 *Jouanna* (2000), S. 133, note 4, behauptet zwar: "À l'époque de ce traité [= Epid. V], καρκίνος est un terme technique qui désigne une tumeur dure, souvent accompagnée d'ulcerations et d'érosions envahissantes irréguliéres", doch kann ich anhand der im ‚Corpus Hippocraticum' enthaltenen Textstellen eine derart klare und eindeutige Begriffsbestimmung nicht gänzlich nachvollziehen.

wenngleich dies nie explizit im ,Corpus Hippocraticum' geäußert wird.[50] Das
bedeutet allerdings, daß möglicherweise aus heutiger Sicht auch Krankheitserschei-
nungen *nicht* neoplastischer Genese beschrieben sein könnten, da die
hippokratischen Ärzte, wenn sie ein "karkínôma" betrachteten, allein aus
konzeptuellen Gründen jeweils etwas völlig anderes als die heutigen Ärzte gesehen
haben. Wenn demnach GRMEK und andere scheinbar kritiklos den antiken Begriff
"karkínôma" mit dem heutigen Krebs respektive Karzinom gleichsetzen, begehen
sie einen entscheidenden Fehler, nämlich unbewußt moderne Auffassungen in den
antiken, uneindeutigen Text hineinzulesen. In ahistorischer Art und Weise wird hier
eine scheinbare sprachliche Konstanz suggeriert, mit anderen Worten, der Ausdruck
"karkínôma" wäre in der Antike wie heute für ein und dasselbe visuell begreifbare
Phänomen benutzt worden, heute allerdings erst – ganz positivistisch gesehen –
"naturwissenschaftlich richtig".[51]

Das Beispiel der vorgestellten Krankengeschichte über das "karkínôma" an der
Brust einer Frau, die verstirbt, mit dessen Deutung als "Todesursache Brustkrebs"
zeigt meiner Meinung nach schließlich deutliche Züge einer unreflektierten, zirkulären Denkweise: Die in der sehr kurzen und uneindeutigen Krankengeschichte auf-
tauchende Konstellation Frau – Brustregion – "karkínôma" – Tod führt über die primäre Gleichsetzung des im ,Corpus Hippocraticum' uneindeutigen Begriffes des
"karkínôma" mit dem heutigen medizinischen Fachbegriff "Karzinom"
zwangsläufig bei einem heutigen medizinisch vorgebildeten Leser allein schon in
Verbindung mit heutigem epidemiologischen Wissen über den Brustkrebs als
häufigster Krebsart bei (heutigen) Frauen auf die Konstellation Frau – Brust – Tod –
Brustkrebs.[52]

Bedeutung ἰχώρ

Der Begriff des "ichôr" wird heute von Medizinhistorikern verschieden gedeutet:
Zunächst glaubte man, in ihm eine Beschreibung von "Lymphflüssigkeit" wieder-
erkennen zu können.[53] Andererseits wurde er allgemeiner als "sero-purulente
Wundabsonderung" oder auch nur als "Fleischwasser" gedeutet. Hinter dem hippo-

---

50 Dieses Phänomen der Benennung von krankhaften Erscheinungen beim Menschen nach Tieren tritt
    allerdings nach DÖNT im ,Corpus Hippocraticum' häufiger auf; siehe *Dönt* (1968), S. 81.
51 Das gleiche gilt für den Begriff "karkínos", wenn etwa *Retsas* (1986), S. 43, sagt: "It is virtually
    certain however that Hippocrates also uses Karkinos to describe the disease which today we
    recognise in the clinic with the same name".
52 Darüber hinaus werden ebenso unreflektiert chronologisch gesehen jüngere medizinische Ansichten
    (nämlich meist die von GALEN) bezüglich des Begriffes "karkínôma" auf den älteren Kontext des
    ,Corpus Hippocraticum' übertragen. Dies gibt zum Beispiel *Retsas* (1986), S. 44, auch ganz offen
    zu: "It is difficult to find a clear-cut definition of cancer in the Hippocratic treatises; this is provided
    by Galen and other authors some centuries later when they discuss the derivation of the name of the
    disease and the characteristic resemblance of some breast cancers to the crab". Auch denke ich, daß
    es sich JOUANNA (beziehungsweise GRMEK als sein Mitkommentator) etwas zu leicht macht,
    wenn er behauptet: "le terme ["karkínos"] correspond à une réalité précise dans l'ésprit du médecin,
    puisqu'il n'éprouve pas le besoin de donner des explications", kurz darauf aber eine Begriffs-
    definiton ("terme technique") liefert, die im ,Corpus Hippocraticum' so direkt, wie ich das sehe,
    nicht überliefert ist; siehe *Jouanna* (2000), S. 133, note 4.
53 von *Brunn* (1946), S. 166.

kratischen Konzept des "ichôr" wird heute eine Art "Verflüssigung von fleischigen Körperbestandteilen" vermutet.[54] "Ichôr" wurde womöglich aber auch als Resultat einer Veränderung der Körperflüssigkeit Blut angesehen und könnte zunächst die Bedeutung einer schmerzenden, später jedoch auch einer neutralen, flüssigen Substanz gehabt haben.[55] Das Wort kommt insgesamt zehnmal in den 'Epidemien' vor, also nicht unbedingt häufig.[56] Eine einheitliche und eindeutige Begriffsdefinition des "ichôr" gibt es aber im gesamten 'Corpus Hippocraticum' nicht, so daß man auch bei dessen Verwendung in den Krankengeschichten der 'Epidemien' die jeweilige Bedeutung nur vermuten kann.[57] Im Klartext heißt dies: Wir wissen heute nicht mehr, was der jeweilige antike Autor im 'Corpus Hippocraticum' unter "ichôr" verstanden hat, wenn er diesen Begriff verwendete.

Benutzung des Textes für paläoepidemiologische Aussagen über das antike Griechenland

Die Aussagen sowohl von GRMEK, KOUSIS als auch von RETSAS, daß dieser Text neben anderen zeige, daß schon im antiken Griechenland der Brustkrebs bei Frauen häufig beziehungsweise genauso häufig wie heute aufgetreten sei oder möglicherweise sogar die häufigste Krebsart überhaupt dort gewesen ist, sind offen für jegliche Kritik.

Zunächst gilt es zu bedenken, daß die Krankengeschichten in den 'Epidemien' eine schriftlich niedergelegte *Auswahl* von wahrscheinlich ursprünglich in Notizenform erfaßten Krankengeschichten des besagten ärztlichen Denkkollektivs darstellen. Dieser Auswahlcharakter der Krankengeschichten bedingt daher auch, daß qualitative wie auch quantitative Aussagen über ihre gedeuteten Inhalte letztendlich höchstens einen *werkimmanenten* Charakter erlangen können. Das heißt, registrierte inhaltliche Häufungen in den Krankengeschichten der 'Epidemien' können von Prinzip her ausschließlich Bedeutung für die 'Epidemien' selbst erlangen; beispielsweise könnte eine auffallend hohe Anzahl von erwähnten "Durchfallerkrankungen" als besondere Vorliebe eines Editors, also des für die Auswahl der Krankengeschichten Verantwortlichen, für diese Art von Krankheitsphänomen gedeutet werden. Häufigkeitsangaben bestimmter, jeweils immer *gedeuteter* Erkrankungen in den Krankengeschichten oder gar statistische Aussagen können und dürfen nicht als Argument für paläoepidemiologische Aussagen benutzt werden.[58] Die Behauptung, daß diese Krankengeschichte in Epid. VII, 116 zeige, daß Brustkrebs schon in der Antike wie heute bei Frauen aufgetreten sei, ist nur Ausdruck einer (wiederum wahrscheinlich unbewußten) zirkulären

---

54 *Grmek* (1994), S. 497.
55 Siehe hierzu ausführlich *Duminil* (1977) und *Jouanna / Demont* (1981).
56 Textstellen insgesamt siehe *Kühn / Fleischer* (1989), S. 404.
57 Eine eingehendere Begriffsanalyse von "ichôr" findet sich in dem Artikel *Lutz Alexander Graumann*: Retrospektive Diagnosen in den antiken Krankengeschichten der 'Epidemien' des 'Corpus Hippocraticum'. Ein Beispiel und seine medizinhistorische Bedeutung. Würzburger Medizinhistorische Mitteilungen 21 (2002), S. 49-72.
58 Zum Aussagewert von aus den Krankengeschichten der 'Epidemien' erarbeiteten Statistiken siehe *Graumann* (2000), S. 113-118.

Denkweise: Einerseits wird diese Krankengeschichte als "Brustkrebs" gedeutet und dann als Argument für die Existenz der Krankheit "Brustkrebs" in der Antike benutzt, andererseits wird postuliert, der Brustkrebs sei schon in der Antike eine häufige Krankheit bei Frauen gewesen, was wiederum eben diese Krankengeschichte zeige. Der Wert derartiger Aussagen wäre somit gleich null und nur Ausdruck einer letzten Endes ahistorischen Projektion der eigenen Gegenwart in den antiken Kontext. Im übrigen wird diese Krankengeschichte mit einer Erkrankung in Zusammenhang gebracht, mit der die *heutigen* Interpreten vertraut sind. Sie alle lassen bei ihren diagnostischen Überlegungen das Phänomen der *Pathomorphose*, also einer möglichen Evolution von Krankheit, völlig außer acht. Denn keiner der heutigen Interpreten läßt auch nur ansatzweise erkennen, daß in dieser Krankengeschichte sehr wohl auch ein Krankheitsphänomen beschrieben sein könnte, das in dieser Form, in der es dem antiken Autor erschien, heute vielleicht gar nicht mehr existiert. Schließlich muß noch bedacht werden, daß angesichts der Kürze dieser einen Krankengeschichte wesentliche Informationen, die die Diagnose eines Brustkrebses bekräftigen würden, nicht genannt werden: Das Lebensalter der Patientin, mögliche Vorerkrankungen, Zeitraum der beobachteten Veränderungen an der Brust der Patientin, nähere Angaben zum jetzigen Allgemeinzustand und vieles mehr fehlen einfach. Wenn man also hier die scheinbare Sicherheit der Diagnose "Brustkrebs" suggeriert, ist dies mehr als inkorrekt. Ich will hier nun kurz innehalten und eine Art "Konzept" vorstellen, mit dem man eventuell eine retrospektive Diagnose zu dieser Krankengeschichte trotz all dieser Kritikpunkte dennoch legitimieren könnte.

Kautelen bei der heutigen Deutung der antiken Krankengeschichten in den ‚Epidemien'

Anhand der von mir unternommenen Untersuchung möglicher Herangehensweisen bei retrospektiven Diagnosen zu Krankengeschichten in den ‚Epidemien' konnten folgende Richtlinien erstellt werden :[59]
- Die retrospektive Diagnose als Zuordnung eines beschriebenen Krankheitsgeschehens zu einem aktuellen medizinischen Begriff ist stets ausdrücklich auf den Zeitpunkt zu beziehen, zu dem sie gestellt worden ist.
- Bei der Interpretation einer antiken Pathographie muß möglichst vermieden werden, eigene medizinische Konzepte und eigenes Vokabular in den Text hineinzulesen, die dieser gar nicht beinhaltet beziehungsweise beinhalten kann.
- Es muß vielmehr versucht werden, dem Kontext eines Textes möglichst nahe zu kommen, indem zugrundeliegende Vorstellungen rekonstruiert werden. Ziel muß das kontextuelle Lesen sein.
- Die retrospektive Diagnose ist eine Wahrscheinlichkeitszuordnung; ihre Wahrscheinlichkeit kann durch paläoökologische Erkenntnisse gesteigert werden, wobei andererseits die Aussagekraft der Paläoökologie nicht überschätzt werden darf.
- Die retrospektive Diagnose ist zwar eine medizinische Diagnose, darf jedoch nicht mit einer heutigen klinischen Diagnose gleichgesetzt oder verwechselt werden.

---

59 Siehe *Graumann* (2000), S. 123 f., S. 155 sowie S. 158.

- Der Hinweis auf das Phänomen der Pathomorphose sollte bei keinem Versuch der retrospektiven Diagnose fehlen. Medizinische Aussagen aus der Krankheitswelt des modernen Menschen sind nicht ohne weiteres auf den antiken Menschen übertragbar.
- Die Möglichkeit einer Multimorbidität sollte bei jeder retrospektiven Diagnose bedacht werden.
- Statistische Aussagen auf Basis der Krankengeschichten der ‚Epidemien' können nur werkimmanent gesehen werden, da die Krankengeschichten bereits Ergebnis einer gezielten Auswahl sind.
- Als spekulative medizinhistorische Aussage hat der Versuch einer retrospektiven Diagnose die gleiche Legitimation wie beispielsweise die ebenfalls zeitbezogene historische Deutung.

Unter all diesen Prämissen *kann* die retrospektive Diagnose die Möglichkeit einer medizinischen Interpretation der Vergangenheit und damit eine Orientierungshilfe für *heutige* Rezensenten liefern, nicht jedoch zwangsläufig auch für einen *zukünftigen* Interpreten, dem die heutige Lesart wieder als historische erscheinen wird.

Konsequenzen für die Erstellung einer retrospektiven Diagnose zu dieser Krankengeschichte

Nun will ich im Zusammenhang mit der vorgestellten Krankengeschichte die Möglichkeit eines hier tatsächlich beschriebenen Mammakarzinoms keineswegs gänzlich ausschließen, möchte aber eine vorsichtigere Herangehensweise und Formulierung vorschlagen. Hier sei also ein neuer Übersetzungsvorschlag der Krankengeschichte sowie folgende neue Formulierung einer retrospektiven Diagnose präsentiert.

Neuer Übersetzungsvorschlag

Eine Frau [*Alter unbekannt*] bekam eine Art krebsförmiges Geschwür (karkínôma) an der Brust [*genaue Lokalisation, Größe, rechte und / oder linke Seite unbekannt*]. Dieses war nun folgendermaßen beschaffen: Aus der Brustwarze kam eine blutige Substanz (ichôr) heraus [*wie oft ?*]. Als dies aufhörte, starb die Frau [*Erkrankungszeitraum unbekannt*].

Neuer Formulierungsvorschlag für eine retrospektive Diagnose

Als heutiger medizinischer Interpret dieser sehr knappen Schilderung eines antiken Krankheitsgeschehen bei einer Frau aus Abdera ungefähr im vierten vorchristlichen Jahrhundert würde ich im Bewußtsein heutiger medizinischer Kenntnisse und Terminologie die tentative Begriffszuordnung eines Mammakarzinoms erwägen. Dabei muß aber bedacht werden, daß es zum Zeitpunkt der Niederschrift dieser Krankengeschichte noch kein Konzept für eine Krankheit wie das Mammakarzinom gegeben hat und daß sich das gegenwärtige Krankheitskonzept in der Zukunft auch wieder ganz anders darstellen kann. Differentialdiagnostisch wäre bei dieser recht kurzen Krankengeschichte auch an mögliche bakterielle Infektionskrankheiten zu denken, die die Region der Brust oder die Brustdrüse selbst äußerlich sichtbar betroffen haben könnten – beispielsweise eine unbestimmte dermale Ulzeration im Bereich der Brust oder eine Mastitis –, möglicherweise aber auch an ein sonst benignes tumoröses Geschehen im Brustbereich (fibrozystische Mastopathie, Fibroadenom?). Insbesondere bezüglich vermuteter Infektionskrankheiten ist jedoch an das Phänomen der Pathomorphose zu denken, das heißt, daß die beschriebene Krankheit in dieser Form bei heute lebenden Menschen gar nicht mehr oder womöglich in anderer Art und Weise auftritt. Mutmaßungen über eine mögliche Multimorbidität dieser Patientin können angesichts der Kürze der Krankengeschichte nicht getroffen werden. Die Konstruktion eines Zusammenhanges zwischen dem angegebenen Tod der Frau und dem vermuteten Mammakarzinom erscheint bei dieser speziellen Deutung zunächst logisch, ist jedoch sicherlich nicht die einzig denkbare Möglichkeit, da Informationen über Art, Zeitpunkt und Dauer des Sterbevorgangs sowie möglicherweise durchgeführte Therapieversuche im Leben dieser Frau nicht vorliegen und somit das genannte Geschehen im Brustbereich nicht zwingend in einem kausalen Verhältnis mit dem Tod der Frau stehen muß.

Die Krankengeschichten in den ‚Epidemien' als Muster für Kontingenz, die retrospektive Diagnose als Beispiel für Kontingenz

Nach dieser doch sehr viel vorsichtigeren Herangehensweise an diese Krankengeschichte stellt sich schließlich noch die Frage nach dem Realitätsbezug der Schilderung in der Krankengeschichte. Die Darstellungen in den Krankengeschichten der ‚Epidemien' gelten ja seit der Antike bis heute als theorielose und objektive Wiedergaben der Realität, wie eingangs bereits vermerkt wurde.

Man muß nun aber konstatieren, daß sie keineswegs derart beschaffen sind. Die Krankengeschichten der ‚Epidemien' wurden vielmehr in ihrem eigenen Kontext, in ihrer ganz eigenen Realität verfaßt. Der jeweils berichtende antike Mensch hat nur das gesehen, was ihn seine visuell-begriffliche Erfahrung zu sehen vorher gelehrt hatte, und kann auch nur mit dem ihm vorhandenen Wortschatz darüber berichten. Seine Realität ist daher eine Art "gefilterte Realität", also die gefilterte Darstellung einer subjektiv erlebten Realität. Somit repräsentieren die Krankengeschichten der ‚Epidemien' einen ganz eigenen, für besagtes antikes Ärztekollektiv typischen *Denkstil*[60] mit einer für sie im Ausdruck spezifischen Form von Semiotik.

Kommen wir nun noch zurück zur retrospektiven Diagnose. Wie demonstriert werden konnte, ist ein Charakteristikum der retrospektiven Diagnose ihre jeweilige Zeitgebundenheit. Sie ist daher als eine mit *Relativität* und *Mehrdimensionalität* behaftete Aussage aufzufassen. Sowohl der jeweils von einer retrospektiven Diagnose interpretierte historische Kontext wie auch der Kontext der jeweiligen retrospektiven Diagnose selbst sind ja bereits *keine* Konstanten. Jede einzelne retrospektive Diagnose besitzt also ihre eigene Geschichtlichkeit, eine eigene Historizität. Man kann somit die retrospektive Diagnose auch als ein Modell für das

---

60 *Ludwik Fleck*: Entstehung und Entwicklung einer wissenschaftlichen Tatsache. Einführung in die Lehre vom Denkstil und Denkkollektiv. Mit einer Einleitung v. Lothar Schäfer u. Thomas Schnelle. 3. Aufl. Frankfurt a.M. 1994.

Phänomen der *Kontingenz* auffassen. Im Zusammenhang mit den retrospektiven Diagnosen in den Krankengeschichten der ‚Epidemien' bilden eben diese Krankengeschichten sogar eine Art "Muster" für die Kontingenz. Die retrospektive Diagnose kann also dem Medizinhistoriker als Beispiel dienen, anhand dessen er die Relativität nicht nur medizinhistorischer Aussagen demonstrieren kann. Vielmehr kann mit der Offenbarung des Kontingenzcharakters der retrospektiven Diagnose gleichsam ein Vehikel geschaffen werden, mit dessen Hilfe man der weit verbreiteten, meiner Ansicht nach falschen Auffassung der heutigen Biomedizin als ewig gültiger, nämlich kontingenzloser und objektiver, "exakter" Naturwissenschaft entgegenwirken kann.

5. Schluß

Schließen möchte ich mit einer Aussage von Jürgen GOLDSTEIN, die mir an dieser Stelle passend erscheint und die auch in der heutigen Medizin Beachtung finden sollte: "*Die Reflexion der Kontingenz des eigenen Standpunktes gehört somit zum konstitutiven Moment eines aufgeklärten Perspektivismus*".[61]

---

61 *Jürgen Goldstein*: Deutung und Entwurf. Perspektiven der historischen Vernunft. In: Die Kunst des Überlebens – Nachdenken über Hans Blumenberg. Hrsg. v. Franz Josef Wetz und Hermann Timm, Frankfurt a.M. 1999, S. 207-225, hier S. 224.

Historisch-kritische Pathographien und Historizität: Eine kritische Auswertung der Heine-Pathographien am Beispiel der Syphilisdiagnosen Heinrich Heines

von Christoph auf der Horst

1. Vorüberlegungen

Spätestens mit dem Kinofilm "Awakenings" ist die Öffentlichkeit mit einer Pathographie in Berührung gekommen. Denn in der Verfilmung des jüngsten Romans „Bewußtseinsdämmerungen" des amerikanischen Neurologen Oliver SACKS[1] wird dem Leser und jetzt auch dem Kinobesucher eine eindrückliche Analyse der Zusammenhänge von Gesundheit, Krankheit, Leiden und Pflege von Patient, Angehörigen und Arzt präsentiert. Im Buch wie im Film werden am Beispiel der nach dem Ersten Weltkrieg endemisch auftretenden Schlafkrankheit die Hintergründe, die Symptome und über die Entwicklung eines neuen Medikaments (L-Dopa) die - wenn auch erfolglose - Therapiegeschichte eines ausgewählten Patientenkollektivs einfühlsam dargeboten.

So eindrücklich der Film auch die Krankengeschichte der Patienten schildern kann, sowohl der Film als auch der Roman bieten keine analytische Beschreibung dessen, was eine Pathographie ist und was sie leisten soll. So wendet sich der neugierig gewordene Leser oder Cineast an die Journale der Zunft, denen er eine Zuständigkeit für diesen Gegenstand zumutet. Und tatsächlich wird in einer rezenten Ausgabe des „Deutschen Ärzteblattes" – des zentralen Fachorgans der deutschen Ärzteschaft – eine Kurzpathographie des jüdischen Komponisten Gustav MAHLER anläßlich seines 90-jährigen Todesjahres veröffentlicht. Nun würde eine solche Kurzpathographie überstrapaziert, wenn ihr Verfasser die Pathographie formal definieren müßte. Aber der Leser erwartet zu Recht, daß gerade hier eine systematische Herangehensweise an das pathographische Thema erfolgt. Eine Leseprobe zeigt aber, daß die Diagnose der Krankheit und die Todesursache MAHLERs, der am 18. Mai 1911 50-jährig in Wien starb, nicht in wünschenswerter Transparenz beschrieben werden:

„Mahlers Ende kündigte sich am 20. Februar 1911 in New York an: abermals Halsschmerzen und Fieber. Die Halsschmerzen vergingen, aber das Fieber hielt an. In Dr. Fränkel keimte ein böser Verdacht auf. Dieser wurde bestätigt von Dr. Emanuel Libman vom Mount Sinai Hospital. Ein präsystolisch-systolisches Herzgeräusch, petechiale Blutungen am Rumpf, Milztumor, Uhrglasnägel, Fieber und Abgeschlagenheit. Mit den Temperaturen schwankte die Stimmung des Todkranken zwischen Niedergeschlagenheit und Euphorie. Alma war ihm jetzt eine gewissenhafte Krankenpflegerin, die einzige, die er akzeptierte."[2]

---

1 *Oliver Sacks*: Awakenings, Zeit des Erwachens. Reinbek 1991.
2 *Ludwig Timm*: Die Liebe zur Kunst. Mahler starb mit 50 Jahren an einer Herzkrankheit – möglicherweise ein psychosomatisches Leiden. Deutsches Ärzteblatt 98 (2001), S. B1460 f.

Offenkundig besteht ein Interesse an Pathographien und der Enträtselung von Krankheiten prominenter Patienten, wenn auch die Durchführung wegen des Fehlens methodischer Standards manches zu wünschen übrig läßt. Der im Untertitel angekündigte und im Text postulierte ursächliche Zusammenhang zwischen Herzschmerzen wegen des Todes der Tochter und struktureller Herzerkrankung bleibt nicht nur den meisten Lesern unsichtbar, sondern ist der Medizin auch insgesamt unbekannt. Auch wäre es wünschenswert gewesen, dem beim ersten Lesen der zunächst widersprüchlichen Auskultationsbefunde von 1907 und 1911 stutzig gewordenen Leser die Auflösung durch Benennung des wahrscheinlichen Krankheitsverlaufes direkt zu präsentieren. Denn erst die Entstehung einer wahrscheinlich durch die beschriebene Endokarditis zusätzlich ausgelösten auf die Stenose aufsetzenden akuten Mitralinsuffizienz erklärt den veränderten Auskultationsbefund, der am ehesten einem jetzt kombinierten Mitralvitium entsprechen dürfte.

Diese mangelhafte Exaktheit im Kernbereich des pathographischen Arbeitens wird versucht, durch eine genaue Angabe von Zeit, Ort und Personal des peripheren Bereichs (Arbeitsplatz des behandelnden Arztes, Beziehung des Kranken zu seiner Wärterin usw.) zu kompensieren – offensichtlich ein rhetorisches Verfahren. Und leider veranschaulicht dieses kurze Textzitat pars pro toto - denn auch die monographischen Pathographien[3] überbieten dieses Niveau nur selten - sehr wohl den Notstand, der insgesamt über der Pathographik ausgerufen werden muß.

Nun verdienen es solche Arbeiten zweifelhafter Qualität[4] nicht einmal, an den Pranger der geschichtstheoretischen Kritik gestellt zu werden. Aber dieses Niveau in der Pathographik bringt die Medizingeschichte als Disziplin deshalb in die Bredouille, weil die Außenwahrnehmung des an der Medizinischen Fakultät beheimateten Faches „Geschichte der Medizin" maßgeblich eben durch dieses Genre bestimmt wird. Denn unter der „Geschichte der Medizin" versteht die nichtakademische und leider auch die akademische Öffentlichkeit vor allem diesen

---

3   Vgl. hierzu die jüngst erschienene Studie von *Susan Scott* und *Christopher Duncan*: Biology of Plagues. Cambridge 2001. Ausgerüstet mit dem richtigen Sinn für Effekte bzw. passend zu den rezenten Fällen von Ebola-Fieber erwägt das Forscherduo, die mittelalterliche Pest nicht länger durch das Bakterium Yersinia pestis, sondern durch Filoviren erregt zu denken (ebd., S. 389): "We do not suggest that haemorrhagic plague in Europe during 1348-1670 was because of Ebola or any of the present-day viral haemorrhagic fevers that have been identified, but the close similarities with their symptoms and pathology described above suggest that a filovirus may have been the causative agent." Die mittelalterliche Große Pest also als „Hämorrhagische Pest": Daß das Konzept der Bakteriologie erst im ausgehenden 19. Jahrhundert entwickelt wurde, ist für diesen insgesamt unhistorischen Ansatz offensichtlich irrelevant.

4   Von unfreiwilliger Komik ist der jüngst publizierte Aufsatz von *Jan V. Hirschmann*: What killed Mozart? Archives of Internal Medicine 161 (2001), S. 1381-1389; HIRSCHMANN behauptet hier und fügt den vielen Vergiftungstheorien eine komische Variante hinzu, W. A. MOZART sei an einem wurmverseuchten Schweinekotelett gestorben. Trichinen seien damals weit verbreitet gewesen, jedoch sei der Fadenwurm Trichinella spiralis erst 1860, also 69 Jahre nach dem Tod MOZARTs entdeckt worden. Die Beschwerden und Komplikationen, die mit Trichinose verbunden seien, paßten gut in das Gesamtbild der Beschwerden MOZARTs vor seinem Tod. Der Komponist selbst habe diese Ursache seines Todes unwissentlich seiner Frau geschrieben, wenn er ihr in einem Brief vom 7. Oktober 1791 mitteilt, daß er gerade Schweinekoteletts verzehre. Damit habe er - so HIRSCHMANN - die als Trichinen bekannten Fadenwürmer 44 Tage vor seinem Tod bei einer Mahlzeit aufgenommen.

Arbeitsbereich, in der die Geschichte der Krankheiten prominenter Patienten inclusive Diagnosen, der erfolgreichen aber auch der fehlgeschlagenen Therapien, der Leiden und der Todesursachen und -umstände rekonstruiert und v.a. in Jubiläumsansprachen oder Festvorträgen anekdotenreich nacherzählt wird. Der Nimbus der Medizingeschichte, entweder als eigenständige und fertile akademische Disziplin, oder aber als bloßer Dienstleistungsbetrieb, hängt also mit von dem wissenschaftstheoretischen Standard der Pathographik ab.

Von daher wäre fast zu hoffen, daß sich die Pathographienflut[5] mit der zunehmenden Auswertung aller relevanten Quellen und mit dem Ausbleiben neuer Elaborate aus berufener und unberufener Feder - die dann im Sinne eines Selbsterhaltungskartells immer wieder Gegendarstellungen und neue Revisionen provozieren - von selbst einstellte. Diesem leider nur zu berechtigten Wunsch stehen aber die Fortschritte der Technologie entgegen. Denn immer neue apparative Untersuchungstechniken erlauben es, entweder die körperlichen Überreste des prominenten Kranken oder aber materiale Überreste der Umgebung des historischen Patienten zu analysieren. So wurden 1997 mit einer TXRF (Totalreflexions- und Röntgenfluoreszenzanalyse) Bestandteile einer Haarlocke Heinrich HEINEs auf ihren Bleigehalt untersucht. Dieser so ermittelte Bleigehalt, der den heutigen (!) Normwert über das 135fache übersteigt - ein ebenfalls erhöhter Bleiwert wird bei Georg Büchner übrigens nicht in den Zusammenhang mit einer Vergiftung gebracht[6] -, konnte daraufhin in beispielloser Effekthascherei zu einer kriminologischen Vergiftung hochstilisiert werden.[7] Gegenstand dieser modernen technologischen Methoden können neben den Haarlocken auch Skelettüberreste oder natürliche („Ötzi") und künstliche (Pharaonen) Mumifizierungen sein.

---

5 Vgl. hierzu die bibliographische Sammlung von *Judson Bennett Gilbert*: Disease and Destiny. A Bibliography of Medical References to the Famous. London 1962.

6 Vgl. hierzu: *Wolfgang Arnold, Klaus Naumann, Dieter Gawlik* und *Jürgen Knoth*: Der frühe Tod des Georg Büchner – Krankheit oder Vergiftung. In: Georg Büchner: 1813-1837; Revolutionär, Dichter, Wissenschaftler. Basel u. Frankfurt a.M. 1987, S. 371-375. Den Hinweis auf diese Literaturstelle verdanke ich Jan-Christoph HAUSCHILD, Düsseldorf.

7 Vgl. hierzu stellvertretend für viele weitere Artikel den Aufsatz *Gisela Klinkhammer*: Heinrich Heines Tod. Ein Winterkrimi. Deutsches Ärzteblatt 95 (1998), Heft 1/2, S. B-41. Der dort formulierten abschließenden Aufforderung: „Letztlich müßten die Medizinhistoriker die Schlußfolgerungen ziehen", sind dann *C. auf der Horst* und *A. Labisch*: Heinrich Heine, der Verdacht einer Bleivergiftung und Heines Opium-Abusus. Heine-Jahrbuch 38 (1999), S. 105-131 nachgekommen. Das gleiche Schicksal wurde auch dem von HEINE so bewunderten NAPOLEON zuteil. So stellte zufolge einer Meldung des Tagesspiegel vom 5. Mai 2000 die „Internationale Napoleon-Gesellschaft" Laborergebnisse vor, wonach NAPOLEON auf der britischen Atlantik-Insel St. Helena mit Arsen vergiftet worden sei. Dies geschieht unter Berufung auf die Analysen von Toxikologen und Medizinern, welche die Haare des französischen Feldherren und die alten Autopsie-Berichte mit modernen Methoden unter die Lupe nahmen. Für die neuen Analysen wurden unter anderem Tests in einem Labor des US-Bundeskriminalamtes FBI herangezogen. Nach Einschätzung des Präsidenten der im kanadischen Montréal ansässigen Gesellschaft, Ben WIEDER, wurde Napoleon auf St. Helena über einen längeren Zeitraum durch feine Dosen Arsen langsam vergiftet. Am Ende seien ihm schließlich Bittermandelmilch und ein Abführmittel verabreicht worden, die sich im Magen zu Blausäure vermischt hätten. Vgl. hierzu abschließend: *J. Thomas Hindmarsh* und *Philip F. Corso*: The Death of Napoleon Bonaparte: A Critical Review of the Causes. Journal of the History of Medicine and Allied Sciences 53 (1998), S. 201-218.

Das Feld der Pathographie ist also schlecht bestellt. Weder ist der Begriff „Pathographie" geklärt, noch ist die Zugehörigkeit der „Pathographie" zu einem literarischen oder historiographischen Genus klar definiert, noch ist die ihr eigene Methodik expliziert. Deshalb soll im folgenden der Begriff untersucht (= 2.), unterschiedliche Formen der Pathographie voneinander unterschieden (= 3.) und die historisch-kritische Pathographie nach ihren formalen Aspekten hin vorgestellt werden (=4). Schließlich soll - als Hauptgegenstand dieses Aufsatzes - am Beispiel der Syphilisdiagnosen Heinrich HEINEs die historisch-kritische HEINE-Pathographik kritisch reevaluiert werden.

2. Der Begriff „Pathographie"

Nun ist der Terminus „Pathographie" bereits verschiedentlich verwandt worden, ohne daß erklärt worden wäre, was dieser Begriff eigentlich bezeichnet. Selbst in den einschlägigen Lexika der Literaturwissenschaft oder der Historiographie findet dieser Begriff keinen eigenen Eintrag.[8] Sicherlich wird der Terminus „Pathographie" aus sich heraus evident – wie eine Übersetzung der griechischen Begriffe (pathos und graphos) in das Deutsche zeigt: „Aufzeichnung des Leidens". Dieser Terminus meint im weiteren Sinne entweder die Beschreibung des Lebens eines Individuums oder einer Gemeinschaft unter besonderer Berücksichtigung von Krankheit(en), oder aber umgekehrt die Untersuchung von Krankheitseinflüssen auf die Entwicklung und das Leben eines Menschen. Damit ist zwar die „Pathographie" in Analogie zur Biographie beschrieben, aber eben noch nicht systematisch erklärt worden.

Weil nun weder aus einer Übersetzung, noch aus dem allgemeinen Begriff alleine deutlich wird, was eine „Pathographie" ist, soll zu Beginn eine Sprachregelung getroffen und in unterschiedliche Arten von Pathographien unterschieden werden: Von einer primären Form soll eine sekundäre Form pathographischer Texte unterschieden sein, die ihrerseits in Subspecies zu trennen ist. Diese Sprachregelung soll nicht wegen eines bloßen Differenzierungsgewinns getroffen werden, denn es soll vielmehr versucht werden, zwischen den verschiedenen Autortypen, den verschiedenen literarischen Gattungen und ihren unterschiedlichen Sujets, die alle häufig unter dasselbe Etikett „Pathographie" gerechnet und unterschiedslos gebraucht werden, sinnvoll zu unterscheiden. Denn neben „Pathographie" wird ebenso häufig wie indistinkt „Biographie" „Autopathographie und -biographie", „biopathography", „metapathography", „Psychographie", „Krankengeschichte", „Patientengeschichte", „Lebensbeschreibung", „Illness Narrative", „Life Writing", "studies in pathography", „historisch-kritische Pathographie" etc. verwandt. Diese Termini sind zumindest verdächtig, den Gegenstand einer anderen Gattung mit zu bezeichnen, und deshalb muß der Versuch unternommen werden, hier auch der Sache nach zu trennen.

8 Der Begriff "pathography" findet sich in der von *W. F. Bynum* herausgegebenen Companion encyclopedia of the history of medicine weder im Index noch dort in den folgenden Aufsätzen von *Gert Brieger:* The Historiography of Medicine und von *Michael Neve:* Medicine and Literature. Ebensowenig findet sich in Killys Literaturlexikon ein Eintrag, nicht einmal in der Encyclopaedia Britannica.

3. „Pathographie", „Pathographie-Forschung", „Historisch-kritische Pathographie"

3.1 Pathographie

Wie kann nun eine sinnvolle Ordnung und Struktur in das unbestellte Feld der „Pathographie" gebracht werden bzw. die Differenzierung in eine primäre und se-kundäre Form von Pathographie inclusive ihrer Unterformen einsichtig gemacht werden? Zur primären Form und den hier als „Pathographien" bezeichneten Texten - synonym soll hier auch „Krankengeschichte" gelten - werden einmal die von dem/der oder den Betroffenen selber angefertigten Autobiographien, Memoiren, Tagebücher, Briefwechsel etc. gerechnet. Aber es sind nicht nur Ego-Dokumente, sondern auch fiktionale Texte, wie literarische Lebensbeschreibungen, Romane, Briefromane etc., die das Trägermedium von Krankengeschichten sind. Damit wird bereits deutlich, daß eine Pathographie oder eine Krankengeschichte nicht über ihre Zugehörigkeit zu einer bestimmten literarischen Gattung definiert werden kann.

Ebenso muß einer Datierung der Geburtsstunde der Pathographie in das 20. Jahr-hundert, so wie sie von Anne Hunsaker HAWKINS vorgeschlagen worden ist („personal accounts of illness are uncommon before 1950 and rarely found before 1900"[9]) widersprochen werden. Denn die zeitliche Einschränkung auf das 20. Jahr-hunderts ist eine Folge der Beschränkung von HAWKINS' Definition einer „Pathographie" auf den „book-length personal account".[10] Eine solche Definition schließt aber offensichtlich sowohl unpublizierte Texte/Manuskripte als auch alter-native literarische Formen wie Briefe, Tagebucheintragungen, regelmäßige Notizen etc. aus.[11] Werden aber auch Ego-Dokumente jeder Art mitgezählt bzw. die Defi-nitionsgrenzen aufgehoben, datieren sich Pathographien bis weit zurück in die An-tike, so beispielsweise das Werk "Alexias" der byzantinischen Geschichtsschreiberin Anna Komnene (1083 - ca. 1153), in der diese auch die Krankengeschichte ihres Vaters, des byzantinischen Kaisers Alexios I. Komnenos (Reg. 1081 - 1118), be-schreibt.[12] Problematisch an der Definition HAWKINS' ist weiterhin das „personal account", denn eine solche Definition schlösse Medien, wie bestimmte Textsorten der Massenprintmedien (Ratgeber) oder die künstlerischen Medien Gemälde, Skulpturen, Videos etc. von vornherein aus. Es ist aber nicht einsichtig zu machen, warum Selbstportraits kein Ausdruck von Krankheitserfahrung und -bewältigung sind.

Mit der Weitung der Datierungs- und Gattungsgrenze öffnet sich auch ebenso grundsätzlich die Verfasserfrage. Die Verfasser von Pathographien sind eben nicht

---

9 *Anne Hunsaker Hawkins*: Reconstructing Illness. Studies in Pathography. West Lafayette 1999, S. 3 und S. 159.

10 *Hawkins* (1999) [wie Anm. 9], S. 3.

11 Im übrigen hat dieser quantitative Definitionsversuch "book-length" keinerlei Erklärungswert. Zwar suggeriert "book-length" eine bestimmte Volumengröße, diese ist aber in dem Begriff nicht festgeschrieben. Denn „ein Buch" kann ebenso ein vielhundertseitiges Werk bezeichnen, wie eine in Buchformat herausgegebene Broschüre.

12 *Anna Komnene*: Alexias. Hrsg. v. Athanasios Kambylis u. Diether R. Reinsch. 2. um ein Vorw. erg. Aufl., Berlin / New York 2001.

nur Brustkrebspatientinnen, AIDS-Kranke oder weitere Träger von vornehmlich stigmatisierten Krankheiten,[13] die einen an die Öffentlichkeit gerichteten Bericht ihres subjektiven Erlebens geben. Als Pathographien müssen insgesamt die Medien gelten, deren Thema Krankheitserfahrung(en) und -bewältigungen ist, und entscheidenderweise müssen es nicht die eigenen Krankheitserfahrungen sein, denn es können auch die Aufzeichnungen oder (literarischen) Berichte aus der Feder der Angehörigen,[14] der Ärzteschaft, weiterer Zeitgenossen - wie des Kammerdieners - oder von weiteren direkt oder indirekt unterrichteten Personen der Zeitgeschichte in diese Rubrik eingeordnet werden. Als Beispiele dieser Form von Pathographie können hier die Texte angeführt werden, die von den Eltern oder den Ärzten der an Leukämie erkrankten Kinder stammen.[15]

Ein Kennzeichen dieser primären Form pathographischen Schreibens ist der besondere Anlaß des Schreibens, denn in diesen Pathographien werden die persönlichen Erfahrungen von Krankheit, Leiden und Sterben des kranken Protagonisten formuliert. Eine Krankengeschichte in Romanform zu verfassen bzw. Teile derselben in Brief und Tagebucheintrag niederzulegen, ist geradezu der Versuch, dem eigenen Leben schreibend einen Sinn in der Auseinandersetzung mit der Krankheit zu verschaffen. Diese Zwecksetzung faßt Arthur W. Frank in das Bild des „Wounded Storytellers", der durch das Schreiben seiner Krankengeschichte aus der Rolle des passiven Empfängers biomedizinischer Versorgung in eine neue aktive Rolle schlüpfe:

„The ill person who turns illness into story transforms fate into experience; the disease that sets the body apart from others becomes, in the story, the common bond of suffering that joins bodies in their shared vulnerability."[16]

Damit ist bereits neben der aus Sicht der Literaturwissenschaften eigentlich überholten Frage nach dem Autor und seinem Motiv auch das Sujet der Pathographie genannt worden, nämlich die Rekonstruktionen von Sinn und Kohärenz des eigenen Lebens, der bzw. die durch den Einbruch der Krankheit gefährdet werden.[17] Damit sind nach A. Kleinman die Antworten des Kranken, seines sozialen Netzwerkes, der Medien und der orthodoxen und alternativen Medizin gemeint, die die Fragen nach Ursache, Folgen und Prognosen der Krankheiten beantworten helfen sollen.[18] Der Gegenstand muß in der Pathographie aber nicht nur die subjektive Beschreibung und Bewertung der Symptomatik, des Siechtums, des Leidens oder der Rekonvales-

---

13 Vgl. hierzu den nach Krankheiten sortierten Literaturappendix, in: *Hawkins* (1999) [wie Anm. 9], S. 191-226.

14 So z.B.: *Betty Rollin*: Der letzte Wunsch. Der Bericht einer Tochter, die ihrer Mutter hilft, einen würdigen Tod zu sterben. Bern 1986.

15 So z.B. das Tagebuch einer Mutter eines an Leukämie erkrankten Kindes: *Ingeborg Bruns*: Das wiedergeschenkte Leben. Frankfurt am Main 1987. Oder aber der Bericht einer in der Leukämiekinderklinik eines Krebsforschungszentrums bei Paris tätigen Psychologin, die den Leser mit der isolierten Welt der dort lebenden kleinen Patienten konfrontiert: *Jacqueline Fabre*: Die Kinder, die nicht sterben wollten. Düsseldorf 1993.

16 *Arthur W. Frank:* The Wounded Storyteller. Body, Illness, and Ethics. Chicago 1995, S. XI.

17 *Hawkins* (1999) [wie Anm. 9], S. 3.

18 KLEINMAN spricht von „explanatory models", die den Patienten ein Set von Interpretationen geben, die „make the present a constant, self-reflective grappling with illness meanings": *Arthur Kleinman*: The Illness Narratives. New York 1988, S. 47f.

zenz sein, sondern kann ebenso auch aus der Deskription der biomedizinischen Aspekte der Krankheit bestehen.

Daneben finden sich Krankengeschichten, die zwar mit in das hier vorgestellte Genre der Pathographie fallen, die aber einen gänzlich anderen Charakter besitzen. Ein wichtiges unterscheidendes Merkmal ist hier die Distanz, aus der heraus diese Pathographien geschrieben werden. Denn es ist weniger die enge Relation zur Krankheit oder zum Kranken, als vielmehr ein voyeuristisch zu nennendes Interesse an der kranken Prominenz, das diese Pathographien kennzeichnet. Damit ist ebenso die „allzu menschliche" Bewunderung für sogenannte „Große Männer" und der Respekt vor der Leistungs- und Schaffenskraft gerade angesichts von Leiden und Krankheit,[19] wie auch das Bemühen pathographierender Paparazzi gemeint, intime Einsichten in die Privatsphäre von Stars der Musik- und Schauspielszene wie der Politbühne zu gewinnen und literarisch-journalistisch zu verwerten.

3.2 Pathographie-Forschung und Historisch-kritische Pathographie

Die der Sache nach von dieser primären zu unterscheidenden sekundären Formen von Pathographik, für die deshalb auch die alternativen Termini „Pathographie-Forschung" und „historisch-kritische Pathographie" reserviert sein sollen, hängen von der primären Form, also der Pathographie bzw. der Krankengeschichte ab, ja werden geradezu durch diese erst ermöglicht. Denn diese Unterscheidung schuldet sich dem Umstand, daß die pathographischen Texte der primären Form zum Gegenstand der Forschung werden können, und zwar genau dann, wenn (Medizin-) Historiker und Literaturwissenschaftler mit dem methodischen Arsenal der Literatur-, Geschichts- und Kulturwissenschaften auf die Pathographien zugreifen und diese analysieren und interpretieren.

Wenn also bei einer Pathographie sowohl die Notierung der körperlichen Symptomatik und der davon abhängigen Leidensgeschichte, die direkte Befunderhebung und -auswertung als auch die Bewältigungsstrategien des Textproduzenten im Vordergrund stehen, rücken bei den sekundären Formen der Pathographik die Quellen- oder Textbefunde in das Zentrum der Aufmerksamkeit. Finden die pathographierenden Bemühungen des Kranken nur innerhalb seines synchronen Horizonts statt, ist in der sekundären Pathographik immer schon die diachrone Perspektive gewählt. Mit anderen Worten: Ist die Pathographie noch das schriftliche Ergebnis der Krankheitsbewältigung eines Patienten oder seiner Angehörigen bzw.

19 Das Interesse an dem Gesundheitszustand, an Leben und Sterben der politischen und künstlerischen Prominenz kann dann auch ein verläßlicher Faktor werden, so daß die Pathographie auch vor den Karren der politischen PR-Apparate gespannt werden kann. So benutzte beispielsweise NAPOLEON auf St. Helena geschickt die ihn versorgenden Ärzte, um ihnen den Mythos des sterbenden, an einen Felsen geschmiedeten PROMETHEUS in die Feder zu diktieren. Diese Selbstentwürfe NAPOLEONS griff dann bereitwillig HEINE auf und integrierte sie in seinen literarischen Bonapartismus. Vgl. hierzu C. auf der Horst: Die Konstruktion eines Antinationalismus: Heines Arbeit an Nationalklischees und an der Napoleonlegende. In: Deutschlandbilder - Frankreichbilder 1700-1850. Hrsg. v. Thomas Höpel, Leipzig 2002. Vgl. hierzu, wenn auch nur bedingt verwertbar: P. Accoce und P. Rentchnik: Ces maladies qui nous gouvernent. Paris 1976 (deutsch: P. Accoce und P. Rentchnik: Kranke machen Weltgeschichte. Düsseldorf u. Wien 1978), Heinz Sponsel: Die Ärzte der Großen. Düsseldorf u. Wien 1976, und C. L. Sulzberger: Les Derniers des géants. Paris 1972.

die (literarisch-) deskriptive Folge des differentialdiagnostischen Bemühens des Arztes, ist die sekundäre Pathographik die Frucht textkritischer Arbeit des Literaturwissenschaftlers oder des (Medizin-) Historikers.

3.2.1 Pathographie-Forschung

Was aber ist nun Pathographie-Forschung und was muß sie leisten? Eine nur knapp kommentierte Bibliographie der englischsprachigen Pathographie-Forschung gibt HAWKINS.[20] Für den deutschsprachigen Raum existiert dagegen kaum Literatur zur Pathographie-Forschung. In Anschluß an COUSER muß deshalb bereits für die deutschsprachigen Verhältnisse festgestellt werden, daß zwar Untersuchungen zur Marginalisierung von Rasse, Geschlecht, Klasse und sexueller Orientierung mittlerweile in die Literatur- und Kulturwissenschaften Eingang gefunden haben, die Marginalisierung oder Diskriminierung durch Krankheit oder Behinderung aber bislang kaum.[21] Es ist also schlecht bestellt um die Pathographie-Forschung, und das Diktum A.W. Franks über die Pathographik als „verwaiste Gattung"[22] gilt besonders auch für die deutschsprachigen Verhältnisse.[23]

Wenn die Pathographie-Forschung über ihr Aufgabenprofil beschrieben werden soll, dann müßte als erster veritabler Gegenstand die Aufgabe genannt werden, die systematische Beziehung der Pathographie zu anderen Gattungen der Geschichtsschreibung und Literaturwissenschaft, insbesondere zur Biographie, zu explizieren. Also z.B. die Frage, mit welchen formalen, strukturellen und thematischen Kriterien die „Pathographie" sinnvoll von einer Autobiographie, einem biographischen Roman, einem Entwicklungsroman und von weiteren literarischen Gattungen (Ego-Dokumenten, Sachtexten wie Selbsthilfeliteratur, fiktionalen Texten wie Arztromanen) oder den religiösen (AUGUSTINUS, PASCAL) und säkularen (ROUSSEAU) Bekehrungsgeschichten zu trennen ist.

---

20 *Hawkins* (1999) [wie Anm. 9], S. XVI-XVIII. Sie destilliert hier allerdings aus dem Gesamt eine spezielle Gruppe von Autoren heraus, die sich dadurch auszeichne, daß diese selber auch krank seien. Diese Auswahl verdankt sich aber wohl eher den hierher gezählten Forschern - Susan Sontag und Arthur Frank - und bezeichnet weniger ein in der Sache selbst liegendes Strukturmerkmal. Neben *Hawkins* (1999) [wie Anm. 9] muß auf folgende Titel verwiesen werden: *G. Thomas Couser*: Recovering Bodies. Illness, Disability and Life Writing. Madison / Wisc 1997; *Arthur W. Frank*: The Wounded Storyteller. Body, Illness and Ethics. Chicago u. London 1995; und *Arthur Kleinman*: The Illness Narratives. Suffering, Healing, and the Human Condition. New York 1988.

21 *Couser* (1997) [wie Anm. 20], S. 13.

22 *Arthur W. Frank*: Reclaiming an Orphan Genre: The First-Person Narrative of Illness. Literature and Medicine 13,1 (1994), S. 1-21.

23 Auch der von BRÖER herausgegebene Sammelband zur Medizinhistoriographie verzeichnet keinen Artikel, der eigens der Pathographie gewidmet wäre (*Ralf Bröer*: Eine Wissenschaft emanzipiert sich. Die Medizinhistoriographie von der Aufklärung bis zur Postmoderne. Pfaffenweiler 1999). Zu erwähnen sind aber die Bemühungen, die auf einer Tagung der Herzog-August-Bibliothek in Wolfenbüttel unternommen worden sind, den Einfluß bzw. das „Diktat literarischer Gattungen" auf die Geschichtsschreibung der Medizin zu untersuchen und näher zu bestimmen (ein Tagungsband ist bislang nicht erschienen). Der einzige Aufsatz, der vorgibt, sich quasi im Sinne einer Metapathographie mit der vorliegenden Thematik zu beschäftigen, ist der leider wertlose Aufsatz von *B. Rüttimann*: Historische Pathographien und ihre Probleme. Schweizerische Rundschau für Medizin 24 (1987), Nr. 13, S. 321-327.

Die Pathographie-Forschung, die die Gattungszugehörigkeit der Pathographie diskutieren will, muß dabei berücksichtigen, daß sich die Pathographie gegen den Versuch sperrt, als eine eigenständige Kategorie innerhalb aller literarischen Werke beschrieben zu werden. Denn die Definition der Pathographie ist nicht ohne weiteres über Textattribute (Umfang, Thema, auktoriale Intention, etc.) einholbar, weil literarische Gattungen auch konventionsbedingt, d.h. sowohl formale als auch soziokulturelle Entitäten sind. Die Pathographie ist damit eine historisch wandelbare literarische Gattung, und ihre Definition folgt keineswegs einer inneren Notwendigkeit. Deshalb muß die Pathographie-Forschung versuchen, das Genre der Pathographie auch über den Erwartungshorizont des Lesepublikums oder der Interpretationsgemeinschaften - also über die kulturellen Annahmen, Erfahrungen, Normen, die das Verstehen und die Interpretation leiten - zu bestimmen.

Eine weitere Aufgabe der Pathographie-Forschung muß dann sein, das Themenspektrum der Pathographien nach außen und nach innen einzugrenzen. Wenn auch nicht einsichtig gemacht werden kann, warum die literarischen Beschreibungen der Leiden eines politisches Asyl Suchenden oder eines Wirtschaftsflüchtlings weniger als Krankengeschichte gelten sollen als die Krankengeschichten von Kindern oder von geistig Behinderten,[24] kann doch nicht jede weitere psycho-physische Katastrophe, also beispielsweise die quasi als Krankheit erfahrene Zerstörung der Lebenswelt (Krieg, Naturkatastrophen), der Tod eines Angehörigen, die plötzliche Arbeitslosigkeit usw. schon als genuiner Gegenstand der Pathographie veranschlagt werden. Dann muß versucht werden, in das Themenspektrum eine Binnendifferenzierung einzuführen, so wie beispielsweise HAWKINS in „testimonial pathographies, angry pathographies and pathographies advocating alternative modes of treatment"[25] unterscheidet, während COUSER dagegen die Typen der „restitution stories", der „chaos stories" und der (häufigsten) „quest stories" setzt.[26]

Das Hauptziel der Pathographie-Forschung wird dann die Analyse und Interpretation der Pathographien sein. Das Erleben und die Erfahrung von Krankheiten ist stets kulturell vermittelt und codiert. Literarisierte Formen dieser Krankheitserfahrungen werden deshalb je eine bestimmte Auswahl von literarischen und narrativen Mustern benutzen. Diese leitenden Bilder, Metaphern und Mythen, die die Pathographien strukturieren, sind der Analyse zugänglich zu machen. Die Pathographie-Forschung wird deshalb nicht nur die Beschaffenheit und Kohärenz der „explanatory models" untersuchen, sondern auch danach fragen, woher die dahinter stehenden Bilder und Mythen vom Tod als der „langen Reise", von der Krankheit als dem „großen Kampf", von der Genesung als der „Wiedergeburt" usw. stammen und warum und wie diese zur Bewältigung von Krankheit funktionieren? Sie wird weitergehend untersuchen, wie diese Pathographien und die dort verwandten narrativen Muster auf die gesellschaftliche Wahrnehmung von Krankheit und Behinderung zurückwirken.

---

24 Vgl. hierzu *Hawkins* (1999) [wie Anm. 9], S. 3.
25 *Hawkins* (1999) [wie Anm. 9], S. 4.
26 *Couser* „Recovering Bodies", [wie Anm. 20]S. 11f.

3.2.1.1 Unterschiede der Pathographie-Forschung zur Patientengeschichte

Hinsichtlich der Verfasserschaft, der benutzten Quellen und ihrer Thematik könnte die Pathographie-Forschung mit der Patientengeschichte verwechselt werden. Denn sowohl die Pathographie-Forschung als auch die Patientengeschichte untersuchen die Aufzeichnungen von Kranken, in denen diese Mitteilungen ihrer Krankheit und ihrer Umstände geben. Unterschiede zeigen sich aber einmal in der Perspektive, denn die Frage nach dem Patienten ergibt sich - wie LABISCH und SPREE heraus- stellen - „als selbstverständliches Forschungsfeld einer Sozialgeschichte der Medi- zin".[27] Der Fokus der älteren Medizingeschichte auf die Ärzte hat sich damit auf den Patienten gerichtet, der jetzt als Thema der sozialhistorisch ausgerichteten Medizin- geschichte geradezu als das Komplement einer Medikalisierungsforschung zu be- greifen ist. Die Patientengeschichte will *„adäquatere Bilder von Patienten (...) zeichnen"*[28] und macht so den Patienten[29] zum zentralen Untersuchungsgegenstand. Die Pathographie-Forschung dagegen besitzt weder den sozialhistorischen Blick- winkel, noch ist der historische Patient selbst Gegenstand der Untersuchung. Für sie ist der Patient lediglich der Ausgangspunkt der Untersuchung.

Ein zweiter Unterschied von Pathographie-Forschung und Patientengeschichte liegt im Untersuchungsmaterial. Die Patientengeschichte greift auf weiteres patien- tengeschichtlich relevantes Quellenmaterial, wie z.B. die Krankenakten zurück, während für die Pathographie-Forschung die Literarisierungen von Wahrnehmungs- und Deutungsmustern des Kranken bzw. der Krankheiten wichtig sind. Patientenge- schichte und Pathographie-Forschung haben es damit mit zwei unterschiedlichen Realitäten zu tun: Nimmt die Patientengeschichte die konkreten Erfahrungen in den Fokus ihrer Untersuchung, rückt die Pathographie-Forschung literarische Ab- straktionen in den Mittelpunkt. Geht es also im Falle der Patientengeschichte um die Rekonstruktion der medikalen Kultur, betreibt die Pathographie-Forschung Diskurs- Analyse im weitesten Sinn. Fragt die Patientengeschichte im Wesentlichen nach dem „wer" eines medikalen Systems, untersucht die Pathographie-Forschung im Wesentlichen das „wie" der Krankheitsbewältigung und -stigmatisierung.

---

27 *Alfons Labisch* und *Reinhard Spree*: Neuere Entwicklungen und aktuelle Trends in der Sozialgeschichte der Medizin in Deutschland - Rückschau und Ausblick. Vierteljahrschrift für Sozial- und Wirtschaftsgeschichte 84 (1997), S. 171-210, 305-321; hier S. 194f. Vgl. hierzu auch *Roy Porter*: The Patient's View. Doing Medical History from Below. Theory and Society 14 (1985), S. 175-198.

28 *Eberhard Wolff*: Perspektiven der Patientengeschichtsschreibung. In: Medizingeschichte: Aufgaben, Probleme, Perspektiven. Hrsg. v. Norbert Paul und Thomas Schlich, Frankfurt a.M. 1998, S. 311- 334.

29 Der Begriff des „Patienten" ist ebenso problematisch wie der Begriff des „Kranken", vgl. *Wolff* (1998) [wie Anm. 27], S. 313f.

3.2.2 Historisch-kritische Pathographie

Im Verhältnis zur Pathographie-Forschung ist die historisch-kritische Pathographie als ein medizinhistorischer Spezialfall zu werten, in der die Krankheiten prominenter Männer bzw. Frauen oder Epidemien einer historischen Deutung[30] unterzogen werden. Als Subspecies der historisch-kritischen Pathographie muß hier noch die Psychographie oder Psychopathographie erwähnt werden, in der die Kunstwerke der Musik, Literatur, bildenden Kunst oder Philosophie vor psychopathologischem Hintergrund exploriert und die Künstlerpersönlichkeiten mit dem Ziel, ein psychologisches Gesamtbild zu erstellen, beschrieben werden:[31] Literatur oder Kunst also als Epiphänomen von Krankheit.

Der Verfasser einer historisch-kritischen Pathographie muß kein Zeitgenosse des Kranken sein. Damit rücken weder der Kranke und seine Leiden, noch die Krankheit und ihre (epidemiologischen) Umstände, sondern wie bei der Pathographie-Forschung die Berichte, die über oder von den Kranken angefertigt worden sind - also wiederum die Pathographien - in den Untersuchungsfokus, wenn auch nicht länger aus literaturwissenschaftlicher sondern aus medizinhistorischer Perspektive.

Die historisch-kritische Pathographie unterscheidet sich nun von der Krankengeschichte nicht nur hinsichtlich der besonderen Interessenlage - distanziert vs. betroffen -, sondern auch hinsichtlich ihres Materials. Denn der historisch-kritische Pathograph greift nicht länger ausschließlich auf die literarischen Äußerungen des Kranken zurück. Ergänzend zur Krankengeschichte selbst werden in der historisch-kritischen Pathographie die der Krankengeschichte zugrunde liegenden Quellen wie Briefcorpus und Notizbücher, überlieferte Rezepte und Arztbriefe, jedwede Unterlagen der behandelnden Ärzteschaft und des Pflegepersonals etc. mitberücksichtigt und nach Möglichkeit auf Vollständigkeit hin angelegt. Alles verfügbare Quellenmaterial und die Aufzeichnungen Dritter, also derjenigen, die nicht unmittelbar in die Arzt-Patient-Beziehung eingebunden waren, werden so komplettiert. Damit verfügt die historisch-kritische Pathographie idealerweise über Material – von dem ersten schriftlichen Tagebucheintrag über die Korrespondenz Dritter bis zum Obduktionsbericht -, das weder dem zeitgenössischen Arzt noch seinem Patienten selbst zur Verfügung gestanden hat. Weiterhin wird die historisch-kritische Pathographie alle bereits vorliegenden historisch-kritischen Pathographien mit in die Analyse einbeziehen und kritisch bewerten. Darüber hinausgehend kann der Pathograph versuchen, paläopathologische Untersuchungen etwa an Skelettüberresten anzustrengen oder die Ergebnisse derselben ebenfalls gewinnbringend in seine historische Deutung der Diagnose einzubringen.

---

30 Zur Sprachregelung von „historischer Deutung" vs. „retrospektive Deutung" vgl. *Karl-Heinz Leven*: Krankheiten: Historische Deutung versus retrospektive Diagnose. In: Medizingeschichte: Aufgaben, Probleme, Perspektiven. Hrsg. v. Norbert Paul und Thomas Schlich, Franfurt a.M. 1998, S. 153-185. Vgl. hierzu auch *Johanna Bleker*: Windpocken, Varioloiden oder echte Menschenpocken? - Zu den Fallstricken der retrospektiven Diagnostik. NTM. Internationale Zeitschrift für Geschichte und Ethik der Naturwissenschaften, Technik und Medizin, N.S. 3, S. 97-116.

31 Vgl. hierzu: *W. Lange-Eichbaum* und *W. Kurth*: Genie, Irrsinn und Ruhm. Genie-Mythus und Pathographie des Genies. 6. Aufl., München u. Basel 1967.

Während der Wert von Krankengeschichten darin liegen kann, daß die Symptome, die Krankheitseinheiten, die gestellten Diagnosen usw. verhältnismäßig naiv beschrieben werden,[32] weil die Autoren dieser pathographischen Texte natürlicherweise distanzlos in das medizinische Denken ihrer Zeit eingebunden sind und damit einen Einblick in das jeweils in Geltung stehende medizinische Konzept erlauben,[33] sind die historisch-kritischen Pathographien von einem völlig anderen Reflexionsniveau bzw. weniger beschreibend als vielmehr erklärend. Sie laufen allerdings damit Gefahr, historisch ältere mit historisch jüngeren Konzepten der Medizin zu konfundieren und damit einen zeitlich asymmetrischen Zusammenhang von Symptom und Erklärung zu konstruieren.

3.2.2.1 Pathographik als (medizin-) historiographisches Genre

Tatsächlich hat die historisch-kritische Pathographik es mit einer Fülle von Schwierigkeiten zu tun, die den Schwierigkeiten ihrer Mutterdisziplin Geschichtsforschung ähneln. So erlaubt der defizitäre Quellenbestand es häufig nicht, ein konsistentes Bild des zugrunde liegenden Sachverhaltes zu rekonstruieren. Neben diesen überlieferungstechnischen Problemen stehen möglicherweise Fälschungsabsichten. So kann ein Arzt entweder einen „getreuen" Bericht seiner Tätigkeit abliefern, oder aber die gestellte Diagnose und die jeweils angewandte Therapie legitimieren wollen, um entweder die wahren Hintergründe des Todes seines Patienten zu verschleiern oder aber um seinen medizinisch-ärztlichen Überzeugungen zur allgemeinen Anerkennung zu verhelfen.[34] Diese mangelhafte Ausgangssituation des Quellenmaterials führt dann dazu, daß eine Diagnose nicht widerspruchsfrei und konsistent zu rekonstruieren ist: Ein Umstand, der von (Laien-) Pathographen oft übersehen und durch rhetorische Mittel wett gemacht wird.

Erschwerend kommt ein weiteres Problem hinzu. Denn die historisch-kritische Pathographik hat bis heute kaum an den methodischen Innovationen der benachbarten historiographischen und literaturkritischen Disziplinen teilgenommen. Ob-

---

32 Trotzdem muß hier Vorsicht walten: So schreibt der Leibarzt der schwedischen Königin CHRISTINE, Johann von WULLEN, am 11. Februar 1650 anläßlich des Todes René DESCARTES' einen Brief an seinen Kollegen, den Leibarzt des Fürsten JOHANN MORITZ von Nassau-Siegen, in dem er diesem „über die Krankheit und den Tod des Dr. Cartesius" berichtet: Lungenentzündung. So auch die offizielle Diagnose, die Königin CHRISTINE von Schweden am Hofe verbreiten läßt. Allerdings lassen sich - so Eike PIES - die Symptome, die Johann von WULLEN in seinem Brief schildert, viel eher als Symptome einer Arsenvergiftung deuten: „Schluckauf, schwarzer Speichelauswurf, unstetes Atemholen, die Augen wandernd". Vgl. hierzu *Eike Pies*: Der Mordfall Descartes: Dokumente, Indizien, Beweise. 2. Aufl. Solingen 1996.

33 Auch hier ist Vorsicht geboten, denn die jeweiligen Erklärungen können insofern stilisiert sein, als daß sie versuchen, das eigene medizinische Konzept gegenüber den konkurrierenden Konzepten zu favorisieren. Hier wäre bspw. an die medizinischen Gutachten aus Düsseldorf, Münstereifel und Arnheim und der Kölner Medizinischen Fakultät und die dazugehörigen Gesandtschaftsberichte, die dieses Geschehen ausführlich berichten und kommentieren, zur Krankheit des Herzog JOHANN WILHELM von Jülich-Kleve-Berg zu denken. In diesem Falle standen sich galenistische und paracelsistische Ärzte gegenüber. Vgl. hierzu *Sabine Graumann*: „So ist die Hauptesblödigkeit nit besser". Medizinische Consilia für Herzog Johann Wilhelm von Jülich-Kleve-Berg (1562-1609). In: Vorträge Wilhelm-Fabry-Museum. Red. v. Wolfgang Antweiler. Hilden 1993, S. 83-107.

34 Vgl. hierzu die Ausführungen in Anm. 32.

wohl die Kategorien „Autor" und „Werk" mehr als problematisch sind,[35] gilt in der Pathographik immer noch die Überzeugung, das Leben eines Autors oder eines Komponisten schlage sich auch in seinem Werke nieder. Deshalb wird bis heute für das Verständnis und die Interpretation eines Werkes die Krankengeschichte seines Autors relevant gemacht. Und in einem umgekehrten Verfahren werden dann auch die literarischen Texte eines Dichters zur Diagnosestellung mit in die Pflicht genommen. Interpretiert erst die Krankengeschichte das Werk – abwechselnd werden HEINEs Judentum, seine unerfüllte Liebe zu seiner Hamburger Cousine Amalie und eine venerische Erkrankung für den melancholischen Tonfall seiner frühen Gedichte verantwortlich gemacht[36] -, soll jetzt das Werk helfen, die Differentialdiagnose zu stützen. Die Laieninterpretation von Prosa und Lyrik kranker Dichter muß aber fast unausweichlich die historische Deutung von Krankheiten entscheidend korrumpieren. So wurde bspw. von pathographischer Seite zur Unterstützung der These einer Bleiintoxikation HEINEs sein Gedicht „Vermächtniß" angeführt, um aus der Feder des Dichters höchstpersönlich den Verdacht der Vergiftung zu belegen.[37] Dabei wurde die ironische auf Preußen zielende Erzählhaltung ebenso übersehen, wie der biographische Hintergrund, daß HEINE mit diesem Gedicht die zurückliegenden Erbschaftsstreitigkeiten mit seiner Hamburger Verwandtschaft kompensiert.[38] Vor allem aber wurde nicht bemerkt, daß HEINE in diesem Gedicht einerseits Symptome addiert, die nicht mit nur einer einzigen Krankheitsdiagnose erklärt werden können, und andererseits in diesem Gedicht pathognomonische und insofern erwartbare Symptome einer Bleiintoxikation nicht aufführt. Wenn also schon an der Figur des „Autors" festgehalten werden soll, wäre für die historisch-kritische Pathographie zu prüfen, ob an die Deutung einer Krankheit über die Interpretation einschlägiger Textpassagen nicht viel sinnvoller über die Figur des „impliziten Autors" (Wayne C. BOOTH)[39], also über die Vorstellung des vom real existierenden Verfasser in den Text eingeschriebenen Autoren, herangegangen werden kann.

35 Vgl. hierzu Roland BARTHES' einflußreichen Aufsatz von 1968 (*Roland Barthes*: The Death of the Author. St. Martin's 1997), in dem er die traditionelle Vorstellung vom Autor als eines seinen Text vollständig beherrschenden Kontrolleurs verwirft. Der Leser selbst ist Träger der einzelnen Bedeutungskonstituenten eines Textes und rückt damit an die Stelle des Autors. Der Text ist in dieser Hinsicht ein Gewebe aus Zeichen und Zitaten unterschiedlicher Herkunft, die sich nicht länger eindeutig im Sinne eines Autors entschlüsseln lassen. Vgl. hierzu den ebenfalls einflußreichen Aufsatz von *Michel Foucault*: What Is an Author? In: Contemporary Literary Criticism. Literary and Cultural Studies. Hrsg. v. Robert Davis und Ronald Schleifer, New York 1998, S. 365-376.
36 So formuliert H. MONTANUS geradezu klassisch: „Die Kenntnis der Pathographie eröffnet damit unabhängig von der letztlich gestellten Diagnose einen neuen Zugang zum Verständnis von Person und Werk." *Henner Montanus*: Der kranke Heine. Stuttgart u. Weimar 1995, S. 2.
37 So zitiert G. KLINKHAMMER KIJEWSKI: „Ich habe kaum jemals eine Vergiftung festgestellt, die mit der beschriebenen Symptomatik so sehr übereinstimmt wie in diesem Fall." *Klinkhammer* (1998) [wie Anm. 7].
38 *Alberto Destro*: Anmerkungen und Erklärungen. In: Heinrich Heine: Historisch-kritische Gesamtausgabe der Werke. In Verbindung mit dem Heinrich Heine-Institut hrsg. v. Manfred Windfuhr. Bde. 1-16. Hamburg 1973ff. [Hiernach DHA, die Bandangabe in römischen Zahlen]. Hier DHA III, 853.
39 *Wayne C. Booth*: The Rhetoric of Fiction, London 1966.

Ein weiteres methodisches Problem, das sich im Zusammenhang mit patho-graphischen Texten stellt, ist, daß nicht genügend berücksichtigt wird, daß auch die Bedeutung von historiographischen Texten von den verwandten sprachlichen Formen und den literarischen und rhethorischen Darstellungsmitteln abhängt. Damit soll sich nicht den Positionen des strikten Narrativismus und Textualismus angeschlossen werden,[40] nach denen die Unterschiede von Fakt (Historiographie) und Fiktion (Literatur) bzw. die ontologische Differenz von Wirklichkeit (Geschichte) und Möglichkeit (Dichtung) relativierend nivelliert werden müßten. Entsprechend dieser Annahmen wäre ein Historiker prinzipiell nicht in der Lage, faktische und falsifizierbare Erkenntnis zu gewinnen, da jegliche Form von Wirklichkeitserfahrung und Erkenntnis zeichenvermittelt, sprachbedingt und konstruiert sei. Nun ist nicht zu leugnen, daß die Historiographie und die Literatur eine gemeinsame Narrativität besitzen. Unterschiede zwischen beiden Formen ergeben sich aber hinsichtlich der jeweiligen institutionellen Rahmenbedingungen, in denen historiographische oder literarische Werke produziert und rezipiert werden und hinsichtlich der handlungsleitenden Konventionen, die die Einschätzung und den Umgang derjenigen Texte regeln, die für literarisch bzw. nicht-literarisch gelten sollen.[41]

Eine methodisch verfahrende historisch-kritische Pathographie muß also neben der reinen Textanalyse aus Sicht der Narrativik auch folgende Fragen stellen: In welchen institutionellen Rahmenbedingungen sind die Texte entstanden? Sind sie der Wissenschaftsspezifik der Geschichtsschreibung oder den Besonderheiten eines Literatursystems zu verdanken? Welche formalen Elemente fiktionaler Literatur weisen die Pathographien auf (Identität/Nicht-Identität von Autor und Erzähler, innerer Monolog, Einsatz von paratextuellen und deiktischen Elementen usw.)? Ist eine historisch-kritische Pathographie nur das Zitat einer bekannten Muster-Künstlerpathographie? Dienen die literarischen Darstellungsmittel einer historisch-kritischen Pathographie etwa nur dem Zweck, den Kranken vor einer stigmatisierten Krankheit in Schutz zu nehmen, oder aber wollen sie gegenteilig nur eine bestimmte Krankheit zuschreiben?

40 Vgl. hierzu die schon klassischen Texte von *Hayden White, Jacques Derrida, Franklin R. Ankersmit* etc.

41 *Bart Verschaffel* will der Geschichte eine gewisse Rationalität zuerkennen, weil diese das Resultat einer dreifachen Offenheit ist, die die historische Erzählung gegenüber der literarischen Erzählung besitzt. Denn erstens stehen diese Texte nicht nur in einer intertextuellen oder dialogischen Relation zueinander, dergestalt jeder Text die Absorbtion und Transformation eines anderen Textes wäre. Entscheidenderweise sind die historischen Abhandlungen auch jenseits eines „Mosaiks von Zitaten" (Julia KRISTEVA) über einen gemeinsamen Gegenstand miteinander verbunden. Zweitens wird in den Debatten einer Forschergemeinschaft und nicht von einem einzelnen Autoren oder Forscher ausgehandelt, welches Material für welches bestimmte historische Thema Relevanz besitzt oder eben nicht. Und drittens unterliegt die historische Erzählung einem Set von methodischen Regeln, zu dem die Forschergemeinschaft Zugang hat: „Sie können beurteilen, wie Temini definiert, Behauptungen konkretisiert und Beschreibungen zu einem Ganzen zusammengefügt werden." (B. VERSCHAFFEL, in: F. R. Ankersmit zit. n. *Chris Lorenz*: Konstruktion der Vergangenheit. Eine Einführung in die Geschichtstheorie. Köln, Weimar, Wien 1997, S. 185f.

3.2.2.2 Pathographik als Rekonstruktion naturwissenschaftlich-medizinischer „Fakten"

Nun kann eine historisch-kritische Pathographik auch nicht mit dem Hinweis auf ihren Gegenstand - die Diagnose (Anamnese, Befunderhebung, Differentialdiagnose, Therapie, Prognose) von Krankheiten - die narrativistische Kritik entkräften, sie besäße keinen direkten Wirklichkeitsbezug und damit keinen Wahrheitsanspruch.

Denn auch den definierten Krankheitseinheiten und ihren Symptomen, der methodisch durchgeführten Befunderhebung und den systematischen Nachweisen einer therapeutischen Wirksamkeit am Patienten usw. kommt kein besonderes Maß an Wahrheit zu, etwa weil dieses über „medizinisch-naturwissenschaftliche" Verfahren gewonnen sei.

Denn - so analog zu einem Gemeinplatz der wissenschaftsgeschichtlichen Literatur - eine „objektive" Diagnose z.B. bezieht sich keineswegs auf eine biologisch unveränderliche und zeitüberdauernde Krankheitseinheit, sondern muß als Effekt von unterschiedlichen sozio-kulturellen Einflüssen, wie u.a. Wirtschaftsinteressen bzw. Marketing,[42] verstanden werden. Diesen Sachverhalt bringt der Geisteswissenschaftler mit dem Terminus „Historizität" auf den Begriff und meint damit, daß auch die Erkenntnisse der naturwissenschaftlich ausgerichteten medizinischen Forschung weder allgemeine Gültigkeit beanspruchen dürfen noch von universaler, eherner Gesetzmäßigkeit sind. Naturwissenschaftliche Erkenntnisse der Medizin in Geschichte und Gegenwart sind jeweils tief in ihren jeweiligen kulturellen Kontext eingebunden und erweisen sich geradezu als Produkt dieses Kontextes.

Paul VEYNE illustriert diesen Sachverhalt im Bild des Schachspiels, wo die Bedeutungen der Figuren nicht länger in einem zeitunabhängig gültigen Kanon von Regeln (also der Grundstellung und der Zug- und Schlagmöglichkeiten) definiert

---

42 Ein aktuelles Beispiel: In einer Ausgabe des Arzneimittelbriefes findet sich ein Bericht über das Hyperkinetische Syndrom - dem sog. Zappelphilipp-Syndrom - das mit dem Amphetamin-Derivat Methylphenidat therapiert wird. In diesem Beitrag wird darauf hingewiesen, daß in den USA die Diagnose des Hyperkinetischen Syndroms - oder auch ADHD für „Attention Deficit and Hyperactivity Disorder" - seit Beginn der 90er Jahre immer häufiger gestellt wird. 1995 gab es bereits doppelt so viele Fälle wie 1990 und 1999 wurde bereits bei 10% aller US-amerikanischen Schulkinder das Zappelphilipp-Syndrom diagnostiziert. Während in Deutschland heute ca. 450.000 mal Methylphenidat verordnet wurde, nehmen in den USA mittlerweile etwa 4 Millionen Schulkinder zur Behandlung der ADHD Methylphenidat (Ritalin) ein. Diese stark ansteigenden Zahlen der letzten 10 Jahre zum Anlaß nehmend wird daraufhin im Arzneimittelbrief diskutiert, ob nun tatsächlich eine Prävalenz des Hyperkinetischen Syndroms vorliege, oder ob die Diagnose deshalb häufiger gestellt werde, weil die Krankheit gerade *en vogue* sei. Zur Unterstützung dieses Vorwurfes wird auf eine in den USA anhängige Klage von Eltern und Fachleuten verwiesen, in der behauptet wird, daß die Krankheit eine Erfindung der Herstellerfirma von Methylphenidat sei, um den Absatz des Medikaments zu fördern. Mit einer anhaltenden und flächendeckenden Medienkampagne und vielen Fachfortbildungen sollen Eltern, Lehrer und Ärzte erst auf die Krankhaftigkeit des Zappelphilipp-Syndroms aufmerksam gemacht worden sein, und durch eine gezielte Beeinflussung von Meinungsträgern in den amerikanischen Fachgesellschaften sollen die Diagnosekriterien der Amerikanischen Psychiatrischen Gesellschaft ausgeweitet und der Markt für das Medikament so erst geschaffen worden sein; vgl. Der Arzneimittelbrief 35 (2001) Nr. 2, S. 12f.

sind, sondern wo sich für jede Figur in Abhängigkeit der Gesamtkonstellation aller Figuren zueinander auf dem Brett eine je neue Bedeutung ergibt. Je nach der Figuren-Konfiguration ändert sich die Bedeutung der Figuren, und hat es der Schachspieler mit je neuen Figuren zu tun.[43]

So muß der (Medizin-) Historiker versuchen, die nur vordergründig geltende Objektivität einer medizinischen Diagnose durch eine möglichst detaillierte Rekonstruktion der kulturellen Konfigurationen zu beschreiben, durch deren Zusammenwirken sie erst objektiv und wahr gemacht worden ist. Das heißt, die medizinische Diagnose, ihre Gründe und Umstände, in ihr jeweiliges kulturelles Umfeld zu kontextualisieren. Damit wird aber für den Historiker die problematische Beziehung von content und context problematisch bzw. das Problem der unendlich iterativen Kontextualisierung virulent. Denn will er in angemessener Weise das Problem der kulturellen Bedingtheit der Diagnose aufarbeiten, muß er jeweils neu nach dem Kontext des Kontextes fragen. Jeder Kontext will aber aus seinem eigenen Kontext verstanden werden, der auch wieder in einen Kontext eingebettet ist, der seinerseits kontextualisiert ist usw.

Diese Einsicht in den konfigurationellen Charakter von „objektiver Wahrheit" gilt nicht nur für den Gegenstand der historisch-kritischen Pathographie, also für die historische Diagnose. Sie gilt ebenfalls für die propositionalen Aussagen des historisch-kritischen Pathographen, weil auch sein Denken das Produkt zeitgenössischer Diskurse ist. Die gerade angeführte Form der Historizität beschreibt also nur die eine Seite der Medaille. Denn neben der Historizität der geschichtlichen Ereignisse und objektiven Geltungen muß auch eine Historizität der intellektuellen Arbeit des Pathographen veranschlagt werden. Historizität ist so die erkenntnistheoretische conditio sine qua non der intellektuellen Arbeit des Medizinhistorikers: Auch die eigenen methodischen Überzeugungen und Kategorien müssen als Produkt der räumlich-zeitlichen Gebundenheit verstanden werden. „Historizität" beschreibt in der Medizingeschichte also nicht nur einfach den Sachverhalt, daß die naturwissenschaftlich-medizinische Diagnose im Eigentlichen ein sozio-kulturelles Phänomen ist. Die Redeweise von der „Historizität" als der erkenntnistheoretischen Bedingtheit des historisch-kritischen Pathographen verweist auch auf die prinzipielle und unentrinnbare Kontamination des historischen Arbeitens, weil auch dieses Ausdruck und Folge zeitgenössischen Denkens bleibt.

Die oben angeführte Bildlichkeit Paul VEYNES von den Figuren eines Schachspiels, die ihre Bedeutungen in Abhängigkeit von der Gesamtkonfiguration zueinander je neu entwickeln, muß also wie folgt ergänzt werden: Die Figurenkonfiguration einer Schachpartie ändert sich je nach Perspektive des Spielers auf das Schachbrett. Es gibt keine Vogelsperspektive mehr, die es erlaubte, immer die identische Sicht auf eine Figurenkonfiguration zu haben. Es sind nur noch Seitenperspektiven möglich, die den Effekt haben, die Konfiguration der Figuren zu verändern.

---

43 „In dieser Welt spielt man nicht Schach mit zeitlosen Figuren wie dem König oder dem Läufer; die Figuren sind das, was die wechselnden Konfigurationen auf dem Brett aus ihnen machen." *Paul Veyne*: Comment on écrit l'histoire suivi de Foucault révolutionne L'histoire, Paris 1978. Hier zit. n. *Roger Chartier*: Geistesgeschichte oder histoire des mentalités? In: Geschichte denken. Neubestimmungen und Perspektiven moderner europäischer Geistesgeschichte. Hrsg. v. Dominick LaCapra und Steven L. Kaplan. Frankfurt a.M. 1982, S. 11-44, hier S. 39.

Und so wenig der Historiker „Objektivitäten" oder „Wahrheiten" wegen des Problems der unabschließbaren Kontextualisierung abschließend beschreiben kann, so kann er auch die Fixpunkte seines eigenen Denkens durch eine Eruierung der sie bedingenden Faktoren immer nur approximativ zur Klarheit bringen. Denn auch hier ist der Prozeß der iterativen Kontextualisierung in immer neue Kontexte prinzipiell nicht abschließbar.

So muß als Resümee einmal die Einsicht gelten, daß die vorgeblich „ehernen" Gesetzmäßigkeiten der naturwissenschaftlichen Medizin und die auf ihnen basierenden Diagnosen auf sozio-kulturell konstruierten Füßen stehen, insofern sie als Produkte bestimmter zeitgenössischer ideengeschichtlicher Konfigurationen beschrieben werden müssen. Und diese kontingenten Phänomene der Geschichte können darüber hinaus - das zeigt das Kontextualisierungsproblem - nicht einmal vollständig beschrieben und erklärt werden. Weiterhin zeigt sich, daß auch das historische Arbeiten selber keinen Anspruch auf Wahrheit und Gültigkeit seiner eigenen Erkenntnis erheben darf. Zwar kann der Historiker in der Kenntnis des Problems der Historizität zu ausgewählten methodischen Verfahren greifen, um die Klippen dieses Problems zu umschiffen. Aber auch die Erkenntnisse, die aus diesem methodologisch abgesicherten Verfahren gewonnen würden, dürften einen Anspruch auf Wahrheit nur innerhalb des Diskurses erheben, in dem eben für dieses methodische Vorgehen plädiert worden war. Denn es ist dieser Diskurs, in dem die Forderung nach einer Berücksichtigung der Historizität erhoben worden war, also der Diskurs der (post-)modernen Geschichtsschreibung und der daran gebundenen Praxis, der diese Ergebnisse erst wahr macht.

4. Die kritische Evaluation der Syphilisdiagnosen in der HEINE-Pathographik

Was folgt nun aus diesen Einsichten für eine historisch-kritische HEINE-Pathographie? Einmal sollte deutlich geworden sein, daß der Gemeinplatz der wissenschaftshistorischen Literatur auch für die Pathographik gilt: Die Geschichte einer Krankheit oder ihrer Diagnose darf nicht ohne Einbettung in ihren kulturellen Kontext geschrieben werden, des Kontextes, der die Diagnose der Krankheit erst versucht, wahr zu machen. Das heißt aber für die historisch-kritische Pathographie, daß nicht die Geschichte der Ärzte und eine Addition der vielfältigen Diagnosen usw. geschrieben, sondern die Bedingungen in den Blick genommen werden müssen, die es erst erlauben, aus einer Vielzahl von unterschiedlichen Symptomen eine Krankheitseinheit zu identifizieren und diese an einem Kranken zu diagnostizieren. Ein solches Verfahren muß von der Einsicht begleitet sein, daß es nie gelingen wird, dieses sozio-kulturelle Umfeld in ausreichender Tiefenschärfe zu ermitteln.

Aus den Vorüberlegungen zur kulturellen Bedingtheit der Diagnose folgt für die Krankengeschichtsschreibung weiterhin, daß es nicht damit getan ist, der historischen Deutung vor einer retrospektiven Diagnose von Krankheiten den Vorzug zu geben. So plausibel ein solches Verfahren auch anmutet, es bliebe blind für die verfälschende Mitwirkung des Pathographen an der historisch deutenden Rekonstruktion der jeweiligen Krankengeschichte. In Rücksicht der Historizität des eigenen historischen Denkens muß also auch der eigene Standpunkt, die Perspektive angegeben werden, aus der heraus der Pathograph die Vergangenheit in ihrer jeweiligen Konfiguration sieht und mitbestimmt - auch wenn dieses Bemühen um Authentizität immer nur gutgemeinte Absicht bleiben können wird.

4.1 Überliefertes pathographisches Material

Entsprechend der Vorüberlegungen ist es also geraten, sich eine Übersicht über das zu verschaffen, was an krankengeschichtlichen Quellen zu Heinrich HEINE vorliegt. An aus ärztlicher Feder stammendem Material sind einzig ein Gutachten,[44] drei Rezepte von HEINEs Ärzten und ein Brief überliefert, in dem der zuletzt behandelnde Arzt dem Kollegen und Bruder HEINEs die Nachricht von dem Ableben Heinrich HEINEs berichtet. In dem ärztlichen Gutachten, das von Auguste-François CHOMEL, David GRUBY, Léon Louis ROSTAN und Leopold WERTHEIM am 9.10.1848 unterschrieben worden ist, heißt es, daß sich die unterzeichnenden Ärzte über folgendes Vorgehen einig seien:

> *„on appliquera des cautères (~) de la colonne vertébrale en commencera*
> *par en appliquer deux à la région cervicale;*
> *on fera des frictions avec l'onguent napolitain sur le trajet de l'epine;*
> *on donnera à l'iodure de potassium;*
> *on entretiendra la liberté du ventre avec des laxatifs;*
> *Le Régime alimentaire sera doux & modéré; on evitera tous les excitants; on*
> *prouvra recourir aux narcotiques pour calmer les douleurs."*[45]

Tatsächlich sind dann drei Morphinrezepte, die jeweils von Dr. GRUBY ausgestellt wurden, überliefert. Einmal am 2.7.1849 (Hydrochloratis morphii grana decim), dann am 4.3.1850 (Acetatis morphii scrupulum unum et semis). Das dritte Morphinrezept (Acetatis morphii) von Dr. GRUBY ist undatiert. In dem Brief, den

---

44 Am Beispiel dieses Gutachtens läßt sich sehr schön zeigen, wie einfach sich philologische Fehler in der Geschichte erhalten können, weil sie immer wieder übernommen werden: *H.H. Houben* überliefert in den „Gesprächen mit Heine" eine neugeordnete Zusammenstellung von unterschiedlichen Ausschnitten aus *Henri Julia's* „Heinrich Heine. Erinnerungen", die dieser 1884 in der „Deutschen Revue über das gesamte nationale Leben der Gegenwart" herausgegeben hatte. HOUBEN zitiert aus diesen Berichten und berichtet dort von einem ärztlichen Gutachen, das zugunsten HEINEs angefertigt wurde und an dem neben WERTHEIM und GRUBY auch noch „Chomol [sic!] und Rostan" teilgenommen hätten. Obwohl aus dem Text JULIAs hervorgeht, daß dieses Konsil in das Jahr 1848 zu datieren ist („ (...) und jetzt schreiben wir 1848 (...).", ordnet HOUBEN diesen Bericht irrtümlich in das Jahr 1853 ein. (*H. H. Houben* „Gespräche mit Heine", S. 937) Diesen Text HOUBENs übernimmt dann Arthur STERN – auch unter Verweis auf H.H. HOUBEN - in seinen Aufsatz „Heinrich Heines Krankheit", wo er er die Schreibweise „Chomol" übernimmt und von eben diesem Gutachten spricht, das er allerdings in das Jahr 1852 vorverlegt. (Schweizerische Rundschau für Medizin 24 (1956), S. 563) Bei H. MONTANUS wird dann unter der Angabe des Textes von A. STERN aus diesem Ärztetreffen ein zweites „Anfang 1852 abgehaltenes Ärztekonsil", denn ein erstes Ärztekonsil hatte MONTANUS - völlig richtig - bereits 1848 angesetzt. Die zu treffenden therapeutischen Maßnahmen, die MONTANUS dann für das Ärztekonsil 1852 auflistet, sind eine Übersetzung des Ärztekonsils vom 9. Oktober 1848. Die Übersetzung ist allerdings nicht von ihm, sondern wörtlich aus dem Text von Henri JULIA übernommen. Ein solches Ärztetreffen hat es aber weder 1852 noch 1853 gegeben, sondern verdankt sich offensichtlich nur dem Datierungsfehler von H. H. HOUBEN; vgl. *Montanus* (1995) [wie Anm. 36], S. 195.

45 Original im Heine-Institut, Düsseldorf

Dr. GRUBY am 17.2.1856 an HEINEs Bruder, den Arzt Maximilian HEINE, schreibt, nennt er im wesentlichen aber nur den Zeitpunkt des Eintritts des Todes und als unmittelbare Todesursache verweist er auf die infolge von heftigem Erbrechen herbeigeführte Schwäche. Eine mutmaßliche Grunderkrankung oder eine Verdachtsdiagnose für das langjährige Leiden HEINEs wird allerdings auch hier nicht angegeben.

Zwar imponiert in dem Ärztegutachten und den Rezepten neben dem Fehlen einer Diagnose der Befund, daß HEINE offensichtlich verschiedentlich Opium verschrieben worden ist. Ein Rückschluß von der Opiumrezeption auf eine Morphinindikation und dann auf eine entsprechende Erkrankung HEINEs ist nun schon alleine deswegen wenig sinnvoll, weil eine Morphintherapie nach zeitgenössischen Vorstellungen sowohl bei akuten oder chronischen Neuralgien, bei spastischen Neurosen, bei chronischen Rheumatismen, bei chronischem Erbrechen und Purgieren, bei Lungenschwindsucht, bei Schlaflosigkeit infolge großer Aufregung im Nervensystem als auch bei schmerz- und krampfhaften Augenleiden indiziert war. Selbst als Antidot bei einer Strychninvergiftung wurde Morphin gegeben.[46] So kann ein über die Indikation verlaufender Rückschluß noch nicht sagen, was die behandelten Ärzte diagnostizierten, an welchen oder an welcher dieser Erkrankung(en) HEINE litt.

Die Überlieferungssituation ist also, was die Quellen wie Arztbriefe, Rezepte usw. betrifft, denkbar schlecht. Bereits im Vorfeld muß deshalb konstatiert werden, daß die historische Deutung von HEINEs Krankheit(en) ohne ein einziges Zeugnis oder Dokument einer Diagnose auskommen muß, das von HEINEs Ärzten überliefert worden wäre. Die Validierung der historischen Deutung der Erkrankung HEINEs wird also ohne das Vorhandensein konkreter biomedizinischer Details oder dem Auftauchen neuer Quellen immer nur vordergründig bleiben müssen.

Als weiteres pathographisches Quellenmaterial liegen in historisch-kritisch edierter Form die Werke und die Briefe HEINEs vor.[47] Relevant ist hier auch die von H.H. HOUBEN begründete und von Michael WERNER fortgeführte Sammlung der Gesprächsaufzeichnungen Dritter mit HEINE, die „Gespräche mit Heine".[48] Eine Sammlung der Heine-Lebenszeugnisse steht noch aus bzw. ist nicht verfüg⁻ bar.[49]

---

46 Vgl. hierzu *Joseph Friedrich Sobernheim*: Handbuch der praktischen Arzneimittellehre für angehende, praktische und Physikats-Ärzte, so wie als Leitfaden für den akademischen Unterricht. Berlin 1840. Hier 2. Teil, S. 22.

47 *Heinrich Heine*: Historisch-kritische Gesamtausgabe der Werke. In Verbindung mit dem Heinrich-Heine-Institut herausgegeben von Manfred Windfuhr, Bde. 1-16. Hamburg 1973ff. und *Heinrich Heine*: Werke, Briefwechsel, Lebenszeugnisse, Säkularausgabe. Herausgegeben von den Nationalen Forschungs- und Gedenkstätten der klassischen deutschen Literatur in Weimar und dem Centre National de la Recherche Scientifique, Bde. 1-27. Berlin und Paris, 1970ff. [Hiernach HSA, die Bandangabe in römischen Zahlen].

48 Gespräche mit Heine. Hrsg. v. *H. H. Houben*, Potsdam 1948. Begegnungen mit Heine. Berichte der Zeitgenossen. 2 Bde. Hrsg. v. *Michael Werner*, Hamburg 1973 [hiernach WH; Bandzahlen in römischen Buchstaben].

49 Wenn auch historisch-kritische Werkausgaben vorliegen, darf das nicht darüber hinwegtäuschen, daß damit das sog. „Heine-Werk" keineswegs abgeschlossen ist, weil es als eng verzwirntes Gewebe verstanden werden muß, das mit anderen Texten vielfältig korrespondiert. Diese intertextuellen Bezüge zu weiteren literarischen Bewältigungen von Krankheit und Leiden, zu Sachbüchern,

In diesen krankengeschichtlich relevanten Belegen der Werk- und Briefausgabe und der „Gespräche mit Heine" sind die Stellen von Interesse, in denen HEINE oder seine Korrespondenzpartner von den Verdachtsdiagnosen oder den gewählten Therapieschemata berichten. Schon eine nur grobe Überschau über dieses Material macht aber deutlich, daß HEINE und seine Zeitgenossen das Primärerleben der Krankheit inkl. der Verdachtsdiagnosen in abundanter Weise beschrieben haben. War noch im Falle der Belege aus ärztlicher Feder vielleicht zu wenig überliefert, erstickt der Historiker jetzt in der Fülle des Materials. In diesem Material, das sich fast über HEINEs gesamte Lebenszeit erstreckt, wird von Infektionskrankheiten, einer pulmonalen Symptomatik, funktionellen Beschwerden, häufig rezidivierenden Cephalgien, psychischen Auffälligkeiten, Beschwerden mit Beteiligung der inneren Organe, unterschiedlichen Augensymptomatiken und neurologischen Ausfällen - jeweils mit unterschiedlichen Schweregraden - berichtet. Wenn in einer Krankenge-schichte eine so große Amplitude von Symptomen vorliegt, muß von vornerein ei-ner Diagnostik mißtraut werden, die nicht konzidiert, daß die gesamte Symptomatik auch die Grundlage für die Diagnose mehrerer Erkrankungen abgeben kann. Eine Diagnose mit Eindeutigkeitsanspruch wird von daher eher die persönlichen Präfe-renzen des Pathographen bzw. seines medizinischen Fachgebietes wiederspiegeln, als objektive Geltung beanspruchen dürfen.

Die Unerreichbarkeit von Eindeutigkeit in der historischen Deutung von HEINEs Krankheiten hat noch einen weiteren Grund. Denn ebenso wenig wie von der Fülle der zum Teil widersprüchlichen Symptome auf eine Diagnose geschlossen werden kann, so wenig kann auch von den Berichten über die verschiedenen Therapien, Medikationen und Kuraufenthalte auf eine einzige zugrunde liegende Erkrankung rückgeschlossen werden. Das liegt weniger daran, daß etwa auch hier in sich selbst widersprüchliche Informationen vorliegen würden. Vielmehr ist es einfach nicht möglich, von einer nach humoralpathologischer Vorstellung zwar indizierten aber unspezifischen Flüssigkeitsevakuation oder Eliminierung von Krankheitsstoffen (Aderlaß, Blutegel, Schröpfen, Fontanelle etc.) auf eine spezifische Erkrankung zu schließen. Ein Gleiches gilt für den Brownianismus bzw. für die Behandlung von sthenischen oder asthenischen Krankheiten, die entweder durch schwächende (v.a. der Aderlaß) oder durch reizende (v.a. Gabe von Opium) Maßnahmen gegenregu-liert wurden. In diesem System kann eine Opiummedikation zwar für eine astheni-sche Krankheit sprechen, der Pathograph muß aber versuchen zu spezifizieren, unter welcher asthenischen Erkrankung HEINE litt. Hinsichtlich des überlieferten kran-kengeschichtlichen Materials steht also jede pathogaphische Arbeit und jede histori-sche Deutung der Krankheit(en) HEINEs unter dem prinzipiellen Vorbehalt, keinen eindeutigen Geltungsanspruch erheben zu können.

4.2 HEINEs Eigendiagnose und seine medizinischen Kenntnisse

Von besonderer Wichtigkeit wird deshalb sein, zu fragen, mit welcher Verdachts-diagnose HEINE selber seine langjährigen Leiden erklärt hat. Diese Frage stellt sich

Metaphern, Bildern und Chiffren müssen als Zitat, Anspielung, Spiegelung, Übernahme etc. identifiziert und interpretiert werden.

um so dringlicher, als daß die auf HEINEs Tod einsetzende historisch-kritische Pathographik - wie sich gezeigt hat - sich maßgeblich nur auf HEINEs Schilderungen der Symptome und auf seine Verdachtsdiagnosen hat beziehen können.

HEINE nun mutmaßt gegenüber Freunden, an der Tabes dorsalis, der sog. „Rückenmarksdarre" erkrankt zu sein.[50] Im Hintergrund dieser Eigendiagnose „Tabes" steht die auf Hippokrates zurückgehende und bis in das 19. Jahrhundert gültige Lehrmeinung, die Rückenmarksdarre, oder auch Rückenmarksschwindsucht, sei eine Folge sexuell ausschweifenden Lebens. Das Rückenmark als mutmaßliche Produktionsstätte des Spermas verliere wegen häufiger Ejakulationen an Substanz. Und tatsächlich wird HEINE von seiner Studentenzeit an bis zum Alter nicht müde, in einer Vielzahl von schlüpfrigen Bemerkungen auf seine sexuelle Potenz anzuspielen. Noch ein ¾ Jahr vor seinem Tod vertritt HEINE in der Matratzengruft mit drastischen Worten diese Diagnose gegenüber Ferdinand LASSALLE, der später Karl MARX von diesem Gespräch berichten wird:

„Er freute sich sehr, mich zu sehen und rief nach der ersten Begrüßung gleich aus (auf seinen Schwanz weisend): 'Sehen Sie, welcher Undank! Diese Partie, für die ich soviel getan habe, hat mich so weit gebracht. "[51]

Diese Sexualprotzerei ergänzt HEINE durch Hinweise auf häufige Seitensprünge, auf eine zwanghafte Sexualität, weil seine Triebhaftigkeit und Leidenschaft immer stärker gewesen wäre, als seine Vernunft,[52] und relativiert seine mangelhafte Moralität, daß er nie eine Unschuld noch eine verheiratete Frau verführt habe, noch jemals der erste oder der letzte Liebhaber einer Frau gewesen sei.[53] Diese Bekenntnisse HEINEs und Dritter, die noch durch Anekdoten der Art zu ergänzen wären, daß HEINE in den „Schmutzgassen"[54] Hamburgs Prostituierte aufsuchte, zeitweilig Kondome aus „veilchenblauer Seide"[55] gebrauchte und wegen unkeuschen Besuches einer „Knallhütte"[56] in der Nähe von Göttingen aus der Burschenschaft ausgeschlossen wurde und selber über seine „Bestialität" erschüttert war, können allerdings alle nicht darüber hinwegtäuschen, daß damit keineswegs Diagnosen vorliegen. Diese Hinweise dürfen also allenfalls als vordergründige Hinweise auf eine venerische

---

50 So schrieb er seinem Bruder Max in einem Brief vom 10. September 1848: „Dein Herz ist so klug; es hat richtig erraten, daß mein Leid im Rückgrate seinen Sitz hat." (HSA XXII [wie Anm. 47], S. 291) So hat sich HEINE auch gegenüber Martin COHN geäußert: „Sie können sich auch den Doctor der Jurisprudenz Heinrich Heine ansehen [HEINE spricht hier über sich selbst], welcher die Rückenmarksdarre hat, obwohl man ihm das Gegenteil einreden will"; vgl. WH II [wie Anm. 48], S. 233) Auch gegenüber Caroline JAUBERT äußerte HEINE im Sommer 1855 den Verdacht, daß seine Krankheit die gleiche Ursache wie die Krankheit von Augustin THIERRY habe - nach damaliger Meinung hatte THIERRY die Tabes dorsalis; vgl. WH II, S. 398. Wie HEINE selber, so formulierten auch die Besucher der „Matrazengruft" die Verdachtsdiagnose. So schrieb Friederike von HOHENHAUSEN, daß HEINE einmal unförmlich stark gewesen sein soll; die Annäherung des traurigen Rückenmark-Leidens aber habe bald seine Glieder abgezehrt (WH II, S. 315). Auch die eigene Familie – so jedenfalls neben dem Bruder Maximilian auch der Hamburger Cousin Carl – fürchtete, daß HEINE an Rückenmarksschwindsucht leide, vgl. WH II, S. 158.
51 WH II [wie Anm. 48], S. 396.
52 WH II [wie Anm. 48], S. 181.
53 WH II [wie Anm. 48], S. 353.
54 HSA XX [wie Anm. 47], S. 104.
55 HSA XX [wie Anm. 47], S. 145.
56 WH I [wie Anm. 48], S. 49.

Infektion gewertet werden.

Diese Verdachtsdiagnose der Tabes hätte HEINE durch ein Urteil des ihn lang-fristig behandelnden Arztes, Dr. David GRUBY, untermauern können. Bereits 1842 hatte HEINE ihn wegen eines Augenleidens konsultiert, und GRUBY hatte vermutet – so jedenfalls die Erinnerung SZARVADYs– *„die Ursache der Krankheit stecke im Rückenmarke"*. Aber GRUBY wäre – so SZARVADY „vom Patienten wie von des-sen damaligen Ärzten ausgelacht" worden.[57]

Der langjährig an seine Matratzengruft gefesselte Dichter versuchte trotzdem, seine eigene fatale Verdachtsdiagnose zu verifizieren. In den "HEINE-Erinne-rungen" schreibt Alfred MEISSNER anläßlich eines Besuches bei HEINE im Au-gust 1854:

"Aber viele seiner der Lektüre gewidmeten Stunden nahmen Werke ernsthafterer Gattung in Anspruch. Es waren keine solchen, die zu ihm als Künstler und Dichter in irgend einer Beziehung standen – man darf hier weder auf Kunstphilosophie noch Literaturgeschichte rathen – es waren Werke, die mit seinem Leiden in dem schreck-lichsten Zusammenhange standen. Er hatte in den letzten Jahren die ganze Physio-logie, Anatomie und Pathologie seiner Krankheit auf das Fleißigste studirt und die Schriften von Hesse, Albers, Andral und vornehmlich von Romberg waren ihm ganz geläufig geworden. Aber er war es gewohnt, auch hier seine Kenntnisse zu ironi-siren. ‚Meine Studien', pflegte er zu sagen, ‚werden mir wohl nicht viel helfen. Ich werde höchstens im Himmel Vorlesungen halten können, um meinen Zuhörern dar-zuthun, wie schlecht die Aerzte auf Erden die Rückenmarkserweichung kuriren.'"[58]

Mit Rombergs "Schriften" ist das "Lehrbuch der Nervenkrankheiten des Men-schen" des Berliner Neuropathologen Moritz Heinrich ROMBERG gemeint, das in erster Auflage 1840, in zweiter Auflage 1851 und in dritter, aber nicht mehr vollen-deter Auflage 1857 erschienen ist.[59] Dieses „Lehrbuch der Nerven-Krankheiten des Menschen" ist nun insofern von Bedeutung, als daß Romberg hier erstmalig das pathognomonische Zeichen der Tabes, das sog. Romberg-Syndrom, ein unvermeid-liches Schwanken bei eng gestellten Füßen und geschlossenen Augen, beschreibt. Die Lektüre dieses Handbuches konnte HEINE also in den Stand versetzen, mit dem Romberg-Zeichen eine Tabes differentialdiagnostisch auszuschließen. Und zwar eben dann, wenn er das Schwanken des Tabikers bei sich nicht beobachten konnte. Und tatsächlich vertritt HEINE Ende der 1840er Jahren nicht länger ausschließlich die Eigendiagnose Tabes. In einem offenen Brief an die „Berlinische Zeitung" vom 15. April 1849 zeigt er sich unsicher, ob er an einem „französischem ramollissement de la moëlle épinière oder an einer deutschen Rückenmarksschwindsucht" erkrankt sei, oder ob er an einer „Familienkrankheit oder Privatkrankheit" leide, die er hier allerdings nicht nennt. Also nicht nur Teile der HEINE behandelnden Ärzteschaft, sondern HEINE selber stand der Verdachtsdiagnose Tabes mißtrauisch gegenüber.

Aber aus einem weiteren Grund muß der Diagnose einer venerischen Erkrankung prinzipiell mißtraut werden. Denn eine die kulturelle Bedingtheit von Diagnosen berücksichtigende HEINE-Pathographik hätte auch untersuchen müssen, welche

57 *Friedrich Szarvady* „H. Heine's Begräbniß", in: Kölnische Zeitung vom 23.2.1856.
58 WH II [wie Anm. 48], S. 353.
59 *Moritz Heinrich Romberg*: Lehrbuch der Nerven-Krankheiten des Menschen. Bde. 1 u. 2. Berlin 1851.

weiteren medizinischen Kenntnisse HEINE besaß. Und tatsächlich hat HEINE sich auch im Fall der Syphilis belesen und 1825 aus Kurt SPRENGELs „Versuch einer pragmatischen Geschichte der Arzneikunde" Textpassagen zur Syphilis exzerpiert.[60] Sprengel behauptet in diesen Passagen zur Syphilis aber folgendes:

„*Die Lustseuche war zu Anfange dem Aussatze und andern unreinen Krankheiten sehr ähnlich: ihre Wuth erstreckte sich vorzüglich auf die Haut, erzeugte bösartige, grindige Ausschläge, und wurde weitaus schneller tödtlich. (...) Nur erst mit dem Anfange des folgenden Jahrhunderts verlohr sich diese aussätzige Gestalt der Krankheit: es trat der Tripper als Symptom hinzu und so näherte sie sich immer mehr ihrer nachmaligen Beschaffenheit.*"[61]

Wollte eine der Historizität der Krankheit Rechnung tragende Krankenge-schichtsschreibung bei HEINE ernsthaft eine syphilitische Erkrankung diskutieren, müßte sie zuerst nach Belegen von Effloreszenzen der Haut mit einer genitalen Be-teiligung suchen. Bezeichnenderweise existiert in allen überlieferten Krankenge-schichten HEINEs aber nicht ein diagnostisch eindeutig verwertbarer Hinweis auf eine Gonorrhöe, auf eindeutige Hautaffektionen, oder auf eine typische Queck-silbertherapie.[62] Gerade für die Göttinger Studienzeit wird wiederholt eine vene-rische Infektion HEINEs diskutiert. HEINE war aber zu der Zeit in der Behandlung des Göttinger Arztes Karl Friedrich Heinrich MARX, der sich auf die Behandlung einer Syphilis verstand. In seiner medizinisch-topographischen Übersicht „Göttingen in medicinischer, physischer und historischer Hinsicht geschildert" von 1824 behauptet Marx, daß man die „Lustseuche (syphilis)" zwar „von Zeit zu Zeit" in verschiedenen Formen zu sehen bekäme, doch nicht in der Häufigkeit, wie die „*Zahl unabhängiger und unverheiratheter junger Männer, und bei der grossen Menge von putzsüchtigen weiblichen Personen, die um Lohn dienen*" erwarten ließe. Diese Häufigkeit erschließe sich nicht aus der Zahl der Arztbesuche, sondern aus der Beobachtung, daß in den Apotheken Wirkmittel verkauft würden, „*die meist auf solche Uebel schliessen lassen*".[63]

Die Zusammenschau der verfügbaren Textbelege rät also eher dazu, der von HEINE selbst überlieferten Verdachtsdiagnose Tabes dorsalis mit einer grundsätz-lichen Skepsis zu begegnen. Denn die von ihm an sich selbst erhobene und befun-dete Symptomatik spricht keineswegs schlüssig für diese Erkrankung, und HEINE selber erwägt differentialdiagnostisch die Nulloption, eben nicht an der Tabes er-krankt zu sein. Diese Skepsis ist hier um so mehr angebracht, als daß auch von drit-ter Seite einer tabischen Erkrankung widersprochen worden ist.[64] Ein Gleiches gilt

60 Im sog. <Spanien-Exzerpt> notierte HEINE u.a.: „S. 684. neue Krankheiten. 1414 in Frankreich d<e>r Keichhusten. 1485 das engl. Schweißfieber. Lustseuche zu Ende d<e>s 15 Jahrh." (DHA V [wie Anm. 38], S. 279).

61 *Kurt Sprengel*: Versuch einer pragmatischen Geschichte der Arzneiheilkunde. Zweiter Theil. Halle 1800, S. 660.

62 Dabei ist es keineswegs so, daß nicht Kentnisse über dermatologische Syphilissymptome bestanden hätten. So zeigen die Abbildungen des „Atlas der Abbildungen von Hautkrankheiten" von *Thomas Batemann* aus dem Jahr 1830 entsprechende Bilder, über die ein Arzt die etwaigen Hautbeteiligungen HEINEs hätte identefizieren können.

63 *Karl Friedrich Heinrich Marx*: Göttingen in medicinischer, physischer und historischer Hinsicht geschildert. Göttingen 1824, S. 371.

64 *Marx* (1824) [wie Anm. 63], S. 371; *Szarvady* (1856) [wie Anm. 57].

dann auch für die Verdachtsdiagnose der Syphilis, die HEINE ebenfalls ausschließen konnte, da HEINE nie von syphilitischen Hautsymptomen berichtet hat.

4.3 Historisch-kritische HEINE-Pathographien

Es gibt nun nur wenige prominente Patienten der Geschichte, deren Diagnose so sehr das Expertenwissen der Pathographen herausgefordert und die Gemüter der Laien beschäftigt hat, wie die Diagnose, daß Heinrich HEINE an einer Geschlechtskrankheit litt und an ihren Folgen schließlich gestorben sei.[65] Diese Diagnose nahm in den letzten 150 Jahren mit Abstand den größten Raum ein. Daneben ist in zeitlicher Reihenfolge eine chronische Polioencephalitis, eine progressive Muskelatrophie, eine Multiple Sklerose, eine akute intermittierende Porphyrie, eine myatrophische Lateralsklerose und zuletzt eine tuberkulöse Infektion mit einer tuberkulösen basalen Meningitis/Meningoencephalitis diagnostiziert worden.[66] In jüngster Zeit wird noch eine Bleivergiftung und die letale Folge einer Opiumselbstmedikation diskutiert.[67]

Dabei ist eine Krankengeschichte, die ein Heinrich HEINE behandelnder Arzt geschrieben hätte, nicht überliefert, und die pathographische Schreibwut mit der Verdachtsdiagnose der Syphilis setzt erst nach HEINEs Tod ein. Das gesamte anamnestische und diagnostische Arbeiten der auf HEINEs Tod folgenden Generationen von pathographierenden Ärzten und Laien kann also nur auf das zurückgreifen, was der Dichter HEINE über sein Primärerleben der Krankheit, ihre Symptome und seine Verdachtsdiagnosen geschrieben und gegenüber Freunden geäußert hat. An pathographischem Material liegt weiterhin entscheidenderweise kein Obduktionsbericht vor, denn eine Autopsie hatte HEINE in seinem Testament verboten.[68]

So muß der Pathograph versuchen, sich neben den vielen Krankengeschichten auf paläopathologische Untersuchungen zu stützen. Hier liegt einmal die o.a. Untersuchung vor, in der festgestellt wird, daß HEINEs Haupthaar einen über das 135fach erhöhten Bleiwert hatte. Weiterhin existiert eine mikromorphologische Untersuchung (mikroskopische Untersuchung des Haarschaftes im Durchlicht), der keinen Anhalt für das Vorliegen einer künstlichen Haarfärbung oder Puderung ergibt.[69] Zuletzt liegen Untersuchungen (lichtmikroskopische Methoden, Elektronenmikroskopie (REM), FTIR-Mikroskopie) vor, die an HEINEs Haaren bzw. ebenfalls an

---

65 So hat schon vor fast 50 Jahren Arthur STERN geklagt, als er anläßlich des 100-jährigen Todestages HEINEs resümiert: „Um Heines Krankheit, deren Art und Ursprung seinen Aerzten, seinen Zeitgenossen, bis auf unsere Tage ein medizinisches Rätsel blieb, haben sich so viele Mythen und Legenden, so viele Irrtümer, Zerrbilder und Fehldiagnosen gebildet, dass es der Mühe wert erscheint, all dies noch einmal einer fachärztlichen Untersuchung zu unterziehen." *Arthur Stern:* Heinrich Heines Krankheit. Schweizerische Rundschau für Medizin 24 (1956), S. 561-565.

66 Vgl. hierzu die Übersicht von MONTANUS, *Montanus* (1995) [wie Anm. 36], S. 429ff.

67 Vgl. hierzu *auf der Horst / Labisch* (1999) [wie Anm. 7].

68 So in dem allein rechtsgültigen Testament vom 13. November 1851, in: HSA XXIII [wie Anm. 47], 1851.

69 Eine exogene Ursache des Bleigehalts wird damit zumindest unwahrscheinlich, wenn diese damit auch nicht gänzlich ausgeschlossen werden darf; vgl. hierzu den Abschlußbericht des Instituts für Rechtsmedizin der Universität Göttingen, Original im HEINE-Institut Düsseldorf.

einem aus der Totenmaske entnommenen Barthaar gemacht wurden.[70] Auf der Ergebnisseite dieser Untersuchungen kann folgendes festgehalten werden:

Die dem Heine-Institut in Düsseldorf vorliegende Haarlocke kann mit großer Wahrscheinlichkeit HEINE zugeschrieben werden. Denn die Haare der Haarlocke und das Haar, das aus der Totenmaske isoliert wurde, sind morphologisch nicht unterscheidbar. Der sowohl in den Haaren der Haarlocke als auch im Haar der Totenmaske ermittelte Bleiwert, bezieht sich nicht auf exogenes, sondern auf endogenes Blei. Aus der toxikologischen Bedeutung dieses Bleibefundes ergibt sich eine Vergiftung des HEINEschen Organismus.[71]

Die Analyse von HEINE-Portraits bietet sich im vorliegenden Fall nicht an, da alle verfügbaren Portraits keine pathognomonischen Zeichen einer Krankheit aufweisen. Insgesamt ist eine solche Portrait-Analyse auch ein ebenso wenig validiertes Instrument zur historischen Deutung von Krankheiten, wie eine vergleichende Analyse der erhaltenen HEINE-Handschriften in ihrer zeitlichen Entwicklung.

4.4 Die Historizität der Syphilisnosologie

Hier stellt sich jetzt die Frage, warum die HEINE-Pathographen bei so wenig Indizien und Belegen innerhalb der Krankengeschichte HEINEs und trotz des fehlenden mentalen Charakters der Krankheit – denn HEINE behielt bis zu seinem Tod seine intellektuellen Fähigkeiten – so häufig eine syphilitische Erkrankung HEINEs behaupteten. Diese häufig geradezu kategorisch formulierte Diagnose muß also in mehrfacher Hinsicht irritieren, wenn durch paläopathologische Untersuchungen kein erhöhter Quecksilberwert – eine Syphilis wurde typischerweise in der HEINE-Zeit mit Quecksilber therapiert – ermittelt werden konnte, noch einschlägige Laborbefunde vorliegen. Daß in der Krankengeschichte HEINEs versucht wird, eine Syphilis zu diagnostizieren, ohne daß etwa der Syphiliserreger im Blut HEINEs nachgewiesen werden könnte, macht also deutlich, daß die „Syphilis" offensichtlich nicht immer schon ätiologisch über ihren 1905 von Schaudinn und Hoffmann entdeckten Erreger Treponema pallidum definiert worden ist.[72]

Tatsächlich existiert die Krankheit Syphilis schon vor der mikroskopischen Entdeckung ihres Erregers im Blute eines Syphilitikers. Bereits im 15. Jahrhundert versuchte die Medizin eine Krankheitseinheit „Syphilis" aus einer Fülle von bekannten aber ununterscheidbaren Hautsymptomen mit wechselnden Lokalisationen und unterschiedlichen Auftrittsformen heraus zu identifizieren.[73]

---

70 *H.Kijewski, W.Huckenbeck* und *U.Reus: Krankheit und Tod des Dichters Heinrich Heine aus der Sicht neuer spurenkundlicher Untersuchungen an Haaren. Rechtsmedizin 10 (2000), S. 207-211.

71 Die Klinik von Bleivergiftungen finden sich bei HEINE in den Jahren 1836, 1847 und 1850. Vgl. hierzu *auf der Horst / Labisch* (1999) [wie Anm. 7].

72 Dieser aus der Familie der Spirochäten stammende Mikroorganismus läßt sich mikroskopisch im Sekret der Primär- und Sekundäreffloreszenzen nachweisen.

73 Vgl. hier im Folgenden das Kapitel 1 „Wie der heutige Syphilisbegriff entstand. Die mystisch-ethische, die empirisch-therapeutische und die ätiologische Krankheitseinheit – und deren geschichtliche Aufeinanderfolge" in: *Ludwik Fleck*: Entstehung und Entwicklung einer wissenschaftlichen Tatsache. Einführung in die Lehre vom Denkstil und Denkkollektiv. Frankfurt a.M. 1980, S. 2-31.

Ein vielleicht erster Erklärungsversuch war astrologischer Natur. Denn eine relative Übereinstimmung – wenn auch nicht allgemein akzeptiert - bestand zunächst darin, daß die Syphilis eine aus der Konjunktion von Saturn und Jupiter im Zeichen des Skorpions und im Hause des Mars hervorgegangene Krankheit sei. Das Zeichen des Skorpions, dem die Geschlechtsteile unterstanden, erklärte, warum bei dieser Krankheit die Genitalien befallen waren. An diesen venerischen Charakter der Syphilis wiederum konnte sich dann auch die religöse Überzeugung von der Krankheit als Strafe für das Fehlverhalten im Bereich der Sexualität anbinden: Syphilis als Strafe Gottes für sündige Lust.

Neben diese Form von Krankheitserklärung trat dann die Auffassung, daß sich aus einer nahezu unüberschaubaren Menge von Hautaffektionen eine bestimmte Teilmenge durch eine erfolgreiche Quecksilbereinreibungskur abgrenzen ließ. Entsprechend dieser Erklärung war Syphilis diejenige Krankheitseinheit unter den vielen Geschlechtskrankheiten, die sich durch Quecksilber heilen ließ.

Da sowohl der astro-religöse Standpunkt (Syphilis als Lustseuche) als auch der empirisch-therapeutische Standpunkt (Syphilis als eine durch Quecksilber heilbare Krankheit) die Syphilis nicht von weiteren venerischen Krankheiten abgrenzen, vererbbare Formen der Syphilis deuten oder ihr Verhältnis zur Tabes dorsalis befriedigend erklären konnten, mußten weitere Erklärungsformen gesucht werden.

So wurde in einem dritten Erklärungsansatz versucht, die Mechanismen der Krankheitszusammenhänge im Rahmen der Humoralpathologie als eine Folge des verdorbenen Blutes zu deuten. In dieser pathogenetischen Erklärungsweise wurde u.a. behauptet, der syphilitische Ansteckungsstoff sei eine dem Blute beigemischte ätzende Flüssigkeit, oder eine veränderte Chemie des Blutes und der Hautausschlag der Versuch der Natur, den Krankheitsstoff über die Haut zu entfernen. Diese pathogenetische Erklärung ist deswegen bedeutsam, weil sich hier erstmalig die Forderung nach einem pathognomonischen Zeichen im Blut des Syphilitikers artikulierte, eine Forderung, der erst mit der Entdeckung der Wassermann-Reaktion 1906 erfolgreich nachgekommen wurde. Denn erst mit der positiven Wassermann-Reaktion - dem ersten serologischen Testverfahren zum Nachweis von Antikörpern - konnte die Syphilis bspw. von anderen Krankheiten abgegrenzt werden, die bis dato mit zu den venerischen Krankheiten zählten, wie z.B. die Frambösie, Gonorrhöe oder Ulcus molle.

Dieser nur sehr grob konturierte Abriß der Syphilis-Entdeckung macht deutlich, wie sehr die uneindeutigen und sich wechselseitig überlagernden Krankheitseinheiten „Syphilis" in die jeweiligen mythischen, humoralpathologischen oder empirischen Vorstellungen der Zeit eingebunden waren.

Wer nun versuchen wollte, bei Heinrich HEINE eine Syphilis zu diagnostizieren, dürfte wegen der hier herausgestellten Geschichtlichkeit dieser Krankheitseinheit eine Diagnose nur in Rücksicht auf die jeweils in Geltung stehenden Erklärungsweisen der Syphilis stellen. Anders herum: In Berücksichtigung der Syphilis-Nosologie der HEINE-Zeit könnte bei Heinrich HEINE und über die von ihm beschriebene Symptomatik allenfalls eine nicht weiter spezifizierbare Geschlechtskrankheit festgestellt werden, die zwar den Namen „Lustseuche" oder „Syphilis" tragen kann, entscheidenderweise aber auch eine Tabes, eine Gonorrhöe oder ein Ulcus molle mitmeinen kann.

Jetzt wird auch deutlich, wie eine HEINE-Pathographie verfährt, die nicht kritisch die medizinhistorischen Bedingungen prüft, unter denen eine Diagnosestellung zustande kommen konnte. Denn die Diagnose, HEINE sei ein Syphilitiker gewesen, erweist sich als eine unkritische Übernahme von HEINEs Selbstdiagnose Tabes, die ebenso unkritisch mit neuen medizinischen Kenntnissen vermengt wird. Denn Alfred FOURNIER erkannte 1867 den Zusammenhang der Tabes mit der Syphilis, so daß beide Informationen - HEINEs Selbstdiagnose und die Tabes als letztes Stadium einer syphilitischen Erkrankung - zu einem Urteil verschmolzen werden konnten. Der Nachweis von HEINEs Syphilis hat folglich folgende Schlußform: HEINE behauptete, Tabiker zu sein. Tabes ist aber ein Stadium der Syphilis. Also hatte HEINE die Syphilis.

Aber ist den HEINE-Pathographen nur der Vorwurf mangelhafter methodischer Strenge zu machen? Ist es nur das fehlende Wissen um die historische Bedingtheit einer Syphilisnosologie, das den professionellen und Laien-Pathographen HEINE eine Syphilis zuschreiben läßt? Offensichtlich muß eine weitere, die Geschichtlichkeit einer Diagnose beeinflussende Größe diskutiert werden. Und zwar müssen auch spezifische Klischees des Arztes in Anschlag gebracht werden, die ihn bestimmte Krankheiten ausgewählten Personen- oder Personengruppen zuordnen lassen, ohne daß dafür diagnostische Indizien vorliegen. Im folgenden soll also versucht werden nachzuweisen, daß solche medizinischen Klischees vorliegen und sowohl das Vorverständnis HEINEs als auch das der laienhaften und professionellen Pathographen korrumpiert hat.

4.5 Antisemitische Klischees der Medizin

Tatsächlich liegt mit der „jüdischen Geschlechtskrankheit" ein solches populärmedizinisches Klischee des Antisemitismus vor, das nicht nur die Differentialdiagnose des Arztes, sondern auch die historische Deutung des Pathographen entscheidend verfälscht. Ein früher und für die Rezeptionsgeschichte nachhaltiger Beleg für die rational nicht zu begründende Verbindung von Unzucht, Geschlechtskrankheit und Judentum findet sich bei TACITUS, der behauptet, daß die Juden „ein der Unzucht überaus ergebenes Volck" seien und „alle Unzucht für erlaubt" hielten. Dieses Klischee zitiert so bei TACITUS im 18. Jahrhundert Johann J. SCHUDT in seinem Werk „Jüdische Merckwürdigkeiten",[74] aus dem HEINE seinerseits zwischen Mai 1824 und Juni 1825 ausführlich exzerpiert.[75] SCHUDT berichtet hier weiterhin, daß der morbus gallicus – also die Syphilis - ursächlich auf die Unzucht der türkischen Juden mit gekauften christlichen Sklavinnen zurückzuführen sei und daß die spanischen Juden die Syphilis später nach Afrika und Rom exportiert hätten[76]. Auch der Medizinhistoriker Kurt SPRENGEL berichtet in dem weitaus größten Teil des HEINE bekannten Syphilisabschnittes eben von dieser Verbindung der Juden mit

74 *Johann J. Schudt*: Jüdische Merckwürdigkeiten: vorstellende, was sich Curieuses ... in den neuern Zeiten ... mit denen ... sonderlich durch Teutschland zerstreuten Juden zugetragen mit historischer Feder ... beschrieben von Johann Jacob Schudt. Frankfurt 1714. Hier VI. Buch, S. 321 und S. 325.

75 HEINE benutzte diese Ausgabe, um sich für den „Rabbi von Bacherach" in die spezielle jüdische Thematik einzuarbeiten.

76 *Schudt* (1714) [wie Anm. 74], VI. Buch, S. 323-325.

der Syphilis und zitiert ausführlich die einschlägigen Autoren, von denen er sich allerdings ausdrücklich distanziert.[77]

HEINE hat dieses Klischee also offensichtlich – wie seine Exzerpte belegen - gekannt und auch in seinem Werk verschiedentlich verwandt. Das jüdische Volk – so HEINE – habe außer einer „sogenannte[n] positive[n] Religion" aus Ägypten auch die „Hautkrankheiten"[78] mitgebracht. Dieses „fatale Hautgeschwür" des Judentums oder die „aus dem Nylthal mitgeschleppte Plage",[79] so wie es in dem 1843 entstandenen Gedicht „Das neue Israelitische Hospital zu Hamburg" heißt, verwendet er auch als medizinische Metaphern für die jüdische Religion, wenn er von dem in „den Geist zurückgetretne[n] Aussatz" oder der „altegyptisch heilge[n] Glaubensseuche"[80] spricht.

Wenn HEINE selber offensichtlich so wenig distanziert von dem Klischee einer jüdischen Syphilis spricht, darf es nicht verwundern, daß der exzellente HEINE-Kenner, der deutsch-borussische Historiker Heinrich von TREITSCHKE, zu einem wichtigen Vermittler dieses Klischees in das 20. Jahrhundert wird. So diffamiert er in der „Deutschen Geschichte" HEINEs Person und Werk auch über die Kategorie der für Juden angeblich typischen sexuellen Zügellosigkeit. So sei HEINEs Dichtung eine Referenz gegenüber dem Fruchtbarkeitskult der „Astarte und dem Goldenen Kalb der Semiten".[81] HEINEs Lehre von der Emanzipation des Fleisches propagiere den souveränen Einzelmenschen, der sich im „Genusse ungezählter Grisetten und Trüffelpasteten"[82] erginge. HEINE besäße wie alle Juden die „Anmut des Lasters", die *„auch das Niederträchtige und das Ekelhafte auf einen Augenblick verlockend erscheinen läßt".*[83] Teile seines Spätwerkes seien *„unter einem Aufwande sodomitischer Bilder, wie sie nur seiner unreinen Phantasie entsteigen konnten",* geschrieben.[84] Auch HEINEs Lyrik könne so "jeder Hauch künstlerischer Anmut, feinen Scherzes" abgesprochen werden, denn "*hier erklang nur noch das 'steiniget ihn, kreuziget ihn', das blödsinnige Wutgeheul jüdischen Hasses*".[85] Daß Treitschke HEINEs Todesursache subtil, aber deutlich genug mit einer venerischen Erkrankung angibt, war da erwartbar:

„Nicht lange nachher verfiel er einer schrecklichen Krankheit, die ihn bis zum Tode an das Bett fesselte. (...) Ein letzter Ausgang, bevor er für immer der freien Luft entsagen mußte, führte ihn in den Louvre, zu der Stelle, wo das Standbild der

---

77 *Sprengel* (1800) [wie Anm. 61], S. 555-659.
78 Die Stadt Lukka, in: DHA VII [wie Anm. 38], 192.
79 Das neue Israelitische Hospital zu Hamburg, in: DHA II [wie Anm. 38], 117.
80 Jeweils handschriftliche Lesarten zu dem o.a. Gedicht, in: DHA II [wie Anm. 38], 725.
81 *Heinrich von Treitschke*: Deutsche Geschichte im 19. Jahrhundert, Bd. IV, Leipzig 1907, S. 421.
82 *von Treitschke* (1907) [wie Anm. 81], Bd. IV, S. 421. Diese Formulierung ist ein HEINE-Zitat, das von Treitschke nicht angibt. HEINE hatte in den „Französischen Zuständen" MIRABEAUs Todesumstände wie folgt beschrieben: „Mirabeau starb, weil er zwey Tänzerinnen, Mesdesmoiselles Helisberg und Colomb, und eine Stunde vorher eine Trüffelpastete genossen hatte. ---" (DHA XII [wie Anm. 38], 150) HEINE verwertet hier seinerseits die Revolutionsmemoiren von Jean-Pierre de WARWILLE BRISSOT. Vgl. hierzu *Christoph auf der Horst*: Heinrich Heine und die Geschichte Frankreichs. Stuttgart u. Weimar 2000, S. 134-149, bes. S. 149.
83 *von Treitschke* (1907) [wie Anm. 81] Bd. IV, S. 423.
84 *von Treitschke* (1908) [wie Anm. 81], Bd. V, S. 381.
85 *von Treitschke* (1908) [wie Anm. 81], Bd. V, S. 381.

Venus von Melos leuchtend aus der roten Wand hervortritt. Dort vor dem Bilde der Göttin, die ihm so viel Lust und so viel Leid geschenkt, brach er weinend zusammen – ein erschütternder Anblick für jeden, der Menschenschuld und Menschenruhm zu verstehen mag."[86]

Heinrich KRAEGER, der ab 1902 Lehrer für „Kunstgeschichte und Litteratur" und ab 1904 bis zu seinem Abschied wegen gesundheitlicher Probleme im Frühling 1921 Professor an der Königlichen Kunstakademie zu Düsseldorf war, wird dann in der exakten Übernahme dieser Passagen der „Deutschen Geschichte" TREITSCHKES in dem von ihm zwischen 1929 und 1931 neu herausgegebenen „Semi-Kürschner" ebenfalls HEINEs Krankheit und Todesursache auf sexuelle Ausschweifung zurückführen.[87] Eben dort erklärt er weiterhin und verlängert damit das medizinisch-antisemitische Klischee erfolgreich in die NS-Zeit, daß die Juden für Tabes disponiert seien[88] und die Geschlechtskrankheiten Schanker, Syphilis und Tripper von den Juden herstammten.[89] Mit Heinrich von TREITSCHKE und Heinrich KRAEGER, die in ihrer Laiendiagnose auf ein Klischee zurückgreifen, sind nun keine Mediziner benannt. Aber es sind auch die schriftstellernden Ärzte, die oft genug das Klischee vom syphilitischen Judentum verbreiten.

Ein erster studierter und promovierter Arzt[90], der bei HEINE post mortem eine Tabes diagnostizierte und trotz des Zusammenhanges der Tabes mit der Syphilis als Lues IV nicht nach syphilitischen Hautsymptomen fahndete, war der literarische Vater des für seinen Spürsinn so berühmten Sherlock HOLMES: Sir Arthur Conan DOYLE. In seiner 1885 – also fast 20 Jahre nach Alfred FOURNIER – geschriebenen medizinischen Doktorarbeit „An Essay upon the vasomotor changes in tabes dorsalis..." führt er Heinrich HEINEs Beschreibungen seines neurologischen Krankheiterlebens als typischerweise erwartbar für eine Tabes an:

„Slowly the unfortunate victim sinks from one gradation of misery to another and can only look forward to the death which may reach him from pure exhaustion or may come from the involvement of the vital centres in the medulla. Here are the words of Heine the great German Jewish poet when after seven years of this torture he saw the shades of death gather round his couch. They are interesting as showing the thoughts evolved by a great brain when linked to what was practically a dead body. 'Do I really exist' he writes 'my body is so shrunken that I am hardly anything but a voice. In my mattress grave in the great city I hear early and late nothing but the noise of vehicles, hammering, quarreling and piano-strumming. A grave without repose, death without the privileges of the death who at least need not spend any money nor write letters or books – that is indeed a pitiful condition. (...) But I die so slowly that the process is tedious for myself as well as my friends.'"[91]

---

86 *von Treitschke* (1908) [wie Anm. 81], Bd. V, S. 381f.

87 Sigilla Veri (Ph. Stauff's Semi-Kürschner. Bd. 1-4. Hrsg. v. *Erich Ekkehard*, Erfurt 1929; hier Bd. 2, Lemma Heinrich Heine. Zu dem Pseudonym und dem tatsächlichen Herausgeber des Semi-Kürschners (Heinrich KRAEGER) vgl. *C. auf der Horst*: Heinrich Kraeger. In: Internationales Germanistenlexikon 1800-1950. Hrsg.v. C. Koenig, Berlin (im Druck).

88 Sigilla Veri (1929) [wie Anm. 87], Lemma „Jüdische Unarten".

89 Sigilla Veri (1929) [wie Anm. 87], Lemma „Geschlechtskrankheiten".

90 DOYLE praktizierte zwischen 1881 und 1891.

91 *C. Doyle*: An Essay upon the vasomotor changes in tabes dorsalis... [handschriftlich 1885 Edinburgh, Expl. d. Universitäts- und Landesbibliothek Düsseldorf], S. 36f.

Handfest greifbar wird die Abhängigkeit der Syphilisdiagnose HEINEs von dem medizinisch-antisemitischen Klischee bei dem studierten Mediziner Oskar PA-NIZZA. In dem skandalumwitterten Theaterstück „Liebeskonzil" von 1895 insze-niert der Dramatiker PANIZZA Gottes verzweifelte Suche nach einer Strafe für das Menschengeschlecht, die zwar den Leib des Menschen grausam zerstören, aber dem Geist des Menschen genügend Raum zur Buße lassen soll. Der von Gott mit der Lösung des Problems beauftragte Teufel läßt bezeichnenderweise die Menschheit mit der Syphilis verseuchen und läßt ebenso bezeichnenderweise diese infektiös-ruinöse Aufgabe von einer Jüdin, von Salomé, erledigen.[92] Bei soviel blasphe-mischer und antisemitischer Wut erstaunt es dann nicht weiter, daß der Arzt PA-NIZZA in dem Aufsatz „Die Krankheit HEINEs", den er 1897 anläßlich des 100-jährigen Geburtstags des Dichters schreibt, sich nicht damit begnügt, die Tabes und das langjährige Siechtum HEINEs nur auf eine Verquickung von jüdischen Rasse-eigentümlichkeiten und jugendlicher Abenteuerlust zurückzuführen. HEINE habe sich dem „Strudel des Lebens" methodisch überlassen und diese Methode – hier treibt PANIZZA das Klischee dann zum Höhepunkt – gar „bis zum Virtuosen aus-gebildet".[93]

5. Zusammenfassung und Schluß

In den einleitenden Abschnitten wurden Überlegungen zur begrifflichen Distinktion angestellt. Dabei konnten in das Dickicht ununterscheidbarer und unübersichtlicher Formen der Pathographie Schneisen geschlagen werden, die mit einiger Triftigkeit „Pathographie", „Pathographie-Forschung" und „historisch-kritische Pathographie" genannt wurden.

Ausgehend von diesen begrifflichen, gattungstheoretischen und methodolo-gischen Erörterungen zum Gegenstandsbereich einer eifrig betriebenen, aber bisher nur wenig erforschten "Pathographik" ist dann nach den Bedingungen der Möglich-keit von Syphilisdiagnosen in der HEINE-Pathographik gefragt worden. Die für diesen Zweck einer Reevaluation der HEINE-Pathographien zusammengestellte Übersicht des vorhandenen pathographischen Materials ergab die bescheidene Ein-sicht, daß eine eindeutige historische Diagnose der Krankheit(en) HEINEs wegen der Dürftigkeit und der Widersprüchlichkeit des überlieferten Materials seriöser-weise nicht zu stellen ist.

Die Auswertung dieses überlieferten Materials im Sinne der in den Vorbemer-kungen erörterten methodisch betriebenen historisch-kritischen Pathographie bzw. unter strikter Berücksichtigung des Leitgedankens der Historizität wurde dann wie folgt betrieben: 1. wurde das Vorverständnis HEINEs und sein medizinisches Wis-sen über seinen Lektürehintergrund ermittelt. 2. wurden die erhobenen Textbefunde mit der zeitgenössischen Syphilisnosologie verglichen.

---

92 *Oskar Panizza*: Das Liebeskonzil. Eine Himmelstragödie in fünf Aufzügen. Hrsg. v. Michael Bauer, München 1982.
93 *Oskar Panizza*: Die Krankheiten Heines. Zur Hundertjährigen Wiederkehr des Geburtstages Heine's – 13ter Dezember 1797. Zürcher Diskussionen 1897/98, S. 1-8.

Im ersten Falle zeigte sich, daß HEINE sich hinsichtlich seiner Verdachtsdiagnosen belesen hatte und wegen dieser Kentnisse in der Lage war, bestimmte Formen einer venerischen Erkrankung auszuschließen: Das von ROMBERG in pathognomonischen Rang erhobene Schwanken des Tabikers bei geschlossenen Augen und nachmalig "Romberg-Syndrom" genannte Phänomen[94] konnte HEINE nicht an sich selber beobachten. Die HEINE-Pathographik kann sich also nicht auf HEINE selber beziehen, will sie die Tabes-Diagnose aufrecht erhalten. Ebenso wenig darf sich die HEINE-Pathographik auf die zwar von HEINE zwischenzeitlich geäußerte Verdachtsdiagnose Tabes dorsalis beziehen und diese dann entsprechend ihres aktuellen Kenntnisstandes mit einer Syphilis (Lues IV) identifizieren.

Zweitens konnte gezeigt werden, daß vor dem zeitgenössischen Hintergrund d.h. analog zur zeitgenössischen Syphilisnosologie und hinsichtlich der im Fall HEINEs überlieferten Symptome wenn überhaupt, nur eine nicht weiter zu spezifizierende Geschlechtskrankheit festgestellt werden kann. Diese Krankheitseinheit sollte im Fall HEINEs nicht länger „Syphilis" genannt werden, denn entsprechend der zeitgenössischen Krankheitslehre, konnte damit auch eine Gonorrhöe, eine Frambösie und andere Geschlechtskrankheiten bezeichnet werden, die heute von der Syphilis zu unterscheiden sind, aber entscheidenderweise in der HEINE-Zeit nicht.

Da also die Syphilisdiagnose weder mit den Textbefunden noch mit der historischen Syphilisnosologie in Übereinstimmung zu bringen war, mußte nach alternativen Erklärungen gesucht werden, die es den nachfolgenden HEINE-Pathographen erlauben konnten, HEINE eine Syphilis zuzuschreiben. Diese Erklärung wurde in den althergebrachten antisemitischen Klischees der "jüdischen Geschlechtskrankheit" gefunden, an die seit Ende des 19. Jahrhunderts in Geschichte, Literatur und Medizin wieder verstärkt angeknüpft wurde. Erst diese am Exempel demonstrierte "jüdische Syphilis" ermöglichte es, in den historisch-kritischen HEINE-Pathographien eine syphilitische Erkrankung HEINEs festzuschreiben.

Die ahistorisch arbeitende, der Denkfigur der „Historizität" nicht verpflichtete Pathographik, riskiert somit wegen großer methodischer Schwäche nicht nur Fehldiagnosen. Offensichtlich läuft sie so geradezu Gefahr, einen wichtigen Baustein zur Verfemung und Diffamierung von prominenten Patienten der Geschichte zu liefern.

94 *Romberg* (1851) [wie Anm. 59], Bd. 2, S. 185ff.

Von der railway spine zum Schleudertrauma: Zur Historizität psychoreaktiver Störungen nach traumatischen Ereignissen

von Klaus-Dieter Thomann und Michael Rauschmann

Trägt die Medizingeschichte zum Verständnis heutiger Krankheiten bei?

Globalisierung und Internationalisierung bestimmen zunehmend Wirtschaft und Gesellschaft. Die Erzeugung hochwertiger Güter für nur einen nationalen Markt ist nicht mehr rentabel. Um konkurrenzfähig zu bleiben, ist eine weltweite Arbeitsteilung unumgänglich. Die rasche Umsetzung wissenschaftlicher und technischer Forschungsergebnisse in die Produktion wurde zur Voraussetzung für eine erfolgreiche Markteinführung. Die Verzahnung von Wissenschaft und Produktion wird mehr noch als in der Vergangenheit zu einer wirtschafts- und wissenschaftspolitischen Kernfrage, die unmittelbaren Einfluß auf die Prosperität hat. Ein Blick auf die exportorientierte Informations- und Telekommunikationsbranche, den Werkzeugmaschinenbau oder die Automobilindustrie verdeutlicht den Zusammenhang besser als langwierige theoretische Erörterungen. Die staatliche Wissenschaftspolitik zieht Konsequenzen und fördert mit hohen finanziellen Beihilfen die rasche Umsetzung der Forschungsergebnisse in die Praxis.

Angesichts der drängenden wirtschaftspolitischen Fragen geraten wissenschaftliche Fächer, die keinen unmittelbaren ökonomischen wirtschaftlichen Nutzen stiften, in Legitimationszwang. Dies gilt auch für die Wissenschaftsgeschichte im weitesten Sinne. In der Öffentlichkeit und Teilen der wissenschaftlichen Gemeinschaft und der Fakultäten wird die Medizin- und Technikgeschichte nicht selten als entbehrlich angesehen, allenfalls geeignet, zum festlichen Rahmen runder Jubiläen beizutragen. Dem Wissenschaftshistoriker wird die Rolle des Archivars zugewiesen, er ist der Spezialist für die Endlagerung nicht mehr benötigter wissenschaftlicher Erkenntnisse.

Das vorgegebene Rahmenthema der Tagung provoziert, es stellt sich gegen die scheinbare Übermächtigkeit aktueller Forschung und fragt nach der Handlungsrelevanz von Wissenschaftsgeschichte:

„Wenn Forschen, Wissen und Handeln in Medizin, Naturwissenschaft und Technik in die Geschichtlichkeit und Handlungsmöglichkeiten ihrer jeweiligen Zeit eingebunden sind, ist es dann nicht möglich, über die geisteswissenschaftliche Analyse dieser zeitlich bedingten Handlungsvorgaben auf heutige Handlungsoptionen zurückzuschließen?"

Und weiter: *„Die Fachgeschichten könnten in gezielter Fragestellung dazu beitragen, in einer Art Meta-Erfahrung das aktuelle Handlungsfeld einer Fachdisziplin aufklären zu helfen."*

In manchen Bereichen läßt sich das „aktuelle Handlungsfeld" überhaupt nur verstehen, wenn die historische Dimension einbezogen wird. Bleibt die Forschung auf
die Gegenwart fixiert, dann wird allenfalls der Status quo beschrieben, der Erkennt-
niswert ist begrenzt. Diese Aussage erscheint gewagt, sie läßt sich jedoch für ein
Grenzgebiet zwischen Körper und Seele, zwischen Chirurgie, Versicherungs- und
Rechtsmedizin, zwischen Orthopädie und Psychiatrie beweisen. Es geht um die Geschichte psychoreaktiver Störungen nach traumatischen Erlebnissen. Wir bewegen
uns somit zwischen Medizin- und Rechtsgeschichte. Die Patienten sind die Akteure,
die Gemeinschaft bzw. der Staat entscheidet über die Spielregeln, die beteiligten
Mediziner übernehmen die Rolle des Schiedsrichters[1].

Sekundärer Krankheitsgewinn nach Traumatisierung?

Krankheit und Verletzungen sind ein regelwidriger Zustand, den der Körper möglichst rasch zu überwinden versucht. Als Beispiel seien eine Grippe oder eine Ver-
drehung des Sprunggelenkes angeführt. Die Heilung wird durch den Schmerz, das
Ruhebedürfnis und die Erschöpfung begünstigt. Nach kurzer Zeit ist das Individuum
gesundet. Nicht immer gestaltet sich die Heilung problemlos. Äußere Bedingungen
wie Unterernährung, Armut, Elend, Schmutz, mangelnde Ruhe und fehlende soziale
Unterstützung können die Gesundung verhindern. Jede Kultur löst die daraus her-
vorgehenden Probleme auf ihre Weise, im Christentum gaben die Gemeinden Rück-
halt und Zuwendung, Hospitäler boten Armen Schutz und Hilfe. Später ergänzten
kommunale und staatliche Institutionen das „soziale Netz". Allerdings waren Almo-
sen und Armenunterstützungen an den Nachweis der Bedürftigkeit gebunden, mit
der Übernahme der „Rolle des Armen" gingen gesellschaftliche Rechte verloren.
Dieser Rollenwechsel schützte die Gemeinschaft vor unberechtigter Inanspruchnahme.
    Die Industrialisierung überforderte das bewährte caritativ geprägte Regelwerk.
An seine Stelle trat im 19. Jahrhundert das System der sozialen und individuellen
Versicherung. Leben und Krankheit wurden durch öffentliche oder private Institutionen abgesichert. Damit erhielt der Einzelne für die unvorhersehbaren Wechsel-
fälle des Lebens einen Rechtsanspruch auf materielle Zuwendung. Die sozial notwendige Absicherung veränderte die äußeren Umstände, mit denen die Krankheit
verbunden war. Die Krankheit bekam einen janusköpfigen Charakter. Solange kör-
perliches und seelisches Leid nur mit Nachteilen, Schmerzen und Todesgefahr verbunden war, mußte das Individuum versuchen, so rasch wie möglich gesund zu
werden, um den Schaden zu begrenzen. Mit der immer weiteren Ausgestaltung des
Versicherungswesens wurden Krankheiten, Unfälle und Arbeitsunfähigkeit materiell
entschädigt, „belohnt", sie schlugen auf der Habenseite zu Buche. Allzu rasche

---

1 Die Geschichte der psychoreaktiven Störungen nach Traumen wurde in den letzten Jahrzehnten
   wiederholt untersucht. Besondere Bedeutung kommt den Veröffentlichungen von Esther
   FISCHER-HOMBERGER zu, die bis in die Gegenwart unübertroffen sind. Wichtige Beiträge
   wurden von Peter RIEDESSER, Axel VERDERBER, Michael R. TRIMBLE, Klaus
   BLASNECK, Karl Heinz ROTH, Paul LERNER, Gabriele MOSER, Christian PROSS,
   Heinz-Peter SCHMIEDEBACH und anderen Autoren verfaßt.

Heilung und die schnelle Beendigung des regelwidrigen Zustandes schmälerten unter bestimmten Bedingungen das Einkommen. Dies galt auch für psychische Beschwerden und Erkrankungen. Von besonderem Interesse sind die psychoreaktiven Störungen nach Unfällen, Katastrophen, Kriegsereignissen, Haft oder Folter, körperlicher oder seelischer Verletzungen. Da sich seelische Beschwerden im Gegensatz zu körperlichen Verletzungen nur schwer objektivieren lassen, wurde von Anfang an darüber gestritten, was zu entschädigen sei - und in welcher Höhe. Aber selbst die Frage, wie ein psychisches Trauma zu definieren sei und was dem einzelnen an psychischer Belastung zuzumuten ist, wurde und wird bis in die Gegenwart kontrovers diskutiert. Die Ausgestaltung psychoreaktiver Störungen hängt von dem historischen Umfeld ab, offensichtlich bietet die Gegenwart diesem „sozialem Leiden" (FISCHER-HOMBERGER) den besten Nährboden. Die „posttraumatische Belastungsstörung" (posttraumatic stress disorder - PTSD) hat den Charakter einer Volkskrankheit angenommen.[2]

Eine neue Krankheit wird geboren: die railway spine[3]

Die Industrialisierung veränderte Lebensrhythmus und Umwelt des Menschen, den Arbeitsplatz und die Ernährung, sie beeinflußte die Gesundheit im Guten wie im Schlechten und erzeugte neue Krankheiten. Rachitis und Tuberkulose untergruben die körperliche Gesundheit. Die gewaltigen sozialen Umbrüche wirkten sich auch auf die seelische Gesundheit aus, die für den einzelnen unkontrollierbare Entwicklung begünstigte die Entstehung von Ängsten. Als sichtbarstes Zeichen der industriellen Revolution wurde die Eisenbahn zum Kristallisationspunkt neurotischer Störungen. Unbewußte Ängste wurden durch die unvermeidlichen Unfälle des neuen Verkehrsmittels belebt. Im Frühjahr 1866 hielt der Londoner Chirurg John Eric ERICHSEN am University College Hospital eine Vorlesungsreihe über „Railway

---

2 Nach einer Erhebung litten 7,8% der Bevölkerung in den USA bereits einmal in ihrem Leben an einer PTSD. *R. C. Kessler, A. Sonnega, E. Bromet, M. Hughes* und *C. B. Nelson*: Posttraumatic stress disorders in the National Comorbidity Survey. Arch. Gen. Psychiatry 52 (1995), S. 1048-1060.

3 Die wissenschaftliche Literatur zur Geschichte der railway-spine ist umfangreich. Vgl.: *Esther Fischer-Homberger*: Die traumatische Neurose. Vom somatischen zum sozialen Leiden. Bern, Stuttgart, Wien 1975. *Dies.*: Railway Spine und traumatische Neurose - Seele und Rückenmark. Gesnerus 27 (1970), S. 96-111. *Dies.*: Der Begriff des freien Willens in der Geschichte der traumatischen Neurose. Clio Medica 6 (1971), S. 121-137. *Dies.*: Die Büchse der Pandora: Der mythische Hintergrund der Eisenbahnkrankheiten des 19. Jahrhunderts. Sudhoffs Archiv 56 (1972), S. 197-317. *Dies.*: Zur Medizingeschichte des Traumas. Gesnerus 56 (1999), S. 260-294. Die Entwicklung im angelsächsischen Sprachraum skizzierte *Michael R. Trimble*: Post-traumatic neurosis. From railway spine to the whiplash. Chicester, New York, Brisbane, Toronto 1981. *S. Priebe, M. Nowak*, und *H.-P. Schmiedebach*: Trauma und Psyche in der deutschen Psychiatrie seit 1889. Psych. Praxis 29 (2002), S. 3-9. *Hans-Peter Schmiedebach*: Post-traumatic neurosis in nineteenth-century Germany: a disease in politic juridical and professional context. Hist. Psychiatry 37 (1993), S. 27-57. *Wolfgang Hausotter* wies erneut auf den Einfluß von Entschädigung und Begutachtung seelischer Folgen von Verkehrsunfällen hin: Verkehrsunfälle aus sozialmedizinischer Sicht – Ein medizinhistorischer Brückenschlag. Swiss. Surg. 3 (1997), S. 142-148.

and other injuries of the nervous system"[4] in der er eine größere Anzahl Fälle vorstellte, bei denen er ähnliche Symptome feststellte. Die meisten der Betroffenen waren in Eisenbahnunfälle verwickelt.

Die "railway spine" zeichnete sich durch das Fehlen äußerer organischer Verletzungen des Rückens und der knöchernen Wirbelsäule aus. Die Patienten litten unter seelischen Beschwerden und vegetativen Störungen. Der Umgebung fiel ein Persönlichkeitswandel auf, der mit einem Verlust an körperlicher Spannkraft, geistiger Aktivität und Arbeitskraft einherging. Die Betroffenen sahen kränklich aus, wurden reizbar und wirkten erschöpft. Nach drei bis sechs Monaten verschlechterte sich der Gesundheitszustand weiter, die Kranken waren nun vorgealtert, ihre Gedanken wurden konfus, sie erschienen unkonzentriert und konnten nicht mehr zusammenhängend argumentieren. Sie klagten über diffuse Schmerzen, Spannungsgefühle und ungewohnte Sinneswahrnehmungen, sie waren geräusch- und lichtempfindlich, litten unter Ohrgeräuschen ("roaring, rushing, ringing, singing, sawing, rumbling, or thundering") und Doppelbildern. Als quälend beschrieben wurden Veränderungen der Sensibilität, einschießende Schmerzen in die Extremitäten, „wie Nadeln oder Elektroschocks", Hyperpathien, brennende Sensationen in den Beinen, „eingeschlafene Gefühle", Kribbeln des Rückens und der Nerven, Taubheit, Kältegefühle, Veränderung der Muskelspannung, Gewichtsverlust und Blasenreizungen. Das sexuelle Verlangen schwand ebenso wie die Potenz, oft ging sie vollständig verloren. ERICHSEN wählte die Bezeichnung "railway spine", da die Wirbelsäule am stärksten betroffen war. Bei dem Betasten oder Beklopfen von Hals-, Brust- und Lendenwirbelsäule wurden starke Schmerzen angegeben.

Da die englischen Eisenbahnbetreiber haftpflichtversichert waren, hatten die Verunfallten die Möglichkeit, erlittene Vermögenseinbußen geltend zu machen. Bereits in den Vorlesungen betonte ERICHSEN die Bedeutung der Prognose unter „medicolegalen" Gesichtspunkten. Bei schlechter Prognose war nicht mehr damit zu rechnen, daß die Kranken ihre Arbeit wieder aufnehmen würden, die Eisenbahnunternehmen hatten somit für den künftigen Lebensunterhalt aufzukommen. In manchen Fällen wurden 6.000 Pfund Entschädigung gezahlt, eine für damalige Verhältnisse unvorstellbar große Summe.

Nachdem in Deutschland 1871 eine vergleichbare Haftpflichtgesetzgebung eingeführt worden war, breitete sich das Leiden auch hier aus. Schon 1879 legte der Bahnarzt Johannes RIGLER eine erste Monographie über die Folgen der Verletzungen im Eisenbahnverkehr vor. Er verwies auf die immense praktische Bedeutung der Begutachtung von Anspruchstellern nach der Verabschiedung des Haftpflichtgesetzes. Das „Verlangen des Publikums" sei es „wenn irgend möglich die Vortheile des neuen Gesetzes in Anspruch zu nehmen"[5]. Die Veröffentlichung RIGLERs stand in grundlegendem Gegensatz zu der ERICHSENs. Hatte dieser die "railway spine" als Gutachter vor Gericht stets organisch gedeutet und damit zu den hohen Entschädigungszahlungen beigetragen, so stellte RIGLER eine organische Ursache für die allermeisten Fälle in Frage. Mit dem Haftpflichtgesetz sei die

4 J. E. Erichsen: On railway an other injuries of the nervous system [1. Aufl. 1866], 2. Aufl.
   Philadelphia 1867 stand zur Verfügung.
5 J. Rigler: Ueber die Folgen der Verletzungen auf Eisenbahnen, insbesondere der Verletzungen des
   Rückenmarks. Mit Hinblick auf das Haftpflichtgesetz dargestellt. Berlin 1879, S. 2.

„zweckbewußte Simulation ... ausnehmend häufig geworden"[6]. Er forderte, der „mißbräuchlichen Inanspruchnahme des Gesetzes" „im Interesse der Humanität, wie auch des allgemeinen Wohl's" entgegenzutreten.[7]

„Zweckbewußte Simulation" oder organisches Leiden?

Wichtige Impulse erhielt die wissenschaftliche Diskussion der railway spine durch den französischen Nervenarzt Jean-Martin CHARCOT. Dieser sah sie als eine „hysterische Psychose" an, die sich mit einer „melancholischen Verstimmung" verband[8]. 1885 verbrachte Sigmund FREUD drei Monate in der Pariser Klinik für Nervenleiden, der Salpêtrière, die von CHARCOT geleitet wurde. FREUD war von den diagnostischen Konzepten und der Therapie CHARCOTs beeindruckt, er übersetzte ein von ihm verfaßtes Werk zur traumatischen Neurose. Die Pariser Lehrzeit gab dem Wiener Neurologen wichtige Anregungen für die Ausarbeitung der psychoanalytischen Theorie. FREUD übernahm den „chirurgischen Traumabegriff" und räumte ihm eine zentrale Stellung ein[9]. Für FREUD war die „traumatische Neurose" - zum Beispiel nach „Eisenbahnzusammenstößen und anderen schreckhaften Lebensgefahren"- ein Sonderfall der allgemeinen Neurose. Der Begründer der Psychoanalyse stand der traumatischen Neurose nicht indifferent gegenüber. Er sah in ihrem Kern „ein selbstsüchtiges, nach Schutz und Nutzen strebendes Ichmotiv"[10].

Mit der Einführung der gesetzlichen Unfallversicherung im Jahre 1884 nahm die Bedeutung der traumatischen Neurose weiter zu. Nach Ansicht des Versicherungsmediziners Leonhard VEILCHENFELD stand die Unfallversicherung *„die ersten 40 Jahre hindurch"* „unter dem Eindruck der sogenannten „traumatischen Neurosen"*[11]. Die Auseinandersetzung um die traumatische Neurose wurde bis 1914 mit einer außerordentlichen Heftigkeit geführt[12]. Bis Mitte der 90er Jahre des 19. Jahrhunderts hatte die „Nichtspezifität der traumatischen Neurosen" allgemeine Anerkennung gefunden[13]. Die mit der Begutachtung befaßten Ärzte gewannen den Eindruck, daß die erwartete Entschädigung aus der gesetzlichen Unfallversicherung den Krankheitsverlauf bestimmte. Albin HOFFMANN ließ keinen Zweifel daran, *„dass die Unfallsgesetzgebung und ihre Handhabung geradezu traumatische Neurosen*

---

6 Ebenda, S. 123.

7 Ebenda, S. 122.

8 *J. M. Charcot*: Neue Vorlesungen über die Krankheiten des Nervensystems. Übers. v. S. Freud, Leipzig, Wien 1886, S. 79, 88, 202, 242, 272.

9 *J. Laplanche* und *J.-B. Pantalis*: Das Vokabular der Psychoanalyse. Frankfurt 1967, S. 522.

10 *Sigmund Freud*: Die Vorlesungen zur Einführung in die Psychoanalyse. Die gemeine Nervosität. In: Freud-Studienausgabe, Bd. 1; 2. Aufl., Frankfurt a.M. 1969, S. 370. FREUD erwähnt an dieser Stelle den Krieg als Auslöser traumatischer Neurosen.

11 *L. Feilchenfeld*: Lehrbuch der praktischen Versicherungsmedizin. Berlin 1927, S. 273.

12 Vgl. *Schmiedebach* (1993) [wie Anm. 3], *Gabriele Moser*: Der Arzt im Kampf gegen „Begehrlichkeit und Rentensucht" im deutschen Kaiserreich und in der Weimarer Republik. Jahrbuch f. kritische Medizin 16 (1991), S. 161-183.

13 *L. Bruns*: Die traumtischen Neurosen. Unfallsneurosen. Wien 1901, S. 13.

heranzüchte"[14]. Der Internist Adolf STRÜMPELL führte den Terminus „Begehrensvorstellungen" in die Diskussion ein[15], er wurde dabei von Emil von LEYDEN unterstützt. Diese „Begehrensvorstellungen" seien für die Entwicklung und Unterhaltung der Unfallneurosen von zentraler Bedeutung[16].

Die breite Diskussion um die traumatische Neurose läßt bis zum 1. Weltkrieg zwei gegensätzliche Pole erkennen:
- einerseits einen Beschwerdekomplex, bei dem sich im Anschluß an ein Trauma ohne organische Schädigung unter dem Eindruck von Begehrensvorstellungen eine Neurose entwickelt
- andererseits seelische Reaktionen von kürzerer oder längerer Dauer nach der Einwirkung extremer unmittelbar lebensbedrohlicher Katastrophen im Sinne einer „Schreck- oder Panikreaktion".

Die erste Kategorie wurde als Regelfall angenommen, die zweite Kategorie galt als seltene Ausnahme.

Der 1. Weltkrieg und die Kriegszitterer

Den Begriff „Kriegsneurose" prägte der Wiesbadener Internist und spätere Gießener Medizinhistoriker Georg HONIGMANN knapp 10 Jahre vor Beginn des Weltkrieges[17]. Bedeutsam sollten die Kriegsneurosen mit der zunehmenden Dauer des 1. Weltkrieges werden. Ein nicht unerheblicher Teil der Soldaten war den nervlichen Belastungen des Stellungskrieges nicht gewachsen. In großer Zahl wurden vor allem Frontsoldaten dienstunfähig in die Heimat entlassen. Der Psychiater Otto BINSWANGER systematisierte die verschiedenen Ausprägungen der Kriegshysterie[18], er unterschied verschiedene Anfallsformen, bei denen Dämmerzustände, körperliche Starre, Konvulsionen, Schüttellähmungen, Gehstörungen, schlaffe Lähmungen oder Muskelkrämpfe, erhöhte Schmerzempfindlichkeit, Sprachlosigkeit, Stottern und eine Vielzahl weiterer funktioneller Beeinträchtigungen im Vordergrund standen.

Die möglichst einhellige Klärung der Ursache und der wirksamsten Behandlung wurde zu einer kriegswichtigen Frage, da die große Zahl der Kriegsneurotiker die Kampfkraft der Truppe schwächte und die Gefahr bestand, daß ihr Beispiel anderen disponierten Soldaten - bewußt oder unbewußt - als Vorbild diente. Die Antwort wurde im September 1916 auf der Kriegstagung des „Deutschen Vereins für Psychiatrie" gegeben[19]. BONHOEFFER betonte die Vergleichbarkeit der traumatischen

---

14 *A. Hoffmann*: Die traumatische Neurose und das Unfallversicherungsgesetz. (Volkmanns Sammlung klinischer Vorträge N. F. 17), 1891.

15 *Bruns* (1901) [wie Anm. 13], S. 15.

16 Ebenda, S. 15.

17 *Georg Honigmann*: Arzt und Unfall. In: Die Unfallneurose als Problem der Gegenwartsmedizin. Hrsg. v. W. Riese, Stuttgart, Leipzig, Zürich 1929, S. 29-30.

18 *Otto Binswanger*: Die Kriegshysterie. In: Handbuch der ärztlichen Erfahrungen im Weltkriege 1914-1918. Bd. 4: Geistes und Nervenkrankheiten. Hrsg. v. Karl Bonhoeffer, Leipzig 1922, S. 45-67.

19 Verhandlungen des Deutschen Vereins für Psychiatrie zu München am 21. und 22. September 1916. Allg. Zs. Psychiatr. 73 (1917), S. 162-233. Die „Kriegstagung" wurde von den oben genannten Autoren ausführlich gewürdigt.

Neurose mit den „Kriegsneurosen". Anlaß für ihren Ausbruch seien weniger die Eindrücke und Entbehrungen des Krieges als vielmehr der mangelnde Wille und der Wunsch, aus dem Kriegsdienst entlassen zu werden. Die anderen Referenten unterstützten die Ansicht BONHOEFFERs und betonten die Bedeutung der psychopathischen Anlage. Die Tagung verfestigte die kompromißlose Einstellung der Psychiater gegenüber der traumatischen Neurose und der mit ihr verwandten Kriegs neurose[20]. Die anfangs schonende Behandlung wurde nach und nach rücksichtsloser. In allen Armeecorps wurden „Nervenlazarette" eingerichtet, die mit den Methoden der Suggestion, Elektroschock- und Psychotherapie einschließlich des Zwangs arbeiteten. Die Erfolge übertrafen die Erwartungen[21].

Als ERICHSEN mit der railway spine die Diskussion um die traumatische Neurose eröffnet hatte, standen die somatischen Folgen von Unfallereignissen im Vordergrund. Mit der Zeit verschoben sich die Schwerpunkte auf die psychische Verursachung und die sozialen Folgen. P. RIEDESSER und A. VERDERBER wiesen in ihrer kritischen Analyse der psychiatrischen Diskussion um die Kriegsneurotiker darauf hin, daß diese nun in den Rang einer „politisch-soziologischen Kategorie"[22] erhoben worden seien. Der Konsens, der sich während des 1. Weltkrieges innerhalb der großen Mehrheit der Ärzte zu den seelischen Belastungsreaktionen herausgebildet hatte, sollte über den 2. Weltkrieg hinaus Gültigkeit behalten und selbst die Entwicklung der Bundesrepublik bis in die 60er Jahre prägen.

Die gesetzliche Unfallversicherung und das Reichsversicherungsamt

In der Friedenszeit gewannen die seelischen Reaktionen nach Unfällen wieder zunehmend an Bedeutung. Nun ging es nicht mehr nur um die groben traumatisierenden Erlebnisse des Krieges sondern auch um Bagatellunfälle. Im Zentrum der Begutachtung stand die Abgrenzung der organischen gegenüber den funktionellen Störungen. Für die gesetzliche Unfallversicherung zog das Reichsversicherungsamt mit einem grundsätzlichen Urteil am 24. September 1926 die Konsequenz. Der Kernsatz der Entscheidung ließ keine Zweifel an der Intention aufkommen: Die „traumatische Neurose" sollte künftig aus den Gerichtssälen der Republik verbannt werden:

---

20 Vgl.: *P. Lerner*: „Ein Sieg deutschen Willens": Wille und Gemeinschaft in der deutschen Kriegspsychiatrie. In: Die Medizin und der Erste Weltkrieg. Hrsg. v. Wolfgang U. Eckardt und Christoph Gradmann, Pfaffenweiler 1996, S. 85-107. Zur Geschichte der Militärpsychiatrie im Kaiserreich sei auf das ausgezeichnete Werk von *Martin Lengwiler*: Zwischen Klinik und Kaserne. Die Geschichte der Militärpsychiatrie in Deutschland und in der Schweiz 1870-1914. Zürich 2000 verwiesen. *Doris Kaufmann*: „Widerstandsfähige Gehirne" und „kampfunlustige Seelen". Zur Mentalitäts- und Wissenschaftsgeschichte des 1. Weltkrieges. In: Ecce Cortex. Beiträge zur Geschichte des modernen Gehirns. Hrsg. v. Michael Hagner, Göttingen 1999, S. 206-223.

21 Das außerordentlich wirksame aber nicht ungefährliche Elektroschockverfahren wurde von F. Kaufmann entwickelt und publiziert. Vgl. *F. Kaufmann*: Die planmässige Heilung komplizierter psychogener Bewegungsstörungen bei Soldaten in einer Sitzung. Feldärztl. Beil. z. Münch med. Wschr. 63 (1916), S. 802-804.

22 *P. Riedesser* und *A. Verderber*: >Maschinengewehre hinter der Front< Zur Geschichte der deutschen Militärpsychiatrie. Frankfurt a.M. 1996, S. 36.

„Hat die Erwerbsunfähigkeit eines Versicherten ihren Grund lediglich in seiner Vorstellung, krank zu sein, oder in mehr oder minder bewußten Wünschen, so ist ein vorangegangener Unfall auch dann nicht eine wesentliche Ursache der Erwerbsunfähigkeit, wenn der Versicherte sich aus Anlaß des Unfalls in den Gedanken, krank zu sein, hineingelebt hat, oder wenn die sein Vorstellungsleben beherrschenden Wünsche auf eine Unfallentschädigung abzielen oder die schädigenden Vorstellungen durch ungünstige Einflüsse des Entschädigungsverfahrens verschärft worden sind."[23]

Mit dieser Entscheidung folgte das Reichsversicherungsamt der theoretischen Auffassung BONHOEFFERs und den daraus folgenden Leitsätzen des Berliner Psychiaters Ewald STIER. Das Urteil wurde von der Ärzteschaft, insbesondere von den Psychiatern mit Genugtuung aufgenommen. Endlich hatten sich Reichsversicherungsamt und Reichsversicherungsgericht die Argumentation der Gegner des Begriffes „traumatische Neurose" zu eigen gemacht. Damit wurde dem als unberechtigt empfundenen Ausufern der gesetzlichen Ansprüche an die Sozialversicherung der Boden entzogen. Eine differenziertere Einstellung zur traumatischen Neurose nahm Viktor von WEIZSÄCKER ein. Er war zwar auch der Ansicht, daß die „Neurosen der Entschädigungs- und Versorgungsberechtigten", in Deutschland „die Bedeutung einer Volksseuche"[24] angenommen hätten, billigte ihr jedoch Krankheitswert zu. Nicht in dem Sinne, in dem die Rentenneurotiker sie verstünden, sondern als „soziale Krankheit"[25]. Der Neurotiker fühle „das Recht" und „seinen persönlichen Wert" beeinträchtigt, hiergegen kämpfe er. WEIZSÄCKER bezeichnete die traumatische Neurose deshalb als „Rechtsneurose".

Die Radikalisierung der Militärpsychiatrie im 2. Weltkrieg

Schon vor Kriegsbeginn wurde dem Problem psychopathologischer Reaktionen der Soldaten besondere Aufmerksamkeit zuteil[26]. Einzelne Psychiater empfahlen, mit „Psychopathen" unnachsichtig zu verfahren. Schon 1937 hatte der Oberstabsarzt Dr. SIMON ihre frühzeitige Aussonderung gefordert. Die „gefährlichsten Störungselemente", der „linke Psychopathenflügel" sollte polizeilich erfaßt, „die gefährlichsten unter ihnen in Konzentrationslagern in der Heimat" versammelt werden[27]. Die Entwicklung des Umgangs mit psychopathischen Reaktionen innerhalb des Sanitätswesens ist relativ gut rekonstruierbar. Die äußeren Eckpunkte bildeten die Arbeitstagungen Ost der beratenden Fachärzte, die während der Jahre 1942 bis 1944 in Berlin und im „SS-Lazarett Hohenlychen" stattfanden.[28]

23 Abgedruckt in: Die „Unfall-(Kriegs-) Neurose". Vorträge und Erörterungen gelegentlich eines Lehrganges für Versorgungsärzte im Reichsarbeitsministerium vom 6.-8. März 1929. Arbeit und Gesundheit. Schriftenreihe zum Reichsarbeitsblatt 13 (1929), S. 132.

24 *Viktor von Weizäcker*: Über Rechtsneurosen. Nervenarzt 2 (1929), S. 569.

25 Ebenda, S. 581.

26 Vgl. die Schilderung von *K. Kolle*: Bemerkungen zur deutschen Kriegspsychiatrie. In: Psychiatrie der Gegenwart. Hrsg. v. H. W. Gruhle u. a., Bd. 3, Berlin, Göttingen, Heidelberg 1961, S. 619-623.

27 Bericht über eine Sitzung der Militärärztlichen Gesellschaft München am 2.11.1937, Vortrag *Simon*. Dt. Militärarzt 3 (1938), S. 35.

28 Verwiesen sei auf die Veröffentlichungen von *R. Hilpert*: Rekonstruktion der Geschichte eines speziellen Elektrosuggestivverfahrens („Pansen") aus Archivmaterialien des Heeressanitätswesens

Als angesichts der sich zuspitzenden Kriegssituation die Zahl der Organneurosen und der groben körperlichen Störungen zunahmen, verdrängten suggestive und elektrotherapeutische Verfahren die Psychotherapie. Die neurotischen Reaktionen bedrohten die Funktionsfähigkeit der Wehrmacht, immerhin stellten die Nerven – und Geisteskrankheiten mit 19,2 % die häufigste Ursache einer Dienstunfähigkeit in den Jahren 1939 bis 1943 dar. Nach Berechnungen von K. H. ROTH erkrankten in allen Waffengattungen bis zu Beginn des Jahres 1944 etwa 20.000 - 30.000 Soldaten an Kriegsneurosen, eine Zahl, die bis zum Jahreswechsel 1944/45 die „100.000 - Grenze" überschritten haben sollte.[29]

Die sich zuspitzende militärische Situation begünstigte die Suche nach einer rasch wirksamen Therapie vor allem für „grobe neurotische" Reaktionen. Im Frühjahr 1941 entwickelten Friedrich PANSE und Günther ELSÄSSER in Anlehnung der Erfahrungen Fritz KAUFMANNS[30] ein Elektroschockverfahren, das sich vor allem ab 1943 durchsetzen sollte und als „Pansen"[31] in die Literatur einging.

Wenn im 2. Weltkrieg das Massenphänomen der Kriegszitterer nicht im gleichen Umfang wie von 1914-1918 beobachtet wurde, dann ist dabei die völlig andere Ausgangslage zu Kriegsbeginn und der Kriegsverlauf zu berücksichtigen. BON-HOEFFER sprach ebenso wie Richard JUNG nach dem Krieg von einem „Gestaltwandel der Kriegsneurosen", die „grob-hysterischen und demonstrativen Reaktionen" hätten sich in Richtung der „Organneurosen"[32] verschoben.

Ohne Zweifel hatte die intensive Diskussion über die traumatische Neurose innerhalb der Ärzteschaft und der Öffentlichkeit Folgen hinterlassen. Patienten mit „klassischen hysterischen Reaktionen" konnten kaum auf Sympathie rechnen, dazu waren die psychischen Reaktionen zu sehr diskriminiert. Die Soldaten hätten sich leicht dem Vorwurf der Minderwertigkeit oder gar der Simulation ausgesetzt.

---

der Wehrmacht und dessen Einordnung in das Kriegsneurosenproblem des Zweiten Weltkrieges. Med. dent. Diss. Leipzig 1995; *Karl Heinz Roth*: Die Modernisierung der Folter in den beiden Weltkriegen. 1999: Zs. f. Sozialgeschichte 2 (1987), S. 72; *K. Blaßneck*: Militärpsychiatrie im Nationalsozialismus. Würzburg 2000, *Riedesser / Verderber* (1996) [wie Anm. 22]. Die Protokolle wurden intern publiziert: Bericht über die 1. Arbeitstagung Ost der beratenden Fachärzte am 18. und 19. Mai 1942. Bericht über die 2. .... vom 30. November bis 3. Dezember 1942. Bericht über die 3 ... vom 24.-26. Mai 1943. Bericht über die 4. Arbeitstagung der Beratenden Ärzte vom 16 bis 18 Mai 1944. Die Bibliothek des Sanitätsamt der Bundeswehr in Bonn und das Medizinhistorische Institut in Mainz verfügen über die Bände.

29 *Roth* (1987) [wie Anm. 28], S. 72.
30 *Kaufmann* (1916) [wie Anm. 21].
31 *Friedrich Panse*: Vortrag auf der 2 .Arbeitstagung .... vgl. Anmerk. 28, S. 142-143. *Hilpert* (1995) [wie Anm. 28].
32 *Karl Bonhoeffer*: Vergleichende psychopathologische Erfahrungen aus den beiden Weltkriegen. Nervenarzt 18 (1947), S. 1-4. *R. Jung*: Einleitung zur Kriegspsychiatrie. In: Psychiatrie der Gegenwart. Hrsg. v. H. W. Gruhle u.a., Bd. 3, Berlin, Göttingen, Heidelberg 1961, S. 570. Vgl. *Blaßneck* (2000) [wie Anm. 28], S. 33.

Vernachlässigt: Die Leiden der Zivilbevölkerung

Haben die Kriegsneurosen der Soldaten des 2. Weltkrieges nur ein relativ geringes Interesse gefunden, so gilt dies in noch stärkerem Maße für die seelischen Reaktionen der Zivilbevölkerung, die Flächenbombardements ausgesetzt war. Im Herbst 1997 bezeichnete der deutsch-englische Schriftsteller W. G. SEBALD die Ausradierung der deutschen Städte als „einzigartige Vernichtungsaktion", diese habe im kollektiven Gedächtnis „kaum eine Schmerzensspur" hinterlassen, sie sei aus *„der retrospektiven Selbsterfahrung der Betroffenen weitgehend ausgeschlossen geblieben".*[33].

Die Psychiater, die sich in den Jahren zuvor intensiv mit der „traumatischen Neurose" beschäftigt hatten, betonten immer wieder die scheinbar grenzenlose psychische Belastbarkeit der Bombenopfer. BONHOEFFER beobachtete lediglich einen „vasomotorischen Symptomenkomplex" als Folge von „Schock und Schreck". Die fehlende Entschädigung verhinderte nach seiner Meinung anhaltende Störungen:

„Bei der Schreckwirkung der Bombeneinschläge auf die Zivilbevölkerung haben Wünsche, sich in Krankheit zu flüchten, keinen Sinn ..."[34]

Auch die nach dem 1. Weltkrieg sichtbaren *„Zitterer und Schüttler, die in bizarrer Haltung in den Bahnen oder an den Straßen standen ... und Mitleid heischten"* sah BONHOEFFER nicht mehr. Er vermutete, daß die *„Zivilbevölkerung, die selbst so viel an Bombenangriffen erlebt hat, einen richtigeren Maßstab für die Wirkung erschütternder Erlebnisse bekommen hat und in ihrer Mitleidsbereitschaft sparsamer geworden"*[35] wäre.

Psychisch gefährdeter als die bis zuletzt in festgefügten sozialen Strukturen lebenden Bombengeschädigten waren die Vertriebenen. Ihre soziale Entwurzelung, die Erschießung von Männern nach Ende der Kriegshandlungen vor den Augen von Familienangehörigen und die ungezählten Vergewaltigungen brachten auch in der Terminologie der Psychiater „pathologische" Reaktionen hervor:

„Verbitterung und Depression mit oder ohne Verfolgungs- und Beeinträchtigungserlebnisse sind die unmittelbarsten und häufigsten Folgen, die in das Blickfeld des Psychiaters kommen"[36]. In den Internierungslagern wurden „Angstzustände, Depressionen, psychogene Verfolgungsideen und Triebexzesse, ferner aktive Asozialität und endlich völlige Apathie und Resignation" beobachtet.[37]

Die umfangreichste Auswertung der Folgen von „Angst und Schreck" durch die Bombenangriffe liegt von dem Schöpfer des „Pansens", dem Bonner Nervenarzt Friedrich PANSE vor. Der Autor wollte die „Massenerfahrungen über schwerste emotionelle Traumen" der „wissenschaftlichen Auswertung" zuführen[38].

33 *W. G. Sebald*: Luftkrieg und Literatur. Frankfurt a.M. 1999, S. 12.
34 *Bonhoeffer* (1947) [wie Anm. 32], S. 3.
35 Ebenda, S. 4.
36 H. Kranz: Zeitbedingte abnorme Erlebnisreaktionen. Allg. Zschr. Psychiatr. Grenzgeb. 124 (1949), S. 352.
37 Ebenda, S. 353.
38 *Friedrich Panse*: Angst und Schreck (Arbeit und Gesundheit, hrsg. V. M. Bauer u. F. Paetzold NF 47). Stuttgart 1952.

Wie bei seinen früheren Untersuchungen an Soldaten des 2. Weltkrieges standen „praktische Fragen" dabei im Vordergrund. So verwundert es nicht, daß er auf die versorgungsrechtlichen Konsequenzen seiner Untersuchungen hinwies. Er schloß aus seinen Ergebnissen, *„daß wir - auch in versorgungsärztlicher Hinsicht - keinen Anlaß haben, unsere psychiatrische Einstellung gegenüber den nach Angst und Schreck sich einstellenden abnormen Erlebnisreaktionen zu ändern"*.[39]

PANSE zielte darauf, mögliche Entschädigungsansprüche von Menschen, die während des Krieges psychischen Traumatisierungen ausgesetzt waren, zurückzuweisen. Es konnte sich hier um Bombengeschädigte, Vertriebene oder Soldaten handeln. Letztlich waren damit auch mögliche Ansprüche von rassisch oder politisch Verfolgten abzulehnen. Zumindest für Kriegsbeschädigte, Vertriebene und Bombenopfer sollte es bei der Regelung bleiben, die Ende der 20er Jahre als „herrschende Lehrmeinung" galt. Trotz anderweitiger internationaler Forschungsergebnisse[40] fand die von PANSE formulierte Position wieder Eingang in die Gutachtenliteratur.

KZ-Häftlinge ... geprägt
„von dem Erlebnis des ausweichlosen kollektiven Todes"

Die sich nach 1945 herausbildende Konfrontation zwischen den Westmächten und der Sowjetunion begünstigte eine relativ rasche Wiederaufnahme der beiden deutschen Teilstaaten in die westliche und östliche Staatengemeinschaft. Eine der Voraussetzungen dafür war die Anerkennung der deutschen Verantwortung für die nationalsozialistischen Verbrechen. 1951 und 1953 verpflichteten sich die Bundesregierung und der Bundestag einstimmig zur „Wiedergutmachung" des nationalsozialistischen Unrechts. Der damit markierte Bruch zur nationalsozialistischen Diktatur war von einer personellen Kontinuität der „entnazifizierten" Funktionseliten begleitet. Dies sollte sich auf die Beurteilung gesundheitlicher Schäden bei Verfolgten auswirken. Nach der Verabschiedung der Bundesentschädigungsgesetze vom 29.6.1956 und 1.7.1957 schien der Weg für eine Anerkennung von Gesundheitsstörungen frei zu sein. Der Verfolgte hatte Anspruch auf einen finanziellen Ausgleich, wenn er an seinem Körper oder seiner Gesundheit geschädigt wurde. Der Zusammenhang zwischen Schaden und der Verfolgung mußte „wahrscheinlich" sein. Dies bedeutete gemäß der Rechtsprechung des Bundesgerichtshofes, daß ebensoviel für wie gegen die Annahme sprach, daß ein ursächlicher Zusammenhang bestand[41]. Unter Gesundheitsschäden wurden die körperlichen Beeinträchtigungen der Verfolgung verstanden. An psychische Leiden durch die KZ-Haft war primär nicht gedacht worden. Im Hinblick auf die seelischen Störungen orientierten sich die Gutachter und die Entschädigungsbehörden an der Entscheidung des Reichsversicherungsamtes aus dem Jahre 1926. Der Anerkennung von psychischen Verfolgungsschäden waren somit Grenzen gesetzt.

---

39 Ebenda, S. 183.
40 *Fischer-Homberger* (1999) [wie Anm. 3], S. 289-291.
41 *W. Ritter v. Baeyer, H. Häfner* und *K. P. Kisker*: Psychiatrie der Verfolgten. Berlin, Göttingen, Heidelberg 1964, S. 107.

Eindrucksvoll und umfassend wurden die gesundheitlichen Konsequenzen an den 1500 dänischen Überlebenden der Konzentrationslager in einem großen Forschungsprojekt dokumentiert. H. HOFFMEYER und M HERTEL-WULFF beobachteten nach der Repatriierung ein relativ einheitliches psychosomatisches Krankheitsbild, das durch Erschöpfung und Depression geprägt war[42]. Die andauernde Beeinträchtigung der seelischen Gesundheit bestätigten die Autoren der dänischen Studie und der Psychiater Knud HERMANN anläßlich einer „Internationalen Sozialmedizinischen Konferenz", die vom 5.-7. Juni 1954 in Kopenhagen stattfand[43]. Ziel dieser, von ehemaligen Widerstandskämpfern organisierten Zusammenkunft war es, den „Verfolgten, Deportierten und Internierten eine gerechte Wiedergutmachung und Entschädigung für die Leiden" zukommen zu lassen.[44]

Entgegen der in Deutschland „herrschenden Lehre" von der endogenen Neuroseentstehung, die „einen ursprünglich nicht intendierten Schematismus"[45] erzeugte, konnten sich einzelne aufgeschlossene Psychiater schon in den 50er Jahren nicht den internationalen Forschungsergebnissen und seelischen Leiden der KZ-Überlebenden verschließen. BONHOEFFER vermutete trotz der von ihm in den Vordergrund gestellten hohen Belastbarkeit des Menschen *„eine Grenze der psychischen Tragfähigkeit"*, die *„bei einem Übermaß künstlich herbeigeführter körperlich quälender, die Persönlichkeit entwürdigender Prozeduren"* überschritten werde. Als Beispiel führte er die Folterung insbesondere von KZ-Insassen an[46]. KRANZ beobachtete bei politisch Verfolgten häufiger „paranoide Depressionen". Auch er sah die KZ-Insassen als eine besondere Gruppe an, die von „dem Erlebnis des ausweichlosen kollektiven Todes" geprägt worden wären.[47]

1952 begutachtete der Assistenzarzt Ulrich VENZLAFF an der Universitätsnervenklinik Göttingen einen depressiven Verfolgten und diagnostizierte eine verfolgungsbedingte Neurose[48]. In einer vielbeachteten Monographie definierte der Psychiater das Krankheitsbild 1958 als „erlebnisbedingten Persönlichkeitswandel"[49]. Andere Autoren beschrieben den gleichen Symptomenkomplex als „adäquate erlebnisreaktive Entwicklungen nach extremer Erlebniskonstellation"[50]. Nach und nach verschoben sich die Grenzen der Beurteilung zugunsten der KZ-Opfer. Die

42 *H. Hoffmeyer* und *M. Hertel Wulff:* Psychiatric symptoms on repatriation. In: Famine disease in German concentration camps: complications and sequals. Hrsg. v. P. Helweg-Larsen, Kopenhagen 1952, S. 405.
43 *K. Hermann:* Das Syndrom der Konzentrationslager zehn Jahre nach der Befreiung. In: Gesundheitsschäden durch Verfolgung und Gefangenschaft und ihre Spätfolgen. Hrsg. v. M. Michel, Frankfurt a.M. 1955, S. 59-72.
44 *L. Fichez:* Einige Schlußfolgerungen aus den Forschungsergebnissen über Verfolgten-Krankheit. In: Gesundheitsschäden durch Verfolgung (1955) [wie Anm. 43], S. 340.
45 *W. Ritter v. Baeyer:* Neurose, Psychotherapie und Gesetzgebung. In: Handbuch der Neurosenlehre und Psychotherapie. Hrsg. v. V. E. Frankl u a., Bd. 1, München, Berlin 1959, S. 668.
46 *Bonhoeffer* (1947) [wie Anm. 32], S. 3.
47 *Kranz* (1949) [wie Anmk. 36], S. 345.
48 *C. Pross:* Wiedergutmachung. Der Kleinkrieg gegen die Opfer. Frankfurt a.M. 1988, S. 156.
49 *Ulrich Venzlaff:* Die psychoreaktiven Störungen nach entschädigungspflichtigen Ereignissen (die sogenannten Unfallneurosen). Berlin, Göttingen, Heidelberg 1958, S. 100.
50 *E. Mende:* Gutachterliche Probleme bei der Beurteilung erlebnisreaktiver Schädigungen. In: Psychische Spätschäden nach politischer Verfolgung. Hrsg. v. H. Paul und H. J. Herberg, Basel, New York 1963, S. 288.

wissenschaftlichen Veröffentlichungen und die internationalen Diskussionen blieben nicht ohne Auswirkungen. In einem Grundsatzurteil vom 18.5.1960 stellte der Bundesgerichtshof fest: *„Auch für psychische Störungen, die durch Verfolgungs-maßnahmen adäquat verursacht sind, kann der Verfolgte Entschädigung verlan-gen".*[51] Obwohl das Arbeitsministerium nun auch grundsätzlich die Möglichkeit einer psychischen Dauerveränderung anerkennen mußte, wurde eine Neurose wei-terhin in aller Regel als Schädigungsfolge abgelehnt.[52]

Die Auseinandersetzung um die Entschädigung blieb nicht auf Deutschland be-grenzt. Christian PROSS sprach von „eine[r] heimliche[n] Fehde" zwischen deut-schen und amerikanischen Psychiatern. Der New Yorker Nervenarzt K. R. EISS-LER aus New York schilderte in der Zeitschrift „Psyche" vom August 1963 die Schwierigkeiten, die bei der Anerkennung der Verfolgungsschäden auftraten. EISSLER spitzte die Fragestellung schon im Titel des Aufsatzes zu:

„Die Ermordung von wievielen seiner Kinder muss ein Mensch symptomfrei er-tragen können, um eine normale Konstitution zu haben?"[53]

Mit den grundlegenden Veröffentlichungen von VENZLAFF im Jahre 1958 und dem 6 Jahre später erscheinenden Standardwerk „Psychiatrie der Verfolgten" von Walter Ritter von BAEYER, Heinz HÄFNER und Karl Peter KISKER wurde eine Wende in der Beurteilung psychischer Verfolgungschäden vollzogen.

Die von den Autoren vorgeschlagene Diagnose „erlebnisbedingter Persönlich-keitswandel" brachte den Durchbruch. Jede Gemeinsamkeit mit dem anrüchigen Begriff der „Unfallneurose" war vermieden worden. Im Gegenteil: Die Persönlich-keit war vor dem KZ intakt, *die Erlebnisse* veränderten die Persönlichkeit. Das Schicksal hatte die Menschen gebrochen. Nachdem die Psychiater bewiesen hatten, daß die Folgen der psychischen Traumatisierung mit einer körperlichen Verletzung verglichen werden konnten, waren die größten Hürden für eine Entschädigung be-seitigt.

Als sich in Westdeutschland die Ansicht durchgesetzt hatte, daß die rassisch und politisch Verfolgten durchaus seelische Schäden von Krankheitswert davongetragen haben konnten, wurde es ruhiger um die „traumatische Neurose". Den Kriegs-beschädigten, Bombenopfern und Vertriebenen gelang es nicht, vergleichbare Re-gelungen durchzusetzen. Ihre Interessenverbände legten sich eine gewisse Selbstbe-schränkung auf, denn so schwer die seelischen Verletzung gewesen sein mochten, als Teil einer Nation, die die Welt mit Krieg und Unterdrückung überzogen hatte, gehörten sie - zwar nicht individuell aber soziologisch - dem Kreis der Täter an, während die eben aus dieser Nation ausgegrenzten KZ-Insassen und ausländische Gefangene den Opfern zuzurechnen waren. Vielleicht machte die „historische Schuld" es leichter, die Traumata zu überwinden. Die Besserstellung der Opfer konnte als Sühne empfunden werden.

---

51 Zitiert nach: *Pross* (1988) [wie Anmk. 48], S. 157.

52 Bundesministerium für Arbeit und Sozialordnung: Anhaltspunkte für die ärztliche Gutachtertätigkeit. Bonn 1958, S. 135.

53 *K. R. Eissler*: Die Ermordung von wievielen seiner Kinder muss ein Mensch symptomfrei ertragen können, um eine normale Konstitution zu haben? Psyche 17 (1963), S. 241-291.

"Posttraumatic stress disorder" - ein Ergebnis des Vietnamkrieges

Das militärische Engagement der Amerikaner in Korea blieb nicht ohne Auswirkung auf die seelische Gesundheit der Kombattanten. Neurotische Reaktionen amerikanischer Soldaten im Koreakrieg wurden als "combat exhaustion" gewertet. Wie schon im 2. Weltkrieg traten akute Angst- und Depressionszustände auf, die durch Erlebnisse realer Lebensbedrohung und Verlust nahestehender Kameraden und Vorgesetzter ausgelöst wurden. Den Soldaten wurde ihre Reaktion mit einer verständlichen Erschöpfung erklärt, nach kurzer roborierender und psychotherapeutischer Therapie wurden die meisten von ihnen wieder einsatzfähig.[54]

Besondere Aktualität gewannen die „Kriegsneurosen" im Vietnamkrieg, hierbei spielte neben der Traumatisierung auch die offene Sinnfrage und die spätere Niederlage eine Rolle.[55] Die Beobachtungen, die an den Vietnam-Veteranen gemacht wurden, gaben Anlaß zur Beschreibung eines „neuen" Beschwerde- und Krankheitsbildes, der "posttraumatic stress disorder", abgekürzt PTSD (posttraumatisches Streßsyndrom, posttraumatische Belastungsstörung), die in die diagnostischen Manuale eingehen sollte. Der Begriff selbst ist älter, FISCHER-HOMBERGER wies darauf hin, daß der Psychoanalytiker Abram KARDINER bereits 1941 von einer "posttraumatic stress disorder" sprach.[56] 1980 wurde die PTSD in den amerikanischen "Diagnostic and Statistical Manual of Mental Disorders" (DSM III) aufgenommen. Mit 12jähriger Verspätung, im Jahre 1992 wurde die seelische Störung Teil des "International Classification of Diseases, Injuries and Causes of Death" (ICD 10) der Weltgesundheitsorganisation. Die WHO unterscheidet je nach Schweregrad zwischen der „akuten Belastungsreaktion" (F 43.0) und der „posttraumatischen Belastungsstörung" (F43.1). Die Diagnose einer Belastungsstörung darf nur gestellt werden, wenn die betroffene Person einer „Situation außergewöhnlicher Bedrohung oder katastrophenartigem Ausmaßes" ausgesetzt war, „die bei fast jedem eine tiefe Verzweiflung hervorrufen würde. Hierzu gehören eine durch Naturereignisse oder von Menschen verursachte Katastrophe, eine Kampfhandlung, ein schwerer Unfall oder Zeuge eines gewaltsamen Todes anderer oder selbst Opfer von Folterung, Terrorismus, Vergewaltigung oder anderen Verbrechen zu sein."[57]

Mit der „Kanonisierung" der PTSD weitete sich der Blick auf andere Opfergruppen. Thematisiert wurde die Gewalt gegen Frauen und Kinder im familiären und außerhäuslichen Bereich. Vor allem im angelsächsischen Sprachbereich entstanden Fachzeitschriften, die sich der Psychotraumatologie widmen. 1990 wurde in den USA auf Beschluß des Kongresses das „National Center for Post-Traumatic Stress Disorder" gegründet.[58]

---

54 Angaben nach: v. Baeyer (1959) [wie Anm. 45], S. 667.

55 Fischer-Homberger (1999) [wie Anm. 3], S. 290.

56 Vgl. ebenda, S. 289. Abram Kardiner: The Traumatic Neuroses of War: Physioneurosis. New York, London 1941. Der Band war bibliographisch nicht zu ermitteln, nach Angaben der Autorin befindet sich ein Exemplar des Buches in der British Library.

57 Weltgesundheitsorganisation: Internationale Klassifikation psychischer Störungen ICD-10 Kapitel V(F). Klinisch – diagnostische Leitlinien. Hrsg. v. H. Dilling, M. Mombour und M. H. Schmidt, 4. Aufl. Bern 2000; S. 169-170.

58 National Center for Post-Traumatic Stress disorder, Department fo Veterans Affairs. M. Fredman: Annual Report for Fiscal Year 2000; vgl. http://.www.ncptsd.org/about/annual-report/ar00html

In Deutschland bot die Wiedervereinigung Anlaß, sich mit den seelischen Reaktionen auf Haft und Verfolgung zu beschäftigen. Bereits vor 1989 gab das Häftlingshilfegesetz (HHG) die Möglichkeit, seelische Folgen der Haft in der DDR zu entschädigen. Hierzu kam es jedoch selten.[59]

Das Schleudertrauma, eine posttraumatische Belastungsstörung?

Die traumatische Neurose ist nicht nur von historischem Interesse, sie begleitet uns bis heute. Vor fast 50 Jahren, am 2. Juni 1953 hielten James R. GAY und Kenneth H. ABOTT auf der 102. Jahrestagung der American Medical Association ein Referat mit dem wenig spektakulären Titel: "Common whiplash injuries of the neck".[60] Der Zusatz "common" - „gewöhnlich" sollte darauf hinweisen, daß es sich nicht um schwere Verletzungen handelte, waren doch weder die Autoren noch die Zuhörer Orthopäden oder Unfallchirurgen. Das Thema stand auf der Tagesordnung der "Section on Nervous and Mental Diseases" und wurde wenig später in dem "Journal of the American Medical Association" (JAMA) publiziert. Der Aufsatz beschäftigte sich mit den Folgen scheinbar harmloser Halswirbelsäulenverletzungen, er wurde zum Ausgangspunkt vielfältiger Forschungsprojekte, umfangreicher gutachterlicher Untersuchungen und einer Diskussion, die bis heute noch ebenso engagiert wie kontrovers geführt wird.

Der Verletzungsmechanismus wurde als eine plötzliche und kraftvolle alleinige Beugung oder Beugung und Überstreckung des Nackens interpretiert. Das anatomische Substrat der Verletzung wurde in einem „mechanischen Trauma" der Halswirbelsäulenligamente gesehen. Die zur Illustration beigefügte Abbildung war falsch,[61] die Autoren nahmen an, daß der Kopf bei einem Unfall anfänglich nach hinten überstreckt wurde, obwohl das Gegenteil der Fall war. Wenngleich kaum relevante organische Verletzungsfolgen festgestellt werden konnten, erwies sich eine „anhaltende psychoneurotische Reaktion" als besonders hartnäckig. Bei manchen Patienten, die sich in juristischen Auseinandersetzungen mit dem Haftpflichtversicherer befanden, wurde eine Aggravation angenommen.

59 *M. Bauer*: Anhaltspunkte für die ärztliche Begutachtungspraxis bei psychischen Störungen nach politischer Haft in der DDR. In: Die Vergangenheit läßt uns nicht los. Haftbedingungen politischer Gefangener in der SBZ/DDR und deren gesundheitliche Folgen. Hrsg. v. K.-D. Müller und A. Stephan, Berlin 1998, S. 216. Vgl. auch: Zur medizinischen, psychologischen und politischen Beurteilung von Haftfolgeschäden nach 1945 in Deutschland. Fortbildungsveranstaltung am 26.10.1994 in Magdeburg. Veranstalter Gedenkstätte für die Opfer politischer Gewalt in Sachsen-Anhalt 1945-1989, Magdeburg, Moritzplatz. Magdeburg o. J.
60 *J. R. Gay* und *K. H. Abott*: Common Whiplash Injuries of the Neck. JAMA 152 (1953), S. 1698-1704.
61 *F. Schröter*: Bedeutung und Anwendung verschiedener Einteilungsschemata der HWS Verletzungen. In: Neuroorthopädie 6. Distorsion der Halswirbelsäule, Hrsg. v. B. Kügelgen, Berlin, Heidelberg, New York 1995.

Die deutschsprachigen Unfallchirurgen hatten die „neue" Verletzung bis Ende der 50er Jahre nicht beobachtet. Die Situation sollte sich innerhalb weniger Jahre grundsätzlich ändern: Das "whiplash injury" wurde zum Spitzenreiter in der automobilen Verletzungsstatistik. Obwohl GAY und ABOTT den psychoneurotischen Anteil des „Schleudertraumas" betont hatten, wurde die Verletzung in Deutschland ausschließlich organisch interpretiert. Aufmerksame Beobachter kritisierten schon Ende der 50er Jahre die flächenbrandartige Ausbreitung des Begriffs "whiplash".

In den letzten Jahren wurde das Schleudertrauma intensiv beforscht. Weltweit erschienen zwischen 1980 und 1994 mehr als 10.000 wissenschaftliche Arbeiten zu dieser Problematik[62]. Das Verständnis für die psychosomatischen Zusammenhänge ist gewachsen, medizinisch ist das „Rätsel Schleudertrauma" in allen Ländern ungelöst, in denen der Betroffene hierfür eine Entschädigung einklagen kann. In Gegenden, in denen keine Haftpflichtversicherungen existieren, z. B. in Litauen, soll es kein „Schleudertrauma" geben. Obwohl die Kraftfahrzeuge in der DDR im Hinblick auf die passive Sicherheit kaum besser als die westdeutschen gewesen sein dürften, wurde das Schleudertrauma als verbreitetes Phänomen erst nach der Wiedervereinigung beobachtet.

Medizingeschichte: Schlüssel zum Verständnis
der posttraumatischen Belastungsstörung

Anlaß und Ausformung psychoreaktiver Störungen nach Traumen lassen sich nicht von den historischen und kulturellen Rahmenbedingungen trennen. Ob eine Reaktion als „pathologisch" oder normal gewertet wird, hängt weniger von der Äußerung an sich, als mehr von der Situation, dem kulturellen und historischen Umfeld ab. Besser als durch theoretische Erörterungen läßt sich diese Aussage an dem fiktiven Beispiel eines jungen Eisenbahnbeamten illustrieren, der in unterschiedlichen historischen Epochen in einen leichten Unfall verwickelt wurde und danach eine ausgeprägte psychoreaktive Störung entwickelte:

1871 wäre er wegen einer „hysterischen Reaktion" auf Lebenszeit berentet worden. Ihm hätte die Zuwendung und das Mitgefühl der Gesellschaft gegolten. 1901 wäre das gleiche Krankheitsbild je nach medizinischem Gutachter als organisches Leiden oder als moralisch verwerfliche „Begehrensneurose" ausgelegt worden. Wäre der erste Gutachter zum Zug gekommen, dann hätte er eine langjährige Rente erhalten, im zweiten Fall wäre seine „Psychopathie" gerichtlich bestätigt worden. Noch einmal dreißig Jahre später, 1931 wären seine Bemühungen, eine Entschädigung zu erhalten, durch die „herrschende Lehrmeinung" von Beginn an zum Scheitern verurteilt gewesen. Nicht viel anders wäre sein Ansinnen 1961 beschieden worden. Besser wären seine Chancen im Jahre 1991 gewesen, wenn es sich nicht um einen Eisenbahnunfall, sondern um einen Auffahrunfall gehandelt hätte, mit Hilfe eines versierten Rechtsanwaltes hätte er eine Entschädigung von 100.000 DM oder mehr durchsetzen können. Im Jahr 2001 wäre er in ein Kriseninterventionspro-

---

62 Quebeck Task Force on Whiplash-Associated Disorders: Redefining "whiplash" and its management. Spine 20 (1995) [Suppl], 1-74.

gramm zur Behandlung der posttraumatischen Belastungsstörung aufgenommen worden, hier hätte er psychologische und psychiatrische Unterstützung erhalten. Die Möglichkeiten der späteren finanziellen Entschädigung wären dadurch nicht geschmälert worden. Vor wenigen Jahren war die posttraumatische Belastungsstörung nur Eingeweihten bekannt, inzwischen ist sie mehr und mehr zu einer „Modediagnose" geworden. Die inflationsartige Ausweitung des Begriffes und die Belegung aller möglichen traumatisierenden Ereignisse mit einer ursprünglich relativ scharfen diagnostischen Kategorie, die das Kriterium der *selbst erlebten realen Todesgefahr* beinhaltet, entwertet die Krankheitsbezeichnung. Sie birgt Nachteile für diejenigen, die wirklich schwersten seelischen Belastungen ausgesetzt waren oder sind, erinnert sei nur an die Opfer ethnischer Verfolgung.

Prävention und Prophylaxe: Eine gesundheitspolitische Leitidee im Kontext verschiedener politischer Systeme[1]

von SABINE SCHLEIERMACHER

1. Sozialhygiene und Volksgesundheit: Das Verständnis von Therapie und Prophylaxe in der Weimarer Republik

Seit der Weimarer Republik war Sozialhygiene, mit ihren Elementen Prävention und Prophylaxe, Leitwissenschaft des öffentlichen Gesundheitswesens. Für die Konzeptbildung war die von dem Sozialhygieniker Alfred GROTJAHN (1869 – 1931) formulierte Definition von zentraler Bedeutung:

"*1. Die soziale Hygiene als deskriptive Wissenschaft ist die Lehre von den Bedingungen, denen die Verallgemeinerung hygienischer Kultur unter der Gesamtheit von örtlich, zeitlich und gesellschaftlich zusammengehörigen Individuen und deren Nachkommen unterlieget. 2. Die soziale Hygiene als normative Wissenschaft ist die Lehre von den Maßnahmen, die die Verallgemeinerung hygienischer Kultur unter der Gesamtheit von örtlich, zeitlich und gesellschaftlich zusammengehörigen Individuen und deren Nachkommen bezwecken*".[2]

Da demnach soziale Verhältnisse die Entstehung und den Verlauf von Krankheiten beeinflussten, sollte der Entstehung von Krankheit, als unspezifischem Armutsrisiko, durch sozialpolitische sowie pädagogische wie auch psychologische Interventionen entgegengewirkt werden. Gesundheitsfürsorge und Maßnahmen zur Vorbeugung vor Krankheiten, Prävention und Prophylaxe, waren deren Konsequenz.

Sozialhygiene bewegte sich im Spannungsfeld zwischen Reform und Anpassung, zwischen sozialem Engagement zur Veränderung der Lebensbedingungen und der Einpassung des Individuums in die gesellschaftlichen Normen einer Industrie- und Leistungsgesellschaft. Bis zum Ende der Weimarer Republik, insbesondere während der Weltwirtschaftskrise, war innerhalb der Sozialhygiene auch ein biologistischer und bevölkerungspolitischer Ansatz mit den Elementen von Auslese und Ausmerze unter Weiterentwicklung der von GROTJAHN formulierten Vorschläge zu Geburtenregelung, Elternschaftsversicherung, Familienlastenausgleich und Sterilisierung aus eugenischen Gründen formuliert worden. Die Herstellung von "Volksgesundheit" war zunehmend zum Schwerpunkt gesundheitspolitischen Handelns geworden.

---

[1] Der Vortrag basiert auf Forschungsergebnissen, die andernorts in einem weiteren Kontext dargestellt sind: *Sabine Schleiermacher*: Gesundheitspolitische Traditionen und demokratische Herausforderung: Gesundheitspolitik in Niedersachsen. In: Geschichte der Gesundheitspolitik in Deutschland. Von der Weimarer Republik bis in die Frühgeschichte der „doppelten Staatsgründung". Hrsg. v. Wolfgang Woelk und Jörg Vögele, Berlin 2002, S. 265-284. *Udo Schagen* und *Sabine Schleiermacher*: Gesundheitswesen und Sicherung bei Krankheit und im Pflegefall. In: Geschichte der Sozialpolitik in Deutschland seit 1945. Hrsg. v. Bundesministerium für Arbeit und Sozialordnung und dem Bundesarchiv. Bd. 2,1: 1945-1949. Die Zeit der Besatzungszonen. Red. V. Udo Wengst. Baden-Baden 2002, S. 461-528.

[2] *Alfred Grotjahn*: Soziale Hygiene (Defintion). In: Handwörterbuch der Sozialen Hygiene. Hrsg. v. *Alfred Grotjahn* und *Ignaz Kaup*. Bd. II, Leipzig 1912, S. 412.

Für zahlreiche Gesundheitspolitiker vollzog sich hier der bruchlose Übergang von der Sozialhygiene zur Rassenhygiene. An diese Vorgaben knüpften sie während des Nationalsozialismus an. Medizinische Forschung und Lehre sowie gesundheitspolitisches Handeln wurden rassenhygienischer Zielsetzung untergeordnet.

Sozialhygienische Konzepte, die eine Gesundheitsfürsorge in allgemein und unabhängig vom Einkommen zugänglichen Einrichtungen mit sowohl prophylaktischer wie therapeutischer Zielsetzung forderten, waren von linkspolitisch ausgerichteten Parteien, Gewerkschaften und der Arbeiterbewegung nahe stehenden Ärzten propagiert und in der Weimarer Republik z.T. realisiert worden. Dies traf jedoch auf den erheblichen Widerstand bei eher konservativ und bürgerlich ausgerichteten Gruppierungen und Standesorganisationen. 1933 wurde derartigen Reformen ein Ende gemacht.

Eine vergleichbare gesundheitspolitische Polarisierung wiederholte sich nach 1945, diesmal jedoch zwischen Ost- und Westdeutschland. Trotz vergleichbarer Ressourcenknappheit und bei gleicher Problemlage wurden, begründet durch die unterschiedliche politische Ausrichtung, in Ost- und Westdeutschland jeweils unter Verweis auf Traditionslinien aus der Weimarer Republik, die beiden werdenden Staaten ja gemein waren, grundverschiedene Konzepte favorisiert. Vorrangige Aufgabe der alliierten Behörden und ihrer Mitarbeiter in den deutschen Gesundheitsverwaltungen in Ost und West war die Unterbindung der Verbreitung von Infektionskrankheiten und Seuchen, wie z.B. Tuberkulose, Paratyphus, Typhus, Ruhr und Geschlechtskrankheiten etc. sowie die Verhinderung des Anstiegs der Säuglingssterblichkeit in den ersten Nachkriegsjahren. Zu den Zielen alliierter Gesundheitspolitik gehörte die Schaffung von medizinischen, organisatorischen, institutionellen und juristischen Rahmenbedingungen, durch die eine Ausbreitung von Krankheiten und somit eine gesundheitliche Gefährdung der Bevölkerung und nicht zuletzt der Besatzungsangehörigen selbst verhindert werden sollte. Erst 1948 war z.B. in der amerikanischen Zone die medizinische Versorgung soweit sichergestellt, dass die amerikanischen Behörden ihr Personal für den öffentlichen Gesundheitsdienst reduzieren konnten.

In beiden deutschen Staaten wurden die Publikationen GROTJAHNs rezipiert. Entsprechend den verschiedenen politischen Rahmenbedingungen in Ost- und Westdeutschland (Sozialismus / soziale Marktwirtschaft) wurden aus seinen Arbeiten jedoch verschiedene Aspekte verstärkt aufgenommen. Von den jeweiligen Besatzungsbehörden unterstützt, entwickelten sich so unterschiedliche Konzepte medizinischer Versorgung, die u.a. die Stellung des Arztes im Gesundheitswesen, die soziale Sicherung und die ambulante Versorgung betrafen. Einer der Verantwortung des Individuums überlassenen Sorge um die persönliche Gesundheit (West) stand eine Übernahme dieser Verantwortung durch den Staat (Ost) gegenüber. Während die Gesundheitspolitiker in Westdeutschland die föderale Struktur, die dort als Reaktion auf den Zentralismus während der Zeit des Nationalsozialismus eingeführt wurde, mit Argumenten kritisierten, die an Forderungen aus der Weimarer Republik anknüpften, wurde im Osten mit eben diesen Argumenten eine Zentralisierung im Gesundheitswesen vorgenommen, die dieser Kritik genügte.

2. Therapie vor Prävention: Die Stärkung der Individualmedizin in der Bundesrepublik

In der medizinischen Öffentlichkeit wurden seit den Ärztetagen in Hannover 1949 und München 1951, auf denen "Sozialhygiene als Gegenwartsproblem" jeweils als Generalthemata verhandelt worden war, sozialhygienische Ideen breit diskutiert, wobei die Bedeutung der präventiven Medizin hervorgehoben wurde. Die öffentliche Auseinandersetzung ging einher mit der schon 1948 begonnen Diskussion um den Entwurf eines Gesetzes zur Neuordnung des Gesundheitswesens im Gesundheitsausschuß des Länderrats der britisch besetzten Länder sowie mit der Diskussion über die unzulängliche Berücksichtigung der Fragen von Gesundheit im Grundgesetz der Bundesrepublik 1949 als auch der Betonung der Gesundheit als Menschenrecht in der "Magna Charta" der WHO 1946.

So kritisierte der Präsident der Deutschen Zentrale für Volksgesundheitspflege Franz KLOSE im Jahr 1949: *"Man hätte demnach mit Fug und Recht erwarten dürfen, daß in dem Grundgesetz das Recht aller Deutschen auf den ,Schutz der Gesundheit' in den Grundrechten verankert worden wäre. Davon ist nichts zu finden, es sei denn, daß man das in Art. 2, Ziff. 2 verankerte ,Recht auf Leben und Unversehrtheit des Körpers' dahin auslegen darf, daß damit auch das Recht auf Gesundheit sichergestellt sein soll. Uns scheint aber das Recht auf ,Schutz der Gesundheit' ebenso ein besonderes Grundrecht jeden Staatsbürgers zu sein wie der ,Schutz von Ehe und Familie', ...,die Unverletzlichkeit der Wohnung' und das ,Beichtgeheimnis', die neben anderen im Gesetz unter den Grundrechten aufgeführt sind."*[3]

In Westdeutschland wollten Gesundheitspolitiker, die sich selbst als Schüler GROTJAHNs verstanden und die zum Teil im Gesundheitswesen des NS-Staates tätig gewesen waren, a.) die Ärzteschaft und Krankenkassen stärkten, b.) eine Gesundheitspolitik etablierten, die biologistische / eugenische Züge trug und gleichzeitig c.) an GROTJAHNs Ideen anknüpfen. Es wurde ein Gesundheitswesen etabliert, dessen strukturelle Grundlagen in der Weimarer Republik geschaffen und im Nationalsozialismus gefestigt worden waren und das der Ärzteschaft eine besonders starke Stellung zubilligte. Die Therapie stand an erster Stelle medizinischer Versorgung der Bevölkerung. Fasst man die in den Zeitschriften "Ärztliche Mitteilungen" und "öffentlicher Gesundheitsdienst" geführte fachwissenschaftliche Diskussion zusammen, so ist folgendes zu beobachten:
- Therapie des bereits erkrankten Patienten war Hauptziel der medizinischen Versorgung.
- Die Selbstverantwortung des Bürgers für seine Gesundheit mit dem Schlagwort "Hilfe zur Selbsthilfe" stand im Vordergrund. Ein Recht auf Gesundheit wurde im Grundgesetz nicht verankert.
- Die gesetzlich vorgeschriebenen Aufgaben des öffentlichen Gesundheitsdienstes wurden auch nach Auffassung einflussreicher Gesundheitspolitiker nicht durchgeführt, da die erforderlichen Mittel nicht bereitgestellt wurden.

---

[3] *Franz Klose*: Gesundheitswesen und Bonner Grundgesetz. Ärztliche Mitteilungen 34 (1949), S. 67. Franz Klose war u.a. Mitbegründer und Präsident der Deutschen Zentrale für Volksgesundheitspflege und des Bundesgesundheitsamtes (1952-1955).

- Die in der Weimarer Republik entwickelte und im Nationalsozialismus gefestigte Stellung und Organisationsform der Ärzteschaft und der Krankenkassen wurde übernommen.
- Prävention wurde zunehmend dem öffentlichen Gesundheitsdienst entzogen und in die Obhut von Ärzten und Krankenkassen gelegt.
- Soziobiologische Konzepte, die an die Gesundheitspolitik der Weimarer Republik und des Nationalsozialismus anknüpften, fanden in der Praxis der Gesundheitsfürsorge ihren Niederschlag.
- Gesundheitspolitik wurde nicht als eigenständiges Handlungsfeld verstanden; sie war lediglich Teil der allgemeinen Sozialpolitik.

Otto BUURMANN, ab 1947 Leiter des Ministeriums für Arbeit, Aufbau und Gesundheit in Niedersachsen und von 1954 bis 1956 Abteilungsleiter Gesundheitswesen im Bundesministerium des Innern, fasste diesen Sachverhalt 1953 so zusammen: "Schließlich glauben wir auch, daß die landläufige Auffassung, Gesundheitspolitik sei ein Bestandteil der Sozialpolitik, mit dafür verantwortlich gemacht werden muß, daß die präventive Medizin in Deutschland nicht zum Zuge gekommen ist, daß aus diesem Grunde z.B. Fragen des Gesundheitsschutzes und der Gesundheitssicherung einen viel zu geringen Einfluß auf die Sozialpolitik ausgeübt haben und daß der Einfluß der Sozialpolitik auf das gesellschaftliche Zusammenleben viel nachhaltiger und wirkungsvoller gewesen wäre, wenn man die Bedeutung der präventiven Medizin und damit gesundheitspolitische Forderungen klarer erkannt hätte."[4] Dennoch wurde eine "Sozialisierung des Heilwesens" entsprechend den Vorbildern aus der Weimarer Republik, wie sie in der DDR installiert werden sollte, abgelehnt.

Erst in den 60er Jahren kristallisierten sich wieder die klassischen Bezugsgruppen für die Gesundheitsvorsorge - Kinder, Jugend und Frauen - heraus.

3. Prävention und Prophylaxe: Gesundheitsfürsorge in der DDR

In Ostdeutschland wurden andere Linien der Tradition aufgenommen und an die von GROTJAHN geforderte "Sozialisierung des Heilwesens" sowie an die bereits 1912 in der "Sozialen Pathologie" formulierte Erkenntnis, dass Krankheit durch soziale Einflüsse und Umwelt entstehe und Rückwirkungen auf die Entwicklung der Gesellschaft habe, angeknüpft.

Das Konzept von Diagnose und Therapie war bereits 1945 in Zusammenhang mit den ersten Befehlen der Sowjetischen Militäradministration in Deutschland (SMAD) zur Bekämpfung der Tuberkulose um das der Prophylaxe erweitert worden. Im Gegensatz zum Westen wurde hier Krankheit nicht ausschließlich als in die Verantwortung des Individuums sondern des Staates gestelltes Problem verstanden. Man bezog sich also auch in Ost-Deutschland erklärter Maßen auf die Traditionen der Weimarer Republik, nur wurde hier der Schwerpunkt auf die Positionen der Arbeiterbewegung gelegt. Die wichtigsten Unterschiede zum Westen waren:

---

[4] *Otto Buurman*: Gesundheitspolitik. 2. Aufl. Stuttgart 1953, S. 44. Otto Buurman war Leiter des Ministeriums Arbeit, Ausbau und Gesundheit in Niedersachsen (1945-1954), Leiter der Abteilung Gesundheit im Bundesministerium des Innern (ab 1954).

- Die gesundheitliche Betreuung der Bevölkerung wurde als Aufgabe staatlichen Handelns definiert und fand in der Verfassung der DDR ihren Niederschlag.
- Der Einzelne hatte ein Recht auf Gesundheit. Hier wurde aus der Verfassung der Weimarer Republik Art. 161 vom 11.8.1919 übernommen: *"Der Erhaltung der Gesundheit und Arbeitsfähigkeit der arbeitenden Bevölkerung, dem Schutze der Mutterschaft und der Vorsorge gegen die wirtschaftlichen Folgen von Alter, Invalidität, Arbeitslosigkeit und sonstigen Wechselfällen des Lebens dient ein einheitliches, umfassendes Sozialversicherungswesen auf der Grundlage der Selbstverwaltung der Versicherten"*.[5]
- Der unentgeltliche Zugang zur Gesundheitsversorgung und die Entkommerzialisierung des Gesundheitswesens sollten realisiert werden.
- Ziel gesundheitspolitischen Handelns bei gleichzeitig bestehender Verpflichtung des Einzelnen war "vorbeugende Gesundheitsfürsorge" zur Erhaltung der Leistungsfähigkeit des Individuums und zur "Steigerung der Produktion" und des "Lebensstandards des Volkes".
- Die Therapie war diesem Ziel nachgeordnet. "Erziehung zur Gesundheit" wurde verbunden mit "hygienischer Volksbildung". Die Vermittlung "hygienischen Wissens" durch Medien, das Deutsche Hygiene-Museum und medizinisches Personal wurde als Voraussetzung des Aufbaus eines "demokratischen Gesundheitswesens" verstanden.
- Die gesundheitliche Versorgung sollte durch die Errichtung von Polikliniken und Ambulatorien gesichert werden;
- es sollte an den Funktionsbereichen des niedergelassenen Arztes festgehalten werden;
- das Betriebsgesundheitswesen wurde zum zentralen Bestandteil der medizinischen Versorgung. (SMAD Befehl 234 vom Okt. 1947)[6];
- ein Gesetz über den Mutter- und Kinderschutz und die Rechte der Frau wurde erlassen (1950).

[5]   Verfassung der Deutschen Demokratischen Republik von 1949, Art. 16, Ziff. 3. In Art. 161 der Verfassung des Deutschen Reichs (Weimarer Verfassung) vom 11.8.1919 heißt es: "Zur Erhaltung der Gesundheit und Arbeitsfähigkeit, zum Schutz der Mutterschaft und zur Vorsorge gegen die wirtschaftlichen Folgen von Alter, Schwäche und Wechselfällen des Lebens schafft das Reich ein umfassendes Versicherungswesen unter maßgebender Mitwirkung der Versicherten."
[6]   In der Zeitschrift "Das Deutsche Gesundheitswesen" war als Begründung zu lesen:. "Durch den Befehl 234 erhalten die Aufgaben des Arztes einen weit größeren Umfang als bisher, indem wir die großen und wichtigen Aufgaben der Prophylaxe, Arbeitsmedizin u.a. in unseren Arbeitsbereich mit einbeziehen. Wir behandeln nicht mehr nur den kranken Menschen, wir behandeln ihn nicht lediglich in unseren Sprechzimmern, sondern an seiner Arbeitsstätte, wo wir die Arbeitsbedingungen des Werktätigen kennenlernen und damit vieles krankhafte Geschehen in Verbindung mit beruflicher Belastung besser verstehen und beurteilen können". *H. Lachmann*: Beurteilung der Arbeitsunfähigkeit Herzkranker im Hinblick auf Befehl 234. Das Deutsche Gesundheitswesen 3 (1948), S. 120

4. Prävention und Prophylaxe am Beispiel Fürsorge für Mutter und Kind:
Vergleich BRD / DDR

Die Umsetzung präventivmedizinischer Konzepte war abhängig von politischen Vorentscheidungen. AmBeispiel der Fürsorge für Frauen und Kinder wird dies deutlich. In der SBZ und späteren DDR hatte die Neudefinition der Rolle der Frau im Staat Rückwirkungen auf die Zielsetzungen der staatlichen Gesundheitspolitik. In Westdeutschland hingegen blieben das überkommene Rollenmodell der Frau als zentraler Bestandteil der häuslichen Familie und die ihnen eher nachgeordnet zukommende Aufmerksamkeit unverändert.

Eines der klassischen Handlungsfelder der Sozialhygiene war der Schutz und die Fürsorge für Frauen und Kinder. Auf den Zusammenhang von der "*sozialen Stellung der Frau zu der Art und Häufigkeit ihrer Krankheiten und ihrer Sterblichkeit*" war bereits schon 1913 in dem von MOSSE und TUGENDREICH herausgegebenen Buch "Krankheit und soziale Lage" hingewiesen worden.[7] Einmal handelt es sich darum, festzustellen, welche charakteristischen Unterschiede zwischen diesen Beziehungen sich bei der Frau im Vergleich mit den Verhältnissen beim Mann ergeben, und wie diese Unterschiede durch die soziale Stellung modifiziert werden. In zweiter Linie handelt es sich darum, die Wirkungen sozialer Unterschiede allein zu vergleichen. Nicht nur der soziale Aspekt von Gesundheit, sondern auch dessen geschlechtsspezifische Bedeutung war im Kaiserreich in den Blick genommen worden.

In der SBZ/DDR wurde der Gesundheitsschutz von Frauen und Kindern staatlich und flächendeckend organisiert. Erklärtes politisches Ziel war es, Frauen den Weg in die Erwerbstätigkeit zu öffnen und hierfür die nötigen Rahmenbedingungen zu schaffen (z.B. die Versorgung der Kinder). Von 1945 bis 1949 gab es hierfür noch kein einheitliches Gesetz. Erste Schritte waren jedoch mit einzelnen Befehlen und Verordnungen in eine solche Richtung, wie mit den von der SMAD erlassenen Befehlen Nr. 28 vom 28. Januar 1947 (§ 36 über die soziale Absicherung der Frau bei Schwangerschaft) und Nr. 39 vom 19. Februar 1947 "*Über das Verbot der Beschäftigung von Frauen mit schwerer und für die Gesundheit schädlicher Arbeit. Zur Erhaltung der Gesundheit und zur Vermeidung der Beschäftigung der Frauen schädlicher Arbeit*", gemacht worden.

Die Gleichstellung von Mann und Frau - die bereits 1946 im Verfassungsentwurf der SED formuliert und 1949 in der Verfassung der DDR fixiert wurde – hatte auch Rückwirkung auf den Gesundheitsschutz von Frauen. 1950 wurde das „*Gesetz über den Mutterschutz- und Kinderschutz und die Rechte der Frau*" verabschiedet. Mit ihm wurden nicht nur "*wirtschaftliche und gesundheitliche Massnahmen und Einrichtungen für Schwangere, kinderreiche Mütter, Säuglinge und Kleinkinder*", sondern auch Bestimmungen über den Frauenarbeitsschutz, zum Familienrecht, wie z.B. Gleichstellung lediger Mütter von verheirateten, elterliches Sorgerecht, das Recht auf Berufsausübung, den "*Arbeitsschutz für Frauen und deren ‚Teilnahme am*

---

[7] *Wilhelm Weinberg*, Der Einfluss der sozialen Lage auf Krankheit und Sterblichkeit der Frau. In: Krankheit und soziale Lage. Hrsg. v. *Max Mosse* und *Gustav Tugendreich*, München 1913, hier S. 233.

staatlichen gesellschaftlichen Leben'" und Verbot des Schwangerschaftsabbruchs, der 1947 bis 1950 bei sozialer und ethischer Indikation legal war, festgelegt. Das hierdurch formulierte Recht auf Gesundheitssicherung beschränkte sich nicht nur auf die Frauen selbst, sondern erstreckte sich auch auf deren Säuglinge und Kinder. Das Gesetz von 1950 regelte die gesundheitliche Versorgung der Kinder und löste die seit 1945 erlassenen diesbezüglichen Befehle der SMAD ab.

In Westdeutschland wurde im Jahre 1950 in West-Berlin eine Untersuchung über die Umsetzung von Fürsorgemaßnahmen für Mutter und Kind durchgeführt. [8] Anlass war die Feststellung, dass der *"Anwendung neuer präventiver Methoden ... vielerlei Hindernisse"*, wie mangelnde Finanzierung, bei den befragten Ärzten, Fürsorgern und Gesundheitspolitikern aber auch *"Zweifel an der Möglichkeit, die derzeitigen Hauptursachen der Säuglingssterblichkeit überhaupt wirksam zu bekämpfen zu können, auch Uninteressiertheit und Ablehnung aus Unkenntnis der wirklichen Situation"* vorhanden waren. Erst im Jahr 1952 wurde das staatliche Mutterschutzgesetz verabschiedet. Bis dahin waren die Arbeitsschutzbestimmungen für "weibliche Arbeiter" in Kraft, die in der Regel im Nationalsozialismus verabschiedet worden waren. Erst 1957 wurde in der Bundesrepublik ein Gleichberechtigungsgesetz verabschiedet, in dem Frauen das eingeschränkte recht zugebilligt wurde, *"erwerbstätig zu sein, soweit dies mit ihren Pflichten in Ehe und Familie vereinbar ist"*. Gesundheits- und Schwangerenschutz für Frauen schien hier als Legitimation zu dienen, Frauen von der Erwerbstätigkeit fernzuhalten. Westdeutsche gesundheitspolitische Entscheidungen waren familienorientiert. Auch wurden hier, gemäß dem Subsidaritätsprinzip, einzelne fürsorgerische Aufgaben nicht vom Staat übernommen, sondern freien Vereinigungen, wie der deutschen Zentrale für Volksgesundheitspflege, dem Diakonischen Werk, der Caritas, der pro familia und vielen anderen überlassen.

5. Zusammenfassung

Prävention und Prophylaxe wurde in beiden deutschen Staaten aufgrund gesamtgesellschaftlicher Vorentscheidungen unterschiedlich rezipiert. Handlungsleitend waren dabei nicht so sehr ökonomische Voraussetzungen, sondern eine ideologische Verortung der handelnden Personen und der von ihnen getragenen Organisationen und Institutionen. Die von ihnen vertretenen gesundheitspolitischen Ideen waren bereits im Kaiserreich und in der Weimarer Republik ausformuliert worden. Mit Unterstützung der SMAD wurde in der SBZ/DDR eine präventiv orientierte Medizin etabliert. In den Westzonen und der Bundesrepublik wurde mit Billigung der alliierten Besatzungsbehörden Prävention einer therapeutisch orientierten Medizin nachgeordnet. Divergierende Interessen und ein an konservativen Werten orientiertes Gesellschaftsmodell scheinen hierfür Gründe gewesen zu sein.

---

[8]   Fürsorge für Mutter und Kind. Der Demonstrationsdistrikt. Bericht v. *Curt Meyer*, Leiter der Abteilung Sozialhygiene in der Senatsverwaltung für Gesundheitswesen. Hg. von der Senatsverwaltung für Gesundheitswesen Berlin, Berlin 1953. Im folgenden wird aus dieser Darstellung zitiert.

Vielfalt gegen Einheit:
Der interessierte Blick auf die Sozialversicherung vom Kaiserreich bis zum Alliierten Kontrollrat

von UDO SCHAGEN

1. Fragestellung

Im August 2000 hatte das Bundesversicherungsamt als Aufsichtsbehörde der Gesetzlichen Krankenversicherung (GKV) den Orts-, Ersatz-, Betriebs-, Innungs-, Land- und Seekassen sowie der Knappschaft verboten, Akupunkturleistungen zu bezahlen. Ohne daß an dieser Stelle zur Wirksamkeit der verschiedenen Akupunktur-Verfahren Stellung zu nehmen wäre, soll von diesem Beispiel ausgegangen werden, weil es auf ein grundlegendes Problem des Systems der Sozialversicherung, hier des Systems der Gesetzlichen Krankenversicherung, hinweist.

Nachdem es trotz gleicher gesetzlicher Rahmenbedingungen zu erheblichen Unterschieden in den Beitragssätzen mit einer Spanne von 10 bis 16% der Bruttoverdienste gekommen war, hatte dies auch Folgen für die Leistungsfähigkeit der Kassen. Höhere Prozentsätze waren nicht etwa durch entsprechend höhere Leistungen gerechtfertigt, sondern im Wesentlichen allein die Folge unterschiedlicher Entwicklungen in der Zusammensetzung der Versicherten verschiedener Träger der GKV: der ungleichen Verteilung a) von Beitrags*zahlern* und keine eigenen Beiträge zahlenden mitversicherten Familienangehörigen, b) von besser und schlechter Verdienenden, also höhere oder niedrigere Absolutbeiträge zahlenden Versicherten und von weiter versicherten Arbeitslosen sowie c) von unterschiedlichen Krankheits*risiken* der Mitglieder verschiedener Kassen.

Während bis 1995 die Wahl der Krankenversicherung beim Eintritt in das Berufsleben erfolgte, meist des von der Art des Betriebs abhängigen spartenspezifischen Versicherungsträgers (Betriebs-, Techniker-, Angestelltenkrankenkasse), bestand danach die Wahlfreiheit zwischen den zahlreichen Versicherungsträgern der GKV für alle. Dies sollte „marktwirtschaftlich" die Konkurrenz beleben und Schritt für Schritt einen Ausgleich zwischen den unterschiedlichen Lasten der Versicherungen schaffen. In der Folge waren die Kassen bestrebt, insbesondere die Zahler hoher Beiträge mit gleichzeitig geringem Gesundheitsrisiko anzulocken und dies u.a. dadurch zu versuchen, daß sie zusätzliche Therapie-Leistungen, wie die Akupunktur, anboten. Die Akupunktur sollte aber nach Meinung anderer Kassen und ihrer medizinischen Experten nicht zum Leistungskatalog gesetzlicher Kassen gehören, da sie nicht als „medizinisch notwendig" gelten dürfe. Es zeigt sich an diesem Vorgang, daß eine gesetzlich geregelte Solidarversicherung auch einheitlicher Verfahren bedarf, um zu einheitlichen Leistungskatalogen zu kommen, was ein grundsätzlicher Hinderungsgrund für die Einführung marktwirtschaftlicher Prinzipien sein könnte.

Mit einer ähnlichen Argumentationskette wird schon seit der Begründung des deutschen Sozialversicherungssystems auf die Notwendigkeit einer grundsätzlichen Reform im Sinne einer Vereinheitlichung der Trägerschaft gedrungen. Immer wie-

der waren Mängel des Systems in der kaum überschaubaren Vielfalt der Versicherungsträger lokalisiert worden. Damit bin ich nun bei meiner Fragestellung: Wer ist
interessiert an einer Vielfalt der Träger und wer an einer Einheitlichkeit der Organisation der Sozialversicherung?

Ein terminologischer Hinweis ist erforderlich: Von einer „einheitlichen Sozialversicherung" oder „Einheitsversicherung" ist hier die Rede, wenn die einheitliche
Trägerschaft sowohl der Kranken-, der Unfall- und der Invaliden- und Alters-, also
der Rentenversicherung, gemeint ist. Geht es nur um die Zusammenfassung der
Träger der Krankenversicherung, wird der Begriff „einheitliche Krankenversicherung" verwendet.

2. Politischer Streit seit 100 Jahren

Das Organisationsprinzip der deutschen Sozialversicherung ist seit über hundert
Jahren immer wieder Gegenstand der Diskussion und politischen Auseinandersetzung. Es war immer neu umkämpft und immer wieder nicht im Konsens, sondern
im politischen Kampf von knappen Mehrheiten gegen den Widerstand starker
Minderheiten, entschieden worden. Es müssen also starke Interessen, die nicht nur
in zeitbedingten Anschauungen repräsentiert sind, dahinter stehen. Welche das sind
und wie sie sich seit wann artikulieren, soll in einem gerafften Überblick dargestellt
werden:[1]

Zunächst ist daran zu erinnern, daß die „BISMARCK'sche Sozialversicherung"
einem bestimmten historischen Kontext entstammt, der in der Februar-Thronrede
des Kaisers und der kaiserlichen Botschaft vom November 1881 zum Ausdruck
kommt: *„Wir haben der Zuversicht Ausdruck gegeben, daß der Reichstag seine
Mitwirkung zur Heilung sozialer Schäden ... auch ferner nicht versagen werde.
Diese Heilung wird nicht ausschließlich im Wege der Repression sozialistischer
Ausschreitungen* [gemeint ist u.a. das Organisationsverbot für die Sozialdemokratie,
das Sozialistengesetz v. 21.10.1878, Verf.], *sondern gleichmäßig auf dem der
positiven Förderung des Wohles der Arbeiter zu suchen sein."* Die „Gesetzgebung"
sollte ausdrücklich „zum Schutze gegen sozialdemokratische Bestrebungen
willkommen sein", sie schien dem Kaiser also im eigenen Interesse nützlich.

Gleichzeitig nahm das Krankenversicherungsgesetz von 1883 u.a. auch den Soli-
dargedanken des alten, ausschließlich selbstverwalteten (!) Hilfskassenwesens auf.[2]
Das Unfallversicherungsgesetz von 1884 verhalf nicht nur den Arbeitern zu einem
verbesserten Unfallschutz, sondern befreite die einzelnen Unternehmer von den Lei-

---

1 Vgl. eingehender zum Folgenden: *Udo Schagen* und *Sabine Schleiermacher*: Gesundheitswesen und
   Sicherung bei Krankheit und im Pflegefall. Einleitung: Rahmenbedingungen für die Reorganisation
   des Gesundheitswesens. Die Sowjetische Besatzungszone und Berlin. In: Geschichte der
   Sozialpolitik in Deutschland seit 1945. Band 2/1: 1945-1949. Die Zeit der Besatzungszonen.
   Sozialpolitik zwischen Kriegsende und Gründung zweier deutscher Staaten. Hrsg. v.
   Bundesministerium für Arbeit und Sozialordnung und vom Bundesarchiv, Baden-Baden 2001, S.
   461-528, hier 471ff, mit weiterführender Literatur.
2 U.a. daraus erklärt sich die hohe Zahl der Krankenversicherungsträger, die Ende der achtziger Jahre
   des 19. Jahrhunderts etwa 19.000 betrug.

stungen nach dem Reichshaftpflichtgesetz, bei dem zwar ein Verschulden im Einzelfall nachgewiesen werden mußte, das aber im Reichstag auch häufig zu uner-
freulichen Auseinandersetzungen mit „schlechter Presse" für die Unternehmer geführt hatte. Die „Invaliden- und Alters-", also die Rentenversicherungsgesetzgebung
von 1889 brachte nicht nur eine bessere Alterssicherung für die Arbeiter sondern
entlastete die Armenverbände und die Gemeinden von der Armenfürsorge und
wurde wesentlich auch von Großindustriellen und konservativen Abgeordneten
gefördert. Bald aber wurden strukturelle Mängel der Gesetzgebung in der unüber-
sichtlichen Zuständigkeit für viele Versicherungsfälle offenkundig. Die Kritik kam
aus drei Richtungen:[3]

Erstens – natürlich – aus der Arbeiterbewegung. Ihr politisches Wirken war ja
insgesamt Ausdruck der sozialen Spannungen. Nachdem schon 1848 auf Kongressen der Handwerker und der Arbeiter staatliche Hilfskassen vorgeschlagen worden
waren, forderten die Sozialdemokraten im Erfurter Programm 1892, aber auch die
freien Gewerkschaften und die Gewerkschaftsvereine, die Übertragung der gesamten Arbeiterversicherung auf das Reich, was organisatorisch eine Vereinheitlichung
der Sozialversicherung bedeutet hätte.

Zweitens kam die Kritik von Sozialreformern und Wissenschaftlern, etwa auf
dem Ersten Internationalen Arbeiterversicherungs-Kongreß in Wien 1905. Vorgeschlagen wurde u.a. eine zentralisierte lokale Organisation für die gesamte Sozialversicherung.

Drittens befaßte sich die Reichsregierung selbst mit der Vereinheitlichung. Im
November 1895 fand hierzu bereits eine Konferenz im Reichsamt des Innern statt.
Der verantwortliche Leiter der deutschen Sozialversicherung, der Staatssekretär des
Innern, von POSADOWSKI-WEHNER (1845-1932)[4], erklärte dort: *„Die Dreitei-
lung der sozialpolitischen Gesetzgebung wäre nicht eingetreten, wenn eines Menschen Kraft dazu ausgereicht hätte, auf einmal diese gewaltige Organisation nach
allen drei Richtungen gesetzlich ins Leben zu rufen und in die Praxis überzuführen."*
Ab 1902 beschäftigte dies auch den Reichstag. Die Reichsregierung erklärte dort am
2. März 1909, wieder durch ihren Staatssekretär von POSADOWSKY-WEHNER:

*„Wenn wir heute res integra hätten, würde doch kein vernünftiger Mensch,
glaube ich, daran denken, eine besondere Organisation der Alters- und Invaliden-
versicherung zu schaffen. Unfall, Krankheit und Invalidität sind doch drei, ich
möchte sagen physiologische Zustände, die miteinander in ihren Ursachen und Wirkungen eng zusammenhängen. Das sogenannte 'System' unserer sozialpolitischen
Gesetzgebung ist also lediglich ein Erzeugnis chronologischer Entwicklung. Würde
man heute die sozialpolitische Gesetzgebung neu aufbauen, dann wäre, glaube ich,
in diesem Hause auch nicht der geringste Streit darüber, dass eine einheitliche Or-*

---

3 Vgl. *Ernst Schellenberg*: Die Vereinheitlichung der Sozialversicherung als geschichtliche Notwen-
digkeit. In: Die Vereinheitlichung der Sozialversicherung. Arbeitstagung aus Anlass des einjährigen
Bestehens der Versicherungsanstalt Berlin, 12. und 13. Juli 1946. Hrsg. v. d. Versicherungsanstalt
Berlin, Berlin 1946, S. 59-73.

4 Der deutschnationale A. Graf von POSADOWSKY-WEHNER war im übrigen zehn Jahre später, im
Februar 1919, Gegenkandidat Friedrich EBERTs bei der Reichspräsidentenwahl. Vgl. digitale Bibliothek der Friedrich-Ebert-Stiftung. Personenregister. http://library.fes.de/fulltext/bibliothek/
chronik/persreg_index.html

ganisation geschaffen werden müsste ... " [*"sehr richtig!"* und lebhaftes *"Bravo!"* *auf allen Seiten des Hauses"* vermerkt das Protokoll hier]. *"Ich glaube also, meine Herren, es muss eine Aufgabe der Zukunft sein, diese drei großen Versicherungsgesellschaften in eine einheitliche Form zusammenzufassen (wiederholter Beifall auf allen Seiten des Hauses)"*.[5]

Zunächst schien es 1909 relativ sicher, daß das neue Sozialversicherungsgesetz eine Beseitigung der einzelnen Versicherungszweige und der vielen Versicherungsträger bringen würde. In der Folge formierten sich aber die Versicherungsträger als Interessenverbände, Betriebskrankenkassen, landwirtschaftliche Berufsgenossenschaften, Freie Hilfskassen und Berufsgenossenschaften (Ausnahme: der Zentralverband der Ortskrankenkassen) und nahmen Stellung: im Sinne des Weiterbestehens der eigenen Institution. Auch die Angestellten der Kassen und Berufsgenossenschaften selbst forderten auf eigenen Tagungen das Fortbestehen ihrer Einrichtungen – und die Ärzteschaft rief einen außerordentlichen Ärztetag ein, um ihrer Gegnerschaft besonderen Nachdruck zu geben. Die Reichsversicherungsordnung von 1911 löste die Frage nicht.

Auch während der Weimarer Republik verstummten die Forderungen nach Vereinheitlichung nicht, u.a. z.B. auf dem 12. Gewerkschaftskongreß 1925 in Breslau und auf dem Internationalen Gewerkschaftskongreß 1930 in Stockholm. Im Gegensatz zum Erfurter Programm der SPD aus dem Jahre 1891 wurde es in der Weimarer Republik notwendig, Vorstellungen der Arbeiterparteien zu gesellschaftlichen Teilbereichen differenzierter zu formulieren, da sie als Grundlage der Arbeit vieler Parteigenossen in kommunalen Selbstverwaltungsorganen wie den Parlamenten der Länder und des Reiches benötigt wurden. Eduard BERNSTEIN (1850-1932), der inzwischen die Revision zahlreicher marxistischer Positionen eingeleitet hatte und gar leninistischer Einstellungen sicher unverdächtig ist, formulierte dies 1922 in der Einleitung zu dem von ihm kommentierten Programm des Görlitzer Parteitages der SPD so:

"Mit dem Wachstum der Bewegung, mit dem Eindringen ihrer Vertreter in immer größerer Zahl in den Reichstag und die Landes- und Gemeindevertretungen und der damit verbundenen Steigerung ihres Einflusses auf Gesetzgebung und Verwaltung sah sich die Partei vor Aufgaben gestellt, über die das [Erfurter, d. Verf.] Programm keine Auskunft mehr gab."[6]

In einem langen Diskussionsprozeß entstand das nach dem Görlitzer Parteitag 1921 benannte, aber erst 1922 in Augsburg vollständig verabschiedete neue Programm der (Mehrheits)Sozialdemokratie, das in den hier zur Diskussion stehenden Fragen auch nach der Wiedervereinigung mit der USPD-Mehrheit (1924) Gültigkeit behielt.[7] Es ging nicht nur auf die Sozialpolitik, sondern auch in einem eigenen Ab-

---

5 *Schellenberg* (1946) [wie Anm. 3], S. 63.
6 Das Görlitzer Programm der Sozialdemokratischen Partei Deutschlands. Eingeleitet und gemeinverständlich erläutert von *Eduard Bernstein*. Berlin 1922, S. 9.
7 Im nach der Vereinigung mit der USPD 1925 beschlossenen Heidelberger Aktionsprogramm findet sich zum Gesundheitswesen nur noch eine "Kurzfassung", aber unter Beibehaltung der Forderung: "Vereinheitlichung der sozialen Versicherung bis zu ihrem Umbau zu einer allgemeinen Volksfürsorge. Einbeziehung der Arbeitsunfähigen und Erwerbslosen." Vgl. *Wolfgang Treue*: Deutsche Parteiprogramme 1861-1954. Göttingen, Frankfurt a.M., Berlin 1954, S. 104f.

schnitt auf das Gesundheitswesen ein. Die allgemeine sozialpolitische Forderung nach einem „Umbau der sozialen Sicherung zu einer allgemeinen Volksfürsorge" wurde von E. BERNSTEIN wie folgt kommentiert:

„Die Forderung [....] gibt dem sozialistischen Gedanken Ausdruck, daß die Gemeinschaft die Pflicht hat, ihren Angehörigen in Fällen der Erwerbsunfähigkeit Beistand zu einem auskömmlichen Leben zu leisten. Er soll bei diesem Umbau leitender Gesichtspunkt sein und nicht der seinem Ursprung und Wesen nach noch der individualistischen Gesellschaftsordnung entsprechende Gedanke der Versicherung."[8] Der Programmabschnitt zum Gesundheitswesen formuliert es noch genauer. Er war unter Führung des zum eher konservativen Flügel gehörenden SPD-Reichstagsabgeordneten Alfred GROTJAHN (1869-1931) erarbeitet worden.[9]

A. GROTJAHN war als Wissenschaftler bereits hoch angesehen und kurz zuvor als erster deutscher Lehrstuhlinhaber des Faches Sozialhygiene an die Berliner Universität berufen worden. Bei ihm waren auch die sowjetischen Sozialhygieniker und Verantwortlichen für den Aufbau des Gesundheitswesens in der jungen Sowjetunion in die Schule gegangen. Sein in mehreren Auflagen erschienenes Lehrbuch der Sozialen Pathologie (1912, 1915, 1923) war nicht nur ins Russische übersetzt sondern dort jedem Sowjetarzt in einem Exemplar zur Verfügung gestellt worden.[10]

Bis auf GROTJAHNs eugenische Vorstellungen, die die Sowjets nicht teilten, war die Bewunderung für ihn groß; die sowjetischen Sozialhygieniker übernahmen große Teile der deutschen sozialen Medizin der ersten beiden Jahrzehnte des 20. Jahrhunderts.[11] Der erste Volkskommissar für das Gesundheitswesen der Sowjetunion, N. A. SEMASCHKO (1874-1949) formulierte in einem Vortrag 1925: *„Deutschland ist das Geburtsland der sozialen Hygiene, aber wir sind die besten Schüler bei der Umsetzung der Grundsätze der sozialen Hygiene in die Tat."*[12]

Das SPD-Programm von 1921/2 forderte in dieser Hinsicht: „Vereinheitlichung des sozialen Versicherungswesens und dessen Ausdehnung auf alle Volksangehörigen."[13] E. BERNSTEIN kommentierte 1922:

„Dieses weitgreifende Programmstück bringt sehr viel klarer zur Kenntnis, als es die auf das Heilwesen bezüglichen Sätze des Erfurter Programms tun, wie sich dessen sozialistische Regelung – anders ausgedrückt, seine Sozialisierung – zu

---

8   Vgl. das Görlitzer Programm (1922) [wie Anm. 6], S. 43.

9   *Alfons Labisch*: Alfred Grotjahn (1869-1931) und das gesundheitspolitische Programm der Mehrheitssozialdemokraten von 1922. Medizin, Mensch, Gesellschaft 8 (1983): S. 192-197.

10 *Alfred Grotjahn*: Erlebtes und Erstrebtes. Erinnerungen eines sozialistischen Arztes. Berlin 1932, S. 270; *Dietrich Tutzke*: Alfred Grotjahn. Leipzig 1979, S. 61.

11 *Susan Gross Solomon*: The Expert and the State in Russian Public Health: Continuities and Changes Across the Revolutionary Divide. In: The History of Public Health and the Modern State. Hrsg. v. *Dorothy Porter*, Amsterdam 1994, S. 183-223, hier S. 197 und Anm. 96.

12 *Georg Harig* und *Peter Schneck*: Geschichte der Medizin. Berlin 1990, S. 248.

13 Dieser Teil des endgültig erst in Augsburg 1922 verabschiedeten Görlitzer Programms von 1921 entspricht sowohl dem ersten und ausführlich diskutierten wie dem zweiten Entwurf der Programmkommission. Vgl. Das Görlitzer Programm. Schriftenreihe: Demokratie und Sozialismus Heft 8. Sozialistische Dokumente. Offenbach 1947, S. 12 und 19f.; SPD, Protokoll der Sozialdemokratischen Parteitage in Augsburg, Gera und Nürnberg 1922. Unveränderter Nachdruck der Ausgabe Berlin 1923, Berlin 1973, S. 103. – Zur Entwicklung der Forderung einer Einheitskasse vgl. auch *Rebecca Schwoch*: Ärztliche Standespolitik im Nationalsozialismus. Julius Hadrich und Karl Haedenkamp als Beispiele. Husum 2001, S. 195-199.

gestalten hat."[14] Von der KPD wurde in dieser Frage inhaltlich die fast gleichlautende Forderungen erhoben.[15]

Die Wirtschaftskrise und in diesem Zusammenhang andere parlamentarische Prioritäten ließen eine große Reform nicht zu. Während des Nationalsozialismus waren Vertreter der Arbeiterbewegung, Sozialreformer und Wissenschaftler, die Positionen der Vereinheitlichung vertraten, natürlich nicht in der Lage, sich zu artikulieren. Die bereits genannte Gruppe der zuständigen Beamten, nunmehr im Reichsarbeitsministerium, führte aber die Versuche aus der Ministerialbürokratie fort: Die Deutsche Arbeitsfront sollte alle Bürger in ein einheitlich organisiertes System sozialer Sicherung einbeziehen.[16] Der Versuch scheiterte.

1945, nach dem Sieg der Alliierten, war nun die Situation eine völlig andere. In erstaunlicher Einmütigkeit beschloß der Alliierte Kontrollrat Richtlinien, die für eine Reform der Sozialversicherung in ganz Deutschland maßgebend sein sollten: Ein einheitliches Sozialversicherungssystem mit einheitlichen Leistungen, Beiträgen und Versicherungsbedingungen sollte geschaffen werden.[17] Die Unterschiede in der Rentenversicherung zwischen Arbeitern und Angestellten waren abzuschaffen. In jedem Land, jeder Provinz sollte je eine Sozialversicherungsanstalt für alle Zweige der Sozialversicherung errichtet werden – und nur, falls zweckmäßig, besondere Organisationen etwa für Bergleute, Bahn oder Post. Der Umfang der Sozialversicherungspflicht sollte durch Aufhebung der Einkommensgrenzen ausgedehnt werden, so daß alle Arbeiter und Angestellten dann versicherungspflichtig wären. Beiträge für Kranken-, Renten- und Arbeitslosenversicherung sollten bei 20% der Löhne und Gehälter liegen, von denen je die Hälfte von Arbeitnehmern und Arbeitgebern zu tragen wäre; für die Unfallversicherung sollten allein die Arbeitgeber aufkommen. Vertreter von Arbeitnehmern und Arbeitgebern sollten in den Organen der Sozialversicherung mitwirken.

Bis zum Herbst 1946 war die Ausarbeitung eines entsprechenden Gesetzentwurfs in den Ausschüssen des Kontrollrats bereits beendet. Im Arbeitsdirektorat (Manpower Directorate) des Alliierten Kontrollrats war jede der vier Besatzungsmächte mit einer eigenen Abteilung, die von deutschen Experten beraten wurde, vertreten.[18]

Die Haltung der Besatzungsmächte war von der Situation in den Heimatländern stark beeinflußt. In Großbritannien hatte der 1942 veröffentlichte Bericht von Sir William BEVERIDGE[19] unmittelbar nach dem Krieg zur Vorbereitung eines staatlich organisierten Gesundheitssystems geführt, dem National Health System. Innerhalb der britischen Militärregierung galten die Mitglieder der Arbeitsabteilung als

14 Das Görlitzer Programm (1922) [wie Anm. 6], S. 57.
15 *Irina Winter*: Zur Geschichte der Gesundheitspolitik der KPD in der Weimarer Republik (Teil I u. II). Zeitschrift für ärztliche Fortbildung 67 (1973): S. 445-472, 498-526, hier S. 455.
16 *Schwoch* (2001) [wie Anm. 13], S. 195, 219.
17 Vgl. *Hans Günter Hockerts*: Sozialpolitische Entscheidungen im Nachkriegsdeutschland. Alliierte und deutsche Sozialversicherungspolitik 1945 bis 1957. Stuttgart 1980, S. 22f.
18 *Wilhelm Dobbernack*: Betrachtungen über die Neuordnung der deutschen Sozialversicherung und ihre Probleme. Arbeitsblatt für die britische Zone 1 (1947), S. 54-64.
19 *Hans Günter Hockerts*: Deutsche Nachkriegssozialpolitik vor dem Hintergrund des Beveridge-Plans. Einige Beobachtungen zur Vorbereitung einer vergleichenden Analyse. In: Die Entstehung des Wohlfahrtsstaats in Großbritannien und Deutschland 1850 - 1950. Hrsg. v. Wolfgang Justin Mommsen, Stuttgart 1982, S. 325-350.

die wahrscheinlich best qualifizierte Gruppe der „civil servants". Auch die Amerikaner, in deren Land im Zuge des ROOSEVELT'schen New Deal ebenfalls großes Interesse am BEVERIDGE-Plan entstanden war, drängten auf ein Sozialversicherungs-Pflicht-Gesetz in Deutschland. In der Französischen Besatzungszone war mit Hilfe der aus den Ministerien der Volksfront-Regierung abgeordneten Beamten sogar ein bedeutender Schritt bereits vollzogen worden: Alle Krankenversicherungsträger wurden auf regionaler Ebene zusammengefaßt und die Pflichtversicherungsgrenze war verdoppelt worden, so daß praktisch alle Arbeiter und Angestellten der so vereinheitlichten Krankenversicherung angehörten.[20] Von sowjetischer Seite, von erfahrenen deutschen Experten aus der Krankenversicherungsverwaltung der Weimarer Zeit beraten, kam naturgemäß ein eher selbstverständliches Interesse, waren den dortigen Militäroffizieren doch komplexe Versicherungsstrukturen ohnedies fremd.[21]

Abweichend von dem zunächst gemeinsam vorgesehenen einheitlichen Vorgehen für alle vier Besatzungszonen hatte die Alliierte Kommandantur für die Sondersituation in der ehemaligen Hauptstadt Berlin, zunächst initiiert von den Sowjets, aber dann von allen vier Mächten getragen, schon im Sommer 1945 eine einheitliche Versicherungsanstalt für alle Zweige der Sozialversicherung erlaubt, die dann vom Magistrat der Stadt geschaffen worden war.[22] Auch in einzelnen Kommunen der britischen und amerikanischen Besatzungszone war mit Einwilligung regionaler Militärs eine wenigstens einheitliche Krankenversicherung eingerichtet worden.[23]

Im Verlaufe des Jahres 1946 organisierte sich aber in der britischen und amerikanischen Besatzungszone der Widerstand einiger wichtiger deutscher Organisationen und Interessenträger zunehmend. In der SPD, die mehrheitlich hinter diesem Konzept der Einheitsversicherung stand, war es wohl nur deshalb nicht ganz unumstritten, weil die Partei noch über kein „hinreichend konkretes verbindliches Reformprogramm" verfügte – u.a. wurde das Sozialpolitische Referat beim Parteivorstand erst im September 1947 besetzt. In der Gewerkschaftsbewegung gab es eine grundsätzliche Befürwortung der „Einheits-" bzw. einer „Volksversicherung", nur der von den Alliierten vorgesehene Wegfall der festen Staatszuschüsse (ca. 20%) stieß auf Kritik. Die herkömmliche Organisationsstruktur, der Apparat der vielfältigen Versicherungsträger löste Abwehrreaktionen aus. Der Entwurf stand aber auch den materiellen Interessen „breiter bürgerlicher Schichten" entgegen, insbesondere wegen der Ausdehnung der Versicherungspflicht und der Vereinheitlichung der Organisation.

---

20 *Rainer Hudemann*: Sozialstruktur und Sozialpolitik in der französischen Besatzungszone 1945-1949. Materialien und Forschungsprobleme. Jahrbuch für westdeutsche Landesgeschichte 5 (1979), S. 373-408.

21 *Udo Schagen*: Kongruenz der Gesundheitspolitik von Arbeiterparteien, Militäradministration und der Zentralverwaltung für das Gesundheitswesen in der Sowjetischen Besatzungszone? In: Geschichte der Gesundheitspolitik in Deutschland. Von der Weimarer Republik bis in die Frühgeschichte der „doppelten Staatsgründung". Hrsg. v. Wolfgang Woelk und Jörg Vögele, Berlin 2002, S. 379-404.

22 *Schagen* und *Schleiermacher* (2001) [wie Anm. 1], S. 523-525.

23 Die Vereinheitlichung der Sozialversicherung. Arbeitstagung aus Anlass des einjährigen Bestehens der Versicherungsanstalt Berlin, 12. und 13. Juli 1946. Hrsg. v. d. Versicherungsanstalt Berlin. Berlin 1946, S. 20.

Getragen und organisiert wurde die Oppositionsbewegung aber in erster Linie von den privaten Krankenversicherungen und der Ärzteschaft.[24] Diese fürchteten um ihr Klientel. Die privaten Krankenversicherungen hätten nur noch zusätzliche Leistungen anbieten können, nachdem eine Einheitsversicherung alle sozialen Gruppen umfaßt hätte. Die Ärzte hätten nicht mit unterschiedlich potenten gesetzlichen Krankenversicherungsträgern unterschiedliche Leistungsentgelte verhandeln können und fast alle Privatpatienten verloren. Ca. 30% der Bevölkerung war damals noch nicht in die GKV einbezogen. Der wichtigste Grund dafür, daß die zunächst als sicher zu erwartende endgültige Entscheidung der Alliierten, die sich auch auf eine Mehrheit deutscher Entscheidungsträger in allen vier Besatzungszonen stützen konnte - selbst in der CDU gab es auf regionalen Ebenen und in Berlin positive Beschlüsse zur Einheitsversicherung[25] - im Verlaufe des Jahres 1946 immer mehr ins Stocken geriet, war der sich entwickelnde Gegensatz zwischen den drei westlichen Besatzungsmächten und der Sowjetunion. Amerikaner und Briten verwiesen bei ihrer Nicht-Weiter-Beratung des schon fertigen Gesetzeswerks auf die deutschen Stellen, die sich noch nicht einig seien.

Für die SBZ war von seiten der SED, in der diesbezüglich die Federführung bei Helmut LEHMANN (1882-1959), einem Sozialdemokraten aus der Weimarer Versicherungsverwaltung, lag, schon seit Monaten auf die politische Entscheidung gedrängt worden. Nun erließ die Sowjetische Militäradministration, die zunächst auf das einheitliche Vorgehen in allen Besatzungszonen gewartet hatte, im Frühjahr 1947 endlich den entsprechenden Befehl für alle Länder ihrer Besatzungszone einschließlich Berlins.[26]

Damit kam ein zusätzliches Moment auch in die westdeutsche Auseinandersetzung. Nun konnte dort die einheitliche Sozialversicherung von ihren Gegnern auch als ein konstituierendes Moment eines im Konsens der Parteien bekämpften kommunistischen Systems dargestellt werden. Tatsächlich geriet mit dieser Argumentation, noch angereichert dadurch, daß die Versuche, während des Nationalsozialis-

---

24 *Josef Eckert*: Öffentliche Meinung zur Reform der Sozialversicherung, Schliersee 1947. Zur „Gesellschaft für Versicherungswissenschaft und -gestaltung" s. *Thomas Gerst*: Ärztliche Standesorganisation und Standespolitik in Deutschland 1945-1955. Diss. phil. Stuttgart 1997, S. 111 ff. Danach bestand die Gründungsversammlung mehrheitlich aus Vertretern der Ersatzkassen und der Privaten Krankenversicherung. Die Ärzteschaft war im fünfköpfigen Vorstand vertreten. 1948 war sie „weitaus größter Einzelzahler mit jährlich DM 20.000". Zahlreiche Personenverflechtungen bestanden mit einer Reihe von Ministerien.

25 *Anton Storch*: Was erwarten die Arbeitnehmer von der Neuordnung der deutschen Sozialversicherung? Arbeitsblatt für die britische Zone 1 (1947), S. 139-141; vgl. *Hockerts* (1980) [wie Anm. 17], S. 32f.

26 Befehl Nr. 28 vom 28. Januar 1947 zur Einführung eines einheitlichen Systems und von Maßnahmen zur Verbesserung der Sozialversicherung in der Sowjetischen Besatzungszone Deutschlands mit a) Verordnung über die Sozialversicherung, b) Verordnung über die freiwillige und zusätzliche Versicherung, c) Verordnung über die Versicherung bei Arbeitslosigkeit. In: Befehle der Sowjetischen Militäradministration in Deutschland zum Gesundheits- und Sozialwesen. Hrsg. v. Koordinierungsrat der medizinisch-wissenschaftlichen Gesellschaft der DDR. Berlin 1976, S. 66, 69-98. Wieder abgedruckt in: Geschichte der Sozialpolitik in Deutschland seit 1945. Band 2/2: 1945-1949. Die Zeit der Besatzungszonen. Sozialpolitik zwischen Kriegsende und Gründung zweier deutscher Staaten. Dokumente. Hrsg. v. Bundesministerium für Arbeit und Sozialordnung und v. Bundesarchiv, Baden-Baden 2001, S. 259.

mus zu größerer Einheitlichkeit zu gelangen, mit dem Vorgehen in der SBZ verglichen wurden, die noch vorhandene Mehrheitsposition in der Sozialdemokratie ins Wanken. Mit dem Ausgang der ersten Wahlen zum Bundestag und dem unerwartet schlechten Abschneiden der SPD war die politische Entscheidung in der Bundesrepublik endgültig für die Weiterführung der sogenannten „vielfältig gegliederten Organisationsform der Sozialversicherung" gefallen.[27] Es existierten in beiden deutschen Staaten nun auch unterschiedliche Systeme der Sozialversicherung, die aber, und auch dies ist wichtig festzuhalten, im Hinblick auf internationale Entwicklungen vergleichbar blieben und die beide bereits Anfang des Jahrhunderts entstandene deutsche Traditionslinien der Argumentation für die Organisation der Sozialversicherung fortführten.

3. Resumee

1990 gab es noch einmal einen Versuch, die Einheitsversicherung ins Spiel zu bringen. Im März hatte die SPD einen gesundheitspolitischen Forderungskatalog vorgelegt, in dem auch die Einebnung sämtlicher Arbeiter-Angestellten-Differenzierungen in der GKV und die Integration der Beamten in die Sozialversicherung stand. Es gelang ihr sogar, gemeinsam mit der Ost-CDU, ihre sozialpolitische Programmatik in der Koalitionsvereinbarung der Regierung DE MAIZIÈRE festzuschreiben. Die große Dynamik des Vereinigungsprozesses gab aber den westdeutschen Interessenvertretern die Möglichkeit, im Einigungsvertrag das westdeutsche Sozialversicherungssystem nahezu unverändert auch für die Neuen Bundesländer festzuschrei̅ben.[28]

Wenn ich dies auf einer Tagung vorgetragen habe, die versucht, die Bedeutung von Historizität und Kontingenz in der Geschichtsschreibung in den Mittelpunkt zu stellen,[29] so geschah dies in der Absicht, am Ende den Vorschlag zu machen, den sozialpolitischen Streit, der mit nahezu unveränderten Positionen von den gleichen Akteuren und Interessenvertretern über mehr als 100 Jahre geführt wird, in diesen Zusammenhang einzuordnen. Nach meiner Auffassung kommt bei der Beschäftigung mit Erfahrung und Handeln im jeweiligen historischen Kontext meist die Frage nach den eigenen Interessen der Handelnden zu kurz. Insbesondere an die Frage der ökonomischen Interessen und ihre Bedeutung für das Handeln in der Medizin sowie die Schaffung der Rahmenbedingungen für medizinisches Handeln sollte deshalb erinnert werden.

---

27 *Monika Fuhrke*: Staatliche Sozialpolitik. Eine Untersuchung zur Entwicklung des Systems der Sozialen Sicherheit im Kapitalismus. Offenbach 1976, S. 69f.

28 *Philip Manow*: Entwicklungslinien ost- und westdeutscher Gesundheitspolitik zwischen doppelter Staatsgründung, deutscher Einigung und europäischer Integration. Zeitschrift für Sozialreform 43 (1997), S. 101-131.

29 Einladung zur 83. Jahrestagung vom 22. bis 25. September 2000 in Düsseldorf. Nachrichtenblatt der Deutschen Gesellschaft für Geschichte der Medizin, Naturwissenschaft und Technik e.V. 50 (2000), S. 3-10, hier S. 9.

Zur Historizität moralischer Urteile in der Medizin - am Beispiel der Geschichte ärztlicher Ethik im Frankreich des 20. Jahrhunderts

von Giovanni Maio

1. Einleitung[1]

Nimmt man den Begriff der Historizität wörtlich, so müßte man ihn mit Geschichtlichkeit übersetzen, und damit wäre der Aspekt des aus der Zeit Entstandenen angesprochen. Geschichtlichkeit würde also in dieser Konnotation das zeitlich Gewordene, das aus der Gesellschaft Entsprungene betonen und weniger das selbstverständlich Seiende. Wissenschaftliche oder technologische Entwicklungen als Phänomene zu betrachten, die dem Aspekt des Gewordenseins unterliegen, mag selbstverständlich, ja banal erscheinen. Aber bei moralischen Urteilen ist dieses Gewordensein für viele ungleich weniger banal, gibt es doch auch heute noch manche Meinungsbildner, die von sogenannten „unverrückbaren ethischen Prinzipien" sprechen. Daher erscheint mir die Historizität moralischer Urteile besonders interessant, weil das die Möglichkeit bietet, auch den Umgang mit Werturteilen als etwas Zeitgebundenes zu begreifen. Die Zeitgebundenheit der Moral möchte ich am Beispiel der französischen Diskussion um die ärztliche Ethik im 20. Jahrhundert behandeln, denn gerade das 20. Jahrhundert hat Umwälzungen gekannt, im Zuge derer die medizinische Ethik des ausgehenden 20. Jahrhunderts eine andere geworden ist als sie zu Anfang des Jahrhunderts war.

Schaut man sich die aktuelle medizinethische Diskussion in Frankreich an, so fällt auf, daß diese weitgehend von einer Institution geprägt ist, und diese Institution ist die 1983 von Mitterrand ins Leben gerufene nationale Ethikkommission, eine interdisziplinär besetzte Kommission, die als Sinnbild nicht nur für den französischen Zentralismus gelten kann, sondern auch als Sinnbild für die Verlagerung der medizinethischen Definitionsmacht. Denn am Anfang des 20. Jahrhunderts wäre eine solche interdisziplinäre Kommission in Frankreich nicht denkbar gewesen. Für die erste Hälfte des 20. Jahrhunderts konnten die Ärzte nicht nur ihre Honorare frei festsetzen, sondern gleichsam ihre ärztliche Ethik. So ist die medizinische Ethik im Frankreich des 20. Jahrhunderts vor allen Dingen durch den allmählichen Verlust dieser Definitionsmacht gekennzeichnet.

---

[1] Siehe *Giovanni Maio*: Die französische nationale Ethikkommission. Entstehungsgeschichte, Arbeitsweise und Bedeutung am Beispiel ihrer Empfehlungen zur Embryonenforschung. Zeitschrift für medizinische Ethik 41 (1995), 291-299. Ausführlichere Darlegungen meiner hier vertretenen Thesen sind zwischenzeitlich publiziert worden, siehe *Giovanni Maio*: Ärztliche Ethik als Politikum. Zur französischen Diskussion um das Humanexperiment nach 1945. Medizinhistorisches Journal 35 (2001), 35-80; *Giovanni Maio*: Ethik der Forschung am Menschen. Zur Begründung der Moral in ihrer historischen Bedingtheit. Stuttgart 2002.

2. Die "Médecine libérale"

Die erste Hälfte des 20. Jahrhunderts ist durch eine Fortsetzung und zugleich durch eine Akzentuierung der bereits im 19. Jahrhundert formulierten sogenannten "médecine libérale" gekennzeichnet. Die Konzeption dieser Ideologie kommt am besten in der "charte médicale" zum Ausdruck, die 1927 von der frisch gegründeten "union médicale" formuliert worden ist. In dieser Charta, auf die sich die französischen Ärzte noch Jahrzehnte später berufen sollten, sind vier Punkte zusammengefaßt, die als Grundlage der ärztlichen Praxis betrachtet wurden und werden: 1. freie Arztwahl, 2. absolute Verschwiegenheitspflicht 3. absolute Behandlungsfreiheit, 4. direkte Regelung aller Honorarfragen zwischen Arzt und Patient. Mit diesen Forderungen sollten die freiheitlichen Ideale des ärztlichen Berufes hochgehalten werden, und zwar mit der Begründung, daß sich der Kranke nur dann dem Arzt vertrauensvoll überlassen könne, wenn der Arzt in seiner Entscheidung völlig frei und unabhängig sei.

Noch 1966 wurde die "indépendance du médecin" aus der Sicht eines prominenten Arztes wie folgt beschrieben und gerechtfertigt: *Diese Unabhängigkeit ist dann erreicht, wenn jede ärztliche Handlung allein durch das Gewissensurteil des Arztes und durch den Rückgriff auf die wissenschaftlichen Kenntnisse bestimmt ist, die allesamt das Interesse des Kranken als einziges Ziel vor Augen haben.*[2] Die Notwendigkeit des "individualisme" wird hier also moralisch begründet, und zwar in der Weise, daß die direkte Beziehung zum Patienten und das Berufsgeheimnis als die einzigen Garanten eines Vertrauensverhältnisses zwischen Arzt und Patient herausgestellt werden. Nur die Aufrechterhaltung dieser "liberalen" Prinzipien könne - so die ärztliche Rhetorik - die Moralität der ärztlichen Praxis und die Würde der französischen Medizin bewahren. Doch hinter dieser Propagierung verbergen sich ganz andere Zusammenhänge. Der vordringlichste dieser Zusammenhänge ist die Verknüpfung moralischer Termini mit professionspolitischen und ökonomischen Interessen. So dienten die Prinzipien der Berufsfreiheit als Kern der professionellen Identität den französischen Ärzten vor allem dazu, sich auf diese Weise gegen eine Institutionalisierung der Krankenkassen zur Wehr zu setzen, die als besondere Gefährdung dieser "entente directe" begriffen wurden. Im Gegensatz zu Deutschland war es den französischen Ärzten in der ersten Hälfte des 20. Jahrhunderts zunächst weitgehend gelungen, eine Institutionalisierung der Krankenkassen zu verhindern.[3] Zwar wurde in Frankreich 1930 ein Gesetz zur Einführung der obligatorischen Krankenversicherung verabschiedet, doch diese Pflicht betraf nur die französischen Arbeiter. So waren vor dem Zweiten Weltkrieg lediglich knapp die Hälfte der französischen Erwerbstätigen Mitglied der obligatorischen Krankenversicherung.[4] Bis

---

2   *Jean-Louis Lortat-Jacob, Raymond Villey* und *Maurice Guéniot*: Responsabilité personnelle du médecin. In: Deuxième congrès international de morale médicale. Hrsg. v. Ordre national des médecins, Paris 1966, S. 181-204, hier S. 204.
3   *Patrick Hassenteufel*: Les médecins face à l'État. Une comparaison européenne. Paris 1997, S. 117.
4   *Jens Alber* und *Brigitte Bernardi-Schenkluhn*: Westeuropäische Gesundheitssysteme im Vergleich. Bundesrepublik Deutschland, Schweiz, Frankreich, Italien, Großbritannien. Frankfurt a.M. u.a. 1992, S. 328.

zu den Reformen der Fünften Republik vollzog sich die Entwicklung des französischen Gesundheitswesens weitgehend frei von staatlichen Interventionsversuchen. Weder gab es eine nationale Gesundheitspolitik, noch übernahmen Verbände Steuerungsfunktionen in größerem Maßstab.[5] Erst 1961 und 1966 wurde die Krankenversicherungspflicht auf die Selbständigen und Freiberufler ausgedehnt.[6] Durch die zunehmende Macht der Krankenkassen stieg die Angst der Ärzte, zum reinen Erfüllungsgehilfen der Vorgaben der Krankenkassen zu werden, und um so mehr beharrten sie auf ihre Autonomie, indem sie die sogenannte "médecine libérale" propagierten. Ein Tagesordnungspunkt der Vorstandssitzung der französischen Standesvertretung im Juli 1955 lautete: "Der Widerstand der Ärzteschaft gegen die willkürlichen Aktionen der Regierung" ["*La résistance du corps médical contre les agissements arbitraires des pouvoirs publics*"].[7]

In diesem Kampf gegen den Zugriff der Krankenkassen und der Politik bedienten sich die Ärzte der Rhetorik der Polarisierung zwischen Individuum und Kollektiv. Auf der einen Seite stand der "individuelle" und "unabhängige" Arzt, der sich für den individuellen hilfsbedürftigen Kranken einsetzte; auf der anderen Seite wurde das Schreckgespenst des unpersönlichen Staates aufgestellt, der nur die kollektiven Interessen im Auge hätte und die Belange des Einzelnen mißachtete. Zur Strategie der Abwehr des Zugriffs von Staat und Krankenkassen gehörte es, die dyadische Arzt-Patient-Beziehung hochzupreisen und jegliche Ausrichtung auf das Allgemeinwohl als lästige "Bürokratisierung" und als Gefährdung der Arzt-Patient-Beziehung und damit als Gefährdung der Medizin als solcher zu deklarieren.[8] Um die Bedeutsamkeit der freien Entscheidung des Arztes zu unterstreichen, wurde kurzerhand ärztliche Autonomie zu einem moralischen Gut an sich erhoben. Nur jener Arzt könne dem Patienten helfen, der niemand anderem als seinem persönlichen Gewissen verpflichtet sei, so die ärztliche Rhetorik:

„Es ist diese Loslösung von jeglicher moralischen und materiellen Abhängigkeit, diese absolute Unabhängigkeit des Arztes, die mit dem Glauben in die Wissenschaft das Vertrauen in ihm weckt, das sein Patient ihm schenkt und das ihm die Kraft gibt zu heilen", so die Argumentation eines Ärztefunktionärs aus dem Jahre 1928[9].

Wenn ich die Betonung des ärztlichen Individualismus in Beziehung mit bestimmten standespolitischen Interessen gesetzt habe, so ist dies nur ein Aspekt unter

---

5   Siehe *Alber* und *Bernardi-Schenkluhn* 1992 [wie Anm. 4], S. 337.

6   Trotz dieser Ausdehnung der Krankenversicherungspflicht ist in Frankreich das Prinzip der direkten Bezahlung erhalten geblieben. Die Patienten begleichen die Arztrechnung und erhalten von der gesetzlichen Krankenversicherung im Regelfall 75-80% der Kosten erstattet. Lediglich die stationären Kosten werden direkt von den Krankenkassen und in vollem Umfang übernommen. Siehe hierzu *David Wilsford*: Physicians and the State in France. In: Controlling Medical Professionals. The comparative politics of health governance. Hrsg. v. Giorgio Freddi und James Warner Björkman, London 1989, S. 130-156, S. 145.

7   Bulletin de l'Ordre des médecins (1955), 204.

8   Bei dieser Standespolitik darf nicht außer Acht gelassen werden, daß es letztlich auch handfeste ökonomische Gründe hatte, den "colloque singulier" hochzuhalten, weil sich dieser freilich besser rechnet.

9   »C'est cet affranchissement de toute entrave morale et matérielle, cette indépendance absolue du médecin qui, avec la foi en sa science, engendre la confiance en lui que lui voue son malade et lui donne le pouvoir de guérir» - Zitat aus dem Organ "Le Médecin syndicaliste" vom 1. Januar 1928, S. 37-39, Zit. in *Hassenteufel* (1997) [wie Anm. 3], S. 98.

vielen. Denn genausogut hätten die Ärzte eine Institutionalisierung der Krankenkassen als Chance begreifen und den Widerstand dagegen - wie in Deutschland - früher aufgeben können. Die französischen Ärzte sind in ihrem Widerstand gegen die Krankenkassen erbitterter gewesen als in anderen europäischen Staaten. Ein Grund hierfür ist im Selbstverständnis der französischen Ärzte zu sehen, das - historisch gewachsen - ein anderes ist als das der britischen oder der deutschen Ärzte.[10] In allen Proklamationen der Standesvertreter schwingt ein Arztbild mit, das Albert JONSEN mit dem Begriff des „noblesse oblige" am treffendsten ausgedrückt hat.[11] Emblematisch ist hierbei die Äußerung eines französischen Standesvertreters aus dem Jahre 1995: *„Il s'agit de réaffirmer la noblesse et la finalité de notre mission au service de nos semblables"*.[12]

Hinter einer solchen Proklamation verbirgt sich die Überzeugung, daß der Arzt zu einer privilegierten Schicht der Gesellschaft gehöre, die angesichts ihrer sozialen und moralischen Führerschaft eine besondere Verantwortung für ihre Mitmenschen übernimmt.[13] Und gerade diese Verantwortung verleihe dem Beruf eine gewisse Würde, die letztlich an die Verantwortung erinnert, die die Fürsten und Ritter für ihre Schützlinge übernommen hätten. Der Historiker Robert A. NYE hat in seinen Arbeiten die Verbindungslinien aufgezeigt, die zwischen der kodifizierten ärztlichen Ethik der französischen Ärzte im 19. Jahrhundert und der Adelskodices der Ständegesellschaft bestehen.[14] So schimmern letztlich Relikte aristokratischer Ehrenkodizes auch im 20. Jahrhundert noch durch, wenn viele französische Standesvertreter die persönliche Verpflichtung des Arztes dem Einzelnen gegenüber als "point d'honneur" deklarieren. Was hier zum Ausdruck kommt, ist somit das Ideal eines Ehrenmannes, eines "homme notable"[15] und einer "ehrwürdigen" Profession. Die Hervorhebung der Unabhängigkeit des Arztes fungiert hier also nicht nur als Standespolitikum; sie erhält gleichsam eine symbolische Bedeutung, da die Unabhängigkeit als eine wesentliche Eigenschaft des ehrbaren Mannes gilt.[16] Wenn nach 1945 diese Ideale von Individualität, persönlichem Ehrgefühl und tugendhaftem Charakter insbesondere von den Standesvertretern hochgehalten werden, so sind diese Proklamationen letztlich keine Schöpfung der Nachkriegszeit, sondern Ausdruck einer Tradierung von im 19. Jahrhundert formulierten Idealen, wie wir sie in einigen deontologischen Schriften jener Zeit nachlesen können.[17]

---

10 Siehe hierzu *Maio* (1995) [wie Anm. 1].

11 *Albert R. Jonsen*: The new medicine and the old ethics. Cambridge / Ms u.a. 1990, S. 65ff.; zu diesem Ideal des "noblesse oblige" siehe *Giovanni Maio*: Is etiquette relevant to medical ethics? Ethics and aesthetics in the works of John Gregory (1724-1773). Medicine, Health Care and Philosophy 2 (1999), 181-187.

12 *Françoise Latour*: Le Cinquantenaire des Ordres: une étape vers la modernité. Bulletin de l'Ordre des Médecins (1995-12), 3-5.

13 Aus all diesen Stellungnahmen ist sehr deutlich zu entnehmen, daß dem Arzt mit seiner medizinischen Kompetenz gleichsam eine moralische und soziale Führerschaft zugeschrieben wird.

14 *Robert A. Nye*: Honor codes and medical ethics in modern France. Bulletin for the History of Medicine and Allied Sciences 69 (1995), 91-111.

15 *Louis René*: Adaptation du fonctionnement de l'Ordre à l'évolution de la médecine et de la société. Bulletin de l'Ordre des Médecins (1987), 384.

16 *Nye* (1995) [wie Anm. 14], S. 96.

17 Siehe z. B. *Maximilien Simon*: Déontologie Médicale. Des devoirs et des droits des médecins. Paris 1845.

Zwischen 1845 und 1945 hatte sich die Ausgestaltung dieser Ideale zwar grundlegend gewandelt, aber die "traditionellen" Werte des 19. Jahrhunderts hatten im 20. Jahrhundert eine derartige symbolische Kraft erhalten, daß sie auch nach 1945 als Sinnbild für die Werte der französischen Medizin dienen konnten.

Schließlich ragen auch religiöse Momente in diese "medecine libérale" hinein. Dieser offensichtliche religiöse Bezug schwingt auch in dem von den Ärzten aufgestellten Arztideal mit, das bereits im 19. Jahrhundert hochgehalten wurde. Der ärztliche Auftrag wird nur vom Prinzip der Sittlichkeit her und einzig als selbstlose Hingabe an eine höhere Bestimmung verstanden. Der sich aufopfernde Arzt *ist in gewisser Weise das Ebenbild Gottes auf Erden*, so SIMON, und in dieser Tradition spricht auch der Präsident der französischen Ärztekammer noch im Jahre 1955 vom ärztlichen Beruf als ein *apostolat*[18]. Und der Pariser Arzt Pierre TANRET beschreibt den Arzt - wie schon andere vor ihm - als *Maître après Dieu*, der nur Gott und seinem moralischen Gewissen Rechenschaft schuldig ist:

„*Der Kranke ist wie ein Schiff in Seenot. Wir Ärzte sind diejenigen, die von Berufswegen als «Maîtres après Dieu» die Verantwortung übernehmen. Dies ist ein belastendes aber dennoch unvermeidbares Vorrecht. ... Unsere einzige Richtschnur ist unser moralisches Gewissen. Derjenige, der letztendlich über unsere Intentionen und Handlungen richten wird, ist der Herr am Ende der Nacht.*"[19]

So schwingt im Topos des Arztes als unermüdlichen Kämpfer für das Wohl des Kranken implizit das Vorbild des Priesters mit, dessen Handeln von selbstloser Hingabe charakterisiert ist. In diesen Proklamationen der französischen Ärzte lassen sich somit auch Spuren des christlichen Humanismus wiederfinden, wie er gerade im Frankreich der dreißiger Jahre einflußreich war.[20]

Daß diese Betonung der dyadischen Arzt-Patient-Beziehung nicht zuletzt als Ausdruck einer religiösen Grundauffassung gedeutet werden kann, zeigt sich auch daran, daß es gerade Theologen waren, die in der frühen Nachkriegszeit den "colloque singulier" zwischen Arzt und Patient besonders hervorheben. So beschreibt beispielsweise der namhafte Pariser Theologe Eugène TESSON die Arzt-Patient-Beziehung als *"rapport fondamental et immuable entre individus"*[21] Es sind dies Formulierungen, die an Gabriel MARCEL genauso erinnern wie sie eine Rezeption der anthropologischen Medizin vermuten lassen.[22]

Gerade die letzten Ausführungen machen deutlich, daß mit dem Beharren auf die ärztliche Autonomie noch ein weiterer zentraler Wesenszug der ärztlichen Ethik französischer Prägung verbunden ist. Und das ist der ausgeprägte Paternalismus.

---

18 *René Piédelièvre*: Allocution. In: Premier Congrès International de Morale Médicale. Compte rendu. Communications. Hrsg. v. Ordre national des médecins, Paris 1955, 13-21.

19 *Pierre Tanret*: Le médecin et l'expérimentation humaine. In: Centre d'Etudes Laënnec (Hrsg.): L'expérimentation humaine en médecine. Paris 1952, S. 33-52, hier S. 51.

20 Zum christlichen Humanismus französischer Prägung siehe *Jacques Maritain*: Humanisme intégral: problèmes temporels et spirituels d'une nouvelle chrétienté. Paris 1968; *Eugène Masure*: L'Humanisme chrétien. Lille 1954; *Charles Kannengiesser* und *Yves Marchasson*: Humanisme et foi chrétienne: mélanges scientifiques du centenaire de l'Institut catholique de Paris. Paris 1976.

21 *Eugène Tesson*: Réflexions morales. In: L'expérimentation humaine en médecine. Hrsg. v. Centre d'Etudes Laënnec, Paris 1952, S. 151-170, hier S. 159.

22 MITSCHERLICH wird auch in der Tat von *Tesson* (1952) [wie Anm. 21] zitiert.

3. Der französische Paternalismus

Das paternalistische Modell war ein zentrales Charakteristikum der vorherrschenden Arzt-Patient-Beziehung im Krankenhaus des 19. Jahrhunderts. Nun ist es aber bemerkenswert, daß diese paternalistische Tradition in Frankreich selbst dann noch ihre Hochblüte hatte, als im angelsächsischen Kulturraum die Selbstverständlichkeit des ärztlichen Paternalismus grundlegend in Frage gestellt wurde. Die stärkere Persistenz des Paternalismus in Frankreich läßt sich vor allem daran festmachen, daß die französischen Ärzte nicht müde wurden, das persönliche ärztliche Gewissen als einzige Entscheidungsgrundlage für ihr Handeln herauszustellen. Damit machten sie die moralische Bewertung ärztlichen Handelns zu einer Frage der persönlichen Moralität und koppelten diese Bewertung weitgehend von der Sicht des Patienten ab. Dadurch wurde allein den Ärzten die Definitionsmacht zugesprochen, über das Wohl des Patienten zu befinden, so daß es gerechtfertigt erscheint, hierfür den Begriff des Paternalismus zu verwenden.[23] Diese Haltung kommt insbesondere im Umgang mit dem Problemfeld der Einwilligung des Patienten zum Ausdruck. Im Selbstverständnis der französischen Ärzte auch des 20. Jahrhunderts verstieße es gegen die persönliche Ehre eines "homme notable", wollte der Arzt die Verantwortung für sein Tun dem Patienten auferlegen, indem er ihn um seine Einwilligung bäte. In diesem Sinne ist die Bemerkung der Chirurgen CAZAC zu verstehen, der in einer Publikation von 1964 zwar die Entscheidungsfreiheit des Patienten betont, jegliche Einwilligung des Kranken im Sinne einer Bevollmächtigung jedoch gleichzeitig als "servitude", als nicht zumutbare Unterwerfung des Arztes bezeichnet: "*Der Kranke muß wie ein freier Mensch betrachtet werden, er hat das Recht, informiert zu sein, aber diese Information ist nur in den wichtigen Fällen notwendig und darf nicht für die Ärzte eine Unterwerfung bedeuten, die dahinginge, daß der Arzt vor jeder Operation vom Patienten eine Vollmacht bräuchte.*"[24]

Symptomatisch für die französische Bewertung der Einwilligung des Patienten ist nicht etwa die völlige Ignorierung des Patientenwillens. In Frage gestellt wird die Selbstbestimmung des Patienten als Prinzip zwar nicht, doch dafür wird um so mehr die Realisierbarkeit der Selbstbestimmung bezweifelt. Es wird insbesondere die der Einwilligung zugrundeliegende Bedingung des Verstehens in Frage gestellt, und zwar aus der Überzeugung heraus, daß in vielen Fällen dem Patienten die Einsichtsfähigkeit in die Sachlage abzusprechen sei. So ist der Rekurs auf die Einwilligung meist mit dem Hinweis verbunden, daß realiter eine aufgeklärte Einwilligung kaum umzusetzen sei.

Als profiliertester Vertreter eines solchen Paternalismus französischer Prägung gilt der Pariser Gynäkologe Louis PORTES, der als Präsident der französischen Standesvertretung auch noch nach seinem Tode eine meinungsbildende Funktion gehabt hat. Unmißverständlich spricht sich PORTES in verschiedenen Publikationen

---

23 Vgl. *Paul Turner Hershey*: A definition for paternalism. The Journal of Medicine and Philosophy 10 (1985) 171-175, oder auch *Hetä Häyry*: Paternalism. In: A Companion to Bioethics. Hrsg. v. Helga Kuhse und Peter Singer, London u.a. 1999, Bd. 3, S. 449-457.

24 *Georges Cazac*: Le consentement éclairé. Le Concours Médical 86 (1964), 4822-4823.

gegen das Erfordernis einer Einwilligung aus. Die Krankheit, so PORTES, habe eine Trübung der Urteilskraft des Patienten zur Folge, und die *"absolute Ignoranz des Leidenden in medizinischen Dingen"*, mache es dem Patienten unmöglich, die Informationen des Arztes zu verstehen und psychisch adäquat zu verarbeiten: *"Dem unbeteiligten und passiven Patienten gegenüber hat der Arzt in keiner Weise das Gefühl, es mit einem freien Wesen zu tun zu haben, mit einem Ebenbürtigen, einem Gleichwertigen, den er wirklich aufklären könnte. Jeder Patient ist und soll für ihn ein zu besänftigendes Kind sein."*[25]

Wie tief verwurzelt dieser Paternalismus französischer Prägung war, zeigt die Entwicklung der französischen "code of medical ethics", die in Frankreich durch die frei gewählte französische Ärztekammer vorbereitet werden und für alle Ärzte verbindlich sind.[26] So enthält der "Code de déontologie médicale" von 1947 keinerlei Hinweis auf eine etwaige Aufklärungspflicht des Arztes. Vielmehr wird dem Arzt nahegelegt, in schweren Fällen die Wahrheit zu verheimlichen und gegebenenfalls dem Patient die ärztliche therapeutische Entscheidung aufzuzwingen. Wörtlich heißt es hier: *"der Arzt muß sich darum bemühen, die Durchführung seiner Entscheidung beim Patienten durchzusetzen"* (*„un médecin doit s'efforcer d'imposer l'exécution de sa décision"*). In den Neuauflagen des "ethical code" wird diese Formulierung zwar etwas abgemildert, aber der Tenor bleibt bis zur Fassung von 1995 erhalten. Erst in dieser Version von 1995 wird erstmals das Erfordernis einer Einwilligung des Patienten vor jedem Eingriff festgeschrieben: *„le consentement de la personne examinée ou soignée doit être recherché dans tous les cas"* (Artikel 36).[27] Und dies entspricht auch der französischen Rechtslage. Denn im Gegensatz zu den angelsächsischen Ländern spielte auch rechtlich gesehen die Einwilligung des Patienten eine vergleichbar geringere Rolle. Bis zum Forschungsgesetz von 1988 reichte die Einwilligung des Patienten als selbständiger Rechtfertigungsgrund nicht aus, um Eingriffe in die körperliche Integrität zu rechtfertigen, denn hierfür bedürfte es nach französischer Rechtslehre einer sogenannten "autorisation de la loi".[28]

Doch Frankreich zeigt noch ein weiteres Charakteristikum im Umgang mit der Aufklärung des Patienten auf. Denn während sich gerade im angelsächsischen Raum der Begriff des "informed consent" etabliert hat, haben die Franzosen den alternativen Begriff des *"consentement libre et éclairé"*, also den *"free and informed consent"* etabliert. Der französische Begriff ist also um das Adjektiv "free" reicher, doch dieses "libre" kommt nicht nur hinzu, es steht sogar vor dem "éclairé", und dies ist symptomatisch für die französische Bewertung der Einwilligung. Denn mag der Aspekt des Verstehens für die französische Diskussion - wie dargelegt - von untergeordneter Bedeutung sein, das Moment der Freiwilligkeit hingegen spielt hier

---

25 PORTES spricht hier von « état de déficience intellectuelle passagère », *Louis Portes*: À la recherche d'une éthique médicale. Paris 1954, S. 164.

26 Dieser Code de déontologie médicale bildet zwar einen Teil des Standesrechts, er wird auch durch die Ärztekammer vorbereitet, doch letztlich tritt dieser nur durch eine staatliche Verordnung des Conseil d'Etat in Kraft.

27 Siehe weiter hierzu *Jean-Pierre Alméras*: La refonte du code de déontologie. Le Concours Médical 117 (1995), 2461-2464.

28 Siehe hierzu weiter *Giovanni Maio*: The cultural specificity of research ethics - or why ethical debate in France is different. Journal of Medical Ethics 28 (2002), 147-150.

eine entscheidende Rolle. Genauso wie in der ärztlichen Argumentation die Unabhängigkeit des Arztes ein hohes Gut darstellte, so wird dieses Moment der Freiheit auch in der Beurteilung des Patientenwohls zum ausschlaggebenden Faktor.

Am Beispiel der Forschung am Menschen drückt sich diese Konzeption von Autonomie darin aus, daß sich viele Stimmen finden lassen, die die Freiwilligkeit der Einwilligung von Gefängnisinsassen oder von Studierenden grundsätzlich in Zweifel stellen und damit Versuche an diesen Personengruppen scharf verurteilen, während die Forschung an nicht Einwilligungsfähigen hingegen recht liberal beurteilt und geregelt worden ist, da die Einwilligung als solche aus den dargelegten Gründen ohnehin nicht den rechtfertigenden Charakter hat.

4. Die Kodifizierung medizinischer Ethik

Bislang habe ich mich mit der Darlegung des "individualisme médicale" und dem französischen Paternalismus auf zwei wesentliche Inhalte der französischen medizinischen Ethik beschränkt. Im folgenden sei der institutionelle Aspekt stärker thematisiert, also die Frage aufgeworfen: Wer war ermächtigt, das ärztliche Verhalten zu beurteilen? Für Frankreich ist die Beantwortung dieser Frage ziemlich einfach, denn es gibt nur eine Organisation, die für die Kodifizierung der ärztlichen Ethik verantwortlich ist, und das ist der sogenannte "Ordre national des médecins". Der Ordre ist der einzige Medizinverband mit einer Zwangsmitgliedschaft für alle französischen Ärzte, und er reklamiert eine Meinungsführerschaft in medizinethischen Fragen, die sich darin ausdrückt, daß er einen Code de déontologie médicale erarbeitet hat, der seit 1947 vier Neuauflagen gekannt hat. Das Besondere ist, daß dieser Code de déontologie médicale zwar einen Teil des Standesrechts bildet, er wird auch durch die Ärztekammer vorbereitet, doch letztlich tritt dieser nur durch eine staatliche Verordnung des Conseil d'Etat in Kraft, er hat also im Gegensatz zu den deutschen Berufsordnungen einen gesetzesähnlichen Charakter.

Trotz dieser vergleichsweise starken Stellung der Standesordnungen ist der französische Ordre durch eine prekäre Machtstellung und vor allem durch eine schwache moralische Autorität gekennzeichnet. Diesen allmählichen Verlust der moralischen Autorität des Ordre möchte ich etwas näher darlegen, weil er symptomatisch zu sein scheint für die Entwicklung der medizinischen Ethik im Frankreich des 20. Jahrhundert.

Zwar hatte es bereits im frühen 19. Jahrhundert Bestrebungen hierzu gegeben, doch das gesetzliche Verbot jeglicher Zunft- und Vereinsbildung, die Aufsplitterung der Heilberufe[29] und nicht zuletzt der obengenannte Individualismus der französischen Ärzte verhinderten über ein Jahrhundert lang die Herausbildung einer für alle verbindlichen Berufsorganisation.[30] Es sollte erst die PETAIN-Regierung sein, die die Gründung der Standesorganisation per Dekret vom 7. Oktober 1940 beschloß. Die Geburt des "Ordre des médecins" war somit politisch verordnet und nicht das

---

29 *George Weisz*: The Politics of Medical Professionalization in France 1845-1848. Journal of Social History 12 (1978/79), 3-30.
30 *Lucile Bourquelot*: Le congrès médical en France: défense d'une profession libérale sous la Monarchie de Juillet. Annales de Bretagne et des Pays de l'Ouest 86 (1979), 301-312.

Resultat einer inneren Einigung. Diese verordnete Gründung des Ordre hatte freilich politische Gründe, denn auf diese Weise konnte der Gesundheitsminister die Mitglieder des Vorstandes selbst berufen und sie für die reaktionären und antisemitischen Ziele der Regierung in den Dienst nehmen. Und diese Indienstnahme der Ärzteschaft gelang auch. Nur kurz nach der Gründung des Ordre wurden mehrere Gesetze erlassen, die unter dem Stichwort der "épuration", der Säuberung, die Marginalisierung ausländischer und jüdischer Ärzte bezwecken sollten. Für die Durchsetzung dieser Bestimmungen war die Regierung auf die Mithilfe des Ordre angewiesen, und Akten und Stellungnahmen belegen, daß sich der Ordre für die antisemitische und rassistische Politik einspannen ließ.[31] So ist im "Bulletin de l'Ordre des médecins" von 1942 in einem Bericht des Präsidenten nachzulesen, wie der Vorstand beschlossen hatte, das Zulassungsgesuch von 250 jüdischen Ärzten unter Hinweis auf die Gesetzeslage abzulehnen.[32] Der "Ordre des médecins" hat die Gesetze demnach befolgt, aber wie Pierre GUILLAUME treffend bemerkt, *"Kein Eifer, kein entrüsteter Protest, keine heldenhafte Verweigerung. Das war die Haltung des Ordre".*[33] Der Ordre ist in den Augen seiner Mitglieder zunächst relativ blessurarm aus der Zeit der Collaboration hervorgegangen. Erst später sollte sich diese frühe Geschichte des Ordre als nachhaltige Erschütterung v. a. ihrer moralischen Autorität erweisen. Bezeichnend hierfür ist der Kommentar in einer medizinischen Dissertation aus dem Jahre 1978. Hier kommt der Pariser Promovend zu dem Schluß: *"diese «collaboration» der Standesvertretung an der Rassenpolitik bleibt ein dunkler Fleck in seiner Geschichte. Es war ein schlechter Auftakt seines moralisch-ethischen Auftrags, den sich der Ordre auf seine Fahnen schrieb".*[34]

Dieser Promovend macht die belastete Geschichte des Ordre für seinen Autoritätsverlust als moralische Instanz verantwortlich, doch wollte man nun den allmählichen Verlust der moralischen Autorität der französischen Standesvertretung nur als Produkt seiner frühen Geschichte darstellen, so würde dies der Komplexität dieses Phänomens nicht gerecht werden. Der Autoritätsverlust hat noch viele andere Väter. Ein Vater ist die in den frühen sechziger Jahren in Frankreich - wie auch anderswo - entfachte Diskussion um die Kontrazeptiva. Als Ende der 1950er Jahre die Anti-Baby-Pille in Frankreich eingeführt werden sollte, reagierte der Ordre mit äußerster Ablehnung und verweigert jegliche Unterstützung. Zwar betonte der Ordre, daß er jegliche Verantwortung für die Anti-Baby-Pille von sich weise, aber dahinter steckte insbesondere die Sorge, zu einer reinen Verschreibungsinstanz instrumentalisiert zu werden. Was der Ordre mit der scharfen Abwehr der Anti-Baby-Pille reklamierte, war einmal mehr seine Selbständigkeit, seine Autonomie - diesmal in der Verschreibung der Medikamente. Die Betonung jedoch, daß nur der Arzt über die Indikation zu einer Anti-Baby-Pille befinden dürfe, stieß in der Bevölkerung auf

31 Siehe hierzu *Donna Evleth*: Vichy France and the continuity of medical nationalism. Social History of Medicine 8 (1995), 95-116.
32 Bulletin de l'Ordre national des médecins (1942), S. 91
33 *Pierre Guillaume*: Le rôle social du médecin depuis deux siècles. Paris 1996, S. 280.
34 *Pascal Chevit*: L'Ordre des médecins. Diss. med. Paris VI 1978, S. 15.

wenig Verständnis.[35] Eine zunehmend auf Individualrechte pochende Öffentlichkeit der sechziger Jahre konnte eine solche Haltung der Ärzteschaft nur als reaktionär und ewig-gestrig empfinden. Als das sogenannte NEUWIRTH-Gesetz von 1967 die Kontrazeptiva für zulässig erklärte, stand der Ordre in der Öffentlichkeit als Unterlegener dar, über dessen Kopf hinweg die Politik entschieden und gesiegt hatte.[36] Und diese Empfindungen sollten durch die in den Sechzigerjahren aufkeimende Debatte um die Abtreibung nur noch verstärkt werden. Denn mehr noch als die Kontrazeptiva sollte es die Diskussion um die Abtreibung sein, die dem öffentlichen Ansehen des Ordre großen Schaden zufügte.

Frankreich hat mit seinem berühmten VEIL-Gesetz von 1975 als eines der ersten Länder der Welt eine Entpönalisierung der Abtreibung eingeleitet, und natürlich ging eine solche Initiative nicht ohne öffentliche Kontroversen einher. Zur Politik des Ordre gehörte es, ähnlich wie bei der Kontrazeptiva-Diskussion, vehement gegen eine solche gesetzliche Lösung zu protestieren. So gibt 1974 der Präsident des Ordre in geradezu makaberer Weise folgende Empfehlung ab: Im Falle einer Liberalisierung der Abtreibung sollte der Gesetzgeber spezielle Einrichtungen vorsehen, die diesem Zweck dienten, - avortoirs - und dafür ein besonderes Exekutionspersonal einstellen (*„des lieux spécialment affectés à cette besogne - avortoirs -, et un personnel d'exécution particulier"*)[37]. Der Ordre setzte alle Mittel ein, um Druck auf die Gesundheitsministerin auszuüben, der Präsident des Ordre schickte sogar jedem Abgeordneten einen brieflichen Appell, gegen das Gesetz zu votieren.[38] Am Ende sah sich Simone VEIL genötigt, öffentlich zu betonen: *"Der Ordre des médecins ist gehalten, sich an die Gesetze der Republik zu halten."*[39] Das VEIL-Gesetz wurde verabschiedet, und ähnlich wie 1967 sah die Öffentlichkeit den Ordre als reaktionären Unterlegenen. Diese Niederlage muß als Ausdruck dafür gewertet werden, daß die französische Standesorganisation im Begriffe war, ihre Meinungsführerschaft in ethischen Fragen abzutreten.

Gerade die Diskussion um den Schwangerschaftsabbruch ist Kristallisationspunkt und zugleich Verstärker dieses Autoritätsverlustes des "Ordre des médecins". Folge dieses Autoritätsverlustes war es, daß nur kurz nach dem VEIL-Gesetz dem Parlament ein Gesetzesvorschlag zur Auflösung des Ordre vorgelegt wurde, ein Vorschlag, der sowohl Vorläufer als auch Nachfolger haben sollte. Schon 1956 war in der Nationalversammlung von der sozialistischen Partei ein Gesetzesentwurf zur Abschaffung des Ordre vorgebracht worden. 1974 waren es abermals Sozialisten - Gaston DEFFERRE und François MITTERRAND nämlich - die ein Gesetz vorschlugen, das den Ordre als - so wörtlich - "Staat im Staat" abschaffen sollte. Als die Sozialisten 1981 an die Macht kamen und einen dritten Anlauf starteten, begründeten sie diesen offiziell mit dem Hinweis auf das in der Gesellschaft vorherrschende Mißtrauen gegenüber dem Ordre.[40] Hier kommt einmal mehr nicht nur eine Kritik

35 Zahlreiche Zeitungskommentare jener Zeit bezeugen dies. Siehe als Beispiel *Katia D. Kaupp*: L'univers de l'avortement. France-Observateur 22.04.1965.

36 Siehe hierzu *Michel Debout* und *Gérard Clavairoly*: Le désordre médical. Paris 1986, S. 6f.

37 Bulletin de l'Ordre des médecins (1973-3), S. 205.

38 Siehe *Debout* und *Clavairoly* (1986) [wie Anm. 36], S. 9.

39 Siehe *Chevitt* (1978) [wie Anm. 32], S. 64.

40 Siehe hierzu *Marc Patin*: Maintien de l'Ordre. Autrement 68 (1985), S. 191-198.

an den verkrusteten Strukturen der Ärztevertretung zum Ausdruck, hier wird auch deutlich, daß dem Ordre und damit auch dem Arzt zwar in technischen Angelegenheiten eine Kompetenz zugesprochen wird, aber vorbei scheint die Zeit, in der mit der technischen Kompetenz automatisch eine moralische verknüpft war.

In Frankreich war spätestens in den ausgehenden siebziger Jahren die Ethik in der Medizin zunehmend zu einer Sache der Öffentlichkeit geworden, die es nicht mehr stillschweigend akzeptierte, daß Ärzte für sich allein über ethikrelevante Problemfelder entschieden. Institutioneller Ausdruck dafür, daß die Ethik der Medizin - wie in allen westlichen Ländern - zunehmend eine Sache der Öffentlichkeit wurde, ist die allmähliche Gründung von Ethikkommissionen gewesen. Diese Gründungen gingen in Frankreich wie in Deutschland von den Wissenschaftlern und den Forschungsförderungsinstitutionen aus, und die ersten Kommissionen waren auch nur mit Wissenschaftlern biologischer oder medizinischer Fachrichtungen besetzt, aber de facto haben diese Kommissionen mittelbar eine Öffnung des Diskurses bewirkt. Von besonderer symbolischer Bedeutung ist die Gründung der nationalen Ethikkommission im Jahre 1983 gewesen, die die öffentliche Reklamierung einer Teilhaberschaft an arztethischen Entscheidungen versinnbildlicht. Nicht umsonst wurde diese Kommission von MITTERRAND selbst als Bindeglied zwischen ärztlicher und öffentlicher Meinung deklariert.

5. Die französische nationale Ethikkommission

Die französische nationale Ethikkommission steht als Symbol dafür, daß die medizinische Ethik am Ende des 20. Jahrhunderts eine andere Form hat als noch am Anfang des Jahrhunderts. In diesem Jahrhundert haben in Frankreich - wie auch in vielen anderen westlichen Staaten - einige Verlagerungen stattgefunden. Verlagert hat sich in Frankreich zum einen der Tenor der medizinethischen Diskussion. Ging es in den ersten 70 Jahren - bedingt nicht zuletzt durch die vielfältigen gesundheitspolitischen Umwälzungen dieser Zeit - vornehmlich um die Autonomie des Ärztestandes und um die größtenteils reaktive Proklamation einer personalistischen und auf Vertrauen abgestellten Arzt-Patient-Beziehung, so läßt sich für das ausgehende 20. Jahrhundert auch in Frankreich eine Tendenz zur verstärkten Orientierung der Diskussion an den Rechten des Patienten ausmachen, der jetzt nicht mehr als passiver Part der Arzt-Patient-Beziehung betrachtet wird, sondern dem gleichsam durch die stärkere Gewichtung seiner Autonomie das Recht auf eine Mitgestaltung dieser Beziehung eingeräumt wird.

Dieser Umschwung geht letztlich parallel mit der zweiten großen Umwälzung in der medizinischen Ethik des französischen 20. Jahrhunderts, und das ist die Verlagerung der Definitionsmacht in medizinethischen Fragen. War die medizinische Ethik am Anfang des Jahrhunderts eine vornehmlich ärztlich definierte Deontologie, so wird diese „Ethik" am Ende des Jahrhunderts nunmehr von einer interdisziplinären Kommission geprägt. Die große Macht der nationalen Ethikkommission, die nur aus berufenen Elite-Mitgliedern und nicht aus gewählten Personen besteht, ist sicher eine typisch französische Form des Umgangs mit medizinischer Ethik. Zu dieser Form des Umgangs zählen auch die umfassenden Bioethikgesetze von 1994, mit denen Frankreich ein weltweit einmaliges medizinethisches Regelwerk geschaffen hat. Und beide Gestaltungsformen der Ethik sind letztlich dadurch zu erklären, daß die medizinische Ethik für die Franzosen gleichsam eine symbolische Bedeutung hat, denn sie sehen in der modernen Bioethik-Diskussion eine Möglichkeit, als sogenannte *"patrie des droits de l'homme"* - wie sie sich selbst gerne nennt, an ihre große Vergangenheit anzuknüpfen. War die Ethik am Anfang des Jahrhunderts nur ein Thema für Ärzteverbände, so ist sie heute ein Thema der französischen Elite, denn gerade die Bioethik hat bei den Franzosen den Traum wachwerden lassen, zumindest auf dem Gebiet der Ethik im neuen Jahrhundert möglicherweise eine europäische, wenn nicht gar eine weltweite Vorreiterrolle einzunehmen. Aber zu beurteilen, ob ihnen dies auch gelingen wird, das wird die Aufgabe zukünftiger Historiker sein. Gerade der Wandel der Deutung ärztlicher Ethik macht deutlich, daß man auch und gerade die ärztliche Ethik als zeitgebundene "Ethik" (es ist im Grunde mehr eine Deontologie) auffassen muß. Und diese Geschichtlichkeit der Moral aufzudecken ist eine sehr lohnende Aufgabe der Medizingeschichte. Dies wird die zukünftigen Medizinhistorikergenerationen um so mehr betreffen, wenn es darum gehen wird, die Historizität der heutigen Bioethik-Bewegung erklärbar zu machen und deren Verstrickung in zeitgenössische Denkströmungen aufzuzeigen.

Risiko, Sicherheit, Nutzen und Strategien
zur Implementierung von Gentherapien, 1980-2000

von NORBERT PAUL

1. Der Gegenstand, einige Vorannahmen und der Ausgangspunkt [1]

Somatische Gentherapien sind weder weit verbreitete noch routinemäßige Verfahren der modernen Medizin. Am 1. September 1999 waren weltweit nur 3.278 Patienten in kontrollierten und registrierten klinischen Studien zur Gentherapie eingeschrieben. 69.2% dieser Patienten litten an einer Krebserkrankung (=2.269 Patienten). Die zweitgrößte Gruppe bildeten mit 12,6% Patienten, die an einer Infektionskrankheit leiden (412 Patienten). Während die unterschiedlichsten Formen bösartiger Neubildungen in Studien experimentell behandelt wurden, waren HIV-Infektionen bzw. AIDS die einzigen Infektionskrankheiten, die bis 1999 experimentell gentherapeutisch behandelt wurde.[2] Andere Studien befassen sich mit monogenetischen Erkrankungen, genetischen Tumor-Markern oder der Erforschung von Risiken und Nebenwirkungen gentherapeutischer Techniken – wie etwa retroviralen Vektoren – an gesunden Freiwilligen.

In jüngster Zeit wurde grundlegende Kritik an Verfahren der somatischen Gentherapie laut. Ursachen hierfür waren neben den mageren Ergebnissen nach mehr als einer Dekade klinischer Forschung insbesondere auch eine Serie tragischer Zwischenfälle. Letztere wurden von den verantwortlichen Klinikern und Wissenschaftlern häufig in unzureichender Weise berichtet und ausgewertet. In den Vereinigten Staaten hat insbesondere der Tod von Jesse GELSINGER[3] neue Einsichten in einige Schwächen gegenwärtiger klinischer Versuche im Bereich der Gentherapie erzeugt. Eine Konsequenz war, daß die "National Institutes of Health (NIH)" noch einmal explizit dazu aufforderten, bestehende Regelungen zu befolgen und soge-

1 Danken möchte ich sowohl der Alexander von Humboldt-Stiftung, Bonn für die großzügige Unterstützung meiner Forschung als auch der Stanford University, insbesondere dem Program in History and Philosophy of Science und dem Program in Genomics, Ethics, and Society. Gwen ANDERSON, Laura BRUNO, Tim LENOIR und Mary RORTY (alle Stanford University) beteiligten sich mit wohlwollender Kritik und wertvollen Hinweisen und Inspiration. Meine Kollegen in der Pilotstudie Genetik, Ethik und Gesellschaft and der Heinrich-Heine-Universität Düsseldorf, Medizinische Fakultät (Anke BAHRS, Steffi KUHNE, Grace MICAH, Marc-André WULF, Tanja ZIESEMER) trugen mit ihrer Begeisterung und ihren Überstunden dazu bei, daß die Dinge ans Laufen kamen.
2 Diese Daten werden veröffentlicht mit freundlicher Genehmigung von Wiley Gene Medicine.
3 Der achtzehn Jahre alte Jesse GELSINGER, Teilnehmer einer Experimentalstudie zur Gentherapie gegen Ornithine Transcarbamylase (OTC) Deficiency, starb am Freitag, dem 17. September 2000 - vier Tage nachdem ihm korrektives genetisches Material durch Kliniker des Institute for Human Gene Therapy, University of Pennsylvania, injiziert worden war. Jesse war der achtzehnte Patient in der Phase I der Klinischen Versuche, die im April 1997 begonnen hatten. Diese sollten eine effektive Behandlung von OTC-Mangel ermöglichen - einer vererbbaren Stoffwechselstörung der Leber, die in ihrer häufigsten Form bei männlichen Neugeborenen wegen ihrer Unfähigkeit, mit dem Eiweiß der Lebensmittel aufgenommenen Stickstoff adäquat zu verarbeiten zum Tode führt.

nannte "adverse events", also unerwünschte Zwischenfälle zu berichten. In direkter Reaktion überschwemmten 691 Berichte ernsthafter Zwischenfälle in gentherapeutischen Studien das NIH. Von diesen 691 Berichten waren 652 nie zuvor bekannt gemacht worden und waren der Behörde nie zuvor zu Gesicht gekommen.[4]

Dennoch, die Implementierung der Gentherapie stellt ein Schlüsselproblem auf dem Weg zu einer vollends Molekularen Medizin dar. Wie in einer Vielzahl von Beiträgen zur Wissenschaftsforschung gezeigt wurde, reicht es nicht aus, Erklärungsmodelle auf der Ebene biomedizinischen Wissens zu erneuern, wenn – wie im Übergang zur Molekularen Medizin ganz offensichtlich – ein Wandel medizinischen Entscheidens und Handelns angestrebt wird. Wissenschaftliche Theorien müssen in diagnostische und therapeutischen Anwendungen übersetzt werden.

Vor diesem Hintergrund bilden neue Technologien die Angeln, auf denen die Tür der Molekularen Medizin zu schwingen beginnen. Hier sind zwei Schritte notwendiger Innovation zu unterscheiden. Zum ersten wurden jüngst Labortechnologien, die in der Molekularbiologie dazu verwandt werden, Gene zu identifizieren und zu lokalisieren, automatisiert und in die in-vitro-Umgebung des klinische Labors übertragen. Diese Verfahren bilden nun das Rückgrat der prädiktiven und klinischen genetischen Diagnostik. Zum zweiten ist die Übersetzung rekombinanter Technologien in therapeutische Anwendungen ein erforderlicher Schritt medizinischer Innovation. Dies stellt gleichzeitig den Übergang von der in-vitro-Umgebung des Labors in die in-vivo-Anwendung am Patienten dar. Aus diesem Übergang ergeben sich eine Vielzahl von technologischen, pragmatischen, klinischen und ethischen Problemen. Diese müßten gelöst werden, um Molekulare Medizin durch therapeutische Optionen in Kraft zu setzen.[5]

Ansätze der jüngsten Wissenschafts- und Medizingeschichte ermöglichen uns eine komplementäre Sichtweise, die es uns erlaubt die gegenwärtige Situation als kontextabhängig und historisch kontingent zu begreifen. Im folgenden möchte ich zunächst einen Überblick über die hier angewandten Deutungskonzepte geben. Diese Konzepte werde ich dann anhand von drei historischen Vignetten aus dem Zeitraum zwischen 1980 und 2000, also aus der jüngsten Wissenschafts- und Medizingeschichte illustrieren.

2. Medizin, Naturwissenschaft, und Technologie

Ein grundlegender Wandel der Art und Weise wie Wissenschaft und Technologie sich aufeinander beziehen führt zu einer spezifischen Dynamik im Übergang zur Molekularen Medizin. Die Schlüsseltheorien, wie etwa die grundlegenden Aussagen der Genomik, sind zunehmend technologie-basiert. Es erscheint uns in Anwendung auf die Medizin neu, daß Wissen technologisch erzeugt ist, daß zum Beispiel eine

---

4   Vgl. *Deborah Nelson* und *Rick Weiss*: Earlier gene tests deaths not reported. The Washington Post, 31. 01. 2000. Tatsächlich wurden lediglich 6% der ernsten Komplikationen sach- und fristgemäß berichtet.

5   Vgl. *Norbert Paul*: Die molekulargenetische Interpretation des Krebs. Ein Paradigma, eine Geschichte und einige Konsequenzen. In: 100 Years of Organized Cancer Research. Hrsg. v. Wolfgang Eckart, Stuttgart 2000, S. 95-100.

einzelne Technologie wie die Familie rekombinanter Verfahren zu gleichen Zeit die Beobachtung, die Bildung von Theorien und Erklärungsmodellen, die Präsentation und Überprüfung dieser Modelle sowie ihre Anwendung ermöglicht. Ganz ähnlich etwa wie in bestimmten Bereichen der Physik, verlieren externe Kriterien, verliert der Bezug zu "natürlichen" Gegenständen ihren normativen Wert. Im Endresultat ist das klassische Kriterium wissenschaftlicher Wahrheit nicht länger aufrecht zu erhalten, denn die Bedeutung empirischer Befunde wandelt sich ebenfalls grundlegend. In subtiler Weise generiert Techno-Wissenschaft oder Techno-Medizin ihre eigenen Gegenstände und wertet sie mit eben denselben Werkzeugen aus, die zuvor benutzt wurden um die Gegenstände zu erschaffen. Wissen ist nicht länger ein Produkt empirischer Beobachtung, sondern technologisch konstruiert. Um es noch ein wenig schärfer zu fassen: Unternehmungen im Bereich der neuen Techno-Medizin – wie etwa im Gebiet der Genomik – sind aus epistemologischer Sicht selbst-referentiell.

Wenn wir jedoch den fröhlichen postmodernen Slogan "anything goes" nicht auf die Biowissenschaften und die moderne Medizin anwenden wollen, muß die Frage beantwortet werden, wie auf diese Weise produziertes Wissen bewertet werden kann. Es soll hier nur kurz erwähnt werden, daß das Konzept der "Performabilität" von Wissen, das anderwärts näher ausgearbeitet ist, helfen kann, die Frage zu beantworten. Was Wissen vollbringt, in wie weit es zur Konstruktion von Problemlösungen beiträgt und in wie weit es zu sinnvollen und nützlichen Anwendungen führt, unterschiedet akzeptiertes von verworfenem techno-wissenschaftlichem Wissen.[6]

Die Kontingenz wissenschaftlichen Wissens vor dem Hintergrund des sozial, kulturell, ökonomisch und politisch geformten Kontextes zu beschreiben, ist mittler-

---

6 Diese Prozesse weisen allerdings sehr viel höhere Komplexität auf. Angesichts des selbstreferentiellen Characters von Techno-Science erscheint das qualitative Verständnis, was denn ein "Problem" konstituiere und worin der Nutzen eines bestimmten Modells liege, zirkulär. Von daher scheinen jede neue Erklärung und jeder neue Apparat in einer gegebenen techno-wissenschaftlichen Domäne zunächst exklusiv zu dieser spezifischen Domäne beizutragen. Auf den zweiten Blick wird klar, daß die „Erfindung" neuer Domänen insbesondere von der Anwendung bereits existierender Apparate, etwa aus der Informationstechnik, auf neue Problembereiche - etwa in der Biologie - abhängig ist. So kommt es, daß neue Sets doppelter Problemstellungen generiert werden. Eine Umstellung dieser Art sollte nicht mit einem revolutionären „Paradigmenwechsel", der in einer Epoche der „Normal-Wissenschaft" im KUHNschen Sinne resultiert, verwechselt werden. Es scheint plausibler, solche Umstellungen in der heutigen Techno-Science als „morphing-processes" zu verstehen. Durch die Kombination, Integration und Verfeinerung existierender erklärender und technischer Optionen in einem neuen Anwendungskontext entstehen Veränderungen in der Techno-Science kontinuierlich und in verschiedener Intensität. Mit der Zeit besitzt das Domain-Morphing auch das Potential, eine Domäne vollkommen neu zu definieren. Dies könnte ein Grund für die stark beschleunigte Geschwindigkeit der Innovation in Techno-Science im Vergleich zur "good old big science (gobs)" sein, die gegenüber pragmatischen Anpassungen wegen ihrer Fokussiertheit auf Theorien und Modelle viel resistenter war. Zu einer Interpretation der Redefinition von Biologie durch die Informationstechnolgie vgl. *Timothy Lenoir*: Shaping Biomedicine as an Information Science. In: Proceedings of the 1998 Conference on the History and Heritage of Science Information Systems. Hrsg. v. *M. E. Bowden, T. Bellardo Hahn* und *R. V. Williams*, Medford / NJ 1999, S. 27-45. Zu einem evolutionär-theoretischen Ansatz für das Problem der Wissensanwendung in der Medizin vgl. *Norbert Paul*: Incurable Suffering from the 'Hiatus Theoreticus'? Some Epistemological Problems in Modern Medicine and the Clinical Relevance of Philosophy of Medicine. Theoretical Medicine and Bioethics 19 (1998), 229-251.

weile ein Routineritual der neueren Wissenschaftsforschung.[7] Für das folgende ist lediglich ausschlaggebend sich zu vergegenwärtigen, wie hochgradig dynamisch derartige Kontexte sind. Objekte (wie das Genom), Artefakte (wie Apparate oder die "Hardware" von Technologien), und Wissen sind Funktionen von Kontexten und haben Funktionen in Kontexten. Nichts desto weniger sind allgemein akzeptierte Lösungen techno-wissenschaftlicher Probleme nicht bloße Produkte sozialen Konsenses, fern von aller Materialität.

Vielmehr handelt es sich um ein Produkt, eine Funktion des gesamten Kontexts. Dies schließt ganz explizit materiale Gegenstände ein. Wissenschaftler, beobachtete Phänomene, Theorien, Technologien, Laboratorien, Apparate aller Art, Institute, Infrastrukturen, Drittmittelgeber, verschiedenste Gegenstände und Interessengruppen wirken ununterbrochen zusammen, um ein Gerüst akzeptierten Wissens zu erhalten.

So gesehen ist die erfolgreich Übertragung rekombinanter Verfahren aus der in-vitro-Umgebung des Forschungslabors in die in-vivo-Umgebung der Gentherapie nicht nur der Prüfstein der Gentherapie, sondern des Konzepts der Molekularen Medizin. Hier müssen die Verfahren, Theorien, Objekte und Akteure zeigen, daß die Molekulargenetik des Labortisches und der Datenbank in der Lage ist, zur Lösung klinischer Probleme zu führen. Die Performabilität des neuen Medizinkonzepts steht auf dem Prüfstand. Diese Prüfung basiert vor allem auf einer Einschätzung von Risiken.

3. Risiko, Unsicherheit und Diskurs

Ein Risiko ist die relative Wahrscheinlichkeit mit der eine unerwünschtes, wohldefiniertes Ereignis eintrifft. Aus diesem Grunde erscheint es angebrachter, nicht von Risiken sondern von der Unsicherheit der Gentherapie zu sprechen. Wir stoßen an die Grenzen unseres Wissens und Risikoabschätzungen wandeln sich in einen Marktplatz für die unterschiedlichsten Interpretationen der Unsicherheit.[8]

Diskurse, die die Unsicherheit gentherapeutischer Verfahren zum Gegenstand haben, sind sowohl im Bereich der Biowissenschaften und der Medizin als auch im Bereich der Öffentlichkeit angesiedelt. Solche Diskurse können als die Summe aller Praktiken beschrieben werden, die unternommen werden um Unsicherheit zu kommunizieren, zu verhandeln und ihre Deutungen in bezug auf unterschiedliche Verfahren der Gentherapie zu stabilisieren. Der Diskurs oszilliert dabei zwischen zwei Punkten auf einer kontinuierlichen Skala. Der interessen-basierte Modus bezieht sich auf einen unabhängigen Markt, professionelle Interessen, Interessen des Gesetzgebers, ethische Interessen, sowie Verbraucherinteressen, um die Anwendbarkeit innovativer Gentherapien unter gegebener Unsicherheit abzuschätzen. Im

---

7   Die Interrelation von Wissenschaft und Kontext wurde bereits 1935 eindrücklich demonstriert von Ludwik FLECK. Vgl. die nun geläufige deutsche Ausgabe *Ludwik Fleck*: Entstehung und Entwicklung einer wissenschaftlichen Tatsache: Einführung in die Lehre vom Denkstil und Denkkollektiv. Frankfurt a.M. 1980.

8   Für eine Einführung in Poststrukturalistische Wissenschafts- und Technologie- Politikanalyse vgl. *Herbert Gottweis*: Governing Molecules. The Discursive Politics of Genetic Engineering in Europe and the United States. Cambridge / Ms. 1998.

Gegensatz dazu gibt es einen Evidenz-basierten Modus des Diskurses. Dieser bezieht sich auf bio-techno-wissenschafltiches Wissen, die Performabilität von Anwendungen, die Definition spezifischer pragmatischer Ziele und auf die Prioritäten dieser Ziele, die unter Bezugnahme auf das öffentliche Interesse gewonnen werden.[9] Der Bezug zum öffentlichen Interesse muß dabei als Schnittstelle zwischen dem Interessen-basierten und dem Evidenz-basierten Modus verstanden werden. Wann immer Wissen an neue Grenzen stößt und Risiko zur Unsicherheit wird, können wir eine bemerkenswerte Hinwendung zu interessenbasiereten Diskursen beobachten. Da die Performabilität neuer Verfahren – wie etwa der Gentherapie – unklar ist, bleiben spezifische pragmatische Zielen zu Beginn einer Innovationsphase zeitweise unklar. Um die öffentliche Unterstützung zu erhalten, wird ein interessenbasierter Diskurs mit einer gemeinsamen Sprache zwischen Wissenschaft und Öffentlichkeit etabliert. Dies mag ein Grund für die Etablierung der Bioethik in ihrer gegenwärtigen Form sein. Der Hauptzweck der hier untersuchten Diskurse ist es, Übereinkunft über die möglichen Vorteile der Gentherapie zu erzielen, Unsicherheit so auszubalancieren und das Moment von Forschungsprojekten zu erhalten. Ich will dies nun anhand dreier Vignetten illustrieren.

4. Der Fall "Martin CLINE" in den 1980ern

Am 31. Oktober 1980 wurden die Leser des Journals "Science" Zeugen der Geburt eines neuen Diskurses über Gentherapie:

"An unusual degree of public criticism from fellow scientists has descended on the heads of Martin J. Cline and Winston Salser, the chief members of the UCLA group which is attempting the first gene therapy experiment in humans. The object of the experiment is to overcome, by insertion of human genes, the genetic defect that causes thalassemia (Science, 24 October).

The thrust of criticism is that the experiment is scientifically premature, a thesis which in turn would raise the ethical issue of whether patients should yet be subjected to the technique. Beyond that is the political question of whether the promising field of gene therapy, now just beginning to enter the animal experiment phase, may not be set back if the public should acquire the notion that scientists cannot be trusted to behave responsibly."[10]

Es ist sehr offensichtlich, wie in diesen zwei Absätzen evidenzbasierte in interessenbasierte Argumente übergehen. Nur eine Woche zuvor hatte ein Artikel in der Zeitschrift Science sich mit CLINEs Forschung auf rein evidenzbasierter Ebene befaßt. Als jedoch das Verhalten eines Mitglieds der scientific community offenlegt, daß hier nicht Risiken sondern Unsicherheit verhandelt werden, schlägt die Debatte um und wird interessenbasiert. Öffentliche Besorgnis und ein mögliches *"setback in the promising field of gene therapy"* werden nun zum dominanten Thema.

9 Vgl. ein ähnliches Model, eingeführt für genetische Tests, durch *Benjamin S. Wilfond* und *Kathleen Nolan*: National Policy Development for the Clinical Application of Genetic Diagnostic Technologies. JAMA 270 (1993), 2948-2954.

10 *Nicholas Wade*: UCLA Gene Therapy Racked by Friendly Fire. Science 210 (1980), 509-511, hier S. 509.

Welchen Hintergrund hat dieser heftig debattierte Vorfall? Martin CLINE hatte ca. eineinhalb Jahre zuvor eine Versuchsprotokoll parallel beim "UCLA Human Subjects Use Committee", beim Universitaets Hospital in Neapel, Italien, und am Hadassah Hospital in Jerusalem eingereicht. Nach ungefähr 15 Monaten entschied das Komitee der UCLA das Experiment nicht ohne weitere vorhergehende Tierstudien zuzulassen. Wie auch immer, das Versuchsprotokoll war kurz zuvor durch die Institutionen in Italien und Israel zugelassen worden. Wenige Tage vor der Entscheidung des UCLA-Kommittees, hatte CLINE mit einigen Kollegen Therapieversuche in Neapel und Jerusalem durchgeführt,[11] wo sich bereits die beiden Patienten befanden.[12] Kurz nachdem dies öffentlich wurde, etablierte die scientific community einen interessenbasierten Diskurs über den unsicheren Ausgang des Therapieexperiments in den wissenschaftlichen und öffentlichen Medien. Interessanter Weise spielten dabei ethische Überlegungen keine besondere Rolle. Befürchtungen gingen eher in die Richtung, daß ein schnelles und unsauberes Vorgehen die öffentliche Akzeptanz des Verfahrens stark negativ beeinflussen würde und die Durchführung weiterer Studien erschweren, wenn nicht verhindern könnte.[13] Zu diesem Zeitpunkt, im Herbst und Winter 1980/1981, waren die Beiträge in der Regel nur noch mit Elementen eines Evidenz-basierten Diskurses garniert.[14]

Am 3. April 1981, stellte Nicholas WADE, einer der prominenten Wissenschaftsautoren in *Science* fest: "*Yet Cline's fault was not one of avoiding responsibility. He apparently took the decision into his own hands and acted in terms of what he thought was best for the patient and for developing the new therapy.*"[15] Und mit dem Unterton der Enttäuschung fügt er hinzu: "*Nowadays, decisions of this nature have been transferred to committees.*"[16] Der Diskurs begann sich auf Verfahren der Begutachtung von Versuchprotokollen zu konzentrieren.[17] Bis dahin bestand der offenbare Zweck der Debatte darin, Argumente für den Nutzen und die Unterstützungswürdigkeit innovativer Verfahren der Gentherapie zu finden, trotz des politischen Fehltritts CLINEs. Nun diente der Diskurs einem anderen Zweck: Sicherheitsstandards wurden kreiert um die Wahrnehmung von Unsicherheit in der Öffentlichkeit zu mildern.

Recht genau 20 Monate, nachdem der Diskurs begonnen hatte, kam es zu einem erneuten Wandel des Gegenstandes, jedoch noch immer im interessenbasierten Modus. Ende 1981 entzog das NIH Forschungsgelder von CLINE's Arbeitsgruppe. Vom Standpunkt der wissenschaftlichen Gemeinschaft markierte diese öffentliche Abstrafung das Ende des Diskurses. Durch das Eingreifen des NIH und die Etablierung neuer Mechanismen für die Überwachung klinischer Studien zur Gentherapie

11 Vgl. Anonymus, Furore Over Human Genetic Engineering. New Scientist 88 (1980), 140.

12 Vgl. *Wade* (1980) [wie Anm. 10].

13 Vgl. *Roger S. Johnson*: Gene Transfer Experiment in Humans Meets With Scant Approval. JAMA 244 (1980), 2139-2140.

14 Vgl. *Karen E. Mercola* und *Marin Cline*: The Potentials of Inserting New Genetic Information. New England Journal of Medicine 303 (1980), 1297-1300.

15 Vgl. *Nicholas Wade*: Gene Therapy Caught in More Entanglements. Science 212 (1981), 24-25, hier S. 25.

16 *Wade* (1981) [wie Anm. 15], S. 25.

17 Vgl. *Wade* (1981) [wie Anm. 15]; *David Dickson*: NIH Censure for Dr Martin Cline. Tighter Rules for Further Research Plans. Nature 291 (1981), 369.

in einem zuvor unterregulierten Raum war das öffentliche Vertrauen wieder hergestellt. Dennoch sollte der Diskurs nicht zum Erliegen kommen und eine halbe Generation von Bioethikern mit Forschungsprojekten und Forschungsmitteln versorgen. Wie gering jedoch die Performabilität bioethischen Wissens im Zusammenhang mit Fragen der Gentherapie sein sollte, zeigt eine zweite Vignette:

5. Vignette: Der Fall Clemma HEWITT in den 1990ern

Eine Einschätzung von einer der Hauptfiguren in diesem zweiten Fall könnte gleichsam als Motto dienen: 1992 bemerkt Dr. Ivor ROYSTON daß *"Gene therapy is now just like any other experimental medical procedure."*[18] Was geschah 1992, das die Einschätzung der Gentherapie auf solch dramatische Weise wandelte?

Im Januar 1992, wurde die 51-jährige Clemma HEWITT aus San Diego mit einem Glioblastoma (einem malignen Hirntumor) diagnostiziert. Sie unterzog sich chirurgischen Eingriffen, Strahlentherapie und Chemotherapie. Dennoch war Ihre Prognose extrem schlecht, insbesondere nachdem der Tumor erneut zu wachsen begonnen hatte und ein zweiter chirurgischer Eingriff indiziert war. Nach einer zusätzlichen experimentellen Therapie mit radioaktiven Antikörpern wurde deutlich, daß, wie in so vielen Fällen maligner Hirntumore – alle Anstrengungen vergebens sein würden. Ein Freund der Familie HEWITT war Tom HARKIN, Senator des Staates Iowa und Vorsitzender der Kommission des US Senats, die das Budget des NIH kontrolliert. HARKIN kontaktierte das NIH und sorgte dafür, daß Bernadine HEALY, zu dieser Zeit Direktorin der NIH, einschritt.

Obwohl sie ursprünglich die Anfrage abgelehnt hatte, gab HEALY nun eine unerprobte Gentherapie für das sogenannte "compassionate treatment", also ein auf Mitleid basierendes Verfahren der letzten Wahl, frei. Clemma HEWITT wurde behandelt. Das "Recombinant DNA Advisory Committe (RAC)", verantwortlich für die Zulassung von Gentherapien und in der Folge des CLINE-Skandals gegründet, wurde nicht hinzugezogen. Desweiteren hatte das RAC ein früheres Therapieprotokoll abgelehnt, weil Daten zur Vorhersage der Sicherheit und Wirksamkeit des Verfahrens fehlten. Am 4. Januar 1993 begann Dr. Ivor ROYSTON, HEWITT's Arzt in San Diego die Behandlung mit rekombinanten menschlichen Genen.

Dies führte erneut zu einem interessenbasierten Diskurs, der sich diesmal ausschließlich um die Regulation von Verfahren der Gentherapie drehte. Die Frage an die Öffentlichkeit war, ob sterbende Patienten mit nicht getesteten und nicht zugelassenen Verfahren der Gentherapie behandelt werden dürften.[19] Der Diskurs hatte aber auch eine nicht so offensichtliche Agenda: Es ging darum den Bereich auszuweiten, in dem Gentherapien experimentell zum Einsatz kommen konnten. Dies geschah durch eine Umdefinition von Sicherheitsstandards unter Unsicherheit – nun zynischerweise bezogen auf Patienten, für die die Unsicherheit des Verfahrens offenbar kaum einen Unterschied machte. Nur zwei Wochen nachdem die Umstände

---

18 Zitiert nach *Frank Braun*: NIH Grants Gene Therapy Humanitarian Exemption for Dying Woman. Biotech Newswatch, Dec. 30 (1992) [extracted from http://www.skcc.org/news/stories/123092.html]

19 Ein Teil dieser Debatte ist dokumentiert in der Ausgabe Nr. 4 von Human Gene Therapy 1993. Vgl. *French Anderson*: Editorial: Compassionate Exemptions. Human Gene Therapy 4 (1993), 125-126.

der Behandlung von Clemma HEWITT publik gemacht worden waren, stimmte das RAC, eine Gruppe aus Rechtsanwälten, Ärzten, Wissenschaftlern und Ethikern zu und "*voted overwhelmingly to let the NIH director decide whether it is appropriate to bypass the committee in reviewing requests for the use of human gene therapy to treat individual patients*"[20]. Innerhalb kürzester Zeit wurde so eine Regelung implementiert die den Rahmen legaler gentherapeutischer Experimente erheblich erweiterte. Auch hier scheint der Diskurs durch Bedürfnisse und Interessen der wissenschaftlichen Gemeinschaft, der regulierenden Behörden und des Marktes dominiert. Auch hier waren ethische Überlegungen nur ein Nachspiel der eigentlichen Debatte und ihrer institutionellen Lösung.[21]

6. Schluß

"For the genetic dice will continue to inflict cruel fates on all too many individuals and their families who do not deserve this damnation. Decency demands someone must rescue them from genetic hell. If we don't play God, who will?"[22]

Diese besorgniserregende Frage, gestellt 1995 von James WATSON, könnte der erste Satz eines neuen Diskurses zum Thema Keimbahn-Modifizierung sein. Teilweise aufgrund des weitgehenden Versagens somatischer Gentherapie, teilweise aufgrund neuer Entwicklungen in der Biotechnolgie und genährt durch Visionen von der technologischen Verbesserung der menschlichen Biologie erscheint "Germline-Engineering" wieder als Option.

Nach einer Dekade rascher Innovation in den Gebieten der rekombinanten Technologien, der Reproduktionsmedizin, der Forschung an humanen Stammzellen und der Synthetisierung funktionsfähiger menschlicher Chromosomen, hat sich eine Konferenz an der UCLA im März 1998 formal das Ziel gesetzt, den Diskurs über Eingriffe in die menschliche Keimbahn unter neuen wissenschaftlichen und sozialen Voraussetzungen erneut zu etablieren. Bis dahin hatten sich Grundlagenforschung und klinische Forschung auf die somatische Gentherapie konzentriert.[23] Im Gegensatz zu Eingriffen in differenzierte Körperzellen zielen Eingriffe in die Keimbahn auf DNA in Einzellen und Sperma und typischerweise in pluripotente embryonale

---

20 *Diane Gershon*: RAC Defers to NIH Director On Some Gene Therapy Cases. Nature 361 (1993), 196; Vgl. auch *Bernadette Healy*: Remarks to the RAC Committee Meeting of January 14, 1993, Regarding Compassionate Use Exemption. Human Gene Therapy 4 (1993), 195-197.

21 Nichtsdestotrotz führten Fälle wie der Fall CLINE und der Fall HEWITT zu hoch sophistizierten Analysen der ethischen Voraussetzungen für gerechtfertigte klinische Tests zur Gentherapie. Vgl. die herausragende deutsche Untersuchung von *Kurt W. Schmidt*: Ethische Überlegungen zur klinischen Durchführung somatischer Gentherapien. In: Ethik und Gentherapie. Zum praktischen Diskurs um die molekulare Medizin. Hrsg. v. *Chr. Rehmann-Sutter* und *H. Müller*, Tübingen 1995, S. 83-108.

22 *James Watson*: Values from Chicago Upbringing. In: DNA: The Double Helix. Perspective and Prospective at Forty Years. Hrsg. v. Donald A. Chambers, New York 1995, S. 197. Vgl. also *Lily E. Kay*: In the Beginning Was the Word? The Genetic Code and the Book of Life. In: The Science Studies Reader. Hrsg. v. Mario Biagioli, New York 1999, S. 224-233, insb. S. 231.

23 Somatische Gentherapie ist beschränkt auf einen einzelnen Patienten und bezweckt, genetisches Material mit korrektiver Information oder Protein-Expression in spezifische somatische Zellen einzuschleusen.

Zellen. Daher haben Eingriffe das Potential, in ihrer Auswirkung an alle nachfolgenden Generationen weitergegeben zu werden. Die Unterscheidung der Verfahren hatte in den frühen 80er Jahren zu dem Konsens geführt, daß Gentherapie allein auf somatische Zellen beschränkt sein sollte. Eine neue Art technologie-gesteuerter Eugenik kombiniert mit sozial angetriebener Politik der genetischen Verbesserung des Menschen wurden als unerwünschte und wahrscheinliche Risiken von Eingriffen in die Keimbahn identifiziert.[24]

Frühere, spezifisch technologische Probleme sind mittlerweile gelöst. Mittlerweile stehen Methoden zur Verfügung, die es erlauben Gene zu deaktivieren (silencing) oder genetische Informationen zu löschen, die zuvor in die Keimbahn eingebracht worden sind. Synthetisch erzeugte menschliche Chromosomen können in Gameten integriert werden, wo sie als Kassetten fungieren, die korrektive genetische Informationen für mehr als nur ein Gen enthalten. Genetische Eingriffe in die menschliche Keimbahn sind heute weder auf ein einziges Gen beschränkt noch führen sie notwendiger Weise zu permanenten Veränderungen.[25] Die eben beschriebenen Verfahren werden in ungefähr einer Dekade reif für die klinische Erprobung sein, wenn man dem jetzt langsam Form annehmenden Diskurs über die Möglichkeiten der Keimbahntherapie Glauben schenkt.[26] In eben diesem Diskurs werden Fragen nach einem sinnvollen Design des Menschen[27] als Herausforderung verstanden. In der Konferenz, die 1998 an der UCLA unter der Leitung von Gregory STOCK und John CAMPBELL stattfand, wurde die kommende Ära der Molekularen Medizin als Phase beschrieben, in der die Menschheit Kontrolle über ihre eigene Evolution erlangt.[28] Dies, so die Organisatoren der Konferenz, sei die unvermeidbare Folge der Fusion von Wissenschaft und Technologie, mittlerweile die treibenden Kräfte westlicher Kulturen. Die Molekularbiologie hat sich bereits zu einer Informationswissenschaft gewandelt.[29] Damit ist sie perfekt an die Bedürfnisse einer Kultur angepaßt, in der reiche und anwendbare Information einen Wert an sich darstellt. Dies mag auch auf genetische Information zutreffen.[30]

Zusammenfassend läßt sich feststellen, daß im Vorfeld der Implementierung neuer medizinischer Verfahren bestehende Optionen zwar auf medizinisch-wissenschaftlichen Ansätzen basieren, jedoch ihre Umsetzung – etwa in Heilversuchen oder klinischen Studien – wesentlich im gesellschaftlichen Kontext zwischen verschiedenen Interessengruppen verhandelt wird. Dies verdeutlicht einerseits die

---

24 Vgl. The Code of Codes. Scientific and Social Issues in the Human Genome Project. Hrsg. v. *Daniel J. Kevles* und *Leroy Hood*, Cambridge / Ms. 1992.

25 Vgl. *Mario R. Capecchi*: Human Germline Gene Therapy. How and Why. In: Engineering the Human Germline. An Exploration of the Science and Ethics of Altering the Genes We Pass to Our Children. Hrsg. v. *Gregory Stock* und *John Campbell*, New York 2000, S. 31-42.

26 Vgl. *Capecchi* (2000) [wie Anm. 25].

27 Engineering the Human Germline. An Exploration of the Science and Ethics of Altering the Genes We Pass to Our Children. Hrsg. v. Gregory Stock und John Campbell, New York 2000, S. 3-6 (Kap. Introduction. An Evolutionary Perspective), hier S. 4.

28 Ebd.

29 Vgl. Lenoir (1999) [wie Anm. 6].

30 Die wichtigste Website zu diesem Thema wird von der Gruppe gestaltet und unterhalten, die die UCLA-Konferenz organisiert hat. Vgl. http://research.mednet.ucla.edu/pmts/germline/hgehome.htm.

wechselseitige Bedingtheit von Wissenschaft, Medizin und Gesellschaft sowie die Wertgeladenheit und theoretische Unterdeterminiertheit wissenschaftlicher Tatsachen. Andererseis muß auf der Basis dieser Feststellung gefragt werden, welchen Beitrag Arbeiten zur jüngsten Geschichte der Medizin, Naturwissenschaft und Technik (im Sinne einer im angelsächsischen Raum etablierten Recent History of Science and Medicine oder im Sinne der Science and Technology Studies) leisten können, um in der gegenwärtigen Situation eines raschen Wandels der Medizin Orientierungswissen zu schaffen. Der Wandel der Medizin zieht einen grundlegenden Wandel unseres Verständnisses von Gesundheit und Krankheit, die gleichermaßen Schlüsselbegriffe der Medizin und soziale Wertbegriffe sind, nach sich. Vor diesem Hintergrund muß geklärt werden, auf welche Weise Arbeiten zur jüngsten Geschichte das Verhältnis von Medizin, Naturwissenschaften und Technologie zu gesellschaftlichen und ethischen Wertvorstellungen aufgreifen können, um Grundlagen für ein wohl informiertes Entscheiden und Handeln im öffentlichen Raum zu legen. Die fachinterne Diskussion über die Leistbarkeit dieser Aufgabe ist vergleichsweise jung. Dennoch legen erste methodologische Vorarbeiten nahe, daß – anders als es sich bislang in der deutschsprachigen Literatur häufig darstellt – die Beschäftigung mit der jüngsten Wissenschafts- und Medizingeschichte im Verhältnis zwischen Geschichtswissenschaften und Ethik zu wesentlichen Synergien und produktiven Impulsen führen kann.

Historizität als pragmatisches Erkenntnismittel?

Die bakteriologische und die molekulare Transition der Medizin - Historizität und Kontingenz als Erkenntnismittel

von ALFONS LABISCH

Konzeptwandel in der Medizin - Historizität und Kontingenz

Konzepte der Medizin bezeichnen einen durchgehenden Begründungszusammenhang zwischen einer bestimmten Physiologie, Pathologie und Therapie.[1] Seit ca. 20 Jahren wandelt sich das physiologisch-biochemische Konzept der Medizin fundamental. Dieser neuerliche Konzeptwandel wird in der internationalen Diskussion als "molekulare Transition" der Medizin bezeichnet.[2] Das biologische Denkmodell verlagert das Krankheitsgeschehen in die molekularen Funktionen samt ihren informationellen Speichern, und damit in die Genetik sowie die Informationsverarbeitung im intra- und extrazellulären Raum. Dadurch eröffnet sich die Möglichkeit, Krankheiten an ihren unmittelbaren informationellen biologischen Grundlagen und Mechanismen erkennen zu können. Die neuen Optionen im Verständnis, der Diagnose und sicher auch einmal in der Therapie vieler Krankheiten berechtigen zu vielen Hoffnungen. Gleichzeitig bereiten diese Möglichkeiten den Menschen auch Angst: Den neuen Optionen, der wachsenden Entscheidungsfreiheit steht notwendigerweise die Entscheidungspflicht, ja der Entscheidungszwang gegenüber. Dies wird an denjenigen Fragen besonders deutlich, die - wie etwa in den Fertilisationstechniken - unmittelbar die existenzielle Selbsteinschätzung des Menschen berühren.

Dramatische Konzeptwandel dieser Art sind in der Medizin keineswegs selten. Auch auf einen ersten Blick fällt auf, daß der säkulare Schritt in das bakteriologische Konzept der Medizin in den 1880er Jahren von ähnlichen Erscheinungen begleitet war - angefangen von der erhofften bzw. angefeindeten Erklärungskraft des wissenschaftlichen Konzeptes bis hin zu den ersten skandalumwitterten Therapieversuchen. Heute sind Medizin und Lebenswelt gänzlich "assaniert", "hygienisiert", "bakteriologisiert" und "pasteurisiert". Mit welcher Selbstverständlichkeit[3] unsere Lebensverhältnisse und unser Verhalten medizinisch-hygienisch durchgestaltet sind, fällt uns nur noch auf, wenn etwas "nicht klappt".

---

1 *Karl E. Rothschuh*: Konzepte der Medizin in Vergangenheit und Gegenwart. Stuttgart 1978.
2 Vgl. hierzu *Hans-Jörg Rheinberger*: Jenseits von Natur und Kultur. Anmerkungen zur Medizin im Zeitalter der Molekularbiologie. In: Anatomien medizinischen Wissens. Medizin, Macht, Moleküle (Philosophie der Gegenwart). Hrsg. v. Cornelius Borck, Frankfurt a.M. 1996, S. 287-306; Molecularizing biology and medicine: New practices and alliances, 1910s-1970s (Studies in the history of science, technology and medicine; 6). Hrsg. v. *Soraya de Chadarevian* und *Harmke Kamminga*, Amsterdam 1998.
3 Vgl. u.v.a. Selbstverständlichkeiten. Strom, Wasser, Gas und andere Versorgungseinrichtungen: Die Vernetzung der Stadt um die Jahrhundertwende (Veröffentlichungen des Stadtarchivs Essen, 2). Hrsg. v. *Klaus Wisotzky* und *Michael Zimmermann*, Essen 1997.

Ist diese wissenschaftliche Alltagswelt, in der wir gleichsam "natürlich" leben, auch so selbstverständlich zustande gekommen? Dies war bekanntlich keineswegs der Fall. Forschen, Wissen und Handeln in der Medizin sind in die Geschichtlichkeit und die Handlungsmöglichkeiten ihrer jeweiligen Zeit eingebunden - sie sind historisch und sozial kontextualisiert. Ist es möglich, über die geisteswissenschaftliche Analyse dieser zeitlich bedingten Handlungsvorgaben auf heutige Handlungsoptionen zu schließen? Gibt es also etwas, das über die Zeiten hinweg gültig ist, dessen Analyse damit geeignet ist, Licht auf die heutigen offenen und damit durchaus problematischen Handlungsmöglichkeiten zu werfen? Angesichts des immer rascheren Wandels - oder, wie Hermann LÜBBE dies genannt hat, angesichts der "Gegenwarts-Schrumpfung"[4] - wird die Frage "Was können wir aus der Geschichte lernen?" immer häufiger gestellt. Kann sich diese Frage auf historische Einzelheiten richten oder sind von vornherein größere historische Zusammenhänge ins Auge zu fassen? Könnte es gelingen, diese gegenwartsüberschreitenden Zusammenhänge daraufhin zu untersuchen, ob und in welchem Ausmaß die Vorgaben historischer Handlungsmöglichkeiten gleichsam fortgeschrieben werden und damit über eine gewisse Zeit noch gelten? Könnte es damit auch gelingen, den Raum heutiger Handlungsoptionen zumindest auszuleuchten?

Wenn wir jetzt vor einer neuen Ära stehen, in der die Folie zellulär-bakteriologischer Welterklärung durch die neue Folie subzellulär-molekularer Welterklärung abgelöst wird, bietet sich ein kleines medizinhistorisches Gedankenexperiment an: Was geschah in den Jahren 1880ff., als zunächst das wunderschön klare Konzept der Bakteriologie wissenschaftlich entwickelt wurde und sich dann als hygienisch-bakteriologische Lebenswelt in den Alltag ausbreitete (= 1.)? Was ist - dies als historische Analogie vorausgesetzt - zu erwarten, wenn etwas ähnliches mit unseren aktuellen, auch so wunderschön klaren Konzepten der molekularen Genetik geschieht (= 2.)? In den Schlußfolgerungen können zunächst einige Konsequenzen für die aktuelle Situation der Medizin, und dann einige theoretische und methodische Aspekte dieses kleinen medizinhistorischen Gedankenexperiments gezogen werden (= 3.).

1. Die Bakteriologie (ca. 1880 bis 1910) und der 'homo hygienicus'

Das bakteriologische Konzept von ca. 1880

Robert KOCH ging in den 1880er Jahren davon aus, daß es eine eindimensionale Beziehung zwischen Keim und Krankheit gibt: "*Wo ein Keim ist, da ist eine Krank-*

---

4 Vgl. *Hermann Lübbe*: Erfahrungsverluste und Kompensationen. Zum philosophischen Problem der Erfahrung in der gegenwärtigen Welt. In: Der Mensch als Orientierungswaise? Ein interdisziplinärer Erkundungsgang. Hrsg. v. H. Lübbe u.a., Freiburg, München 1982, S. 145-168; *ders.*: Die Gegenwart der Vergangenheit. Kulturelle und politische Funktionen des historischen Bewußtseins; Vortrag gehalten vor der 16. Landschaftsversammlung am 16. März 1985 in Oldenburg (Oldenburgische Landschaft: Vorträge der ... ; 14), Oldenburg 1985; *ders.*: Die Modernität der Vergangenheitszuwendung. In: Historismus am Ende des 20. Jahrhunderts. Eine internationale Diskussion. Hrsg. v. Gunther Scholtz, Berlin 1997, S. 146-154.

heit" bzw. umgekehrt "*Wo eine Krankheit ist, muß ein Keim sein*". Dies ist die Grundlage der berühmten KOCH'schen Postulate: 1.) Der Erreger ist in jedem Krankheitsfall zu finden. 2.) Der Erreger wird isoliert und gezüchtet. 3.) Der Erreger erzeugt bei der Überimpfung die gleiche Krankheit und ist aus den geimpften Tieren erneut zu gewinnen. Das wissenschaftliche Konzept der frühen Bakteriologie brachte einige wesentliche Neuerungen. Dies gilt zunächst für die medizinische Grundlagenforschung: Bakterien wurden aus einer obligaten Begleiterscheinung zur ausschließlich notwendigen Ursache einer Infektionskrankheit;[5] außerdem wurde entgültig das Tiermodell als maßgebliches experimentelles Modell in der Medizin durchgesetzt. In der klinischen Medizin konnten nach und nach einzelne Infektionskrankheiten gegeneinander abgegrenzt werden.

Über diese grundlagenwissenschaftlichen und klinischen Konsequenzen hinaus birgt jedes medizinische Konzept eine Vorstellung von Gesundheit. Die Bakteriologie wirkte sich demzufolge auch auf die Wahrnehmung und Deutung individueller und öffentlicher Gesundheit aus. Individuelle bakteriologische Gesundheit bedeutete die Abwesenheit von Keimen; öffentliche bakteriologische Gesundheit bedeutete eine Gesundheitssicherung, in der Krankheitskeime beseitigt, zumindest aber die Infektionskette durchbrochen wurde - das komplexe Wirkungsfeld öffentlicher Gesundheit wurde nach den Bedingungen des Labors bestimmt.[6] Mit diesen kargen Regeln entfaltete die Bakteriologie eine enorme Wirkung.

Diese eindimensionale Interpretation von Gesundheit - und im Rückschluß auch von Krankheit - rief in der medizinischen Grundlagenforschung, in der Klinik und schließlich auch in der öffentlichen Gesundheitssicherung erhebliche Kritik hervor. Krankheiten nicht mehr pathomorph, sondern mikrobiell zu erklären, das ging Rudolf VIRCHOW entschieden zu weit.[7] Carl Ludwig SCHLEICH, der umstrittene Erfinder der Lokalanästhesie, wies zusammen mit Adolf GOTTSTEIN nach, daß disponierende Momente chemischer, physikalischer, insbesondere mechanischer Art Wundinfektionen fördern.[8] Oscar LIEBREICH, der Erfinder des Chloralhydrats und bekanntester Pharmakologe seiner Zeit, entwickelte die Lehre des "Nosoparasitismus": Der spezifische Keim kann nur auf empfänglichem Feld seine Wirkung entfalten. Diese, eine spezifische Krankheit vorbedingenden Zustände muß der Arzt bereits als behandlungspflichtig ansehen.[9] Gegen die schlichte, weil nur einen ein-

---

5 Zur wissenschaftstheoretischen Bedeutung der KOCH'schen Entdeckung vgl. *K. Codell Carter*: Koch's Postulates in Relation to the Work of Jacob Henle and Edwin Klebs. Medical History 29 (1985), S. 353-374; *ders.*: The Development of Pasteur's Concept of Disease Causation and the Emergence of Specific Causes in Nineteenth-Century Medicine. Bulletin of the History of Medicine 65 (1991), S. 528-548; und *Thomas Schlich*: Die Konstruktion der notwendigen Krankheitsursache: Wie die Medizin Krankheit beherrschen will. In: Anatomien medizinischen Wissens. Medizin, Macht, Moleküle (= Philosophie der Gegenwart). Hrsg. v. Cornelius Borck, Frankfurt a.M. 1996, S. 201-229.

6 Zum daraus resultierenden Idealtypus des 'homo hygienicus' vgl. *Alfons Labisch*: Homo Hygienicus. Gesundheit und Medizin in der Neuzeit. Frankfurt a.M., New York 1992.

7 *E. Braatz*: Rudolf Virchow und die Bakteriologie. Zbl Bakt u Parasitenk 17 (1895), S. 16-32; *Manfred Fischer*: Rudolf Virchow und die Bakteriologie. Diss. med. Göttingen 1965.

8 *Adolf Gottstein* und *Carl Ludwig Schleich*: Immunität, Infektionstheorie und Diphtherie-Serum. Drei kritische Aufsätze, Berlin 1894

9 Vgl. hierzu *Adolf Gottstein*: Erlebnisse und Erkenntnisse. Nachlass 1939/1940. Autobiographische und biographische Materialien. Berlin u.a. 1999, xxxiii.

zigen Faktor des Seuchengeschehens berücksichtigende Sicht der Bakteriologie pro-
testierte Max von PETTENKOFER, der Gründer der wissenschaftlichen Hygiene in
Deutschland, 1892 mit seinem denkwürdigen Trinkversuch von Cholerakeimen.[10]
So kam eine Auseinandersetzung in Gang, in der das anfängliche Konzept der Bakteriologie - das KOCH in Auseinandersetzung mit Louis PASTEUR und anderen so
strikt hatte formulieren müssen - immer weiter ergänzt und ausgeweitet wurde.
Diese Entwicklung ist ebenso ein medizinhistorisches wie ein wissenschaftstheoretisches Lehrstück, das hier nicht ausgeführt werden kann. Festzuhalten ist, daß die
konzeptuell schlüssigen Therapieversuche bereits seinerzeit zu einem Skandal
führten - es ist dies der Fehlschlag des KOCH'schen Tuberkulins im Jahre 1890.[11]

Das bakteriologische Konzept von ca. 1910

Das bakteriologische Konzept von ca. 1910 ist dadurch gekennzeichnet, daß alle
denkbaren Faktoren des Geschehens sowohl je für sich als auch in ihrem Zusammenwirken als dynamische Größen angesehen wurden. Die Virulenz von Keimen
variiert von harmlos bis lebensbedrohend, der Einfluß von Vektoren bzw. der Umwelt variiert von vernachlässigbar bis immer pathogen, die Disposition eines möglichen Wirtes schließlich variiert von immun bis in jedem Fall ansteckungsfähig.
Überdies beeinflussen sich Krankheitskeim, Vektor und Wirt wechselseitig. Jene
berühmte, immer wieder mit anderen Inhalten gefüllte x = y x z - Formel PETTEN-
KOFERs wurde damit zumindest im Prinzip bestätigt. Die Musterkrankheit, an der

---

10 *Max von Pettenkofer*: Ueber Cholera, mit Berücksichtigung der jüngsten Cholera-Epidemie in
   Hamburg. Münchener Medicinische Wochenschrift 39 (1892), S. 807-817 (d.i.: Max von
   PETTENKOFERs eigenhändiger Bericht über den Selbstversuch vom 7. Okt. 1892 bis 15. Okt.
   1892, Fazit PETTERKOFERs: "Ich würde ja gerne auch Kontagionist werden, die Ansicht ist ja so
   bequem und erspart alles weitere Nachdenken").
11 Vgl. dazu aus der Zeit *Paul Friedrich Krause*: Auf welche Ursachen ist der Misserfolg der
   Tuberculintherapie des Jahres 1891 zurückzuführen? Ein kritischer Rückblick. Zschr. f. Hygiene und
   Infektionskrankheiten 33 (1900), S. 89-108; *Helm*: Über den jetzigen Stand der Behandlung der
   Lungentuberkulose mit Alttuberkulin. Sammelreferat. Tuberculosis 5 (1906), S. 126-141; *Felix
   Klemperer*: Ueber den gegenwärtigen Stand der Tuberkulinbehandlung. Deutsche Medizinische
   Wochenschrift 48 (1922), S. 13-16. Aus der historischen Forschung vgl. *Thomas D. Brock*: Robert
   Koch. A Life in Medicine and Bacteriology. Wisconsin 1988, S. 195-213; *Barbara Elkeles*: Der
   "Tuberkulinrausch" von 1890. Deutsche Medizinische Wochenschrift 115 (1990), S. 1729-1732,
   Bert Hansen: New Images of a New Medicine: Visual Evidence for the Widespread Popularity of
   Therapeutic Discoveries in America after 1885. Bulletin of the History of Medicine 73 (1999), S.
   629-678, sowie in Sonderheit die Arbeiten von Christoph GRADMANN; s. *C. Gradmann*: Ein
   Fehlschlag und seine Folgen. Robert Kochs Tuberkulin und die Gründung des Institutes für
   Infektionskrankheiten in Berlin 1891. In: Strategien der Kausalität. Konzepte der
   Krankheitsverursachung im 19. und 20. Jahrhundert. Hrsg. v. C. Gradmann und Thomas Schlich,
   Pfaffenweiler 1999, S. 29-52; *ders.*: Robert Koch und das Tuberkulin. Anatomie eines Fehlschlags.
   Deutsche medizinische Wochenschrift 124 (1999), S. 1253-1256; *ders.*: Money and Microbes.
   Robert Koch, Tuberculin and the Foundation of the Institute for Infectious Diseases in Berlin in
   1891. History and Philosophy of the Life Sciences 22 (2000), S. 59-79; *ders.*: Robert Koch and the
   Pressures of Scientific Research. Tuberculosis and Tuberculin. Medical History 45 (2001), S. 1-32;
   ders.: Redemption and Risk. The History of Anti-Bacterial Chemotherapy and the Transformation of
   Tuberculin (1890-91). In: Risk and Safety in Medical Innovation. Hrsg. v. Thomas Schlich (in
   Vorbereitung).

diese Dynamik erhellt wurde, war wiederum die Tuberkulose, die seinerzeit als "Proletarierkrankheit" die skandalisierte Volkskrankheit war. So stellte sich in eher zufälligen Untersuchungen heraus, daß zwar hundert Prozent der Bevölkerung mit Tuberkulosekeimen infiziert war;[12] aber nur ein kleiner Prozentsatz erkrankte im Laufe seines Lebens, ein noch geringerer Prozentsatz starb an der Krankheit.[13] Bei der Kampagne gegen den endemischen Typhus wurde im ersten Jahrzehnt des 20. Jahrhunderts das Phänomen des "gesunden Keimträgers" entdeckt.[14]

In der Konsequenz wurden die medizinischen Grundlagenkonzepte, das Verständnis von Exposition und Disposition und schließlich das Verständnis individueller und öffentlicher Gesundheit von statischen zu dynamischen Größen. Ferdinand HUEPPE, KOCHs erster Schüler im Kaiserlichen Gesundheitsamt, hatte seit den frühen 1890er Jahren den Gedanken eines energetisch-dynamischen Wechselverhältnisses von Krankheitsanlage und Krankheitsursache entwickelt[15] - dieses Denken gegen die "gesinnungstüchtige Gedankenarmut"[16] der offiziellen Schule sollte ihn seine akademische Karriere in Deutschland kosten.

---

12 Vgl. *Otto Naegeli*: Ueber Häufigkeit, Localisation und Ausheilung der Tuberkulose nach 500 Sectionen des Zürcherischen Pathologischen Instituts. Archiv für Pathologische Anatomie 160 (1900), S. 426-472: Alle untersuchten Leichen waren mit Tuberkulose infiziert, aber nur bei einigen wenigen war die Tuberkulose als manifeste Krankheit bekannt.

13 Zur Bedeutung der Tuberkulose in ihrer Zeit vgl. insbesondere das Werk von Adolf GOTTSTEIN: s. hierzu *Gottstein* (1999) [wie Anm. 9]. Zur Bedeutung der Tuberkulose in der gesundheitlichen Versorgung einer Industriestadt vgl. *Hedwig Brüchert-Schunk*: Städtische Sozialpolitik vom Wilhelminischen Reich bis zur Weltwirtschaftskrise. Eine sozial- und kommunalhistorische Untersuchung am Beispiel der Stadt Mainz 1890-1930 (Geschichtliche Landeskunde, 41). Stuttgart 1994; *Martin Weyer-von Schoultz*: Stadt und Gesundheit im Ruhrgebiet 1850-1929. Verstädterung und kommunale Gesundheitspolitik am Beispiel der jungen Industriestadt Gelsenkirchen (Schriftenreihe des Instituts für Stadtgeschichte, 5). Essen 1994; sowie jetzt *Flurin Condrau*: Lungenheilanstalt und Patientenschicksal. Sozialgeschichte der Tuberkulose in Deutschland und England im späten 19. und frühen 20. Jahrhundert (Kritische Studien zur Geschichtswissenschaft, 137). Göttingen 2000.

14 Vgl. u.v.a. *Robert Koch*: Die Bekämpfung des Typhus (Vortrag gehalten in der Sitzung des Wissenschaftlichen Senats bei der Kaiser-Wilhelm-Akademie am 28. November 1902), wieder abgedruckt in: Robert Koch (1843-1910). Bakteriologe, Tuberkuloseforscher, Hygieniker. Ausgewählte Texte (Sudhoffs Klassiker der Medizin, NF 2). Hrsg. v. P. Steinbrück und A. Thom, Leipzig 1982, S. 171-180; *anon.* (d.i. Martin KIRCHNER u.a.): Denkschrift über die seit dem Jahre 1903 unter Mitwirkung des Reichs erfolgte systematische Typhusbekämpfung im Südwesten Deutschlands (Arbeiten aus dem Kaiserlichen Gesundheitsamte, 41). Berlin 1912; *Wilhelm von Drigalski*: Im Wirkungsfelde Robert Kochs. Potsdam 1944 (ND Hamburg 1948).

15 Vgl. *Ferdinand Hueppe*: Ueber die Ursachen der Gährungen und Infectionskrankheiten und deren Beziehungen zum Causalproblem und zur Energetik (Vortrag, gehalten in der 3. allgemeinen Sitzung der 65. Versammlung deutscher Naturforscher und Aerzte zu Nürnberg am 15. September 1893). Berliner Klinische Wochenschrift 30 (1893), S. 909-911, S. 944-950, S. 971-980 (auch: Verhandlungen der Naturforschergesellschaft I [auch: Separatum, Berlin 1893]); *ders.*: Ueber Krankheitsursachen vom Standpunkte der naturwissenschaftlichen Medicin. Wien 1901; *ders.*: Allgemeine Betrachtungen über die Entstehung der Infektionskrankheiten. Archiv für Rassen- und Gesellschaftsbiologie 1 (1904), S. 210-218; *ders.*: Ferdinand Hueppe [Auto-Ergographie]. In: Die Medizin der Gegenwart in Selbstdarstellungen. Hrsg. v. Louis R. Grote, Bd. 2, Leipzig 1923, S. 77-138; *ders.*: Zur Geschichte der Sozialhygiene. In: Handbuch der sozialen Hygiene und Gesundheitsfürsorge. Hrsg. v. Adolf Gottstein, Arthur Schlossmann und Ludwig Teleky, Bd. 1, Berlin 1925, S. 1-70.

16 So GOTTSTEIN gegen die universitäre Bakteriologie; vgl. *Gottstein* (1999) [wie Anm. 9], S. xxxi f.

Eine Generation später konnte Ferdinand HUEPPE nicht ohne einen gewissen Triumph resümieren:[17]

"In diesem Sinne ist jeder normale und pathologische Lebensvorgang, jede Krankheit kein bleibender Zustand, status, sondern ein energetischer Vorgang, processus, und als solcher eine Funktion veränderlicher Faktoren, und zwar der veränderlichen Prädisposition oder Anlage als Ursache, der veränderlichen auslösenden Reize oder Erreger und der veränderlichen Außenbedingungen."

Diese Dynamik in der Auseinandersetzung von Krankheitskeimen, Vektoren und Menschen können wir heute - zum Leid der betroffenen Menschen insbesondere in Afrika südlich der Sahara - in besonders dramatischer Weise an der Rückkehr der Malaria studieren.[18]

2. Molekulare Medizin (ca. 1980 bis ?) und molekulare Gesundheit

Das genetische Konzept von ca. 1980

Nach einem Zeitsprung von 100 Jahren gerät das molekulargenetische Konzept um ca. 1980 in den Blick. Das genetische Credo lautet seit den 1940er Jahren: Ein Gen kodiert ein Protein, ein Protein setzt ein Gen voraus - oder klinisch gewendet: ein Gen kodiert eine Krankheit, bzw. eine Krankheit setzt ein Gen voraus. Der menschliche Organismus ist demnach die Realisierung seines genetischen Programms, es gibt eine strikte Hierarchie von Gen zu Organismus.

Jedes medizinische Konzept - so wurde oben festgehalten - birgt eine bestimmte Deutung von Gesundheit. Aus dem genetischen Dogma dieser Zeit folgt ein eindimensionales Verständnis individueller und öffentlicher Gesundheit. Dort, wo die Gene in Ordnung sind, kann es keine Krankheit geben. Ist dies nicht der Fall, dann ist - manchmal ausdrücklich, häufig eher verborgen eingefordert - durch entsprechende individuelle oder öffentliche Maßnahmen dafür zu sorgen, daß die genetischen Vorgaben von Krankheiten beseitigt werden, sich zumindest aber nicht durchsetzen können.[19] Auch dieses klare und eingängige Konzept der frühen Gene-

---

17 *Hueppe* (1925) [wie Anm. 15], S. 10 (im Original hervorgehoben).

18 1998 gab die WHO in ihrem Jahresbericht folgende Schätzungen an: 273 Mio. Neu-Erkrankungen für alle Mitgliedsstaaten, davon 238 Mio. für Afrika; 1,1 Mio. Tote für alle Mitgliedsstaaten, davon ca. 90 Prozent in Afrika südlich der Sahara, davon wiederum ca. 90 Prozent bei Kindern unter fünf Jahren. Diese Zahlen sind von der sog. "MIM", der "Multilaterale Initiative on Malaria" kürzlich grundsätzlich in Zweifel gezogen worden. Demnach liegt die Opferzahl zwischen 0,7 bis 2,7 Millionen Toten pro Jahr, davon sind mehr als drei Viertel afrikanische Kinder. Vgl. *Joel G. Breman*: The Intolerable Burden of Malaria: A New Look at the Numbers. American Journal of Tropical Medicine and Hygiene 64 (2001), Suppl., S. i-vii.

19 Die mehr oder weniger ausdrücklichen, offenbar unvermeidlichen gesundheitlichen Utopien der Genetik und die daraus resultierenden eugenischen Schlußfolgerungen werden in der Literatur immer wieder angesprochen. Vgl. u.v.a. *Leslie C. Dunn*: Cross Currents in the History of Human Genetics. American Journal of Human Genetics 14 (1962), S. 1-13; *Daniel J. Kevles*: In the Name of Eugenics: Genetics and the Uses of Human Heredity. New York 1985; Die Träume der Genetik. Gentechnische Utopien von sozialem Fortschritt (Schriften der Hamburger Stiftung für Sozialgeschichte des 20. Jahrhunderts, 6). Hrsg. v. *Ludger Wess*, Nördlingen 1989 (2. Aufl. 1998); *Lee M. Silver*: Das geklonte Paradies. Künstliche Zeugung und Lebensdesign im neuen Jahrtausend.

tik entfaltete in den Grundlagenwissenschaften, in der Medizin und in der Öffentlichkeit eine große Wirkung - wenngleich weniger auf klinischer als auf theoretischer und weltanschaulicher Ebene. Die Konsequenz war auch hier ein eindimensionales Verständnis von individueller Gesundheit (Gesundheit gleich genetische Norm) und öffentlicher Gesundheit (implizite, teils explizite Eugenik).

Das genetische Konzept von ca. 2010

In einem neuerlichen Sprung versetzen wir uns jetzt in das Jahr 2010. Wenn das, was mit dem frühen Konzept der Bakteriologie geschehen ist, in ähnlicher Weise wieder geschehen würde, wie müßte das Konzept der molekularen Medizin im Jahre 2010 aussehen? In der Proteinanalyse deutet sich - zunächst verborgen für die Fachleute - seit Mitte der 1990er Jahre ein neues Verständnis des Zusammenwirkens von Gen und Umwelt an.[20] Dazu zwei Beispiele: Auf dem Weg vom eigentlichen Gen (DNA) zum Boten-Gen (mRNA) können etwa durch Spleißen oder durch nachträgliche Veränderung der RNA (RNA-editing) verschiedene Botschaften entstehen, die zu unterschiedlichen Proteinen führen. Diese Vorgänge werden wahrscheinlich durch Stoffwechselprozesse und damit von außen gesteuert. Und weiter: Eine Proteinsequenz kann sich nach ihrer Produktion in verschiedene Proteine aufspalten (posttranslationale Modifikation). Diese können ihrerseits die Gen-Steuerung beeinflussen. Daraus folgt: Es gibt eine räumliche und zeitliche Koordination der Produktion von Proteinen, die nicht aus dem Gensatz einer Zelle, dem sog. 'Genom', erklärt werden können. Auch dazu ein Beispiel: Puppe und Falter haben dasselbe Genom. Und schließlich eine Rechenaufgabe: Ein Mensch hat ca. 40.000 Gene. Wir vermuten heute, daß es etwa 400.000 Proteine gibt. Insgesamt wird angenommen, daß aus den Genen eine zehn- bis fünfzigfach höhere Zahl an Proteinen folgen kann.

Der Blick wendet sich also vom Genom zum 'Proteom' und damit zur Analyse des Proteinprofils einer Zelle - dies in der Fortentwicklung der seit ca. 20 Jahren bekannten Proteomics[21] zu den postgenomischen Proteomics, also mit Blick auf die

München 1998 (Orig.: *ders.*: Remaking Eden. Cloning and Beyond in a Brave New World. New York 1997); *Philip Kitcher*: Genetik und Ethik. Die Revolution der Humangenetik und ihre Folgen. München 1998 (Orig.: *ders.: The Lives to Come. The Genetic Revolution and Human Possibilities.* New York 1996).

20 Zur Entwicklung und zum Stand der Proteomics vgl. *Stephen K. Burley* u.a.: Structural genomics: Beyond the Human Genome Project. Nature Genetics 23 (1999), S. 151-156; *Alfred Maelicke*: Proteomics. Nachrichten aus Chemie, Technik und Laboratorium, Zs der GDCh 47 (1999), S. 1433-1435; *Keith L. Williams*: Genomes and proteomes: Towards a multidimensional view of biology. Electrophoresis 20 (1999), S. 678-688; *Eric S. Lander* und *Robert A. Weinberg*: Pathways of Discoveries. Genomics: Journey to the Center of Biology. Science 287 (2000), S. 1777-1782; Proteomic Forum 2001. International meeting on proteome analysis, September 16-19 2001. München 2001.

21 Zur Begriffsklärung: Ein Genom umfaßt die gesamte genetische Information eines Individuums. Jede Zelle enthält die komplette Kopie des Genoms. Der Begriff Genomics umschreibt die Charakterisierung und Sequenzierung des Genoms sowie die Analyse der Verhältnisse von Genaktivität und Zellfunktion. Ein Proteom umfaßt das gesamte Proteinprofil einer Zelle oder eines Gewebes zu einer gegebenen Zeit. Der Begriff Proteomics umschreibt die systematische Analyse des Proteinprofils von gesundem und krankem Gewebe mit Bezug auf die jeweils aktiven Gene.

Funktion von Genen.[22] Diese grundlagenwissenschaftlichen Entwicklungen werden weniger durch massive Kritik als durch die rasante Entwicklung vornehmlich in den Grundlagenwissenschaften (hier: Biochemie), in der Biotechnologie (hier: Zwei-D-Elektrophorese und laserinduzierte Massenspektroskopie) und in der Bioinformatik vorangetrieben.[23]

Wie problematisch die genetische Sicht vorherrschender Krankheiten in der klinischen Medizin werden wird, zeigt sich am Problem von genetischer Anlage und lebensweltlicher Manifestation lebensbedrohlicher Krankheiten.[24] Wie etwa sollen sich Frauen verhalten, die ein Gen für Brustkrebs haben? Die Wahrscheinlichkeit, im Laufe des Lebens zu erkranken, ist zwar sehr hoch, wann genau dies geschieht, kann aber niemand sagen. Was also sollen Ärztinnen und Ärzte raten? Hier stehen sich die Konzepte der frühzeitigen prophylaktischen Mastektomie, einer permanenten präventiven Chemotherapie (Tamoxifen) und einer permanenten Überwachung gegenüber.[25]

Auch das Phänomen des gesunden Keimträgers wiederholt sich. Häufig entspricht der Phänotyp nicht dem (pathologischen) Genotyp. Grundlagenwissenschaftlich bedeutet dies zumindest zweierlei. Zunächst einmal ist der Organismus offensichtlich in der Lage, eine unzureichende genetische Ausstattung so weit zu kompensieren, daß genetische Defizite zumindest augenscheinlich weitgehend ausgeglichen werden können (z.B.: Myoglobin-Knockout-Mouse).[26] Gleichzeitig wird das elegant gedachte Tiermodell der Knock-Out-Mouse auf bestimmte Fälle eingeschränkt: Aufgrund der vielfältigen Kompensationsmechanismen ist offensichtlich nur in besonderen Fällen am Tiermodell zu studieren, welche Wirkungen ein Gen hat. Eben hier öffnet sich der Weg von den Genomics zu den Proteomics. Für die individuelle und öffentliche Gesundheitssicherung hat dies erhebliche Konsequenzen: Nur die wenigsten Krankheiten sind monogenetisch zu erklären, die bedeutenden Krankheiten und Todesursachen wie Herz-Kreislaufkrankheiten und bösartige Neubildungen jedenfalls nicht. Damit erhöht sich allenfalls das Wissen um genetische Prädispositionen; gleichzeitig werden Verhältnisse und Verhalten zu den entscheidenden Faktoren.

22 Vgl. in Übersicht *Akhilesh Pandey* und *Matthias Mann*: Proteomics to study genes and genomes. Nature 405 (2000), S. 837-846.
23 Zur Technik vgl. *N. Leigh Anderson* und *Norman G. Anderson*: Proteome and proteomics: New technologies, new concepts, and new words. Electrophoresis 19 (1998) S. 1853-1861; Bioanalytik. Hrsg. v. *Friedrich Lottspeich* und *Haralabos Zorbas*, Heidelberg, Berlin 1998, S. 815-827 (Proteomanalyse); *Denis F. Hochstrasser*: Present status of proteomics. Biochemical Society Transactions 27 (1999), Nr. 3, A67 (d.i.: Abstract); *Friedrich Lottspeich*: Proteomanalyse - ein Weg zur Funktionsanalyse von Proteinen. Angewandte Chemie 111 (1999), S. 2630-2647.
24 Zum Stand und zur Entwicklung der molekularen Medizin vgl.: Handbuch der molekularen Medizin, Bd. 1ff., Hrsg. v. *Detlev Ganten*, Berlin u.a. 1997ff.; Gen-Medizin. Eine Bestandsaufnahme. Hrsg. v. *A. M. Raem* u.a.. Berlin u.a. 2000.
25 *Barron H. Lerner*: Great expectations. Historical perspectives on genetic breast cancer testing. American Journal of Public Health 89 (1999), S. 938-944.
26 *A. Goedecke, U. Floegel, K. Zanger et al.*: Disruption of myoglobin in mice results in activation of multiple compensatory mechanisms. Circulation 100 (1999), Suppl. S (Nov 2 1999), Nr. 18; *dies.*: Disruption of myoglobin in mice induces multiple compensatory mechanisms. Proc. Nat. Acad. Sc. USA 96 (1999), S. 10495-10500 (Aug 31 1999), Nr. 18.

Und um die Analogie bis zum bitteren Ende zu treiben: Schließlich ist auch ein skandalös gescheiterter Therapieversuch zu verzeichnen. Jesse GELSINGER starb im September 1999 völlig unnötig im "Institute of Human Gene Therapy" der Pennsylvania State University, Philadelphia, an einem überzogenen gentherapeutischen Versuch. Sämtliche gentherapeutischen Versuchsprotokolle wurden anschließend in den USA streng überprüft. Eine konzeptuell schlüssige Gentherapie gibt es bisher nur in Ausnahmefällen wie etwa in der Hämatonkologie. Eine breit einsetzbare Gentherapie wird wohl, wie in der Bakteriologie, noch lange auf sich warten lassen und wahrscheinlich - wie im Falle des Penicillins - durch "Zufall" entdeckt werden.

Aus all diesem folgt, daß wir die individuelle Ausprägung eines Gens einerseits und andererseits das Verhalten von Individuen und die Einflüsse der Umwelt in einer völlig neuen Form wahrnehmen und bewerten müssen. Eine kausale programmatische und hierarchische Beziehung zwischen Genom und Organismus gibt es nicht. Das Wort "Gen für ..." trifft nicht zu.[27] Vielmehr findet die Genregulation in einer Wechselwirkung von genetischen und nicht-genetischen Faktoren statt. Gene, Individuum und Umgebung sind also mindestens als gleichwertige Faktoren zu begreifen. Da die Gene durch das HGP kartiert sind, wird die Gensteuerung durch Verhalten und Umwelt zu den herausragenden Forschungsgebieten werden.

In Analogie zu HUEPPEs oben zitierten Resumé läßt sich damit heute formulieren: „*Jeder normale und pathologische Lebensvorgang ist kein bleibender, im humanen Genom vorgegebener Zustand, sondern ein lebenslanger Prozeß, und als solcher eine Funktion, in die als Faktoren die genetischen Prädispositionen, das veränderliche Verhalten und die veränderlichen Außenbedingungen eingehen.*'

Die eindimensionale Sicht wird also auch im Fall der Genetik bzw. Genomik durch eine komplexe Sicht ersetzt werden. Die Genregulation findet in einer Wechselwirkung von genetischen und nichtgenetischen Faktoren statt. An die Stelle der schlichten hierarchisch-eindimensionalen Beziehungen von Genen und Organismus tritt damit eine faszinierende neue Welt ungeahnter Vielfalt und unüberschaubarer Möglichkeiten einer molekularen Gesundheit in einer molekularen Medizin.

---

27 *Ruth Hubbard* und *Elijah Wald*: Exploding the gene myth. How genetic information is produced and manipulated by scientists, physicians, employers, insurance companies, educators, and law enforcers. Boston 1993; *Hans-Jörg Rheinberger*: Die Evolution des Genbegriffs: Fragmente aus der Perspektive der Molekularbiologie. In: Die Entstehung der Synthetischen Theorie. Beiträge zur Geschichte der Evolutionsbiologie in Deutschland 1930-1950 (Verhandlungen zur Geschichte und Theorie der Biologie, 2). Hrsg. v. Thomas Junker und Eve-Marie Engels, Berlin 1999, S. 323-341; The concept of the gene in development and evolution. Historical and epistemological perspectives (Cambridge studies in philosophy and biology). Hrsg. v. *Peter J. Beurton u.a.*, Cambridge 2000; *Jonathan Michael Kaplan* und *Massimo Pigliucci*: Genes 'for' Phenotypes: A Modern History View. Biology and Philosophy 16 (2001), S. 189-213.

3. Molekulare Medizin und pragmatische Medizingeschichte -
einige Schlußfolgerungen

Zur aktuellen medizinisch-wissenschaftlichen Entwicklung

Die hier nur angedeutete grundlagenwissenschaftliche Entwicklung hat erhebliche Konsequenzen für die Medizin und für die Gesellschaft.[28] Den grundlagenwissenschaftlichen Vorgang faßt Reinhard WANDTNER in einem bissigen Kommentar so zusammen:[29]

"Dogmen geben Sicherheit. Man hat etwas, an das man sich halten kann, ohne ständig in Rechtfertigungszwang zu kommen. Das schätzen auch Wissenschaftler, wie das zentrale Dogma der Molekularbiologie zeigt. DNS macht RNS macht Protein - ein betörend einfache Beschreibung elementarer Lebensvorgänge. Das Dogma, geboren aus der Begeisterung nach der Aufklärung des genetischen Codes in den fünfziger Jahren, hat Generationen von Biologiestudenten beglückt. Doch mittlerweile ist es löchrig geworden. Die Macht der Gene wurde überschätzt. Wie das Endprodukt, das Protein aussieht, läßt sich nicht allein aus der genetischen Sequenz ableiten. DNS macht RNS macht Protein, aber manchmal kann RNS auch DNS und ein andermal RNS auch RNS machen, welche wiederum andere Proteine macht als jene, die entstehen, wenn RNS nur von DNS gemacht würde, und früher einmal machte möglicherweise RNS allein Protein - aber man weiß es nicht genau. So etwa lautete die Version, die unlängst ein amerikanischer Forscher augenzwinkernd vorgeschlagen hat. Sie ist natürlich nicht griffig genug. Was also tun, um nicht ohne Dogma leben zu müssen? Man schafft ein neues, das Zentrale Dogma der Genomforschung: Sequenz bestimmt die Struktur bestimmt die Funktion. Diese Aussage ist einerseits ausreichend wahr, andererseits ziemlich vage. Hurra, ein hoffentlich langlebiges neues Dogma ist geboren."

Der historische Vergleich der frühen Bakteriologie und der frühen Genomik kommt also zum gleichen Ergebnis: Vorsicht vor der Überinterpretation eines einfachen, ja eindimensionalen Konzeptes, das mit umfassendem Erklärungsanspruch auftritt.

---

28 Die medizinischen und gesellschaftlichen Konsequenzen können nur angedeutet werden. Vgl. hierzu ausführlich: Was wissen wir, wenn wir das menschliche Genom kennen? Hrsg. v. *Ludger Honnefelder* und *Peter Propping*, Köln 2001, und - im Duktus dieses historischen Vergleichs - *Alfons Labisch*: Bakteriologie und Konstitutionshygiene - Genomics und Proteomics: Konzepte der Medizin und Konzepte der Gesundheitssicherung in Vergangenheit und Zukunft. Das Gesundheitswesen 63 (2001), S. 191-199. Vgl. auch *Norbert Paul*: Anticipating Molecular Medicine: Smooth Transition from Biomedical Science to Clinical Practice? American Family Physician 63 (2001), S. 1704f.

Aus der inzwischen unübersehbaren Literatur zu den gesellschaftlichen Folgen der molekularen Transition der Medizin vgl. *Lily E. Kay*: The molecular vision of life. Caltech, the Rockefeller Foundation, and the rise of the new biology. New York u.a. 1993; *dies.*: Who wrote the book of life? A history of the genetic code. Stanford 2000; *Herbert Gottweis*: Governing molecules. The discursive politics of genetic engineering in Europe and the United States. Cambridge Ms. 1998; *Elisabeth List*: Grenzen der Verfügbarkeit. Die Technik, das Subjekt und das Lebendige. Wien 2001.

29 *Reinhard Wandter*: Dogmenwechsel. Frankfurter Allgemeine Nr. 213 v. 13. Sept. 2000, Natur und Wissenschaft, N1.

Auch die bisher überschaubare Entwicklung zeigt für die molekulare Medizin bereits eine ganze Reihe von grundlagenwissenschaftlichen, klinischen, gesundheitswissenschaftlichen und alltagsweltlichen Problemen. Das menschliche Genom ist eine Sammlung von Blaupausen für verschiedenste Module. Weder kann ein funktionierendes "Haus" durch eine Blaupause noch kann ein lebender Organismus durch seine Gene erklärt werden. Das Problem der Zukunft wird das Verständnis der Regulation der Wechselwirkung von Genen und Umwelt sein. Die Regulation des genetischen Programms findet im Alltagsleben der Menschen statt. Grundlage ist die Auseinandersetzung von genetischen Anlagen, Umwelt- und Verhaltenseinflüssen. Wir werden folglich, ähnlich wie 1910, zu einer
- Dynamisierung des Verständnisses von genetischem Programm (= Genotyp) und lebensweltlicher Ausformulierung (= Phänotyp),
- Dynamisierung der medizinischen Konzepte in der Klinik und in den Gesundheitswissenschaften auf individueller genetischer Grundlage,
- Dynamisierung des Gesundheitsverständnisses auf der Kenntnis der individuellen genetischen Grundlagen kommen.
Ergebnis wird ein neues Verständnis von Gesundheit und Krankheit sein, dessen naturwissenschaftliche Grundlage auf molekularer Ebene liegt. Medizinisches Grundlagenwissen und medizinische Verfahren wirken in die Gesellschaft hinein, sie verändern Handeln und Verhalten. Medizinisches Denken und ärztliches Handeln wirken unmittelbar auf sozialer und kultureller Ebene. Hygiene und Bakteriologie sind Musterbeispiele für diese Prozesse. Vor wenigen Jahrzehnten haben die pharmakologischen Möglichkeiten der Kontrazeption nicht nur das sexuelle Verhalten, sondern auch die Rolle der Frauen umgestaltet. Die Transition zur molekularen Medizin wird die individuelle Lebenswelt und die soziale Welt ebenfalls ändern. Bereits jetzt beeinflußt die Molekulargenetik und die klinische Reproduktionsmedizin das generative Verhalten der Menschen. Damit ist gewiß: Die molekulare Welt wird den Menschen genauso gewiß und damit genau so "wahr" werden, wie uns die hygienisch-bakteriologische Welt gewiß und im Alltagsleben "wahr" geworden ist. Auch dies ist in einem Kommentar treffend zusammengefaßt:[30]

"Die neuen Entdeckungen (...) verraten den Menschen nichts grundsätzlich Neues über sich selbst, denn die Persönlichkeit steckt nicht in den Genen. (...) Nur: eine bessere Erkenntnis unserer selbst bis in die Moleküle. Es ist ein Wissen, das allen Menschen eine besondere Verantwortung, einen neuen Lebensstil bescheren wird, mit ihren festgeschriebenen Anlagen umzugehen. Vielleicht ist es diese permanente Selbstkontrolle (...) die Michel Foucault (...) gegen Ende seines Lebens mit dem diabolischen Begriff 'Biomacht' umschrieben hat. Es könnte die Definition von Herrschaft im einundzwanzigsten Jahrhundert sein - einer Herrschaft, die sich nicht mehr an Territorien oder Gütern, sondern an Körpern und Informationen festmachen wird und deren Claims derzeit abgesteckt werden".

30 *Dirk Schümer*: Die lukrativen Gene der Wikinger. Island wird zum Labor der Biotechnologie. Frankfurter Allgemeine Nr. 216 v. 16. Sept. 2000, Bilder und Zeiten, 1.

Die "Molekularisierung" der Gesundheit ist damit nur ein weiterer kleiner Schritt einer umfassenden "Medikalisierung" aller Lebensverhältnisse, die ihrerseits wiederum nur ein Teilaspekt der "Rationalisierung" des Lebens in der Moderne ist.[31]

Zu theoretischen und methodischen Aspekten der Medizingeschichte

Die theoretischen Vorgaben und Folgen des Konzeptes der Historizität sind in der Einleitung dieses Sammelbandes dargelegt worden. Anknüpfungspunkt war das Handeln als Grundkategorie sowohl der Medizin als auch der Historiographie. Ein Schlüsselbegriff war die "Histo-Realität" als spezifisches Produkt eines historischen Erkenntnisprozesses, in dem ein bestimmter Problembereich der Gegenwart in einem iterativ-rekursiven Erkenntnisprozeß in der Vergangenheit untersucht wird, um daraus Erkenntnisse für die Gegenwart zu gewinnen. Diese Vorgaben seien an dem hier entwickelten Beispiel in einer anderen, zunächst vermeintlich fremden Perspektive nochmals zusammengefaßt.[32]

Im historischen Geschehen sind über die Zeiten hin vergleichbare Handlungszusammenhänge erkennbar. Derartige wiederkehrende Handlungszusammenhänge werden hier als historizitär bezeichnet.

Ausgehend von aktuellen Problemen richtet sich historische Erkenntnis auf Handlungsmöglichkeiten, die in der Vergangenheit gleichsam geronnen sind. Damit richtet sich historische Erkenntnis auf vergangene Ereignisse als "kulturelle Realgründe". Um diese Ereignisse verstehen zu können, ist es erforderlich, den historischen Zusammenhang herzustellen. Diese historischen Kontexte sind als "kulturelle Erkenntnisgründe" zu fassen. Kulturelle Erkenntnisgründe sind - von historischen (Real-)Typen über Gattungsbegriffe bis hin zu Idealtypen - übergreifende Begriffe wachsender Abstraktheit. Im Alltagsgeschäft des Historikers entsprechen sie der Kontextualisierung von Gegenstand und Fragestellung.

Diese allgemeine Aussage läßt sich weiter präzisieren: Kulturelle Realgründe ermitteln "tatsächliche" Glieder historischer Handlungszusammenhänge. Voraussetzung dafür sind genau bestimmte kulturelle Erkenntnisgründe. In Analogie zu den kulturellen Realgründen kann die historische Arbeit an kulturellen Erkenntnisgründen daher als Rekonstruktion von Handlungsmöglichkeiten in einem bestimmten historischen Raum verstanden werden. Diese kulturellen Erkenntnisgründe können in der Geschichte abgeschlossen sein - dies ist gelegentlich ein Trauma der (Medizin-) Geschichte der Antike oder des Mittelalters, denen damit scheinbar nur antiquarischer Wert zukommt. Kulturelle Erkenntnisgründe, die offenbar in unsere Zeit fortwirken, haben indes in jeweils präzise zu bestimmender Reichweite Bedeutung auch für die Gegenwart des Betrachters - gleich welcher historischen

---

31 Vgl. neben *Labisch* (1992) [wie Anm. 6] *ders.*: "Gesundheit" im Wandel der Zeiten. Zur Geschichte und Theorie des Problems "Medizin in der Gesellschaft". In: Gesundheit: Strukturen und Handlungsfelder. Hrsg. v. d. Bundesvereinigung für Gesundheit e.V., Neuwied 1999, I1 (1-60).

32 Die Zusammenfassung folgt der methodologisch-historiographischen Diskussion zwischen Ernst MEIER und Max WEBER zu Anfang des 20. Jahrhunderts. *Max Weber*: Kritische Studien auf dem Gebiet der kulturwissenschaftlichen Logik. Archiv für Sozialwissenschaften und Sozialpolitik 22 (1906), S. 143-207; auch in: *ders.*: Gesammelte Aufsätze zur Wissenschaftslehre. Hrsg. v. Marianne Weber, Tübingen 1922, S. 215-290.

Epoche sie auch immer entstammen. Eben wegen dieser aktuellen Bedeutung betreiben wir Geschichte. Der vorliegende Sammelband bringt hierzu genügend Beispiele.

Die Frage, ob ein Gegenstand in der Geschichte abgelegt und damit vornehmlich - und um dies ein für allemal klarzustellen: für Historiker völlig legitimen - historisch-empirischen Interesses ist, kann folglich niemals endgültig sein: Dies entscheidet sich aus dem Problemhorizont einer Zeit jeweils neu. Eben deshalb ist "Geschichte" als Erkenntnismittel niemals abgeschlossen, sondern muß ständig neu betrieben werden. Max WEBER schreibt zu diesem Problem:[33]

"Da die Kulturprobleme einem permanenten Wandel unterworfen sind, müssen die Wirklichkeitswissenschaften immer neu geschrieben werden: Den Wirklichkeitswissenschaften ist damit zwar keine Theorie, aber ewige Jugendlichkeit gegeben."
Ebenso folgt daraus, daß auch ganze Begriffssysteme dann, wenn sie im Wandel der Kulturinteressen nicht mehr tragen, umgebildet werden müssen - es ist dies die Situation, in der wissenstheoretische und logische Probleme entstehen. *"Das Licht der großen Kulturprobleme"* - so WEBER - *"ist weiter gezogen. Dann rüstet sich auch die Wissenschaft, ihren Standort und ihren Begriffsapparat zu wechseln".*

"Kulturelle Erkenntnisgründe" können als Kontingenzräume möglicher Handlungen verstanden werden. Die historisch empirische Analyse ist darauf gerichtet, in einem solchen kontextuellen Kontingenzraum einzelne Ereignisse als Realgründe kausal zuzuordnen. Richtet sich die historische Erkenntnis auf kulturelle Erkenntnisgründe, werden damit in einem weiteren Zeithorizont[34] Kontingenzräume möglicher Handlungen abgesteckt. Diese wechselseitig miteinander verbundenen und ständig wiederholten Schritte zwischen Real- und Erkenntnisgründen entsprechen dem Konzept der "Histo-Realität", wie es Hans-Jörg RHEINBERGER entwickelt hat[35] - und das uns auf einmal als eine poststrukturalistisch-konstruktivistische Variante der neukantianischen Position WEBERs erscheint.

Weisen Kontingenzräume historizitären Charakter auf, können diese in historischen Vergleichen über die Zeit hin nutzbar gemacht werden. Damit kann die Geschichtsforschung zwar niemals die Zukunft voraussagen. Aber sie kann dazu beitragen, aktuelle Handlungsräume in ihren möglichen Optionen unter der besonderen

---

33 Vgl. hierzu im Rahmen der Medizingeschichte - mit den entsprechenden Quellenangaben - *Alfons Labisch*: Max Weber - der Historiker? Max Weber - für Historiker? Zur Geschichte / Geschichtswissenschaft in Leben und Werk Max Webers. Medizinhistorisches Journal 27 (1992), S. 156-174, ebd. 169f.

34 Vgl. hierzu grundsätzlich *Reinhart Kosellek*: Vergangene Zukunft. Zur Semantik geschichtlicher Zeiten. 1. Aufl. Frankfurt a.M. 1979 (Tb. 1. Aufl. 1989); ders.: Zeitschichten. Studien zur Historik. Mit einem Beitrag von Hans-Georg Gadamer, Frankfurt a.M. 2000, sowie diskursiv bzw. zusammenfassend *Reinhart Koselleck* und *Christof Dipper*: Begriffsgeschichte, Sozialgeschichte, begriffene Geschichte. Reinhart Koselleck im Gespräch mit Christof Dipper. Neue Politische Literatur 43 (1998), S. 187-205, und *Christof Dipper*: Die "Geschichtlichen Grundbegriffe". Von der Begriffsgeschichte zur Theorie der historischen Zeiten. Historische Zeitschrift 270 (2000), S. 281-308.

35 *Hans-Jörg Rheinberger*: Experimentalsysteme und epistemische Dinge. Eine Geschichte der Proteinsynthese im Reagenzglas. Göttingen 2001, ebd.193-204: Kap. 10 "Historialität, Erzählung, Reflexion", s. ebd. 195: "In paradoxer Formulierung läßt sich sagen, daß das jeweils Gegenwärtige das Ergebnis von Etwas darstellt, das so nicht gewesen ist, und daß Vergangenheit zur Spur von etwas wird, das sich (noch) nicht ereignet hat".

Perspektive zeitlicher Dynamik aufklären zu helfen.

Aufgabe einer derart angelegten Medizingeschichte ist, die Bedingtheit von Wissen und Können in der Medizin zu reflektieren. Damit schafft sie, so meinte zumindest Ulrich HADDING in diesem Band, Handlungsfreiheit für die Zukunft.

Lachgas: Lustgas und Inhalationsanästhetikum -
Erfahrung und Handeln in der Geschichte der Anästhesie

von HEIKE PETERMANN

1. Einleitung

"The anaesthetist is continually dealing with life and death. For that reason he must have absolute confidence in the anaesthetic gases he uses to put patients to sleep for various operative procedures." [1]

Dieses 1924 geäußerte absolute Vertrauen in das Inhalationsanästhetikum Lachgas wird im Jahr 2000 offenkundig in Deutschland in Frage gestellt. Auf zahlreichen Workshops und Symposien wird die Frage „State of the art in der Anästhesie: mit oder ohne Lachgas?" diskutiert. Oder wie es das Erlanger Symposium als Thema formulierte „200 Jahre – Auch das Ende einer Ära?" Von dieser Frage ausgehend soll die Kontigenz der Entscheidung für oder gegen Lachgas in der Geschichte untersucht werden. Die Historizität dieser Entwicklung gibt dabei auch Anhaltspunkte für aktuelle Fragestellungen.

2. Die frühe Geschichte von Lachgas

Als Entdecker von Stickoxydul (Lachgas) gilt Joseph PRIESTLEY (1733-1804), der in "experiments and observations on different kinds of air" seine ersten Ergebnisse über die Eigenschaften von Gasen vorstellt, die in den Philosophical Transactions im Jahr 1772 veröffentlicht wurden. Der Zeitpunkt der Entdeckung des Lachgases, besser der ersten Darstellung oder Isolierung, war vermutlich erst um die Jahreswende 1773/74, nachdem die vorherigen Versuche bei anderen Reaktionsstufen endeten – soweit dies heute noch nachzuvollziehen ist. Der Name der neuen Substanz war: *"Dephlogisticated nitrous air is the term ... because it admitted a candle to burn in it."* [2] PRIESTLEYs Untersuchungen über verschiedene Gase regten Mediziner und Naturwissenschaftler an, über deren therapeutischen Nutzen nachzudenken. Einer von ihnen war Thomas BEDDOES (1760-1808), der Ende des 18. Jahrhunderts die "Medical Pneumatic Institution" in Clifton, Bristol begründete.[3] Sein bekanntester Mitarbeiter war Humphry DAVY (1778-1829). Sie führten Experimente mit verschiedenen Gasen durch und konnten dazu eine von

1   *D. A. Smith*: A history of nitrous oxide and oxygen anaesthesia. Part X: The early manufacture, storage and purity of nitrous oxide. Brit J Anaesth 39 (1967), 351-381.
2   *D. A. Smith*: A history of nitrous oxide and oxygen anaesthesia. Part I: Joseph Priestley to Humphry Davy. Brit J Anaesth 37 (1965), 790-798.
3   *D. A. Smith*: A history of nitrous oxide and oxygen anaesthesia. Part II: Davy's researches in relation to inhalation anaesthesia. Brit J Anaesth 37 (1965), 871-882; *D. A. Smith*: A history of nitrous oxide and oxygen anaesthesia. Part IV: Hickman and the "Introduction of certain gases into the lungs." Brit J Anaesth 38 (1966), 59-72.

James WATT (1736-1819), dem Erfinder der Dampfmaschine, und BEDDOES konstruierte Apparatur verwenden. DAVYs Aufgabe war es, die physikalischen, chemischen und biologischen Möglichkeiten zu untersuchen. Veröffentlicht hat er diese im Jahr 1800 mit dem Titel *Researches, chemical and philosophical, chiefly concerning Nitrous Oxide, or dephlogisticated Nitrous air, and its respiration.* Zwölf Jahre später wurden sie ins Deutsche übersetzt und erschienen unter dem Titel: „*Chemische Untersuchungen über die Verbindung des Stickstoffs mit Sauerstoff und Wasserstoff, und besonders über das oxydierte Stickgas*" (Lemgo 1812). Die „schmerzbetäubenden" Eigenschaften von Stickoxydul erfuhr DAVY im Selbstexperiment als Mittel gegen Kopf- und Zahnschmerzen und hielt als Ergebnis über die betäubende Wirkung von Lachgas fest: „*Da das Stickoxydul in seiner umfassenden Wirkung körperlichen Schmerz anscheinend aufzuheben vermag, kann es vermutlich mit Erfolg bei chirurgischen Operationen ohne großen Blutverlust benutzt werden.*"[4] Die anästhetischen Eigenschaften von Lachgas blieben unbeachtet und gerieten erst einmal in Vergessenheit.

Die frühe Geschichte des Lachgases war auch die der öffentlichen Unterhaltung. Die Versuche in Bristol im Jahr 1799/1800 fanden ihren Widerhall in der Literatur. In *Doctor Syntax in Paris* finden sich folgende Zeilen: *Our Dentist quickly twisted out / The offending tooth, and Dolly rose. / Le Charlatan observed, „suppose, / Madame, you snuff some Nitrous Gas, / To assuage the torments of your face."* [5]

Es gibt Belege aus den 20er Jahren des 19. Jahrhunderts wie den einer Einladung für den 5. Juni 1824 ins Adelphi Theatre im englischen Strand zu einer Demonstration von Lachgas durch Sir Humphry DAVY.[6] Eingebettet war diese Vorführung in eine Art Variete Programm, mit optischen Erscheinungen, singenden Gläsern und anderen Illusionen. Daneben gab es zahlreiche Zeichnungen, die wohl eher Karikaturen sind und in den 1830er Jahren auch einen "Comic Song" mit dem Titel "*Laughing Gas: ...The tale of Poor Jeremy Jones: He was thin as a leaf / And his flesh was worn from his bones with grief.../ A wag who heard of poor Jeremy's case, / Told him he'd very soon alter his Face: / Invited him home and while these, alas! / He swallowed a Bladder of Laughing-Gas.*"[7] Bis in die 40er Jahre des 19. Jahrhunderts sind die öffentlichen Belustigungen nachweisbar, und es wird angenommen, daß sie noch bis in die 1860er Jahre fortgeführt werden. Auch heute ist Lachgas wieder eine Partydroge. Risikolos ist sie damals wie heute nicht.

Am 10. Dezember 1844 veranstaltete Gardner Quincy COLTON (1814-1898) eine große Ausstellung. An dieser nahm Horace WELLS (1815-1848) teil und beobachtete bei einem Teilnehmer, der sich an einem Stuhl gestoßen hatte, die schmerzbetäubende Wirkung.[8] So ließ er sich am Tag darauf einen Zahn extrahieren

4 H. *Davy*: Researches, chemical and philosophical chiefly concerning Nitrous Oxide, or dephlogisticated Nitrous Air, and its Respiration. London 1800, hier S. 556.

5 *D. A. Smith*: A history of nitrous oxide and oxygen anaesthesia. Part III: Parssons shaw, Doctor Syntax and nitrous oxide. Brit J Anaesth 37 (1965), S. 958-966.

6 *D. A. Smith*: A history of nitrous oxide and oxygen anaesthesia. Part VII: 1868 – Nitrous oxide anaesthesia takes root in Great Britain. Brit J Anaesth 38 (1966), S. 551-568.

7 *Smith* (1965) [wie Anm. 3].

8 *D. A. Smith*: A history of nitrous oxide and oxygen anaesthesia. Part V: The crucial experiment, its eclipse, and its revival. Brit J Anaesth 37 (1966), S. 143-156.

– es erfolgte völlig schmerzfrei. Im Jahr 1845 wollte er diese Entdeckung dann am Massachussetts General Hospital in Boston demonstrieren, doch es schlug fehl: Der Patient hatte zu wenig Stickoxydul aus der Blase eingeatmet. Die vermeintlich neue Entdeckung wurde als Humbug bezeichnet, Lachgas wurde als nicht geeignet für Narkosezwecke eingeschätzt und geriet wieder in Vergessenheit. Nach der erfolgreichen Demonstration von Schwefeläther am 16. Oktober 1846 war die Suche nach einem „Mittel zur Unempfindlichmachung bei Schmerzen" erst einmal zu Ende.

COLTON etablierte "The Colton Dental Association" und führte 1862 Lachgas in die Zahnbehandlung ein, zuerst in New Haven, Conneticut, und später in New York. Durch Reklame und Mundpropaganda war es ihm und seinen Kollegen möglich, in wenigen Monaten mehr als 1000 Patienten zu behandeln. Bis 1877 wurden weit über 92.000 behandelt, ohne daß ein einziger Todesfall eintrat – allerdings nur bei zahnärztlichen Behandlungen.

3. Die Statistiken des Chirurgen Ernst GURLT

Durch die Statistiken[9] von Ernst Julius GURLT (1825-1899) ist belegt, daß auch im deutschsprachigen Raum Lachgas zur Anästhesie bei einer Vielzahl von Zahnextraktionen eingesetzt wurde, *„das sich nur für kurze Zahnoperationen eignet".*[10] Zum Teil wurde die Applikation von Lachgas durch die Gabe von Äther ergänzt.

„Bekanntlich wurde in der ersten Sitzung des vorjährigen Kongresses ... beschlossen, im Schoße der Deutschen Gesellschaft für Chirurgie eine Sammelforschung über die von Mitgliedern derselben während eines gewissen Zeitraumes beobachteten Narkosen zu veranstalten."[11]

In dem ersten Bericht wurde über 24.625 Narkosen berichtet, in der Statistik - die für manche Bundesstaaten wie z.B. Hamburg keine Angaben macht - wurde keine einzige Lachgasnarkose angeführt. In den Anlagen fanden sich Hinweise auf die Lachgasnarkose von einem Berliner Zahnarzt, der meinte, daß *„eine leichte und vorsichtige Chloroformnarkose dem Organismus weniger schädlich zu sein schien .... als die nur in Begleitung einer Cyanose schmerzlos wirkende Lachgas-Narkose."*[12]

Auch in der nächsten Statistik von 1892[13] wurde die Lachgasnarkose bei den 61.526 Narkosen nicht erwähnt. Bei der Betrachtung der einzelnen Narkosemittel wurde auf das Stickoxydul eingegangen. Im zahnärztlichen Institut der Berliner

9 *Ernst J. Gurlt:* Zur Narkotisirungs-Statistik. Archiv für Klinische Chirurgie 42 (1891), 282-301; *Ernst J. Gurlt:* Zur Narkotisirungs-Statistik. Archiv für Klinische Chirurgie 45 (1893), 55-113; *Ernst J. Gurlt:* Zur Narkotisirungs-Statistik. Archiv für Klinische Chirurgie 46 (1893), 139-176; *Ernst J. Gurlt:* Zur Narkotisirungs-Statistik. Archiv für Klinische Chirurgie 48 (1894), 223-274; *Ernst J. Gurlt:* Zur Narkotisirungs-Statistik. Archiv für Klinische Chirurgie 51 (1896), 91-168; *Ernst J. Gurlt:* Zur Narkotisirungs-Statistik. Archiv für Klinische Chirurgie 55 (1897), 473-519.
10 *Gurlt* (1893-46) [wie Anm. 9].
11 *Gurlt* (1893-46) [wie Anm. 9].
12 *Gurlt* (1891) [wie Anm. 9].
13 *Gurlt* (1893-45) [wie Anm. 9].

Universität „*verliefen die 47 Betäubungen mit Bromaethyl zwar gut, zeigten aber dem Stickoxydul gegenüber, besonders in Bezug auf die Nachwirkungen, manche Uebelstände, welche Anlaß gaben, bald zu letzterem Mittel wieder zurück-zukehren.*"[14] Stickoxydul, „das sich nur für kurze Zahnoperationen eignet" wurde unter Punkt g) erwähnt, der jedoch in der Übersichtsstatistik fehlte. Im zahnärzt-lichen Institut der Berliner Universität wurden seit Oktober 1884 10.646 Betäu-bungen ausgeführt, daneben noch 818 Narkosen in einer zahnärztlichen Praxis von 1883-1893. Seit 1886 wurden die Lachgasnarkosen im Berliner Institut nach dem Vorschlag von Theodor HILLISCHER (1850-1926) teilweise mit Zusatz von wenig Sauerstoff ausgeführt.[15] „*Bei Anwendung des reinen Gases wurden die Patienten in einigen wenigen Fällen ängstlich blau im Gesicht, was bei der Mischung mit Sauerstoff nicht mehr beobachtet wurde.*"[16] Ein Todesfall oder eine ernste Lebensgefahr wurden dabei nicht beobachtet. Bei den 818 Lachgasnarkosen des Zahnarztes wurden meist 5 Gallonen des sogenannten englischen Gases aus der Fabrik von Paul BUSS, Berlin Friedrichstraße, verwendet und mit dem CLOVERschen Mundstück appliziert.

Im Jahr 1894 berichtete die Narkose-Statistik[17] wieder nicht über Lach-gasnarkosen. In den Erläuterungen fand der Bericht eines Privatdozenten für Zahnheilkunde, Dr. BOENNECKEN aus Bonn, Erwähnung, dem das Lachgas und Sauerstoff in Stahlflaschen zur Verfügung standen. Die Schlafgasnarkose mit Stick-oxydul (N_2O) mit 5-10 pCt. Sauerstoff war zu kurz und zu oberflächlich. „*Mehr als zwei schmerzlose Zahnextraktionen sind selten möglich. Die Patienten geben gewöhnlich an, sie hätten den Eingriff gefühlt. Dagegen scheint die Schlafgas-narkose selbst bei Personen mit Fettherz ungefährlich. Das Wohlbefinden beim Erwachen ist ein auffallend gutes.*"[18]

Im fünften Bericht (1895) wurden 20.352 Lachgas-Narkosen bei Zahnoperationen angeführt,[19] die Herr SÜERSEN in einem Zeitraum von 68 Monaten durchführte. Stickoxydul betraf „lediglich die zahnärztliche Praxis"[20] wie Ernst GURLT schon früher angemerkt hatte. Bei diesen wurden 31.623 Zähne gezogen und der BARTHsche Gasometer, das GROHNWALDsche Mundstück mit manueller mechanischer Betätigung und Gas von Zahnarzt LOSSE, Leipziger Straße, im komprimierten Zustand verwendet. Paul RITTER, Zahnarzt in Berlin, hatte bei leichteren Operationen „einige Male Stickstoff-Oxydul" angewandt, wie er berichtete.

Der letzte Bericht liegt aus dem Jahr 1897 vor[21] und umfaßte die Jahre 1895/96 (29.526 Narkosen) und 1896/97 (32.009 Narkosen). Obwohl der Zahnarzt RITTER wieder als Autor angegeben wurde, so fehlten seine Zahlen im Bericht ebenso wie

---

14 *Gurlt* (1893-46) [wie Anm. 9].

15 *Th. Hillischer*: Ueber die allgemeine Verwendbarkeit der Lustgas-Sauerstoffnarcosen in der Chirurgie und den respiratorischen Gaswechsel bei Lustgas und Lustgas-Sauerstoff. Österreichisch-Ungarische Vierteljahresschrift für Zahnheilkunde (1896-2), 252-343.

16 *Gurlt* (1893-46) [wie Anm. 9].

17 *Gurlt* (1894) [wie Anm. 9].

18 *Gurlt* (1894) [wie Anm. 9].

19 *Gurlt* (1896) [wie Anm. 9].

20 *Gurlt* (1893-45) [wie Anm. 9].

21 *Gurlt* (1897) [wie Anm. 9].

Angaben zu Lachgas in der Statistik.

In den sechs Berichten sind 330.429 Fälle beschrieben mit einer Mortalität von 1:2429. Neben den bekannten Narkosen mit Äther und Chloroform und verschiedenen Mischungen wurden folgende Narkosen durchgeführt: Mit Bromäthyl 10.793 und einer Mortalität von 1:3370, mit Pental 631 und 1:213 sowie Regionalanästhesien mit Kokain und dem SCHLEICHschen Infiltrationsverfahren. Lachgasnarkosen werden nur für die zahnärztliche Praxis angegeben, in der Chirurgie fehlen dazu Angaben im Berichtszeitraum (1891 bis 1896) in der Narkosestatistik von GURLT völlig. Die Narkose mit Stickoxydul war in dem Zeitraum kein Standard-Narkoseverfahren, in welchem Umfang Lachgas in der Chirurgie in dieser Zeit eingesetzt wurde, kann nur aus den einzelnen Veröffentlichungen erschlossen werden.

4. Die ersten Anwendungen von Lachgas in der Chirurgie

In den 80er Jahren des 19. Jahrhunderts gab es einige Veröffentlichungen zur Anwendung der Lachgasnarkose in den operativen Disziplinen. *„1875 begann Paul BERT die Versuche mit Lustgas-Sauerstoff in origineller Weise zu erneuern, indem er das Gemenge durch Druck auf das ursprüngliche Volumen des darin enthaltenen Lustgases brachte und zur Compensation die Verabreichung in Kammern mit entsprechend erhöhtem Luftdruck durchführte."*[22]

Die Kombination von Stickoxydul und Sauerstoff erschien als die geeignete Kombination, deren Anwendung Paul BERT (1883-1886) in seiner Überdruckkammer realisierte.[23] Doch schon 1883 stellte er fest, daß die Notwendigkeit von komplizierten und kostspieligen Apparaturen nur größeren Krankenhäusern die Anwendung von Lachgas ermögliche. 1886 publizierten HILLISCHER und Albert DÖDERLEIN (1860-1942) ihre Erfahrungen mit der Lachgasnarkose.[24] HILLISCHER schlug dabei vor, die Kombination von N_2O und O_2 „Schlafgas" zu nennen, im Unterschied zu Lust- oder Lachgas für N_2O. Er faßte die Ergebnisse so zusammen:

1. Die Lustgasnarcose würde nach verhältnismäßig kurzem Zeitraume wegen Sauerstoffmangels zur Asphyxie und zum Tode führen.

2. Die Narcose mit $N_2O + O$ ist einer bedeutenden Verlängerung, selbst auf den längsten Zeitraum, der je zur Durchführung einer chirurgischen Operation nöthig ist, fähig. Es erwächst daraus der außerordentliche Vorteil, ohne Besorgnis den Patienten auch über den Eintritt des Stadius anaesthetic hinaus behufs tiefer Narcose einatmen lassen zu können.

3. Die einfache Lustgasnarcose erzeugt leicht Dyspnoe ... und hat namentlich bei reizbaren Individuen ein mitunter beängstigendes Exercitationsstadium.

22 *Hillischer* (1896) [wie Anm. 15].

23 *D. A. Smith*: A history of nitrous oxide and oxygen anaesthesia. Part IX: The introduction of nitrous oxide and oxygen anaesthesia. Brit J Anaesth 38 (1966), 950-963; *Tindal*: The perfect anaesthetic, anaesthesia by the method of Paul Bert. Anesth Analg 52 (1973), 361-368.

24 *Hillischer* (1896) [wie Anm. 15]; *Döderlein*: Ueber Stickoxydul-Sauerstoffanästhesie. Arch Gynäkologie 27 (1886), 85-101.

4. Dieses Reizungsstadium fehlt bei der Narcose mit dem Lustgas-Sauerstoff-gemenge (Schlafgas) vollständig oder ist ganz unbedeutend ausgebildet. Patienten, welche schon beide Arten Narcose versucht haben, geben ... stricte an, daß sowohl die Inhalation als auch die Narcose bei Lustgas-Sauerstoffeinatmung (Schlafgas) ganz unvergleichlich angenehmer sei.

5. Cyanose, welche bei Lustgasnarcosen mit Rückatmung meistens, bei Lust-gasnarcosen mit Ausatmung häufig auftritt, ist bei der gemischten Narcose (Schlafgas) eine seltene Ausnahme.

6. Die Dauer bis zum Eintritte der Narcose ist bei der Inhalation des Lustgas-Sauerstoffgemisches (Schlafgases) etwas länger als bei der Atmung mit reinem Lustgas ... ."[25]

HILLISCHER forderte in seinem Artikel, daß die Lustgasnarkose mit Rückatmung verboten wird, wegen der experimentell festgestellten CO_2-Anreicherung. Außerdem empfahl er, daß ein Arzt, der 800 bis 1000 Lachgas-narkosen im Jahr durchführt, sich seine Gase, d.h. Sauerstoff und Stickoyxydul, selbst zubereiten soll. Am Schluß seiner Ausführung stellte er fest:

„Alle chirurgischen Lehrkanzeln sollten sich mit Lustgas-Sauerstoffnarcosen (Schlafgas) befassen. Aether und Chloroform würden allmählich immer mehr durch Lustgas-Sauerstoff ersetzt und gar mancher Chloroformtod vermieden werden. Möchte es mir durch meine Mittheilungen gelungen sein, hiezu Einiges beizutragen."[26] Doch bis dorthin war es noch ein weiter Weg.

DÖDERLEIN bezog sich auf die Versuche von Paul BERT, der durch eine Beimengung von Luft oder Sauerstoff die Gefahr der Asphyxie beseitigen und damit zugleich eine fortgesetzte Einatmung ermöglichen wollte. Der große Vorteil dieser Narkose war nach Paul BERT, daß *„bei völliger Anästhesie die Lebensreflexe erhalten sind, ... so daß der Operateur stets Herr der Situation ist."*[27] 1881 veröffentlichte Stanislaus KLIKOWITSCH (1853-1910), Petersburg, seine Versuche und schloß damit, *„die Hauptübelstände bei der Anwendung des Stickstoffoxyduls seien seine verhältnismäßige Kostspieligkeit und Unportabilität."*[28] DÖDERLEIN setzte im Winter 1885/86 die Lachgas-Sauerstoff-Narkose in der Geburtshilfe ein und glaubte aufgrund seiner Erfahrungen, *„für die normale Geburt und für solche pathologische, wo eine Erschlaffung des Uterus nicht direct erwünscht erscheint, die Anwendung des Stickoxydulsauerstoffes zur Beseitigung der Schmerzen dringend empfehlen zu können."*[29] Und auch für „Stadtgeburten", i.e. Hausgeburten, konnte es angewandt werden, da ein etwa 200 Liter fassender Gummiballon angefertigt wurde. Trotz dieser durchweg positiven Erfahrungen beim Einsatz eines Lachgas-Sauerstoff-Gemisches für die Narkose konnte sich dieses Verfahren vorerst nicht durchsetzen, wie die GURLT'schen Narkosestatistiken ausweisen.

25 *Hillischer* (1896) [wie Anm. 15].
26 *Hillischer* (1896) [wie Anm. 15].
27 *Döderlein* (1886) [wie Anm. 24].
28 *Döderlein* (1886) [wie Anm. 24].
29 *Döderlein* (1886) [wie Anm. 24].

5. Die Einführung der Lachgasnarkose

Mit den Apparaten von HILLISCHER (1886) und HEWITT (1892) konnte das Problem der kombinierten Anwendung von Lachgas und Sauerstoff, mit der Möglichkeit der Aetherzugabe, gelöst werden. Doch noch 1911 hieß es: *„Der Hauptnachteil dieser Narkose scheint mir einmal in dem complicirten und damit unzuverlässigen Apparat zu liegen und dann vor Allem in der Art der Vorbereitung. In der Zuführung so großer Dosen differenter Mittel vor der eigentlichen Narkose liegt eine große Gefahr, wir können nichts gegen event[uell] schädliche Folgen tun.“*[30]

Auf dem Chirurgen-Kongreß 1911 stellte der Gynäkologie Maximilian NEU (1877-1940) den „Rotamesser" vor: Hierdurch *„wird die Dosierung der Gase zu dem zu fordernden pharmakologisch wirksamen und physiologisch unschädlichen Gemische nach beliebigem Volumenprocent-Verhältnisse in der Zeiteinheit von einer Minute verbürgt.“*[31] Seine Versuche führte er durch, da das Stickoxydul als reizloses Gas keine störenden Reflexe auslöst. Als weiteres Problem, das noch gelöst werden mußte, sah er, das Stickoxydul-Sauerstoff-Gemisch den Patienten unter inspiratorischem Überdruck zuzuführen. Zum Schluß seiner Ausführungen stellte er fest: *„Vorläufig sind die Lachgasnarkosen wegen des hohen Preises des Stickoxyduls noch recht teuer. Wir Deutschen mit unserer sonst so hoch entwickelten chemischen Industrie, sind leider genötigt, das Stickoxydul aus England oder Amerika zu beziehen. Daß sich mit der steigenden Nachfrage die deutsche Industrie die Fabrikation von N_2O angelegen sein lassen wird und daß damit der Preis herabgesetzt wird, steht zu erwarten.“* [32] Obwohl NEU das Problem der Dosierung gelöst hatte, standen wirtschaftliche Gründe der Anwendung entgegen.

Ein weiteres Problem war die Lagerung des Gases, die problematisch blieb.[33] Erst mit der Flaschenabfüllung (LINDE 1888) und der Ventiltechnik (DRÄGER 1893) sowie der zentralen Lachgasversorgung konnte diese Gefahr überwunden werden. Nachdem bereits im Jahr 1873 über einen ersten Todesfall berichtet worden war, wurde die Reinheit des Gases (Elimination von Wasser und von Abbauprodukten) zu einem weiteren problematischen Punkt und die damit verbundene Gefahr der Kontamination. Die Zugabe von Sauerstoff unter Druck war zwar möglich, doch nahm dabei die analgetische Wirkung ab. Obwohl die anästhetisierende Wirkung des Lachgases nachgewiesen war, standen der allgemeinen Verbreitung der Sauerstoff-Lachgas-Narkose weiterhin die hohen Kosten entgegen. Mit dem Ausbruch des Ersten Weltkrieges wurden alle Weiterentwicklungen unterbrochen, da durch die Aether-Chloroform-Sauerstoff Narkoseapparate kein Handlungsbedarf mehr bestand.

Ende der 20er Jahre begann die Firma IG Farben mit der Produktion von Lachgas. Zur gleichen Zeit wurde von der Firma DRÄGER ein Apparat für Lachgas

---

30 Verhandlungen der Deutschen Gesellschaft für Chirurgie 40 (1911), 23.

31 *Maximilian Neu*: Die Stickoxydul-Sauerstoff-Narkose. In: Verhandlungen der Deutschen Gesellschaft für Chirurgie 40 (1911), 260-267.

32 *Neu* (1911) [wie Anm. 31].

33 *D. A. Smith*: A history of nitrous oxide and oxygen anaesthesia. Part X: The early manufacture, storage and purity of nitrous oxide. Brit J Anaesth 39 (1967), 351-381.

entwickelt, der auf dem Narkoseapparat für Narcylen basierte. Dieses Gas war sehr explosiv und hatte zu einigen Unfällen geführt, weshalb seine Anwendung problematisch war. Das Prinzip der Kreisatmung (1923) wurde von DRÄGER das erste Mal in dem Narkoseapparat für Lachgas realisiert. Das Atem-Kreissystem war eine Entwicklung zusammen mit den Chirurgen Paul SUDECK und Helmut SCHMITT vom Universitätskrankenhaus Eppendorf in Hamburg. Als „Modell A" wurde es der Öffentlichkeit vorgestellt und war ein völlig neuartiger Narkoseapparat für Sauerstoff, Lachgas und Äther nach dem Prinzip des Narcylen-Narkoseapparates. Im angloamerikanischen Sprachraum gab es zu diesem Zeitpunkt ebenfalls Entwicklungen von Rückatemsystemen (GAUTSCH, McKESSON).[34]

Ein Beispiel für die Verbreitung der Lachgasnarkose in dieser Zeit an den größeren Krankenhäusern: 1929 hatte die Lachgasnarkose im Städtischen Krankenhaus Westend, Berlin, einen Anteil von 20%.[35] Im Jahr 1931 wurden in Tübingen nur 18,7% der operativen Eingriffe unter Narkose mit Lachgas durchgeführt. Bei diesen wurde Lachgas zu 31% ohne Zusatz angewendet, bei 67% mit Aetherzugabe unter 50% und nur bei 2% mit mehr als 50% Aether.[36] Gleichzeitig wurde aber auch über erste Todesfälle berichtet.[37] Doch Lachgas konnte sich nicht durchsetzen, da nur wenige Apparate (DRÄGER, STIEFENHOFER) zur Verfügung standen, wie STRASSMANN 1928 festgestellt hat: *„In Deutschland fehlte es an Apparaten und an Gas. Die Einführung vom Ausland scheiterte an den hohen Zoll- und Transportkosten."*[38] Die IG Farben konnte innerhalb von ungefähr 4 Wochen den Jahresverbrauch an medizinischem Lachgas produzieren - ein Beleg für seine hohen Kosten und die mit dadurch bedingte geringe Verbreitung.[39]

Unter dem wachsenden totalitären Faschismus in Deutschland und mit Ausbruch des Zweiten Weltkriegs 1939 konnte nicht mehr an der Weiterentwicklung der Inhalationsnarkose gearbeitet werden. Diese Zeit wurde, entwicklungstechnisch betrachtet, zu einer langen Zwangspause. Standardgeräte waren und blieben bis Ende des Zweiten Weltkriegs die ausgereiften ROTH-DRÄGER-Narkoseapparate. Fortschrittliche Kliniken benutzten Lachgas im Modell „A", und Außenseiter bevorzugten den „Tiegel". 1941 wurde Lachgas als nicht explosiv, nicht entzündlich und nicht toxisch eingeschätzt.[40]

6. Die Situation nach 1945

Nach Ende des Zweiten Weltkrieges konnte die Forschung und Entwicklung auf dem Gebiet der Inhalationsnarkose wieder aufgenommen werden. Gegenüber

---

34 *Killian*: Narkose zu operativen Zwecken. Berlin 1934.
35 *Kalliske*: Erfahrungen mit Stickoxydulnarkose. Schmerz, Narkose, Anaesthesie 2 (1929/30), 382-387.
36 *G. Müller*: Über die Stickoxydulbetäubung und ihre Stellung zu den sonstigen Verfahren der Schmerzausschaltung in unserer Klinik. Der Chirurg 4 (1932), 765-771.
37 *O. Hahn*: Zwei Todesfälle in Lachgasnarkose. Zentralblatt für Chirurgie 58 (1931), 16-17.
38 *E. Strassmann*: Lachgasnarkosen. Zentralblatt für Chirurgie 55 (1928), 1157-1161.
39 *J. Wawersik*: History of Anesthesia in Germany. J Clin Anesth 3 (1993), 235-244.
40 *J. Haupt*: Der Dräger-Narkoseapparat historisch gesehen. Entstehung und Entwicklung 1900-1970. Lübeck 1984.

früheren Jahren war das Lachgas in ausreichender Menge vorhanden und damit günstig zu bekommen, da ein verbessertes Verfahren zur Herstellung eingeführt worden war. Bei den angloamerikanischen Anästhesisten hatte sich Lachgas mittlerweile sogar den Platz eines Standard-Narkosegases erobert.

Schon ein Jahr nach Kriegsende entstand 1946 der Sauerstoff-Lachgas-Narkoseapparat Modell „D". Der damaligen Notzeit entsprechend war das Modell „D" als einfacher Apparat konzipiert, der über ein halboffenes System verfügte. Das neue war die Unterbringung der meisten Funktionsarmaturen innerhalb eines pultförmigen Kastens mit Schalttafel, woraus sich später die geschlossenen Schrankarmaturen entwickeln werden. In seiner einfachen Konstruktion war er ideal für den durch den Krieg verursachten Nachholbedarf in der deutschen Allgemeinchirurgie.[41]

In der Nachkriegszeit gab es wenig Alternativen zum Lachgas. Erst mit der Weiterentwicklung der Inhalationsanästhetika war es möglich, diese kombiniert mit anderen Anästhetika zur Inhalation oder intravenösen Gabe anzuwenden. Das erste Inhalationsanästhetikum war Äther. Diese Reihe läßt sich fortsetzen über Chloroform (1827), Narcylen (1924) und in den 60er Jahren Halothan, Enfluran, Isofluran, Desfluran sowie später Sevofluran.[42]

Das erste DRÄGER-Gerät mit der Dosiervorrichtung Rotameter, die bereits 1911 entwickelt worden war, war das „Modell F" (1948). Daneben gab es noch Lachgasapparate für die Geburtshilfe und die Zahnarztpraxis. Ihre Anwendung war mehr auf die analgetischen denn auf die anästhesierenden Eigenschaften des Lachgases ausgerichtet.

7. Die Entwicklung seit den 1970er Jahren

Obwohl Lachgas seit den 1920er Jahren eingesetzt wurde, begannen erst in den 1970er Jahre, als die ersten neuen Inhalationsanästhetika verfügbar waren, erste multizentrische Studien zu Lachgas. Als Ergebnis stellte sich heraus, daß Lachgas mehr Nebenwirkungen hatte, als angenommen wurde, und so wurden Zweifel an der Wirksamkeit als Anästhetikum geäußert, nicht jedoch an der als Analgetikum.

Bei den physikalischen Effekten und Nebenwirkungen ist vor allem die Druckzunahme in Hohlräumen (Darm, Pneumothorax) von erheblicher Bedeutung. Nervenschädigungen fallen bei den toxischen Nebenwirkungen auf, daneben sind noch die kardiovaskulären Nebenwirkungen und die postoperative Übelkeit und Erbrechen (PONV) von Interesse. Lachgas ist auch ein Treibhausgas mit einem Anteil von 0,05% am Treibhauseffekt.[43] Die Kontamination der Operationssäle sowie die Belastung der Mitarbeiter erfordern Rückgewinnungssysteme und rücken im Interesse der Sicherheit des Arbeitsplatzes immer mehr ins Interesse.[44]

41 E. Eger: Nitrous oxide, N2O. New York 1985.
42 E. Eger: Suprane®, Desfluran. Ein Kompendium und Nachschlagewerk. Erlangen 1993.
43 U. Schirmer: Lachgas, Entwicklung heutiger Stellenwert. Anaesthesist 47 (1998), 245-255; M. Logan und J. G. Farmer: Editorial I: Anaesthesia and the ozone layer. British Journal of anaesthesia 63 (1989), 645-647.
44 Y. Kanmura und J. Sakai u.a.: Causes of nitrous oxide contamination in operation rooms. Anesthesiology 90 (1999), 693-696.

Seit Anfang der 80er Jahre kommt es zu einer Pro und Contra Diskussion.[45] Mit Einführung der totalen intravenösen Anästhesie wird zunehmend weniger Lachgas eingesetzt. Auch wenn E. EGER 1985 feststellte: "*Much more is known about nitrous oxide today than was the case a few years ago. Its limitations are well defined and its absolute contraindications well known. Could we live without it? Absolutely, but would the alternative be better than what we now have? We believe that nitrous oxide remains a useful, important, and flexible anaesthetic. The evidence for its abandonment is weak at best.*"[46]

Trotz dieses entschiedenen Plädoyers für die Anwendung des Lachgases als Narkosegas scheint dieses im Jahr 2000 im deutschsprachigen Raum ein Auslaufmodell zu sein. Eine kritische Kosten-Nutzen-Analyse hat zu dem Ergebnis geführt, daß unter wirtschaftlichen (und vielleicht auch medizinischen?) Gesichtspunkten eine Beibehaltung der Lachgasnarkose in der bisherigen Form nicht mehr zu empfehlen ist. Lachgas ist nicht mehr in der Roten Liste enthalten.

8. Das Narkosegas der Zukunft: Xenon?

Das Edelgas Xenon wurde bereits 1898 gefunden und ist neben Radon das seltenste Edelgas. Die anästhetischen Eigenschaften wurden bereits in den 1950er Jahren entdeckt. Die erste Patientenstudie wurde 1990 durchgeführt und seitdem findet Xenon immer mehr Interesse.[47] Durch die Schwierigkeiten bei der Verfügbarkeit (Hauptlieferant ist Rußland) sind die Kosten sehr hoch. Aufgrund der guten Verträglichkeit wird innerhalb einer europäischen Studie versucht, die Medikamentenzulassung zu erreichen. Derzeit steht für die Anwendung von Xenon in Deutschland nur der Narkoseapparat Physioflex von DRÄGER zur Verfügung, bei dem Xenon dank modernster Technik über ein geschlossenes System effizient dosiert werden kann.

Wirtschaftliche Gründen sprechen gegen einen allgemeineren Einsatz von Xenon. Zum einen sind es die hohen Kosten (Xenon ist mehr als 100fach so teuer wie Lachgas), zum anderen ist es die Verfügbarkeit, da das Problem der second source, der Sicherstellung der Lieferung durch einen zweiten Lieferanten noch ungelöst ist. Nach Aussagen von LYNCH[48] reicht die jährliche Produktion von Xenon für annähernd 400.000 Narkosen, was die Rückgewinnung dieses Narkosesgase zwingend notwendig macht. Das zur Applikation notwendige Narkosegerät ist im Vergleich zu anderen Apparaten erheblich teurer.

Ob sich die Erfahrung und das Handeln, das heißt die Geschichte, von Lachgas bei Xenon wohl wiederholt? Manches deutet darauf hin: Die Ausgangs-

---

45 *E. Eger* und *G. H. Lampe* u.a.: Clinical pharmacology of nitrous oxide: an argument for its continued use. Anesth Analg 71 (1990), 575-585; Benötigt die moderne Inhalationsanästhesie noch Lachgas? Forum moderne Inhalationsanästhesie. Erlangen 1999; State of the Art Anästhesie, mit oder ohne Lachgas? Forum moderne Inhalationsanästhesie. Erlangen 2000.
46 *Eger* (1985) [wie Anm. 41].
47 *M. Reyle-Hahn* und *R. Roissant*: Xenon – ein neues Anästhetikum. Anaesthesist 49 (2000), 869-874; *C. Lynch III*, *J. Baum* und *R. Tenbrinck*: Xenon Anesthesia. Anesthesiology 92 (2000), 865-870.
48 *Lynch* (2000) [wie Anm. 47].

voraussetzungen vor der Etablierung des Anästhesiegases sind ähnlich. Die nicht ausreichende Verfügbarkeit und die hohen Kosten werden, ähnlich wie bei Lachgas Anfang des 20. Jahrhunderts, die Etablierung von Xenon vorerst verhindern. Die Unterschiede liegen in der besseren Kenntnis über die Wirkung von anästhesierenden Substanzen und den zur Verfügung stehenden Analysemethoden heute. Ob allerdings der Kostendruck im Gesundheitswesen und die immer knapper werdenden Forschungsmittel es ermöglichen werden, die spezifischen Indikationen des Gases Xenon definieren zu können, wird die Zukunft zeigen. Ohne Veränderung der wirtschaftlichen Rahmenbedingungen wird dies ein schwieriger Weg.

1931 schrieb STAHNKE über die praktischen Erfahrungen mit der Lachgasnarkose: *„Es ist dasselbe, was wir bei allen Narkosemethoden der letzten Jahre erlebt haben. Wenn man sich auch erst nach Tausenden von Narkosen ein abschließendes Urteil bilden können wird, so ist die Zeitspanne zu derartigen Beobachtungen für den einzelnen recht lang; man kommt schneller zu einer objektiven Beurteilung, wenn jeder seine, wenn auch kleineren, Erfahrungen in der Literatur niederlegt ... ."*[49]

9. Ergebnisse und Schlußfolgerung

Zusammenfassend läßt sich anhand des Beispieles Lachgas feststellen, daß die Entwicklung der Anästhesie und der Gebrauch von Anästhetika vor allem durch Erfahrung und Handeln bestimmt wird. Daneben spielen die technischen und wirtschaftlichen Rahmenbedingungen eine entscheidende Rolle. Die theoretischen Grundlagen über die Wirkung von Anästhetika gewinnen erst seit 1950 an Bedeutung. Heute nimmt vor allem die Pharmakologie einen breiten Raum ein.

Die Geschichte der Anästhesie kann Anhaltspunkte bei heutigen Fragestellungen geben. Die Darstellung von Handlungen und Handlungsoptionen im zeitlichen Kontext ist für die Anästhesie wie auch für die moderne klinische Medizin notwendig, um möglichen Rückwendungen und Irrwegen vorzubeugen. Wie es Johann Wolfgang GOETHE formulierte: „Die Gedanken kommen wieder, die Überzeugungen pflanzen sich fort, die Zustände gehen unwiederbringlich vorüber."[50] Oder um aus neuerer Zeit ein Beispiel aus der Werbung zu übertragen:[51] Geschichte kann Horizonte öffnen für Entscheidungen.

49 *Stahnke*: Erfahrungen mit der Lachgasnarkose. Der Chirurg 4 (1932), 14-17.
50 *Johann W. Goethe*: Werke. Hamburger Ausgabe. Bd. 12, 10. Aufl., München 1982.
51 *D. A. Smith*: Under the Influence. A History of Nitrous Oxide and Oxygen Anaesthesia. Park Ridge / Ill. 1982.

Erfahrung und Handeln in der Geschichte der Chirurgie, dargestellt am Beispiel der sog. Blinddarmoperation (Appendektomie)

von MICHAEL SACHS

1. Einleitung

Die klassische, den wissenschaftlichen Fortschritt beschreibende Medizingeschichtsforschung betrachtete die Entwicklung der Narkose[1] und der Antisepsis[2] als wichtigste Voraussetzungen für Operationen in der Bauchhöhle. Am Beispiel der sog. Blinddarmoperation soll dagegen aufgezeigt werden, welchen Einfluß die im jeweiligen Zeitalter vorherrschende Krankheitstheorie und auch gesellschaftliche Einflüsse neben den empirisch gewonnenen Erfahrungen auf das operative Handeln der Chirurgen gehabt haben.

Erste Beschreibungen des Krankheitsbildes einer Entzündung des Wurmfortsatzes (Appendix vermiformis) stammen aus dem 18./19. Jahrhunderts.[3] Die erste dokumentierte, operative Entfernungen des Wurmfortsatzes wurde bereits im 18. Jh. durchgeführt,[4] ferner wurde über zahlreiche Eröffnungen von perityphlitischen Abszessen infolge einer Appendicitis berichtet.[5] Eine Entfernung des Wurmfortsatzes wäre demnach auch schon vor der Einführung moderner Narkoseverfahren und vor Begründung der Antisepsis technisch möglich gewesen.

Warum wurde diese Operation aber trotzdem nicht bereits in der ersten Hälfte des 19. Jh. öfters durchgeführt? Aus Angst vor einer durch die Operation induzierten Peritonitis wahrscheinlich nicht, da die Appendicitis selbst unbehandelterweise zu einer solchen Bauchfellentzündung führt. Aus Angst vor den Operationsschmerzen wurde sicher auch nicht ein solcher Eingriff gefürchtet, man denke nur an die zahl-

---

1 Erste umfassende Darstellung der Äthernarkose, die am 16. Oktober 1846 in Boston durch William T. G. MORTON während einer Zahnextraktion durch J. C. WARREN durchgeführt wurde: *Henry Jacob Bigelow*: Insensibility during surgical operations produced by inhalation. The Boston Medical and Surgical Journal 35 (1846), No. 16.

2 *J. Lister*: On the antiseptic principle in the practice of surgery. British Med. J. 2 (1867), 246-248 und Lancet II: 353-356.

3 *C. Amyand*: Of an Inguinal Rupture, with a Pin in the Appendix Coeci, incrusted with stone. Philosophical Transactions [London] 39 (1738), S. 329-342; *L. Heister*: Von einem Geschwür in dem wurmförmigen Auswachs im blinden Darm (in processu vermiformi intestini coeci). In: L. Heister: Medicinische Chirurgische und Anatomische Wahrnehmungen. Rostock 1753, S. 193; *J. Parkinson*: Case of diseased appendix vermiformis. Medico-chirurgical Transactions [London] (1812) [3], S. 57-58; *Louyer-Willermay*: Lettre sur l'inflammation gangréneuse de l'appendice iléocoecale. Gazette médicale de Paris, Deuxième Série 3 (1835), 108.

4 *Amyand* (1738) [wie Anm. 3]

5 *H. Hancock*: Disease of the appendix caeci cured by operation. Lancet II (1848), 380-381; *F. F. Mestivier*: Observation sur une tumeur située proche la région ombilicale, du côte droit, occasionée par une grosse epingle trouvée dans l'appendicite vermiculaire du caecum. J. de médecine et de chirurgie. pharm. 10 [Paris] (1759), 441-442; *W. Parker* An operation for abscess of the appendix vermiformis caeci. Med. Record 2 [New York] (1867), 25-27.

reichen damals ohne Narkose durchgeführten Eingriffe, beispielsweise Amputationen und (Blasen-)Steinschnitte. Diese operative Zurückhaltung hatte andere Gründe. Die Chirurgie des Wurmfortsatzes konnte sich deshalb erst in der zweiten Hälfte des 19. Jh. entwickeln, nachdem sich in der Medizin ein organbezogener, pathologischanatomisch definierter Krankheitsbegriff (sog. morphologisches Paradigma) durchgesetzt hatte. Bis weit in das 19. Jahrhundert hinein war die aus der Antike stammende humoralpathologische Krankheitstheorie noch verbreitet, nach der auch Bauchschmerzen auf ein gestörtes Gleichgewicht der Körpersäfte zurückgeführt wurden. Daher waren Abführen, Aderlassen und Schröpfen, die aus dieser Krankheitstheorie abgeleiteten wichtigsten chirurgisch-therapeutischen Maßnahmen. Im Zeitalter der Humoralpathologie hatte daher eine Chirurgie der Eingeweide noch keine theoretische Begründung. Die Chirurgie beschränkte sich als "*Wundarznei*" vorwiegend auf die Versorgung von Verletzungen.

Mit der Einführung der Antisepsis und moderner Narkosetechniken wurden dann die technischen Voraussetzungen für eine routinemäßige Durchführung dieses Operationsverfahrens ermöglicht.[6] Die Erfahrungen von lebensbedrohlichen Komplikationen einer nicht chirurgisch behandelten Appendicitis führten dann aber zu einer sehr weiten, fast kritiklosen Indikationsstellung, die wissenschaftlich-empirisch nicht abgesichert war. Die Appendektomie wurde zu einer Modeoperation.

Die medizinische Wissenschaft hat sich schwer getan mit der Erforschung des Wurmfortsatzes und den von ihm ausgehenden Entzündungen. Dies zeigt sich schon allein an den unterschiedlichen Benennungen, mit denen die Entzündungen im Bereich des rechten Unterbauches belegt worden sind: *„Psoitis",*[7] *„Peritonitis muscularis",*[8] *„l'inflammation de l'appendice du coecum",*[9] *„abcès de la fosse iliaque droite",*[10] *„Typhlitis", „Perityphlitis",*[11] *„Appendicitis",*[12] *„Epitphlitis".*[13]

Die Existenz eines wurmförmigen Fortsatzes am Blinddarm wurde erst seit dem 16. Jh. in den Lehrbüchern der Anatomie erwähnt. Die griechischen Ärzte kannten ihn vermutlich deshalb nicht, weil ihre anatomischen Kenntnisse hauptsächlich auf Untersuchungen von Tieren basierten und die meisten Säugetiere (mit Ausnahme einiger Affen und Nager) keinen solchen Anhang am Blinddarm besitzen.[14] Die Entzündungen des Wurmfortsatzes waren sogar erst im 19. Jh. als eigenständiges Krankheitsbild allgemein anerkannt worden. Man fragt sich, ob diese Erkrankung

---

6 *C. McBurney*: The incision made in the abdominal wall in cases of appendicitis, with a description of a new method of operating. Ann. Surg. 20 (1894), 38-43.

7 *Johann Peter Frank*: De curandis hominum morbis epitome praelectionibus academicis dicata. Mannheim 1792. Bd. II, S. 185-186 (Peritonitis muscularis).

8 *Frank* (1792) [wie Anm. 7].

9 *Louyer-Villermay* (1824) [wie Anm. 3].

10 *M. le Baron Dupuytren*: Les abcés de la fosse iliaque droite. In: Lecons orales de Clinique chirurgicale. Paris 1839. Bd. III., S. 516-535.

11 *Gottfried Goldbeck*: Ueber eigenthümliche entzündliche Geschwülste in der rechten Hüftbeingegend. [zugl. Diss. Med. Gießen]. Worms 1830; *F. A. B. Puchelt:* Perityphilitis. Heidelberger Klinische Annalen 8 (1832), 524-535.

12 *R. H. Fitz*: Perforating inflammation of the vermiform appendix; with special reference to its early diagnosis and treatment. Amer. J. Med. Sc. 2 (1886), 321-346.

13 *E. G. F. Küster*: Appendicitis oder Epityphilitis ? Zentralbl. Chir. 25 (1898), 1241-1243.

14 *Küster* (1898) [wie Anm. 13].

erst im vorletzten Jahrhundert so häufig geworden war, oder aber, ob früher bei den Sektionen von den an dieser Erkrankung verstorbenen Patienten nur die Folgen der Appendicitis (diffuse Peritonitis oder retrocoecaler Abszeß ["Psoasabszeß"]) beobachtet worden waren, aber nicht deren Ursache erkannt wurde ? Die Appendektomie bei Patienten mit Appendicitis gehört seit dem Anfang des 20. Jhs. zu den am häufigsten durchgeführten chirurgischen Eingriffen im Bauchraum, während das Krankheitsbild der Appendicitis 100 Jahre zuvor noch praktisch unbekannt war.

2. Erforschung der Anatomie des Wurmfortsatzes (16./17. Jh.)

In den Schriften der antiken Klassiker der Medizin finden wir keine Beschreibung, die zweifelsfrei auf den heute als Appendix vermiformis bezeichneten "Wurmfortsatz" hinweisen könnte. CELSUS (1. Jh. n. Chr.) hatte den Anfangsteil des Dickdarmes als "caecum" [caecus (lat.) = blind; grch. τυϱλος] bezeichnet und darauf hingewiesen, daß Erkrankungen des Dickdarmes meist an dieser Stelle lokalisiert seien:

"Deinde id intestinum cum crassiore altero transverso committitur; quod a dextra parte incipiens, in sinisteriorem pervium et longum est, in dexteriorem non est, ideoque caecum nominatur.[...] Is autem morbus, qui in intestino pleniore est, in ea maxime parte est, quam caecam esse proposui. Vehemens fit inflatio, vehementes dolores, dextra magis parte; intestinum, quod verti videtur prope spiritum elidit".[15]

In den um 1500 enstandenen Manuskripten Leonardo da VINCIs finden wir die älteste bekannte graphische Darstellung der Appendix vermiformis. In seinem in Spiegelschrift von rechts nach links geschriebenen, handschriftlichen Text schreibt er: "*Dieses äußere Ohr n* [Wurmfortsatz] *des Dickdarms nm ist ein Teil des monoculus* [Blinddarm, Coecum] *und darauf eingerichtet, sich zusammenzuziehen und zu erweitern, damit überflüssiger Wind den Blinddarm nicht reißt*".[16] Leonardos Zeichnungen wurden aber erst in der Neuzeit publiziert und haben deshalb auf die Entwicklung der Medizin keinen Einfluß gehabt.

Andreas VESAL (1514-1564) publizierte seinen mit prachtvollen Holzschnitten ausgestatteten Folioband *"De humani corporis fabrica libri septem"* im Alter von 28 Jahren. Vesal schreibt darin in einer Bildbeschreibung eines Holzschnittes, der den Dickdarm darstellt (Abb. 11-2): "*Appendiculus iste admodum tenuis, & uermis in modum conuolutus, caecum intestinum nobis appelatur*".[17] An anderer Stelle betont er: "*... adeo ut caecum uix intestinorum appendicis loco, ac proinde minus longe in crassorum intestinorum numero habendum esse uideatur*".[18]

15 *Celsus*: Celsus de Medicina with an english translation by W. G. Spencer. Cambridge / Ms u.a. 1948 [=The Loeb Classical Library, Celsus I], Vol. I, S. 355-431 [IV, Cap. 1 und 21].

16 Ms Windsor fol. 73 v = 19031v: "La orechia n delcolon n m vna aprte del monocholo atta asstrignersi e djlatarsi a[che]cio il superchio vento no ropessi esso monoculo".

17 *A. Vesal*: De humani corporis fabrica libri septem. Basel 1555 [Erstausgabe Basel 1543], S. 562 [Lib. V, Fig. VIII].

18 *Vesal* (1555) [wie Anm. 17], S. 610-611.

3. Die späte Entdeckung der Entzündungen des Wurmfortsatzes (18.-19. Jhd.)

Im 17. und 18. Jahrhundert wurden mehrere Beschreibungen von Patienten mit eitrigen Bauchfellentzündungen im Bereich des rechten Unterbauches publiziert, die aus heutiger Sicht die Folge einer perforierten Appendicitis gewesen sein dürften. Damals wurde aber die Bedeutung des Wurmfortsatzes bei der Entstehung dieser Entzündungen im rechten Unterbauch noch nicht erkannt.

Von dem Professor für Anatomie und Chirurgie an der Universität Altdorf Lorenz HEISTER (1683-1758) stammt eine Beobachtung "*von einem Geschwür in dem wurmförmigen Auswachs im blinden Darm*", die er im Jahre 1711 (im Alter von 28 Jahren) bei einem "Leichnam eines Uebelthäters auf dem öffentlichen anatomischen Schauplatze zu Altdorf" machte: "*So fanden sich in demselben die dünnen Därme an verschiedenen Orten sehr roth und entzündet, so daß auch die allerkleinste Aedergens dieser Gedärme so artig und schön mit Blut angefüllet waren, als wären sie nach der künstlichen Ruyschianischen Art, die Adern mit einer rothen wächsernen Materie auszufüllen, also auf das künstlichste zubereitet gewesen. Nachdem ich aber hierbey die wahre Lage der dicken Därme den Zuschauern zeigen wollte, so fand ich den wurmförmigen Auswachs des Blind=Darms widernatürlich schwarz, und fester als sonst gewöhnlich, mit dem innern Bauchfell des Unterleibes (peritonaeum genannt) zusammengewachsen. Da ich nun selbigen durch ein gelindes Ziehen absondern wollte, so rißen die Häute dieses wurmförmigen Auswachses sogleich entzwey, ohngeachtet der todte Leichnam noch ganz frisch gewesen, und floßen wohl 2 bis 3 Löffel voll Eiter heraus*". [19] Der hingerichtete "Uebelthäter" litt demnach offenbar an einer Erkrankung, die seit dem 19. Jh. als "*akute Appendicitis*" bezeichnet wurde. Von HEISTER wurden aus seiner Beobachtung folgende Schlußfolgerungen gezogen: "*Diese Exempel kann nun zum Beweiß dienen, daß in dem blinden Darm und dem wurmförmigen Auswachse Entzündungen und Eiter=Geschwulst, gleichwie in anderen Theilen entstehen können, von welchen aber wohl bey andern wenig oder nichts zu finden seyn mag; dennoch in der Praxi, wenn Brennen und Schmerzen an dem Ort, wo dieser Theil lieget, ein Augenmerk darauf kann gemacht werden*". [20] Leider konnte HEISTER nachträglich nicht mehr ermitteln, welche Beschwerden der "Uebelthäter" vor seiner Hinrichtung hatte.

Bei Patienten mit "*Brennen und Schmerzen an dem Ort, wo dieser Theil lieget*" wurde von dem aus Frankfurt am Main stammenden Chirurgen "*gegen die Entzündung dienende Mittel*" empfohlen: Clystiere aus erweichenden und zertheilenden Mitteln (Malva, Althaea, Chamillen-Blumen). Diese Mittel bewirken durch ihre "*mäßige Wärme [...], daß die Entzündung entweder zertheilet, oder die Eiter= Geschwulst innerhalb in die dicke Gedärme zum Aufbruch gebracht werde, damit also das Eiter durch den Stuhlgang könne ausgeleeret, und der Kranke dadurch gerettet und erhalten werden, als welches, wenn es in den holen Leib durchfrist, den Tod*

19 *Heister* (1753) [wie Anm. 3].
20 *Heister* (1753) [wie Anm. 3].

verursachen könnte und würde".[21]

Der Arzt und spätere Direktor des Wiener Krankenhauses Johann Peter FRANK (1745-1821) beschrieb im Jahre 1792/94 ein Krankheitsbild, daß er *"Peritonitis muscularis"* nannte:

"Bei der peritonitis [muscularis], *die unter den Unterleibsmuskeln ihren Sitz hat verursacht die durch das Zellengewebe der Muskeln fortgepflanzte Entzündung eine große Empfindlichkeit am Unterleibe, und zwar häufiger um den Nabel, als an andern Orten, wobei die Kranken nicht die mindeste Berührung vertragen. Diese Krankheit nimmt gleich andern Entzündungen meistens mit Frösteln und Hitze ihren Anfang; darauf folgt, oder geht unterweilen ein fixer und brennender Schmerz an einer gewissen Gegend des Unterleibs voraus, der beim Einathmen und Husten, bei jeder Anstrengung und Aufrichtung des Körpers stärker wird. Es stellen sich Hitze der Haut, Härte der darunterliegenden Theile, und manchmal eine begränzte Geschwulst ein".*[22]

Der Londoner Chirurg James PARKINSON (1755-1825) beschrieb 1812 in England einen Patienten, der an den Folgen einer perforierten Appendicitis gestorben war. Der fünfjährige Knabe war zwei Tage vor seinem Tod an heftigen Bauchschmerzen mit Erbrechen erkrankt: *"He was suddenly seized with vomiting, and great prostation of strength. The abdomen became very tumid and painful upon beeing pressed; his countenance pale and sunken, and his puls hardly perceptible".*[23] Bei der Sektion fand sich ein 2 cm von der Spitze der Appendix entfernte Perforationsstelle, die distal eines Kotsteines gelegen war:

"Upon examination, the whole surface of the peritoneum was found inflamed, and covered with a thin coat of coagulable lymph. [...] No diseased appearance was seen [...] near the coecum; but about an inch of its extremity was considerably enlarged and thickened, its internal surface ulcerated, and an opening from ulceration [...] was found at the commencement of the diseased part, about the middle of the appendix, through which it appeared, that a thin, dark coloured, and highly fetid fluid, has escaped into the cavity of the abdomen. Upon opening the appendix, a piece of hardened faeces was found impacted in that part of it which lay between the opening and that portion of the appendix, which was not evidently marked by disease".[24]

Im Jahre 1824 beschrieb der französische Arzt Jean-Baptiste LOUYER-VILLERMAY[25] (1776-1837) in Paris zwei Patienten, die unter den klinischen Zeichen einer Bauchfellentzündung starben. Bei der Sektion fand er einen gangränösen Wurmfortsatz und in seiner Umgebung übelriechende Flüssigkeit: *"Nous ignorons si l'affection de l'appendice dera suivie constamment d'un résultat aussi promt et aussi facheux".*

Später wurde von LOUYER-VILLERMAY die Symptomatologie des von ihm

---

21 *Heister* (1753) [wie Anm. 3].
22 *Johann Peter Frank*: Grundsätze über die Behandlung der Krankheiten des Menschen, zu akademischen Vorlesungen bestimmt. Unter eigner Aufsicht des Herrn Verfassers aus dem Lateinischen übersetzt. Zweiter Theil, von den Entzündungen. Mannheim 1794, S. 117-118.
23 *Parkinson* (1812) [wie Anm. 3].
24 *Parkinson* (1812) [wie Anm. 3].
25 *Louyer-Willermay* (1835) [wie Anm. 3].

1824 - wie er glaubte erstmals - beschriebenen Krankeitsbildes folgendermaßen charakterisiert:

"En analysant ces diverses observations, nous croyons pouvoir assigner à cette phlegmasie les caractères suivans: Douleur circonscrite dans la fosse iliaque droite, nausées, vomissemens, bientot douleur abdominale plus étendue; presque toujours marche rapide; constamment, et en quelque sorte inévitablement, terminaison funeste".[26]

Drei Jahre später beschrieb der französische Arzt Francois MÉLIER (1798-1866), ein Schüler von DUPUYTREN in Paris, die Entzündung des Wurmforsatzes als eigenständiges Krankheitsbild.[27] Von diesem Autor wurde beklagt, daß diesem Organ so wenig Aufmerksamkeit gewidmet wurde und er wies bereits auf die Möglichkeit einer operativen Behandlung hin.

Diesen beiden Ärzten wurde aber von dem die französische Chirurgie beherrschenden Baron Guillaume DUPUYTREN (1777-1835) widersprochen, der glaubte, das Coecum sei die primäre Ursache der Erkrankung. In seinem Lehrbuchkapitel *"Des abcés de la fosse iliaque droite"* wunderte sich DUPUYTREN darüber, daß die Abszesse im rechten Unterbauch viel häufiger als auf der linken Seite auftreten. Er beschrieb aber auch einen Fall von *"perforation de l'appendice coecale"* als Ursache eines im rechten Unterbauch gelegenen Abszesses: *"Les inflammations, les maladies de l'appendice coecal, dont j'ai vu un assez grand nombre d'examples, ont à pein fixé l'attention des auteurs, et l'on doit à l'un de mes élèves, M. le docteur Melier, un excellent travaie sur les lésions de cet organe".*[28]

Im Jahre 1832 publizierte der Heidelberger Universitätsprofessor Friedrich August Benjamin PUCHELT (1784-1856) seine Erfahrungen mit einem "neuen" Krankheitsbild, das er *"Perityphlitis"* nannte.[29] Schon diese Bezeichnung [το τυφλον εντερον = Blinddarm) weist darauf hin, daß das Coecum und nicht die Appendix als Sitz der Entzündung angesehen wurde. Dieser Begriff wurde bereits im Jahre 1830 in einer von PUCHELT angeregten Inaugural-Dissertation seines Schülers Gottfried GOLDBECK (*"Über eigenthümliche entzündliche Geschwülste in der rechten Hüftbeingegend"*) vorgeschlagen. Die Dissertationsarbeit von GOLDBECK scheint die erste Monographie über das später "Appendicitis" genannte Krankheitsbild in der medizinischen Weltliteratur zu sein.[30]

Als Therapie der Krankheit *"Perityphlitis"* wurde von PUCHELT die Applikation von Blutegeln und *"lauwarme Bäder"* empfohlen. Als Komplikationen der *"Perityphlitis"* wurden von dem Autor vermerkt, *"dass sich ein Abscess hinter dem coecum und* colon" bilden könne. Dieser Abszeß könne sich *"in die Höhle des* Peritoneum *mit schnell tödlichem Ausgange"* entleeren, *"ein Fall, der mir noch nicht vorgekommen ist"*. PUCHELT beschreibt auch einen jungen Patienten, bei dem sich infolge *"Perityphlitis"* ein Abszeß im rechten Unterbauch ausbildete. Später entwickelte sich im rechten Unterbauch eine Kotfistel.

26 *Louyer-Willermay* (1835) [wie Anm. 3].
27 *F. Méliere:* Mém. et observations sur quelques maladies de l'appendice coecal. Jounral Gén. de Méd. Chir. et Pharm. 17 (1827), 317-321; vgl. *Louyer-Willermay* (1835) [wie Anm. 3].
28 *Dupuytren* (1839) [wie Anm. 10].
29 *Puchelt* (1832) [wie Anm. 11], 524-535.
30 *Goldbeck* (1830) [wie Anm. 11].

In einer 1836 publizierten Übersichtsarbeit berichtete der Londoner Arzt und Anatom Thomas HODGKIN (1798-1866) über die Pathologie des Peritoneums.[31] Er beobachtete Patienten mit "*partieller Entzündung des Peritoneums*" (lokale Peritonitis), welche durch eine Krankheit veranlaßt werde, "*welche in dem wurmförmigen Fortsatz des Blinddarms ihren Sitz hat*" und zu einer "*Perforation desselben und zu einer Entleerung seines Inhalts*" in die Bauchhöhle führen könne. "*Gasansammlungen in der Peritonealhöhle*" seien dagegen "*durch eine Perforation des Darmkanals bedingt*". HODGKIN beschreibt bereits die "*Eiterinfiltration des subserösen Zellgewebes*", weshalb das Peritoneum "*aufgelockert und leicht zerreißlich*" sei.[32]

1846 wurde von dem Arzt Adolph VOLZ in Karlsruhe mehrere Patienten mit "*Perforation des Wurmfortsatzes*" beschrieben.[33] Als Ursache wurde von VOLZ, der übrigens auch ein Schüler des Heidelberger Professors PUCHELT war, ein im Lumen der Appendix gelegener Kotstein vermutet. In dieser Abhandlung ist die klinische Symptomatik sowie der weitere Verlauf der Entzündung über Ulceration zur Perforation des Wurmfortsatzes und seine Folgen ("*Peritonitis ex perforatione processus vermiformis*") ausführlich geschildert (Tabelle 11-3). VOLZ fand bei der Sektion eines 11jährigen Knaben, der unter den Zeichen "*heftiger allgemeiner Peritonitis*" verstorben war "*am Processus verm. ein Loch, in welchem ein graues Concrement von der Grösse einer halben Kaffeebohne stak. [...] In der Bauchhöhle ein Exsdat von graugelber jauchiger Materie, die Darmwindungen vielfach unter einander durch Lymphe verklebt*". Therapeutisch wurden von VOLZ die Ruhigstellung des Patienten und seiner Därme durch die Gabe von Opium empfohlen. Über eine mögliche chirurgische Behandlung wurde von VOLZ noch nicht diskutiert.

Nachdem nun der Processus vermiformis als der primäre Sitz der früher dem Coecum zugeschriebenen Darmentzündungen erkannt worden war, haben Ärzte der unterschiedlichsten Fachdisziplinen jenem Organ eingehendste Aufmerksamkeit zu Teil werden lassen.[34]

Der amerikanische Pathologe Reginald Heber FITZ (1843-1913) publizierte 1886 eine Arbeit, in der er erstmals den Begriff "*Appendicitis*" verwendete. Von FITZ wurde auch die Operation von Patienten mit dieser Erkrankung empfohlen, wenn sich die Zeichen einer Peritonitis nicht innerhalb von 48 Stunden zurückbildeten. Von FITZ wurden seine klinischen und pathologischen Untersuchungen an der Harvard University folgendermaßen zusammengefaßt:

"*The vital importance of the early recognition of perforating appendicitis is unmistakable. Its diagnosis, in most cases, is comparatively easy. Its eventual treatment by laparotomy is generally indispensable. Urgent symptoms demand immediate exposure of the perforated appendix, after recovery from the shock, and its*

---

31 *Thomas Hodgkin*: Die Krankheiten der serösen und muösen Häute mit Rücksicht der neuesten Erfahrungen und Ansichten anatomisch-pathologisch dargestellt in einer Reihe von Vorlesungen gehalten am Guy's Hospital in London von Thomas Hodgkin M.D., Lehrer der Anatomie und Konservator des Museums von Guy's Hospital. Erster Theil. Leipzig 1843 [Titel der Originalausgabe: "Lectures on the morbid anatomy of the serous and mucous membranes" London und Paris 1836-1837 (2 Bde.)].

32 *Hodgkin* (1843) [wie Anm. 31].

33 *A. Volz*: Ueber die Verschwärung und Perforation des Processus vermiformis bedingt durch fremde Körper. Archiv für die gesammte Medicin 4 (1843), 305-338.

34 *C. Winkler*: Die Erkrankungen des Blinddarmanhanges (Processus vermiformis). Jena 1910.

treatment according to surgical principles".[35]

Der Begriff "*Appendicitis*" wurde in Deutschland zunächst abgelehnt wegen der "unzulässigen" Verbindung eines lateinischen Wortes (Appendix [im Lateinischen übrigens Femininum]) mit der aus dem Griechischen abgeleiteten Endung "-*itis*". In Deutschland wurde von einigen Chirurgen der ausschließlich aus der griechischen Sprache abgeleitete Begriff "*Perityphlitis*" oder "*Epityphlitis*"[36] bevorzugt. Der Marburger Universitätschirurg Ernst KÜSTER (1839-1930) schrieb zu diesem schwerwiegenden terminologischen Problem im Jahre 1898:

"Es ist heutigen Tages kaum noch möglich, eine Nummer irgend einer medicinischen Zeitschrift in die Hand zu nehmen, ohne sofort auf den Ausdruck 'Appendicitis' zu stoßen. Dieses Wortungeheuer, welches von Amerika aus in die Litteratur eingedrungen ist, hat langsam und allmählich die älteren Ausdrücke für die Krankheit verdrängt. [...] Das Wort Appendicitis ist unglücklich gewählt und erbärmlich in der Form. Die deutsche Anatomie bezeichnet den Wurmfortsatz als Processus vermiformis, während das Wort Appendices mit dem Beiwort epiploicae für die kleinen, beutelförmigen, mit Fett gefüllten Ausstülpungen des Bauchfells in der Umgebung des Dickdarms und Mastdarms gebraucht wird. [...] Das könnte freilich noch hingehen; allein schlimmer, weil allen Gesetzen der Sprachbildung Hohn sprechend, ist die Form. Wieder einmal ist hier ein lateinischens Wort mit einer dem Griechischen entlehnten Endigung versehen".[37]

Trotzdem hat sich die Bezeichnung "*Appendicitis*" schnell in der ganzen Welt durchgesetzt, "*although the term is uncouth and lacking in preciseness*", wie der britische Chirurg Treves 1902 bemerkte.

Der New Yorker Chirurg Charles McBURNEY (1845-1913) beschrieb im Jahre 1889 die klinische Symptomatik der "*so-called pericaecal inflammations (inflammation of the vermiform appendix; appendicitis)*" und nahm bereits eine Einteilung in Entzündungsstadien vor:

"In these early operations I have found a very varied condition of the appendix and its surroundings, from a mild catarrhal condition of the mucous membrane accompanied by some infiltration and thickening of the submucous and other tissues, to the state of complete gangrene of the whole organ, with more or less extensive peritonitis".[38] In dieser Arbeit wurde auch der lokalisierte Druckschmerz im rechten Unterbauch beschrieben, der noch heute in der Klinik als "*McBurney-Punkt*" verwendet wird.

Diese neuen Erkenntnisse fanden sehr schnell Einzug in die Lehrbücher der Chirurgie. In der berühmten Monographie über Appendicitis des Braunschweiger Chirurgen Otto SPRENGEL (1852-1915) aus dem Jahre 1906 finden sich bereits auf 117 kleingedruckten Seiten über 8000 bibliographische Hinweise.

---

35 *Fitz* (1886) [wie Anm. 12].
36 *Küster* (1898) [wie Anm. 13].
37 *Küster* (1898) [wie Anm. 13].
38 C. *McBurney*: Experience with early operative interference in cases of disease of the vermiforme appendix. N. Y. Med. J. 50 (1889), 676-684.

Kaum eine chirurgische Erkrankung hat so schnell eine solche Aufmerksamkeit gefunden, wie die Appendicitis um die Wende vom 19. zum 20. Jahrhundert.

Die Appendicitis wurde in den nächsten Jahrzehnten zu einer "Modeerkrankung", die Indikationsstellung wurde fast grenzenlos ausgeweitet. Bei fast jedem Patient, der auch nur vorübergehend über einen Druckschmerz im rechten Unterbauch klagte, wurde die Indikation zur Appendektomie gestellt. Der schwedische Schriftstellerarzt Axel MUNTHE (1857-1949) hat dies in seinem Buch "*Das Buch von San Michele*" festgehalten.[39] Er beschrieb darin seine Patienten und seine Tätigkeit als niedergelassener Arzt in Paris um die Jahrhundertwende. MUNTHE bezeichnet sich selbst in seinem Buch als "*Modearzt*":

"*Viele waren gar nicht krank und wären es nie geworden, hätten sie nicht mich konsultiert. Viele glaubten nur, sie wären krank. [...] Sie schienen ganz bestürzt, wenn ich meinte, sie sähen gut aus und hätten frische Farben, atmeten aber auf, wenn ich hinzufügte, ihre Zunge gefiele mir nicht recht - was auch oft der Fall war. In solchen Fällen war meine Diagnose meist: "Überfütterung, zu viel Kuchen und Süßigkeiten am Tage, zu schwere Diners am Abend". Wahrscheinlich die richtigste Diagnose, die ich in jenen Tagen stellte, aber sie fand keinen Beifall. Niemand wollte Näheres hören. Niemand mochte sie. Was sie alle gern haben wollten, war Appendicitis. Nach Blinddarmentzündung war damals viel Nachfrage bei wohlhabenden Leuten, die sich nach einem passenden Leiden umsahen. All diese nervösen Damen hatten sie, wenn auch nicht im Unterleib, so doch im Kopf - und gediehen herrlich dabei, ebenso wie ihre ärztlichen Ratgeber. So steuerte ich mehr und mehr auf die Appendicitis zu und behandelte eine Anzahl solcher Fälle mit wechselndem Erfolge. Als aber das Gerücht umging, die Chirurgen Amerikas eröffneten einen Feldzug, um jeden Blinddarm in den Vereinigten Staaten herauszuschneiden, wurden meine Fälle in beängstigender Weise abtrünnig. Bestürzung: "Den Blinddarm entfernen! Meinen Blinddarm!" sagten die eleganten Damen und klammerten sich verzweifelt an ihren Wurmfortsatz, wie eine Mutter an den Säugling. "Was soll ich ohne ihn anfangen?" [...]. Appendicitis lag also wirklich in den letzten Zügen; ein neues Leiden mußte erfunden werden, die allgemeine Nachfrage zu befriedigen. Die Fakultät bewährte sich, eine neue Krankheit wurde auf den Markt geworfen, ein neues Wort geprägt, eine wirkliche Goldmünze: Colitis! Es war ein nettes Leiden, sicher vor dem Messer des Chirurgen, immer zur Hand im Bedarfsfalle und jedem Geschmack anzupassen. Kein Mensch ahnte, wann es kam, und wann es ging.[...] Colitis verbreitete sich wie ein Steppenbrand über ganz Paris*".[40]

Die "Appendicitis" wurde eine Modekrankheit auch deshalb, weil der englische Thronfolger an dieser Erkrankung litt und unter dramatischen Umständen operiert werden mußte: Der englische Chirurg Frederick TREVES (1851-1923) inzidierte am 24. Juni 1902 im Buckingham Palace einen perityphlitischen Abszeß bei dem Sohn der Queen VICTORIA (+ 1901), EDWARD VII. Die Operation wurde am Tage vor dessen geplanter Inthronisation vorgenommen. Die Krönung mußte daraufhin um zwei Monate verschoben werden. TREVES wurde später ein Vertreter der verzögerten Operation, etwa 5 Tage nach Auftreten der ersten Symptome. Dies

---

39 *A. Munthe*: Das Buch von San Michele. Leipzig 1931 [Erstausgabe: London 1929].
40 *Munthe* (1931) [wie Anm. 39].

war das Vorgehen, das er erfolgreich beim nachmaligen König EDWARD VII. durchgeführt hatte.

4. Die Entwicklung der Chirurgie des Wurmfortsatzes (18./19. Jh.)

Im Jahre 1735 führte Claudius AMYAND (1680-1740), seinerzeit "*Serjeant Surgeon*" am St. George-Hospital in London und Hofchirurg des englischen Königs und Kurfürsten von Hannover GEORG II. (1683-1760), vermutlich erstmals eine Appendektomie ("*Amputation of the Appendix caeci*") durch. Dieser Chirurg operierte einen 11jährigen Jungen mit einer rechtsseitigen Skrotalhernie und einer Fistelbildung in diesem Bereich, aus der sich reichlich Sekret ("*unkindly sort of Matter*") entleerte. Bei der Herniotomie fand er im Bruchsack einen entzündlichen Tumor, bestehend aus Omentum maius und Appendix, die durch eine Stecknadel perforiert war ("*Of an inguinal rupture, with a pin in the appendix caeci, incrusted with stone*"):

"*This Operation proved the most complicated and perplexing I ever met with, many unsuspected Oddities and Events concurring to make it as intricate as it proved laborious and difficult. This Tumour, principally composed of the Omentum, was about the Bigness of a small Pippin: In it was found the Appendix Caeci perforated by a Pin incrusted with Stone toward the Head, the Point of which having perforated that Gut, gave way to a Dischrage of Faeces through the fistulous Opening therein, as the Portion of the Pin obturating the Aperture in it shifted its Situation*".[41]

Die Operation der Scrotalhernie wurde im Beisein mehrerer Ärzte und Chirurgen durchgeführt. Niemand der Anwesenden hatte vorher eine solche Perforation des "*Appendix caeci*" gesehen:

"*It was the Opinion of the Physicians and Surgeons present, to amputate this Gut: To which End a circular Ligature was made about the sound Part of it, two inches above the Aperture, and this being cut off an Inch below the Ligature, was replaced in the Abdomen, in such a Manner that an artificial Anus might be made there, if the Patient's case should require it. Afterwards so much of the Hernial Bag as had been detached from the Skin, the Spermaticks, &c. was cut off, which, as they appeared in a sound State, were preserved in Situ*".[42]

Nach Resektion des im Bruchsack befindlichen großen Netzes und "*Amputation*" des Wurmfortsatzes wurde die Wunde durch eine Tamponade ("*Tent*") offen gelassen. Erst am achten Tag nach der Operation wurde diese Tamponade entfernt. Der kleine Patient mußte 4 Wochen im Bett bleiben, durfte auch zum Stuhlgang nicht aufstehen sondern mußte eine Bettpfanne benutzen, bis sich eine feste Narbe gebildet hatte:

"*The Tent put into the Abdominal Aperture was not removed till the 8th. Upon the 10th the Ligature round the Appendix Caeci, where it had been amputated, dropt off, and no Faeces followed it; and as it was then plain they had taken the natural*

---

41 *Amyand* (1738) [wie Anm. 3].
42 *Amyand* (1738) [wie Anm. 41].

Course, from that Time the Wound was treated like an ordinary one, saving it was observed to keep a strong and constant Pressure over the Absominal Aperture, as well to fence against the Intrusion of the Viscera into the Wound, as by a strong Incarnation and Cicatrix, effectually to secure the Patient against a Rupture. During the Time of the Cure he was confined to his Bed, always kept to sparing Diet, and ordered never to go to Stool but in a Bed-pan; by these meand the Wound was completely healed up in less than a Month".[43]

Der Züricher Universitätschirurg Ulrich Rudolf KRÖNLEIN (1847-1910) resezierte im Jahre 1884 eine perforierte Appendix vermiformis im Stadium einer Perforationsperitonitis. KRÖNLEIN war zu einem "blühenden Jüngling von 17 Jahren" gerufen worden, der seit 3 Tagen über starke Schmerzen im rechten Unterbauch und über Erbrechen klagte und zunächst vom Hausarzt mit Opium behandelt wurde. Am 14. Februar 1884 führte der Züricher Chirurg in der Wohnung des Patienten die Laparotomie (Unterbauchmedianschnitt) in Chloroformnarkose durch, *"nachdem zuvor allen Forderungen der Antiseptik Genüge geleistet worden war"*. Intraoperativ fand er eine im rechten Unterbauch lokalisierte und von Dünndarmschlingen und von Netz abgedeckte Eiteransammlung, die von einer Perforation des Wurmfortsatzes verursacht worden war. Nach Reinigung der Bauchhöhle wurde von KRÖNLEIN der Wurmfortsatz *"in toto resecirt"*, nachdem er vorher das Mesenteriolum nach *"isolirter Ligatur"* durchtrennt hatte und die Appendix an ihrer Basis doppelt unterbunden hatte.[44] Der Patient verstarb aber am zweiten postoperativen Tag unter *"Collapserscheinungen"*.

"In operativer Beziehung aber dürfte der vorliegende Fall bis jetzt einzig in seiner Art sein. Wenigstens ist es mir nicht gelungen, in der mir zugänglichen Literatur eine Mittheilung über Resection des perforirten Processus vermiformis auf der Höhe einer Perforationsperitonitis zu finden".[45]

Die erste *erfolgreiche* Exstirpation des Wurmfortsatzes bei akuter Peritonitis in Deutschland wurde von dem Berliner Chirurgen Max SCHÜLLER (1843-1907) im Jahre 1889 ausgeführt. Der 31jährige Patient *"erkrankte ganz plötzlich nach dem Essen"* an Erbrechen. Danach traten starke Schmerzen im rechten Unterbauch auf. Am nächsten Tag wurde von SCHÜLLER eine *"ausserordentliche Empfindlichkeit der Bauchdecken"* festgestellt, während der Patient fieberte und *"ikterisch und sehr verfallen"* aussah. Wegen des Verdachtes auf eine Darmperforation *"im Ileocoecaltheile mit beginnender Peritonitis"* oder einer Invagination in diesem Bereiche wurde die Indikation zur Laparotomie gestellt. Von SCHÜLLER wurde die Bauchhöhle über einen Unterbauchmedianschnitt eröffnet:

"Es entleerten sich aus der Bauchwunde einige Esslöffel trüben Serums. Das Omentum war stark geröthet und geschwollen, an der Symphyse leicht adhärent. Nach Ablösen desselben erwiesen sich die Därme gleichfalls stark geröthet, durch Luft aufgetrieben und an einzelnen Stellen mit peritonitischen Auflagerungen bedeckt [...]. Ich zog nun den Wurmfortsatz mit Leichtigkeit bis in die Wunde in der Mittlinie des Bauches und sah, dass er im peripheren Abschnitte brandig und an

---

43 *Amyand* (1738) [wie Anm. 41].

44 R. U. *Krönlein*: Ueber die operative Behandlung der acuten diffusen jauchig-eiterigen Peritonitis. Arch. Klin. Chir. 33 (1886), 507-524, Abb. 11-5 und 11-6.

45 *Krönlein* (1886) [wie Anm. 44].

einer Stelle perforirt war. Das Mesenterium des Wurmfortsatzes war dick ange-schwollen, eiterig infiltrirt. Ich schnitt nach vorheriger Unterbindung den Wurm-fortsatz dicht am Coecum ab, desinficirte und übernähte dann auch noch das kleine Darmlumen".[46] Der Patient überlebte, *"genau drei Wochen nach der Operation war die Heilung der Wunde vollkommen vollendet".*

5. Schlußfolgerung

Wir sehen am Beispiel der Erforschungsgeschichte der Appendicitis, daß eine ope-rative Behandlung nicht nur von naturwissenschaftlichen Paradigmen, sondern auch von gesellschaftlichen und kulturellen Faktoren abhängig ist. Darüber hinaus erken-nen wir beispielhaft, daß die Erforschungsgeschichte nicht geradlinig dem wissen-schaftlichen Fortschritt folgt, wie es von der klassischen Medizingeschichts-forschung dargestellt wurde.

Synopse zur Erforschungsgeschichte der Krankheiten der Appendix vermiformis

um 1500	In den Manuskripten Leonardos da VINCIs entsteht die älteste bekannte graphische Darstel-lung der Appendix vermiformis.
1735	Der Londoner Chirurg Claudius AMYAND (1680-1740), führt vermutlich erstmals eine Appendektomie ("*Amputation of the Appendix caeci*") anläßlich einer Herniotomie wegen rechtsseitiger Leistenhernie durch.
1753	Von dem Professor für Anatomie und Chirurgie an der Universität Altdorf L. HEISTER (1683-1758) stammt eine Beobachtung anläßlich einer Sektion *"von einem Geschwür in dem wurmförmigen Auswachs im blinden Darm"*.
1812	Der Londoner Chirurg J. PARKINSON (1755-1825) beschreibt einen Patienten, der an einer generalisierten Peritonitis infolge perforierter Appendicitis starb.
1830	Der Heidelberger Universitätsprofessor F. A. B. PUCHELT (1784-1856) publiziert seine Erfahrungen mit einem "neuen" Krankheitsbild, das er *"Perityphlitis"* nannte, da er das Coecum und nicht die Appendix als Ursache der Entzündung ansah.
1884	Der Züricher Universitätschirurg U. R. KRÖNLEIN (1847-1910) reseziert eine perforierte Appendix vermiformis im Stadium einer Perforationsperitonitis. Der Patient verstarb aber am 2. postoperativen Tag.
1886	Der amerikanische Pathologe R. H. FITZ (1843-1913) verwendet erstmals den Begriff *"Appendicitis"*.
1889	Der New Yorker Chirurg Charles McBURNEY (1845-1913) beschreibt die klinische Sym-ptomatik der Appendicitis und nimmt bereits eine Einteilung in Entzündungsstadien vor.
1889	Die erste *erfolgreiche* Exstirpation des Wurmfortsatzes bei akuter Peritonitis in Deutschland wird von dem Berliner Chirurgen M. SCHÜLLER (1843-1907) durchgeführt.
1894	Charles McBURNEY (1845-1913) publiziert einen modifizierten Zugang zum Wurmfort-satz (später "Wechselschnitt" genannt).
1898	Der schwedische Chirurg K. G. LENNANDER in Uppsala publiziert einen modifizierten Zugang für die Appendektomie (Pararektalschnitt, Kulissenschnitt).

---

46 *M. Schüller*: Allgemeine acute Peritonitis in Folge von Perforation des Wurmfortsatzes, Laparotomie und Excision des Wurmfortsatzes. Verhandlungen der Deutschen Gesellschaft für Chirurgie 18 (1889), 332-336 [sowie in Arch. Klin. Chir. 39 (1889), 845].

Ausblicke

Reflected Experience in Medicine, Science, and Technology: The Example of Hospital History

von GUENTER B. RISSE

1. History, science, and medicine: a shifting relationship

Memorial sessions are traditionally opportunities for reflection. Given the "Leit-motiv" of this meeting and the dictum that we can only know what we experience, let me review some of our recent activities as historians and focus on the challenges ahead. We live in a time that has been characterized by many as postmodern.[1] As cultural change accelerates, we find ourselves in need of preserving our identity through linkages to the past. Our world emphasizes multiculturalism while at the same time new communication technologies and economic systems favor globalization. While the planet is shrinking, pluralism rules, and we no longer conceive of one single, objective truth but live in several compartmentalized and conflicting realities. We may be working in a scientific environment guided by logic and rationality, but many of us simultaneously seek guidance in tarot card readings, worship a divinity in church, take yoga classes, and when ill, use folk remedies, and submit to alternative as well as mainstream medical treatments. What is real and virtual seems to coalesce, especially in front of a computer.[2] Perspectives are conflicted, and we as historians are uncertain about our ability to bring them together in some grand sense. History has been "downgraded" to just one discourse among many. In fact, we historians have been told to abandon our beliefs in objectivity and search for truth altogether, since we are seen as actually creating rather than discovering or interpreting historical meaning.[3]

In this climate of growing uncertainty, however, historians have witnessed a dramatic expansion of the profession and a rapid raise in historical knowledge that has splintered the field into many specialty subfields and created a great diversity of interests. Gone are common aims, standards of scholarship, and authorities. We are also increasingly talking to ourselves, often employing abstractions and jargon that disconnects us from the scientists and physicians we used to interact with seemingly more often. What has happened? What are some of the problems inherent in our current approaches to medical and scientific history?[4] Why do we have the "science wars" between scientists who promote their activities as independent, rational endeavors and other scholars - including historians - who espouse a socially grounded contextual analysis of science?[5]

1 *Perry Anderson*: In Defense of History. New York 1998.
2 *David Harvey*: The Condition of Postmodernity. Oxford 1990.
3 *Jonathan Culler*: On Deconstruction. Ithaca NY 1982, *Richard Evans*: In Defense of History. New York 1998.
4 *Joyce Appleby, Lynn Hunt* und *Margaret Jacob*: Telling the Truth About History. New York 1994.
5 Science Wars (= Social Text Collective 46-47). Hrsg. v. *Andrew Ross*, Durham NC 1996.

Cultural studies reveal that science is shaped by social relations, technologies, and literary techniques designed to persuade and transmit experimentally acquired knowledge. We want to set aside the classical empiricist epistemology and maintain neutrality about the assessment of truth and validity.[6] Indeed, the historicity of science and categories such as discovery, evidence, argument, experiment, laboratory and experiment converts these topics into problematic constructs in need of contextual exploration and explanation.[7] We also want to develop a social constructivist perspective for medical history. Our shared goal with medical scientists is to understand the particular form and content of biomedicine as practiced in relevant settings, including hospitals.

Have the "science wars" spilled over into medical history? Since this lecture memorialized Karl SUDHOFF, it was quite fitting to briefly examine the shifting relationship between history and medicine. From HIPPOCRATES onwards, historical knowledge had remained organically linked to the main body of theory and practice, its utility and applicability taken for granted. Since the Enlightenment, history has acquired another role: to validate and defend contemporary medicine. New discoveries were presented as advances in knowledge, triumphs of civilization. Older authors and their texts were scrutinized and selected if their ideas could be interpreted as having anticipated modern discoveries. In this fashion, a carefully selected past judged as containing everything that is valuable and worth recalling was directly incorporated into the present. As founders and pioneers, these celebrated authorities became linked to create an evolutionary and progressive path of great doctors from Hippocrates to GALEN, VESALIUS to HARVEY, SYDENHAM to BOERHAAVE, PINEL to VIRCHOW, their writings enshrined as medical "classics".[8] To this day, the "big epic of medicine" remains a popular historical genre, a master narrative or "Meistererzählung" legitimating our professional identity. For many, mythical stories of individual doctors' lives and careers - the so-called "male tales" - still generate uplifting visions of medicine.

By the 1880s, however, the past had ceased to provide practical lessons. Fueled by basic biology and the bacteriological revolution, the new scientific medicine demanded a sharp separation from traditional sources of professional authority. Specialized physio-pathological knowledge and laboratory information trumped over clinical skills and personal empathy. Medical history simply became a handmaid, its service mission to legitimate modern medicine by stressing the importance of science and supporting its epistemological claims concerning rationality and progress. But, not only was the weight of tradition employed to legitimate medical science and celebrate its progress. Lest physicians be perceived as narrow and cold-hearted scientists, history was also needed to help provide

6 Science Under Scrutiny: The Place of History and Philosophy of Science. Hrsg. v. *R. W. Home*, Dordrecht 1983.
7 *Karin Knorr-Cetina*: Epistemic Cultures: How the Sciences Make Knowledge. Cambridge MA 1999.
8 *Guenter B. Risse*: The Expanding Universe of Medical History. In: San Francisco Medicine 64 (Nov 1991), S. 29-30.

cultural legitimation to medicine and stress the moral qualities of its practitioners into the future.[9]

Recently, Owsei TEMKIN characterized the period 1925-1930 at the Leipzig Institute as "romantic," a time when history not only faithfully researched medicine's past but pledged to improve its future in the context of Germany's contemporary political and economic turmoil. The dual purpose was enshrined in a famous metaphor: the double face of Janus.[10] This sense of loyalty and responsibility to medicine shaped the creation of academic institutes and departments of medical history on both sides of the Atlantic, in close proximity to schools of medicine.

By the late 1960's, the schism between medicine and history deepened, partially resulting from professionalization of the medico-historical field. Indeed, most prominent practitioners in the English-speaking world were now social historians and non-physicians situated outside of medical schools - who researched in greater detail the political and socio-economic bases of medicine. Proudly proclaiming to be moving "beyond the great doctors," social historians as medical spectators asked different questions and opened new frontiers for investigation.[11] The field expanded to include all health-related issues, including the impact of disease[12] and the politics of public health. Past professional empowering strategies, institutional foundations, policy issues, and business methods came into sharper focus. Clinicians reacted by complaining about a "history of medicine without medicine".[13] When the contexts of medical organization, writing, research and practice were exposed, a less flattering picture of medicine's past emerged and the memories of some of its heroes were tarnished. In the hands of these professionals, medical history often assumed a new role of medicine's gadfly, even outspoken critic, a stance increasingly resented by physicians, especially in the US at a time when medicine was beginning to experience fundamental changes in its delivery systems.

Just as patients and physicians became estranged at the hospital bedside and in the clinic, historians and physicians during the 1970s and 1980s became alienated from each other in the classrooms of academic medical centers and the meetings of professional organizations. Trained medical historians came to view themselves as "experts" in narrower areas defined by chronology, gender, politics, and social views shaping medicine. Clinicians were regarded as "amateurs" and portrayed as antiquarian dabblers, narrowly interested in tracing the genealogy of medical discoveries in their special fields of interest. In the US, efforts to breach the gap between historians and physicians by formally training more physicians in history had already begun in the mid 1960s. However - if I may be allowed another bit of

9   *Walter Pagel*: Julius Pagel and the Significance of Medical History for Medicine. In: Bulletin of the History of Medicine 25 (1951), S. 207-225.

10 *Owsei Temkin*: The Double Face of Janus. Baltimore 1977.

11 *Susan Reverby* und *David Rosner*: Beyond 'the Great Doctors'. In: Health Care in America. Philadelphia 1979, S. 3-16.

12 *Gerald Grob*: The Social History of Medicine and Disease in America: Problems and Possibilities. In: Journal of Social History 10 (1977), S. 391-409.

13 *Leonard G. Wilson*: Medical History Without History. In: Journal of History of Medicine 35 (1980), S. 5-7.

autobiography - possessing such dual citizenship remained problematic. Often physician-historian's work was not up to the expectations of social historians[14] while these same clinicians remained indifferent or became bewildered by the complexity of the analyses and tentative nature of the conclusions reached by social historians. Nevertheless, physician-historians attempted to mitigate the growing rift by trying to be useful to medicine, not only through selection of clinical topics for research but also by making new efforts to engage medical students and physicians.[15] My own proposal[16] suggested - like others before me - that they develop a contingent historical perspective by including the social, ethical and intellectual aspects of medicine instead of subscribing to the prevailing and highly popular a-historical posture that accepted the present as an uncontrollable reality. I described this skill to think and reason critically - a perspective that is central to clinical practice - to similarly organize and evaluate facts historically. What follows is not meant to be a manifesto, rather it is a narrative of my own experience as a practicing historian who has researched his subject for over three decades.

2. Return of the repressed? New views and approaches

While postmodernism poses great challenges to the historian's craft, it also offers new possibilities for our professional revival. Here I want to emphatically stress that I am only interested in the postmodern condition, not the numerous theoretical discussions attempting to explain it.[17] The awareness of multiculturalism and its clash of meanings and values tends to extend the range of historical research and writing, it also prompts the examination of new themes and concerns, relationships and conflicts. Rejection of faith in reason and progress has shifted attention to the magical, the religious, the symbolic, and ephemeral.

Historians of science have recently argued for a "constructivist" view of science - better known as sociology of scientific knowledge.[18] It argues that science is primarily a human product made with locally situated cultural and material resources, not the gradual revelation of a given order of nature. The emphasis is on scientific practice. In fact, science can be seen as a cluster of practices, a mastering of skills, a crafting of explanations, instead of a purely intellectual accomplish⁻ment.[19] This stance suggests the formulation of new questions and opens up novel directions and issues for historical investigation. Can we similarly frame medical and scientific events by examining them as experiences and actions grounded in par-

---

14 *John C. Burnham*: Will Medical History join the American Mainstream? In: Reviews in American Medicine 6 (1978), S. 43-49; *Ronald L. Numbers*: The History of American medicine: A Field in Ferment. In: Reviews in American History 10 (1982), S. 245-263.

15 *John C. Burnham*: A Brief History of Medical Practitioners and Professional Historians as Writers of Medical History. In: Health & History 1 (1999), S. 250-273.

16 *Guenter B. Risse*: The Role of Medical History in the Education of the 'Humanist' Physician: A Reevaluation. In: Journal of Medical Education 50 (1975), S. 458-465.

17 *Terry Eagleton*: The Illusions of Postmodernism. Oxford 1996.

18 *Jan Golinski*: Making Natural Knowledge: Constructivism and the History of Science. Cambridge 1998.

19 *Steve Fuller*: Does Science Put an End to History, or History to Science? In Science Wars. Hrsg. v. A. Ross, Durham NC 1996, S. 27-42.

ticular settings? Can this context be properly explored and unpacked? The contested nature of knowledge suggests that meaning is not given and must be constantly negotiated. This broader effort demands an understanding of time, geography, culture, ethics, institutions, disease ecology, knowledge of health and disease, technical ability, as well as social, political and economic conditions. A veritable history of medicine "from below" has begun to examine the plight of patients, their experiences and narratives of suffering.[20] Feminism, in turn, provided the impetus for new investigations into the role of women as patients and caregivers.[21]

If postmodernism indeed considers history once more a form of literature, historians want to return to better storytelling, letting the sources speak for themselves, weaving together the biographical with the social, emphasizing personal narratives and relationships.[22] For example, my new book on hospitals[23] is based on a number of case studies. In each case, I employ a patient's trajectory through the hospital to weave together diseases with medical responses, discoveries with hospital settings and rituals, administration and finances with politics and economics, welfare views with religious and lay beliefs. The single voice of the historian thus gives way to multiple voices representing different points of view, from administrators to caregivers, physicians to patients. Although there is not a uniform vantage point in my book, numerous examples present broad themes such as hospitality, institutional order, presence of healing communities, medical knowledge and therapeutic imperatives from different perspectives. Particular attention is paid to the role humans play in the making of scientific knowledge and its influence on hospital organization, medical practice as well as determining the roles of caregivers and suffering patients.

Finally, postmodernism has raised our awareness of the fragmented and contradictory world we live in and sharpened our capacities for self-reflection and criticism. We look closer at the documentation, and acknowledge our own subjectivity while making an effort to present our contextual reconstruction in a clear, literary style to connect not only with our immediate clients, scientists and physicians, but the public at large. In the preface to my work, I explain that the book was based, in part, on personal experiences, selected interviews and autobiographical documents.[24] My historical procession of hospital patients was deliberate: it was designed to bring a human factor into the narrative and hopefully hook the reader to keep perusing the book and learn more about hospitals and the world in which they were submerged.[25] One reviewer of my hospital book indicated that my work had been given an "anthropological bath." Indeed, the approach is archeological: it seeks to explore tiers of events and artifacts.[26]

20 *Roy Porter*: The Patient's View: Doing Medical History from Below. In: Theory and Society 14 (1985), S. 175-198.
21 *Regina M. Morantz*: The Perils of Feminist History. In: Journal of Interdisciplinary History 4 (1973), S. 649-660.
22 *Lawrence Stone*: The Revival of the Narrative. In: Past and Present 85 (1979), S. 1-24.
23 *Guenter B. Risse*: Mending Bodies-Saving Souls: A History of Hospitals. New York 1999.
24 *Risse* (1999) [wie Anm. 23].
25 *Howard Brody*: Stories of Sickness. New Haven 1987.
26 *Michel Foucault*: The Order of Things: An Archeology of the Human Sciences. New York 1970.

Phenomenology stresses the notion that all human knowledge is the product of humans incarnate, not detached minds. Thus, the body must be considered the active site of all relationships, the basic seat for symbols and tool for the expression of meanings. Another path of inquiry looks specifically at the human body, its medical "mapping" and clinical dismemberment. It is said that medicine has colonized the body, labeling it according to disease categories.[27] For historians, this notion of embodiment leads to the creation of a "ritualized," even "performing" human body. Like a theatrical play, therefore, such culturally constructed behaviors can become the focus of our attention.[28] They constitute good reference points, windows into past social structures and activities. In my case, the concept of ritual was indeed a fitting instrument for examining past hospital practices.[29] Words, gestures, costumes, and actions confer identity, authority, and social legitimacy. Such ceremonies were created over time to convey a number of meanings and insure the implementation of key institutional goals. In my view, these ritualistic elements were essential for ordering hospital life at all stages of a patient's institutional journey. Moreover, the institutionally sanctioned management of patients forged stronger professional bonds among the attending physicians through peer control and guidelines for professional behavior.

Within a constructivist perspective of science, hospitals must be seen as having played a central role in shaping medical practices and theories. The social environment of hospitals came to shape the character of Western medicine, as attested by a careful analysis of their multiple activities. More than two decades ago, sociologists had already pointed out the new modes of knowledge production in hospitals, achieved by abstracting disease manifestations - including pathological anatomy - from suffering inmates, in effect removing "sick" persons from medical cosmology.[30] Moreover, clinical knowledge obtained in hospital wards was overwhelmingly focused on acute, complex, and life-threatening conditions. By contrast, the different patient-dominated context of private practice continued to shape knowledge and treatments related to more common problems and chronic conditions afflicting humankind.

What does a reflective, situated stance actually mean? Medical history has continued to flourish in the 1980s and 1990s as a specialized field of historical research. Paradoxically, achieving disciplinary maturity and independence from medicine has meant in the US and elsewhere loss of visibility in medical schools. Cultural studies became central, attempting to recover the meanings of the past, not simply through reflection of social and economical realities but together with an analysis of language. Language, including medical discourse, is no longer simply viewed as a transparent vehicle for communicating thought.[31] It must also be

---

27 *Katharine Young*: Presence in the Flesh. The Body in Medicine. Cambridge MA 1997.

28 *F. Hughes-Freeland* und *M. M. Crain*: Recasting Ritual. Performance, Media, Identity. London 1998.

29 *Victor Turner*: The Ritual Process: Structure and Antistructure. Ithaca 1969; *Catherine Bell*: Ritual, Perspectives and Dimensions. New York 1997.

30 *Ian Waddington*: The Role of the Hospital in the Development of Modern Medicine: A Sociological Analysis. In: Sociology 9 (1973), S. 221-224.

31 The Social History of Language. Hrsg. v. *Peter Burke* und *Roy Porter*, Cambridge UK 1987.

grasped in its semiotic and rhetorical dimensions. Words carry meanings from different perspectives, they construct knowledge and communicate it to others. Awareness of the rhetorical dimensions of past medical writings is now essential to their understanding. For example, I recently made an analysis of the 1846 report announcing the discovery of ether anesthesia in Boston, and realized the profound effect of the surgeon's rhetoric on the professional standing of the Boston medical community as well as for surgery everywhere.[32]

Like other practitioners of history, medical historians are eclectic in their choice of theory and information derived from other disciplines. We learned to quantify our findings, often with the help of the computer. This was the case in my earlier book on the Edinburgh Infirmary.[33] Spurred by new theoretical approaches to research, historians have turned to anthropological and ethnographic studies for the detection of cultural meanings and the reexamination of medicine as an ideology and a commodity. Questions of professional power and control, political expediency and economic determinism are now examined, as well as the issues surrounding the construction of an idealized, immutable patient-physician relationship. Today, "revisionism" flourishes.

My recent book presents such a contextual analysis on a larger scale. Using a chronological arrangement, this work features a series of noteworthy hospitals but the approach is not linear. Each chapter is a separate story, a reconstruction of a place radically different from our own in medical knowledge and behavior. The chapter on Paris hospital medicine attempts to demonstrate that the new anatomical-pathological knowledge that came to characterize the French Medical School was a product of social and political factors. Here the Revolution and its wars, changes in welfare schemes and professional power relationships, educational expediency and innovation, all came to influence a traditional institution: the hospital. New ways of seeing and doing, solving the dual problems of large numbers of sick poor and manpower shortages among physicians, led to a new paradigm with the aid of new technology: the stethoscope. This paradigm localized all bodily suffering in organ systems. It continued to rule biomedicine by consensus of its practitioners and was largely responsible for the professional solidarity among physicians.[34]

3. Contexts for reflected experience

Since hospital practice was decisive in grounding, framing and contextualizing acute medical care, let us examine its milieu. Humans are housed in a geographically contingent world.[35] Influenced by cultural geography and phenomenology, an understanding of spatial experiences affecting the human body are essential in framing all past healing activities, including hospital history. To this day, hospitals possess symbolic qualities that are a function of their geographic location,

32 Risse (1999) [wie Anm. 23].
33 Guenter B. Risse: Hospital Life in Enlightenment Scotland: Care and Teaching at the Royal Infirmary of Edinburgh. New York 1986.
34 Risse (1999) [wie Anm. 23].
35 The Human Experience in Space and Place. Hrsg. v. A. Buttimer und D. Seamon, London 1980.

architectural design, and internal spatial divisions. Spatial organization conveys meaning, molds behavior, provides identity.[36] Although traditionally characterized as religious, hospital space has been adapted to medical needs without loosing some of its monumentality and moral meaning, as well as its pragmatic function of separating and isolating the inmates and insuring institutional order. In recent years, architects have started to remodel hospitals to elicit specific emotional responses from patients thought to facilitate recovery.[37] Indeed, the quality of hospital space is now recognized as an important factor in the outcome of medical care. Hospitals are symbolic, even therapeutic "landscapes"[38] featuring a series of rituals for structuring the passage to recovery or death. As historians, therefore, we need to be aware of the nature of space and ritualism in hospital life as another approach for decoding what authors perceived to be the hospitals' disciplinary power and capacity for segregation.

Caregiving relationships are another fruitful area for historical analysis, especially the patient – physician connection.[39] Carefully negotiated and choreographed within a sequence of rituals, it is still considered basic to good patient outcomes. While traditionally involving two parties, this therapeutic liaison today possesses a multidimensional, contingent and dynamic quality, since it is constantly subjected to changes caused by biological, cultural and social forces.[40] Historians and anthropologists have discovered that negotiations and choices among the involved parties shape medical management.

In modern times, the relationship has been traditionally framed as a rhetorical device for physicians. They crafted an idealized, sentimentalized bond between deferential patients and paternal physicians who displayed an unconditional devotion towards their medical welfare. Triggered by threats to professional autonomy and economic wellbeing, the "sanctity" and potential "desecration" of this relationship were employed as a political weapon by American organized medicine after the Second World War.[41] I am currently part of a team of scholars studying this relationship in cancer care under the auspices of the Hastings Center in New York.

More recently, the patient/physician relationship has been defined as biopsychosocial,[42] involving not only a management of the biological aspects of disease, but an integrated knowledge of psychological, social and cultural aspects of the patient including racism, sexism and class bias that can strengthen or weaken the rapport. In the US, new notions of patient autonomy and individual rights fueled by consumer and women's health movements as well as bioethics have reshaped the relationship

36 *Edward T. Hall*: The Hidden Dimension. Garden City NY 1966.
37 *C. R. Horsburgh Jr.*: Healing by Design. In: New England Journal of Medicine 333 (1995), S. 735-740.
38 *E. V. Walter*: Placeways: A Theory of Human Environment. Chapel Hill 1988.
39 *Lilian R. Furst*: Between Doctors and Patients: The Changing Balance of Power. Charlottesville 1998.
40 *Eric J. Cassell*: The Changing Concept of the Ideal Physician. In: Daedalus (1986), S. 185-208.
41 *Guenter B. Risse*: Once on Top, Now on Tap: American Physicians View their Relationships with Patients, 1920-1970. In: Responsibility in Health Care. Hrsg. v. G. J. Agich, Dordrecht 1982, S. 23-49.
42 *George L. Engel*: The Need for a New Medical Model: A Challenge for Biomedicine. In: Science 196 (1977), S. 129-136.

since the 1960s.[43] Moreover, in response to economic contexts that lacked proper cost controls and notions of a rational distribution of resources, new management systems have gained the upper hand in the US. "Patients" (passive recipients) have now become "clients" (active consumers), hospitals another service industry.

Similarly, nursing activities must be equally integrated within broader social and cultural contexts. Whether vocation, occupation, or professional activity, nursing is a particular type of work - providing care - that has deep roots in domestic settings, is identified with female roles and has been successfully organized along hierarchical lines.[44] More recently, the patient/physician relationship model has been framed by economic and managerial principles adapted from manufacturing industries, especially automobiles. While the new systems support the medical goals of recovery, they also strive at decreasing costs by using primary physicians as "gatekeepers" who must ration specialist referrals and avoid the excessive use of technologies, including laboratory tests, imaging procedures and elective surgery.

Finally, the historical context of scientific and technological developments also merits our attention.[45] Tools and remedies applied to health problems have become one of the most important products of scientific medicine and are mostly responsible for the increase in health care expenditures. Everyone is familiar with the popularity of laboratory tests and imaging procedures; miracle drugs, machines, including robots for by-pass and key-hole surgery, organ and bone-marrow transplantations. Biographical studies of the discoverers abound, together with linear and successful trajectories of discovery and diffusion. Here again, physicians and historians have created progressive narratives featuring their development - the story of penicillin is a good example - selected because of spectacular and seemingly timeless positive effects. Once again, the primary criterion has been presentist and based on narratives of efficacy, although in time many 20th century drugs and procedures also proved to be harmful.

The history of technology needs to be co-constructed with cultural assumptions and placed within particular social environments that take notice of inventors and users.[46] At a 1989 symposium I helped organize at the Wellcome Institute in London, I sketched a broader frame of reference and reviewed some of the methodological challenges inherent in the history of therapeutics.[47] Moreover, I shunned the often-asked unhistorical question: did a particular remedy really work? Like with other subjects of historical inquiry, we want to ask who was involved in their development, what was at stake, what were the expectations of users or consumers. We need to check the shifting meanings, uses, and consequences of a given instrument. For physicians, instruments such as the microscope have been knowledge producing tools. In the 17th century, LEEUWENHOEK's lenses helped

43 *David J. Rothman*: Strangers at the Bedside. New York 1991.
44 *Barbara Melosh*: The Physician's Hand: Work Culture and Conflict in American Nursing. Philadelphia 1982.
45 Medical Technology and Society: An Interdisciplinary Perspective. Hrsg. v. *Joseph Bronzino* u.a., New York 1990.
46 Shaping Technology-Building Society. Hrsg. v. *Wiebe Bijker* und *John Law*, Cambridge MA 1992.
47 *Guenter B. Risse*: The History of Therapeutics. In: Clio Medica 22 (1991), S. 3-11 (Essays in the History of Therapeutics. Hrsg. v. W. F. Bynum und V. Nutton).

construct a corpuscular theory of human physiology. In the 19th, the ZEISS and LEITZ instruments sparked the cellular and bacteriological revolutions. Technology resonates with medicine's obsessive pursuit of perfection: the belief that medical outcomes can always be further improved. In this quest for added clinical certainty, however, new diagnostic procedures rarely displace older ones. Case studies focusing on the employment of the stethoscope, microscope, x-rays, blood pressure apparatus,[48] ultrasound[49] and the electro-encephalograph have proven quite informative.

As historians, we must also examine the role of the public, which has steadily demanded the latest technological assistance regardless of costs in the hope for greater efficacy. Manufacturers, for their part, continue to focus on profits for their stockholders. Following the Second World War, the creation of an international medical-industrial complex actively competing in the marketplace through inno-vation has become a familiar albeit controversial feature in the discovery, evaluation and diffusion of medical technology.[50] Today, the high cost of pharmaceutical products threatens the affordability of these technologies and ultimately the efficacy of modern medicine itself.

4. Crafting the story of medicine, science and technology: sources

To weave our historical tapestries whose voices should be heard? Postmodernism supports the search for a variety of viewpoints and experiences, as well as dialogues between them. As historians, we must engage with scientists, physicians, nurses, students, medical technicians, instrument and drug manufacturers, social scientists, as well as patients. In my own institution, I have supported a comprehensive program of interviews with prominent local physicians and researchers since 1990. Bench scientists revealed the contours of particular laboratory milieus and scientific discoveries. Surgeons reflected on their evolving craft. Bioengineers discussed the creation of our current imaging technologies. It is my belief that these oral histories will provide future historians with invaluable information and tantalizing clues as traditional written sources give way to fleeting electronic ones.

For the past two decades, narrative history has achieved considerable promi-nence. As mentioned in my book, personal accounts provide an alternative view of the world while expressing human concerns and emotions less discernable in many of the usual scientific sources.[51] In turn, literary analyses of all oral and written sources help us discover the historically contingent aspects of our lives. Witnesses and chroniclers of bodily events in patients and themselves, physicians such as Oliver SACKS contribute to this literature by revealing patient histories or

---

48 *Hughes Evans*: Losing Touch: the Controversy over the Introduction of Blood Pressure Instruments in Medicine. In: Technology and Culture 34 (1993), S. 784-807.
49 *E. B. Koch*: In the Image of Science? Negotiating the Development of Diagnostic Ultrasound in the Cultures of Radiology and Surgery. In: Technology and Culture 34 (1993), S. 858-893.
50 *Arnold S. Relman*: Education to defend Professional Values in the New Corporate Age. In: Academic Medicine 73 (1998), S. 1229-1233.
51 *Anne Hunsaker Hawkins*: Reconstructing Illness: Studies in Pathography. Lafayette ID 1993.

providing personal accounts of illness, including hospitalization.[52] Even medical students have traditionally commented on their learning experiences, from a sixteenth-century witness of VESALIUS' dissections in Bologna to recent impressions by women regarding the prevailing sexism in medical schools and postdoctoral residency programs.

In their role as patients, the sick have become partners in health care. Their voices and narratives help us better understand the experience of illness and how to negotiate one's way through institutional spaces and over bureaucratic hurdles. When published, these stories also provide inspiration and hope to other sufferers. Historians should redouble their efforts to uncover further narratives of illness in the form of autobiographical accounts, letters, legal documents, even works of poetry and fiction. When available, a patient's voice can decisively further our under-standing of patienthood and help reconstruct the patient – physician relationship in particular temporal and spatial contexts. This occurred in my two nineteenth-century stories featuring an English poet and a native from the Shetland Islands who spent time in British voluntary hospitals and vividly described their experiences as inmates. Moreover, my book contains a number of patient interviews concerning events in San Francisco hospitals during the 1980s.[53] Today there are no fixed borders between these and other forms of historical knowledge.

The importance of patient records for understanding clinical practice and context has now been widely accepted.[54] In medicine, these documents correspond to the laboratory notes and protocols of experimental scientists. Information about several featured hospital patients in my recent book and their institutional fate was obtained from case histories, diagnoses, drug prescriptions, progress reports, and other data collected from individual charts. While the patient's own voice in such records is mostly obliterated and replaced by that of the caregivers, clinical storytelling is critical for assessing the state of epistemological and artistic issues, including diagnosis and nosology. Newer approaches seek to interpret medical case histories as co-constructed narratives in which the sick and their healers collaborate to jointly create unique stories of suffering that must be examined within cultural contexts and from a rhetorical point of view. Indeed, the final texts not only reflect the practitioners' interviewing and organizing skills, but also the ability to interpret the resulting information and make therapeutic choices. Carefully read, the clinical case history reveals much about the mechanisms of clinical decision-making and conditions governing the medical marketplace, thus exposing issues of professional authority, economic limitations, and patient power.[55]

52 *Oliver Sacks*: A Leg to Stand On. New York 1988.
53 *Risse* (1999) [wie Anm. 23].
54 *Guenter B. Risse* und *John H. Warner*: Reconstructing Clinical Activities: Patient Records in Medical History. In: Social History of Medicine 5 (1992), S. 1-23.
55 *Kathryn M. Hunter*: Doctors' Stories. The Narrative Structure of Medical Knowledge. Princeton 1991.

Vergangenheitsvergegenwärtigung:
Historisches Interesse und Zivilisationsdynamik[1]

von HERMANN LÜBBE

1. Einleitung

Die Intensität unserer kulturellen Bemühungen, Vergangenes gegenwärtig und verstehbar zu halten, ist historisch beispiellos. Nie zuvor hat eine Zivilisation größere Anstrengungen unternommen als die unsrige, sich selbst zu historisieren, das heißt sich als Resultat ihrer Herkunftsgeschichte verständlich zu machen und das Anderssein anderer, zu denen man sich in eine vergleichende Beziehung setzt, analog.

Die historische Beispiellosigkeit moderner Vergangenheitszugewandtheit existiert nicht bloß als Schein im Zerrspiegel des Bewußtseins einer verblüfften Zeitgenossenschaft, die an Gehalten zustimmungsfähiger, ja zustimmungspflichtiger zivilisatorischer Evolution, am Fortschritt also orientiert ist und entsprechend, zum Beispiel, von der progressiv verlaufenden Musealisierung unserer kulturellen Umwelt überrascht wird. Die Bestände des modernitätsspezifischen Historismus sind in ihrer historischen Singularität kultursoziologisch längst vermessen und quantifiziert und verlaufsstatistisch ausgewiesen.

Es erübrigt sich hier, das einschlägige Zahlenmaterial auszubreiten. Die Wucht dieses Materials schlägt jeden Gedanken nieder, man könnte es mit residualen und überdies ephemer oder regional begrenzten kulturellen Interessen zu tun haben. Die Kultur moderner Vergangenheitsvergegenwärtigung entfaltet sich großräumig in allen modernen Industriegesellschaften, und sie ist überall Teil der Kulturgeschichte dieser Gesellschaften. Das schließt regionale, insbesondere nationalkulturgeschichtliche Differenzen nicht aus, vielmehr ein. Aber man sollte über die Zuwendung zu diesen Differenzen nicht den Blick für die Universalität der modernen historischen Kultur verlieren, die in ihren signifikanten Hervorbringungen inzwischen alle Industriegesellschaften mitprägt, sofern sie hochentwickelt und einem diktatorialen kulturpolitischen Anti-Modernismus nicht unterworfen sind. Zur Vergegenwärtigung der Phänomene, in denen der modernitätsspezifische kulturelle Historismus sich ausprägt, mögen hier ein paar Hinweise auf uns allen Bekanntes genügen.

2. Modernitätsspezifischer Historismus

2.1 professionelle Geschichtswissenschaft

Erstens erfreut uns die Dauerblüte der professionellen Geschichtswissenschaft. Noch im Rückblick ist man erstaunt, daß man, in Deutschland, vor einem Vierteljahrhun-

1 Dieser Beitrag präsentiert inhaltlich einige Quintessenzen aus dem Buch *Hermann Lübbe*: Im Zug der Zeit. Verkürzter Aufenthalt in der Gegenwart. 2. Aufl., Heidelberg u.a. 1994.

dert die Beantwortung der Frage "Wozu noch Geschichte?" für dringlich hielt.[2] Die damals geführten lebhaften Auseinandersetzungen um die "Relevanz" der Geschichtswissenschaft[3] dienten allerdings, wie man inzwischen erkennen kann, weniger tatsächlich nötigen Nachweisen unserer kulturellen Angewiesenheit auf die Leistungen der Geschichtswissenschaften als der wissenschafts- und bildungspolitischen Abwehr seinerzeit vorübergehend aktueller bildungspolitischer Versuche, den Sinn der Zuwendung zur Geschichte emanzipationspädagogisch einzuengen.[4]

Ob von emanzipatorischer oder von anderer Absicht geleitet – so oder so fand und findet sich die Geschichtswissenschaft von der Gunst des Publikumsinteresses getragen. Jenseits der Fachpublikationen, mit denen sich Fachhistoriker an ihre Fachkommunität wenden, blüht die Historiographie als Literatur für das gemeine Leserinteresse. Große Historiographie ist bestsellerträchtig, und wir kennen die Verlage, die auf die Promotion historiographischer Bestseller spezialisiert sind. Das alles vollzieht sich zugleich in internationaler Kooperation. Die Breite des modernen geschichtsinteressierten Publikums macht Übersetzungen nötig und erfolgreich. Erfahrene Publizisten betätigen sich als Trivialisatoren geschichtswissenschaftlichen Wissens, und auf großen Bahnhöfen liegt Geschichtskunde als Kioskware aus.

2.2 Museen

Zweitens expandiert in allen modernen Gesellschaften das Museumswesen.[5] Die Zahl der Museen wächst immer noch und die Zahl ihrer Besucher gleichfalls. In den herausragenden Fällen ist der Museumsbau zu einem zentralen Faktor in der aktuellen Städtebaugeschichte geworden – in Deutschland von Köln bis Stuttgart und von Bonn bis hin zu kleineren Plätzen wie Emden. Zugleich weiten sich die Lebensbereiche aus, deren Evolutionsrelikte heute als museumswert gelten. Das reicht von der Landmaschinentechnik bis zur Gartenzwergkultur und von der Befestigungs- und Schließtechnik mittels Knöpfen bis hin zu den Kostbarkeiten in musealisierten Depots der Mobilien königlicher und kaiserlicher Höfe.

Zugleich haben sich die Museumsträgerschaften diversifiziert. Über Staaten und Länder hinaus sind selbstverständlich auch die Kommunen Betreiber von Musealisierungsprozessen. Selbst Kleinstädte präsentieren heute ihre Stadtgeschichte museal, und die über die Gebietskörperschaftsreformen vergrößerten Dörfer haben die Attraktivität der Schausammlungen von Relikten aus vormoderner Urproduktion für den Tourismus entdeckt. Auch große und kleine Unternehmen bieten heute Schausammlungen ihrer historischen Produktion an. Schließlich ist sogar – um es im Jargon der Systemtheorie zu sagen – der Musealisierungsprozeß selbstreferentiell

---

2   Vgl. exemplarisch Wozu noch Geschichte? Hrsg. v. *Willi Oelmüller*, München 1977.

3   *Thomas Nipperdey*: Über Relevanz. In: Aus Theorie und Praxis der Geschichtswissenschaft. Festschrift für Hans Herzfeld zum 80. Geburtstag. Im Auftrag des Friedrich-Meinecke-Instituts, hrsg. v. Dietrich Kurze. Berlin u.a. 1972, S. 1-26.

4   So Der Hessische Kultusminister: Rahmenrichtlinien: Sekundarstufe I: Gesellschaftslehre. Wiesbaden 1972. – Zur Kritik dieser Rahmenrichtlinien vgl. *Thomas Nipperdey*: Konflikt – einzige Wahrheit der Gesellschaft? Zur Kritik der Hessischen Rahmenrichtlinien. Osnabrück 1974.

5   Vgl. dazu die Belege aus der Museumsstatistik in: *Hermann Lübbe*: Die Aufdringlichkeit der Geschichte. Herausforderungen der Moderne vom Historismus bis zum Nationalsozialismus. Graz u.a. 1989, S. 13-29 (Kap. Der Fortschritt und das Museum).

geworden, das heißt viele Museen bieten heute in Spezialräumen Schausammlungen ihrer eigenen Geschichte an, also Exempel der Expositionstechnik von gestern oder auch Kuriositäten aus der Historiographie museumsinterner historischer Irrtümer. Zugleich steigt der Grad der Professionalität moderner Museumspraxis. Fachhochschulen bieten Ausbildungsgänge für modernes Museumsmanagement an, und für Museumspädagogik gibt es Spezialinstitute zur Fortbildung von Lehrern aller Schultypen.

2.3 Denkmalschutz

Drittens sind die Selbsthistorisierungstendenzen unserer Gegenwartszivilisation für jedermann in den Hervorbringungen modernen Denkmalschutzes gegenwärtig. International organisierte Denkmalschutzjahre sind der Weckung des Bürgersinns für die entsprechenden Fälligkeiten gewidmet.[6] Bis auf die Ebene der Europäischen Union hinauf sind Förderungsprogramme für die Zwecke der Denkmalpflege ausgelegt, und die UNESCO führt ein Verzeichnis von Baudenkmälern, die nach dem Wortlaut von Plaketten, mit denen man sie ausgezeichnet findet, zum Kulturerbe der Menschheit zu zählen sind.

Selbstverständlich ist die Geschichte des Denkmalschutzes ihrerseits längst historisiert.[7] In der Praxis des Denkmalschutzes bedeutet das, daß auch dieser selbstreferentiell geworden ist. Die Hervorbringungen des Denkmalschutzes von gestern haben selber bereits Denkmalsrang gewonnen und werden in denkmalpflegerischer Absicht konserviert. Der Streit, ob man ruinierte oder unvollendet überkommene Bauwerke früherer Epochen restaurieren, nämlich wiederherstellen oder in Respekt vor ihrem "Ruinenwert"[8] als Ruine konservieren solle, erhob sich bekanntlich schon vor fast einem Jahrhundert. Heute konservieren wir Restauriertes, und wir konservieren Restaurationsruinen desgleichen. „Das kann doch nicht immer so weitergehen" fällt dazu dem Laien ein, und in der Tat –: Inzwischen sieht jedermann, daß das Gesamtresultat unserer expandierenden denkmalpflegerischen Bemühungen schlechterdings nicht mehr nach dem Muster gelungener Versuche beschrieben werden kann, komplementär zur Moderne Altes der Zeitgenossenschaft dieser Moderne alt zu erhalten. Man muß vielmehr sagen: Der Anblick, den unsere denkmalpflegerisch herausgeputzten Städte und Dörfer bieten, ist ein Anblick, wie er sich keiner Generation je zuvor bot. Was wir hier zu sehen bekommen, ist schlechterdings neu. Wir haben es nicht einfach mit den Objekten des Denkmalschutzes zu tun, vielmehr mit aktuellen Hervorbringungen seiner historisierenden architektonischen Praxis und näherhin mit einer höchst disparaten Fülle von Kompromissen in der Bemühung, die aktuelle Gebrauchsfunktion eines älteren Bauwerks mit seiner vom historischen Bewußtsein definierten Denkmalsfunktion kompatibel zu machen.

6 Denkmalschutz. Internationale Probleme – Nationale Projekte. Hrsg. v. *Hans Maier*, Zürich 1976.
7 Denkmalpflege. Deutsche Texte aus drei Jahrhunderten. Hrsg. v. *Norbert Huse*, München 1984.
8 Nach *Georg Dehio* und *Alois Riegl*: Konservieren, nicht restaurieren. Streitschriften zur Denkmalpflege um 1900. M. e. Kommentar v. Marion Wohlleben u. e. Nachwort v. Georg Mörsch, Braunschweig u.a. 1988, S. 104-119 (Kap. *Alois Riegl*: Neue Strömungen in der Denkmalpflege), hier S. 114.

2.4 weitere institutionelle Expansion

Viertens expandiert die kulturhistorische Forschung auch institutionell. Ihr De-
facto-Monopol für Zwecke geisteswissenschaftlicher Forschung haben die Philosophischen Fakultäten oder ihre universitären Nachfolgeeinrichtungen längst verloren. Zahlreiche kulturelle, auch administrative Einrichtungen nehmen sich heute der
kulturhistorischen Forschung außerhalb der Universitäten an, und die Resultate
dieser Forschung gewinnen in der Gesamtbilanz kulturwissenschaftlicher Forschung
ständig an Gewicht. Das gilt für die kunstwissenschaftliche Forschung im institutionellen Rahmen unserer Museen, für die orts- und regionsbezogene historische
Forschung im Rahmen städtischer und sonstiger Archive, für die landeskundliche
Forschung in den Forschungseinrichtungen von Landschaftsverbänden und sonstigen höheren Kommunalverbänden, für die projektbezogenen kulturhistorischen Forschungen im neugeschaffenen institutionellen Umkreis bedeutender außeruniversitä-
rer Bibliotheken wie in Wolfenbüttel, und diese kleine Reihe von Exempeln ließe
sich lange fortschreiben – von den editorischen und lexikographischen Langzeit-
projekten in der Trägerschaft unserer Wissenschaftsakademien bis hin zu den re-
nommierten kulturhistorischen Forschungsinstituten der Max-Planck-Gesellschaft.
    In der Aufzählung von aktuellen Beständen, an denen die Tendenz progressiver
Selbsthistorisierung unserer Zivilisation ablesbar ist, könnte man lange fortfahren –
von unseren historisierten Friedhöfen[9] bis hin zum politischen Historismus, als den
sich Teile des europäischen Regionalismus kennzeichnen ließen.[10] Das erübrigt sich
hier. Zu beschäftigen hat uns die theoretische Frage, wie sich die manifesten Selbsthistorisierungstendenzen in der modernen Zivilisation erklären lassen. Selbstverständlich sind sie einer historischen Ableitung fähig. Aber einer historischen Erklärung[11] bedürfen sie nicht einmal, nachdem sich die aktuellen, modernitätsspezifischen Funktionen der reflexiven Vergangenheitszugewandtheit unserer Zivilisation
unschwer zur Evidenz bringen lassen. Dabei stößt man freilich gelegentlich auf das
Argument, der aktuelle Historismus sei gewiß gegenwartsspezifisch, verhalte sich
aber im übrigen zu den dominanten Gehalten der modernen Zivilisation kontingent,
nämlich als ein pures Phänomen des Wohlstands, der es der modernen Kulturgenossenschaft eben erlaube, häufiger als in früheren Epochen zu aufwendigen Museums-
reisen aufzubrechen, Mittel für Zwecke schmückender Gebäuderestauration zur

---

9 Vgl. dazu: *Lübbe* (1994) [wie Anm. 1], S. 37-54 (Kap. Die Gegenwart der Toten. Historisierter
   Friedhof und anonyme Bestattung).

10 Vgl. dazu: Aufstand der Provinz. Regionalismus in Westeuropa. Hrsg. v. *Dirk Gerdes*, Frankfurt u.a.
   1980. Ferner: Handbuch der westeuropäischen Regionalbewegungen. Hrsg. v. *Jochen Blaschke*,
   Frankfurt a.M. 1980. – Zur Rolle des Regionalismus in der Politik der europäischen Einigung vgl.:
   Hermann Lübbe: Abschied vom Superstaat. Vereinigte Staaten von Europa wird es *nicht* geben.
   Berlin 1994, bes. S. 57ff.

11 Die methodische Operation der historischen Erklärung war der Hauptgegenstand der Bemühungen
   der analytischen Geschichtswissenschaftstheorie vor drei, vier Jahrzehnten. Vgl. dazu exemplarisch
   die einschlägigen Beiträge zu dem Sammelband Theories of History. Hrsg. v. *Patrick Gardiner*,
   New York u.a. 1959, ferner, zusammenfassend, in: *Hermann Lübbe*: Geschichtsbegriff und
   Geschichtsinteresse. Analytik und Pragmatik der Historie. Basel u.a. 1977, S. 35-47 (Kap.: Was
   heißt 'Das kann man nur historisch erklären'?).

Verfügung zu stellen und sich auf den Antiquitätenmärkten zu bedienen. Gewiß: Die Wohlfahrt ist eine notwendige Bedingung der singulären Aufwendungen, die wir heute für die Zwecke der Vergangenheitsvergegenwärtigung aufbieten. Aber um eine hinreichende Bedingung handelt es sich nicht. Es will ja erklärt sein, wieso wir uns nun gerade diese Vergangenheitsvergegenwärtigung soviel kosten lassen, anstatt die entsprechenden Mittel zukunftsbezogenen Zwecken zuzuwenden.

3. Über die „Gegenwartsschrumpfung"

Man muß zunächst auf eine objektive, nämlich temporale Eigenschaft der modernen Zivilisation rekurrieren, um zu verstehen, wieso Vergangenes in moderner Gegenwart fortschreitend an Auffälligkeit gewinnt. Ich möchte, zusammenfassend, diese temporale Besonderheit der modernen Zivilisation als "Gegenwartsschrumpfung" kennzeichnen.

"Gegenwartsschrumpfung" – das ist eine durchaus ungewohnte und daher erläuterungsbedürftige Kennzeichnung des fraglichen Bestandes, den ich hier zunächst analysieren möchte. Was ist gemeint? Gemeint ist, daß in einer dynamischen Zivilisation in Abhängigkeit von der zunehmenden Menge von Innovationen pro Zeiteinheit die Zahl der Jahre abnimmt, über die zurückzublicken bedeutet, in eine in wichtigen Lebenshinsichten veraltete Welt zu blicken, in der wir die Strukturen unserer uns gegenwärtig vertrauten Lebenswelt nicht mehr wiederzuerkennen vermögen, die insoweit eine uns bereits fremd, ja unverständlich gewordene Vergangenheit darstellt. Innovationsabhängige Gegenwartsschrumpfung bedeutet überdies, komplementär zur Verkürzung des chronologischen Abstands zu fremdgewordener Vergangenheit, zugleich fortschreitende Abnahme der Zahl der Jahre, über die vorauszublicken bedeutet, in eine Zukunft zu blicken, für die wir mit Lebensverhältnissen rechnen müssen, die in wesentlichen Hinsichten unseren gegenwärtigen Lebensverhältnissen nicht mehr gleichen werden.

Kurz: Gegenwartsschrumpfung – das ist der Vorgang der Verkürzung der Extension der Zeiträume, für die wir mit einiger Konstanz unserer Lebensverhältnisse rechnen können. Die Konsequenz, die sich daraus für die Wahrnehmung der Geschichtszeit ergibt, hat Reinhart KOSELLECK folgendermaßen beschrieben: Erfahrungsraum und Zukunftshorizont werden inkongruent.[12] Die Erfahrungen, die wir oder unsere Väter im Umgang mit unseren bisherigen Lebensverhältnissen machen konnten, eignen sich in Abhängigkeit von der Veränderung unserer Lebensverhältnisse fortschreitend weniger als Basis unseres Urteils über das, womit wir oder unsere Kinder und Kindeskinder für die Zukunft zu rechnen haben werden.

12 *Reinhart Koselleck*: 'Erfahrungsraum' und 'Erwartungshorizont' – zwei historische Kategorien. In: Logik, Ethik, Theorie der Geisteswissenschaften. XI. Deutscher Kongreß für Philosophie Göttingen 1975. Hrsg. v. Günter Patzig, Erhard Scheibe und Wolfgang Wieland, Hamburg 1977, S. 191-208.

3.1 Evolutionsgeschwindigkeiten

Gewiß läßt sich sagen, daß die menschliche Zivilisation bis in ihre Ursprünge hinein, soweit wir sie kennen, evolutionären Charakter hat. Ob MACHIAVELLI bei seinem vorherrschenden Interesse, aus der römischen Geschichte zu lernen, die kulturellen Evolutionen zwischen dem Beginn der Zeitrechnung und seiner eigenen Gegenwart als Evolutionen gar nicht wahrgenommen hat, oder ob er sich für sie lediglich nicht interessierte, mag hier unentschieden bleiben. Gewiß ist, daß es kulturgeschichtliche Evolutionen gegeben hat, deren Dynamik so gering war, daß die Vorstellung absurd ist, sie hätten als Evolutionen bemerkt werden können. Auch die ausgedehnten Zeiträume der Ur- und Frühgeschichte waren ja nicht innovationsfreie Zeiträume. Aber die Zeitmaße in diesen Geschichtsepochen hatten, wie Karl J. NARR in seiner einschlägigen Abhandlung[13] eindrucksvoll gezeigt hat, sozusagen subgeologische Dimensionen, was trivialerweise bedeutet, daß, zum Beispiel, die außerordentlichen Fortschritte in der Schleiftechnik zur Herstellung feiner Steinklingen zwischen Jungpaläolithikum und Neolithikum für die Subjekte dieses Prozesses schlechterdings kein Gegenstand reflexiver Aufmerksamkeit sein konnten.

Es wäre durchaus spekulativ, etwas darüber vermuten zu wollen, wie groß innerhalb der kulturellen Evolution der Grad der Innovationsverdichtung geworden sein muß, damit diese als solche aufdringlich werden kann und ihre Thematisierung erzwingt. Lebenspraktisch wird sie jedenfalls einen Grad erreicht haben müssen, der ausreicht, innerhalb jener drei Generationen, die gleichzeitig existieren und in ihrer kulturellen Einheit durch unmittelbaren Erfahrungsaustausch zusammengebunden sind, Erfahrungen des Veraltetseins und der Gestrigkeit aufdringlich zu machen. Wie auch immer: Erfahrungen der Gegenwartsschrumpfung hängen an einem nur scheinbar paradoxen Effekt der temporalen Innovationsverdichtung. Der hier gemeinte Effekt ist, daß komplementär zur Neuerungsrate zugleich die Veraltensrate wächst.

Die kulturellen Folgen dieser fortschrittsabhängig zunehmenden kulturellen Veraltensgeschwindigkeit sind erheblich. In einer dynamischen Zivilisation nimmt die Menge der Zivilisationselemente zu, die noch gegenwärtig sind, aber über die sich schon die Anmutungsqualität der Gestrigkeit oder Vorgestrigkeit gelegt hat. Anders ausgedrückt: In einer dynamischen Zivilisation nimmt die Ungleichzeitigkeit des Gleichzeitigen zu. Diese Ungleichzeitigkeit des Gleichzeitigen war vor einhundert Jahren ein Thema der kulturtheoretischen Analysen Friedrich NIETZSCHEs. Aber schon Friedrich SCHLEGEL hat sie bemerkt und beschrieben.

3.2 Musealisierungsprozesse

In Begriffen der Evolutionstheorie ausgedrückt heißt das: Mit der evolutionären Dynamik wächst die Reliktmenge an. Genau das ist die gewiß nicht hinreichende, aber notwendige Bedingung für den obenerwähnten Musealisierungsprozeß.

---

13 *Karl J. Narr*: Zeitmaße in der Urgeschichte. Opladen 1978, (=Rheinisch-Westfälische Akademie der Wissenschaften, G 224), S. 16ff.

Was sind denn Museen? Museen sind, unter diesem Aspekt betrachtet, nichts anderes als Schauhäuser von Zivilisationsrelikten, und jeder Museumsfachmann weiß, daß, zum Beispiel in unseren blühenden Technik-Museen, ineins mit der temporalen technologischen Innovationsverdichtung, sich auch die Zeitspannen verkürzen, innerhalb derer die Eröffnung der jeweils neuesten Museumsabteilung fällig wird.

Freilich gilt, daß auch die skizzierte Gegenwartsschrumpfung, zu der sich der Prozeß der kulturellen Musealisierung komplementär verhält, lediglich eine notwendige und nicht eine hinreichende Bedingung des Musealisierungsprozesses darstellt. Die Frage liegt ja nahe, warum wir, nach Analogie naturaler Evolutionen, die anfallenden Kulturrevolutionsrelikte nicht einfach naturwüchsigen Recycling-Prozessen überlassen. Wieso verwahren wir, zumindest in repräsentativen Exemplaren, was doch gerade durch sein Veraltetsein, durch sein Ausgeschiedensein aus aktuellen funktionalen Zusammenhängen charakterisiert ist?

Genau diese Frage ist, am kulturell repräsentativen Exempel der Musealisierung aufgeworfen, die Frage nach der Funktion des historischen Bewußtseins in dynamischen Zivilisationen. Die Antwort auf die Frage nach der Funktion des historischen Bewußtseins und damit der Leistungen der historischen Wissenschaften in modernen Zivilisationen soll uns hier nur beiläufig beschäftigen. Ich beschränke mich insoweit auf einige wenige Bemerkungen. *"Die Geschichte steht für den Mann"* – auf diese knappe Formel hat der Geschichtsphänomenologe Wilhelm SCHAPP die Einsicht gebracht, daß unsere sogenannte Identität, individuell wie kollektiv, das Resultat unserer jeweiligen Herkunftsgeschichte ist.[14] Mit der Vergegenwärtigung dessen, wer wir sind, durch Erzählen unserer individuellen und kollektiven Herkunftsgeschichten hat es vergleichsweise geringe Schwierigkeiten, wenn diese erzählten Geschichten Vergegenwärtigungen von Vergangenheiten sind, über die wir nach den Mustern der Gegenwart und den auf diese sich beziehenden Lebenserfahrungen urteilen können. Die Schwierigkeiten mit der Vergegenwärtigung eigener individueller und vor allem kollektiver Vergangenheiten wachsen aber, wenn in Abhängigkeit von der skizzierten Innovationsdynamik eigene Vergangenheit einem immer rascher zur fremden Vergangenheit wird. Alsdann bedarf es expliziter Leistungen eines schließlich sogar wissenschaftlich disziplinierten historischen Bewußtseins, um eigene Vergangenheit in ihren fremd gewordenen Elementen verstehen und damit aneignungsfähig - beziehungsweise die Vergangenheit anderer diesen zurechnungsfähig - halten zu können.

3.3 Denkmalschutzbedürfnisse

Kurz: Die Leistungen des historischen Bewußtseins sind Leistungen zur Kompensation eines änderungstempobedingten kulturellen Vertrautheitsschwundes. Die Nötigkeit dieser Leistungen nimmt modernitätsabhängig zu. Der bereits erwähnte Denkmalschutz ist ein besonders anschauliches Beispiel, an welchem wir diesen Zusammenhang von Modernisierung und historisierender Konservierung ablesen können. Je rascher uns in Abhängigkeit von der wirtschaftlich und technnisch bedingten

---

14 *Wilhelm Schapp*: In Geschichten verstrickt. Zum Sein von Mensch und Ding. M. e. Vorwort z. Neuaufl. v. Hermann Lübbe. Wiesbaden 1976, S. 103.

Baudynamik unsere städtischen und dörflichen architektonischen Lebensambientes vor unseren eigenen Augen Züge der Fremdheit annehmen, um so mehr steigern wir die Intensität unserer konservatorischen Bemühungen in bezug auf das, was besonders geeignet ist, Erfahrungen einer sich durch die Zeit hindurch haltenden Selbigkeit möglich zu machen. Exemplarisch heißt das: Je mehr sich die Skyline von Frankfurt der von Dallas oder Denver annähert, um so unerträglicher ist uns der Gedanke, man hätte diesem Progreß nun auch noch das Großdenkmal architektonischen Historismus, das alte Opernhaus, geopfert und seinerzeit gemäß dem damaligen Vorschlag eines ehemaligen Oberbürgermeisters seine Ruine in die Luft gesprengt.

Noch einmal also: Die historische Kultur ist eine spezifisch moderne Kultur, deren Nötigkeit ineins mit der Dynamik der modernen Zivilisation zunimmt, und diese Nötigkeit ist keine andere als die, unter Bedingungen der skizzierten Gegenwartsschrumpfung expandierende Vergangenheit mit dieser Gegenwart verknüpfbar zu halten. Unter Inanspruchnahme der in diesem Zusammenhang unvermeidlich gewordenen Kategorie der Identität läßt sich dasselbe auch so ausdrücken: Die Leistungen des historischen Bewußtseins kompensieren Gefahren temporaler Identitätsdiffusion.

3.4 Innovationsverdichtung und Epochenbegriffe

Um den in dieser Kennzeichnung der Leistungen des historischen Bewußtseins zentral in Anspruch genommenen, vor allem von Odo MARQUARD prominent gemachten Kompensationsbegriff[15] hat sich bekanntlich ein Streit erhoben.[16] Ich möchte diesen Streit, dessen zum Teil mißverständnisvolle Gehalte hier nicht auszubreiten sind, abschließend zum Anlaß nehmen, darauf aufmerksam zu machen, daß es in der Tat Grenzen der erläuterten kompensatorischen Leistungen des historischen Bewußtseins zu geben scheint. Es gibt tatsächlich aktuelle kulturelle Phänomene, die auf eine Überforderung unseres historischen Sinns schließen lassen. Um das plausibel zu machen, vergegenwärtige man sich zunächst an einem weiteren Exempel, was die unter dem Stichwort "Gegenwartsschrumpfung" bereits erläuterte kulturelle Innovationsverdichtung konkret bedeutet. In einem Kalendarium kunstgeschichtlicher Epochenbegriffe, mit deren Hilfe wir die Entwicklung der bildenden Kunst zu beschreiben pflegen, verzeichnet Hans Robert JAUSS[17] für das Halbjahrhundert zwischen 1850 und 1900 sieben konventionelle Epochennamen – vom Realismus bis zum Sezessionismus. Demgegenüber ist dann allein für das eine Jahrzehnt zwischen 1960 und 1970 die doppelte Anzahl gebräuchlich gewordener Stilepochennamen notiert – vom magischen Realismus bis zum Environment. Das be-

15 Vor allem über seine wiederholt nachgedruckte Rede "Über die Unvermeidlichkeit der Geisteswissenschaften", vgl. die Fassung *Odo Marquard*: Über die Unvermeidlichkeit der Geisteswissenschaften. In: Almanach. Eine Lesebuch. Bd. I, Bonn 1987, S. 107-118.

16 Vgl. *Hermann Lübbe*: Der Streit um die Kompensationsfunktion der Geisteswissenschaften. In: Einheit der Wissenschaften. Internationales Kolloquium der Akademie der Wissenschaften zu Berlin, Bonn, 25.-27. Juni 1990. Berlin u.a. 1991, S. 209-233.

17 *Hans Robert Jauß*: Kalendarium zur Verkürzung der Epochenbegriffe: Kunst. Konstanz 1983 [Typoskript].

deutet eine Steigerung der künstlerischen Innovationsrate um den Faktor zehn in einhundertundzwanzig Jahren.

Man erkennt leicht, daß, jenseits einer ungewissen Grenze, eine derartige Innovationsverdichtung unsere Innovationsverarbeitungskapazitäten erschöpfen muß. Die Logik des Avantgardismus hat uns eine Innovationsverdichtung beschert, die es unmöglich macht, selbst temporal eng begrenzte Kunstentwicklungen in repräsentativen Zeugnissen in herkömmlichen Ausstellungsräumen unterzubringen. Die exzellente Ausstellung "Westkunst" in Köln erforderte entsprechend zur Dokumentation eines knappen halben Jahrhunderts künstlerischer Entwicklungen zwischen dem Beginn der dreißiger und dem Beginn der achtziger Jahre statt herkömmlicher musealer Ausstellungsräume Messehallen.[18]

Selbstverständlich stehen heute die Kennerschaften und fachwissenschaftlichen Kompetenzen zur Verfügung, die imstande sind, auch derartige Mengen von Relikten künstlerischer Evolutionen genetisch zu ordnen und so historisch verständlich zu machen. Aber zugleich nimmt unvermeidlicherweise der Anteil des Publikums zu, der in seinen Fähigkeiten zur historischen Integration der Fülle, der das Publikum als Fülle in der Zeit sich ausgesetzt findet, hoffnungslos überfordert ist.

In der Konsequenz dieser Überforderung gewinnt das Ausstellungsgut spontan eine Qualität zurück, die für Reliktsammlungen in vorhistoristischer Zeit charakteristisch war – die Qualität des Kuriosen nämlich. Man wandert durch die Hallen, und indem die Fülle des temporal und regional höchst Differenten sich vor unserem Blick entwicklungslogisch nicht mehr ordnen will, finden wir uns in die Souveränität des Eklektizismus zurückversetzt. Uns bleibt nichts als die Freiheit, uns das Dargebotene gefallen zu lassen oder auch nicht, und das bedeutet zugleich, daß die künstlerische Avantgarde das Geltungsprivileg ihrer aufmerksamkeitsprämienträchtigen Spitzenstellung in einer Entwicklung, die noch als solche erkannt und verstanden werden könnte, verliert. Jede Vorliebe ist nun erlaubt; alles geht. Die Richtung des Fortschritts ist unerkennbar geworden, und mit ihrer Unerfüllbarkeit entfällt die intellektuelle Verpflichtung, kulturell 'up to date' sein zu sollen.

3.5 Eklektizismus

Eklektizismus als kulturelle Reaktion auf die Erfahrungen der Überforderung unseres historischen Sinns – das ist, weit über den exemplarisch zitierten modernen, der Moderne gewidmeten Ausstellungsbetrieb hinaus, die Essenz der sogenannten Postmoderne. Postmoderne Kultur ist Kultur in Reaktion auf die Überforderung durch die Moderne und ihre historistischen Herausforderungen. Wer den Fortschritt nicht mehr zu verarbeiten vermag, kann auf seinen jeweils neuesten Stand, in dem dieser in der Kulturgenossenschaft konsensuell gar nicht mehr feststellbar ist, auch nicht mehr verpflichtet werden. "Das Ende der Avantgarde"[19] ist erreicht – nicht, weil niemandem noch etwas Neues einfiele, vielmehr genau umgekehrt deswegen, weil das Neue kraft seiner unausschöpfbaren Fülle seine Verbindlichkeit eingebüßt hat. Der Eklektizismus erscheint als die rationale Art, sich zu eben diesem Bestand

18 *Laszlo Glozer*: Westkunst. Zeitgenössische Kunst seit 1939. Köln 1981.
19 *Robert Hughes*: Das Ende der Avantgarde. DU: Die Kunstzeitschrift 3 (1983), 6-11.

zu verhalten, und in der Theorie der architektonischen Postmoderne ist daher "Eklektizismus" das zentrale Programmwort.[20] Die Behauptung lautet selbstverständlich nicht, die moderne Kultur entwickle sich generell hin zu einer Kultur manifester Überforderung des historischen Sinns und damit unserer Fähigkeiten, in die in der Tat schwer entwirrbare Realität evolutionsdynamisch zunehmender Ungleichzeitigkeit des Gleichzeitigen die historische Ordnung verstandener Genesen zu bringen. Die These lautet lediglich, daß inzwischen zum Historismus unserer Gegenwartskultur auch die Kultur überforderungsbedingter Weigerung gehört, die eigene Positionalität in der zivilisatorischen Evolution historisch zu indizieren.

3.6 Naturhistorisches Bewußtsein

Ich füge gern noch hinzu, daß die moderne zivilisationsspezifische Innovationsverdichtung nicht nur die inzwischen bis zur kognitiven und emotionalen Überforderung aufdringlich gewordene Historizität der Kultur hat entdecken lassen. Zugleich mit dem kulturhistorischen Bewußtsein hat sich bekanntlich wissenschaftshistorisch seit der 2. Hälfte des 18. Jahrhunderts auch ein naturhistorisches Bewußtsein entfaltet, das dann in den einschlägigen Wissenschaften die Historizität der Natur thematisierte. Dafür steht, signifikant, daß im bürgerlichen Bildungsbewußtsein des 19. Jahrhunderts von Anfang an Kulturhistoriographie einerseits und Naturhistoriographie andererseits eine gleichgewichtige Stellung behauptet haben. Aus gutem Grund hat man entsprechend vorm Portal der alten Friedrich-Wilhelms-Universität Unter den Linden zu Berlin beiden Brüdern HUMBOLDT das ihnen gebührende Denkmal gesetzt - dem Kulturhistoriker Wilhelm einerseits und dem Naturhistoriker Alexander andererseits. Analog sind auch an der Wiener Ringstraße beide Museen, das Kulturhistorische Museum einerseits und das Naturhistorische Museum andererseits, durch ihre markanten, herausragenden Kuppelbauten ausgezeichnet. In beiden Fällen, im Falle der Naturgeschichte nicht anders als im Falle der Kulturgeschichte, erbringt das historische Bewußtsein eine analoge Ordnungsleistung. Es ist die Leistung der Herstellung einer genetischen Verknüpfung von naturalen oder kulturellen Evolutionsrelikten, die, unverbunden, ein Chaos bilden würden und die sich dann durch Herstellung eines Deutungszusammenhangs ihrer genetischen Abhängigkeit voneinander zur Ordnung einer erzählbaren Geschichte zusammenfügen.[21]

Hat man das verstanden, so erkennt man auch, daß historische Kulturwissenschaften einerseits und Naturwissenschaften andererseits sich nicht dadurch unterscheiden, daß die einen, die historischen Kulturwissenschaften, es eben mit einem durch Geschichtlichkeit ausgezeichneten Gegenstand zu tun hätten, die Naturwissenschaften aber mit einem ungeschichtlichen Gegenstand. Naturgeschichten sind Geschichten wie Kulturgeschichten.[22] Die Besonderheit der Kulturgeschichte be-

---

20 *Charles Jencks*: Die Sprache der postmodernen Architektur. Die Entstehung einer alternativen Tradition. 2. Aufl. Stuttgart 1980, S. 127ff. (Kap. Schlußfolgerung – radikaler Eklektizismus?).

21 Und damit den spezifisch modernen Begriff von Naturgeschichte konstituieren. vgl. dazu *Wolf Lepenies*: Das Ende der Naturgeschichte. Wandel kultureller Selbstverständlichkeiten in den Wissenschaften des 18. und 19. Jahrhunderts. 2. Aufl. Frankfurt a.M. 1978.

22 Die Strukturidentität von Naturgeschichten und Kulturgeschichten habe ich des Näheren ausgeführt in: *Hermann Lübbe*: Die Einheit von Naturgeschichte und Kulturgeschichte. Bemerkungen zum

steht insoweit in nichts anderem als in der sprachlich-symbolischen Form des kulturellen intergenerativen Informationstransfers - im Unterschied zur genetischen Form des intergenerativen Informationstranfers in der biologischen Evolution. Der sprachlich-symbolische Modus des intergenerativen kulturellen Informationstransfers, wie er für die Kulturgeschichte charakteristisch ist, ist übrigens zugleich die entscheidende Bedingung für die gegenüber der biologischen Evolution extrem gesteigerten Geschwindigkeit der kulturellen evolutionären Abläufe.

3.7 Rezeptionskultur und -geschwindigkeit

In einem letzten Durchgang sei schließlich noch gezeigt, wie wir auf die skizzierten Erfahrungen zivilisationsdynamisch bedingter Erfahrungen unseres historischen Sinns produktiv durch kompensatorische Zuwendung zu denjenigen Überlieferungsbeständen reagieren, die im Kontrast zur Menge des innovationsabhängig rasch Veraltenden durch den Vorzug relativ größerer Alterungsresistenz ausgezeichnet sind. Das läßt sich mit einem Rekurs auf charakteristische Veränderungen in der sogenannten Lesekultur anschaulich machen, die gleichfalls just im Jahrhundert des aufgehenden historischen Bewußtseins, nämlich im 18. Jahrhundert, einen dramatischen Lauf nehmen. Es ist, zweihundert Jahre vor den wohlbekannten gegenwärtigen, jährlich sich überbietenden Buchmessen-Rekordziffern, das Jahrhundert der Dauerklagen über die steigende Flut der Publikationen, von der man jeweils zu Michaelis neu und neu überrascht wird.[23]

Nächst der zitierten Klage ist aber die Standardreaktion des lesenden Publikums auf die fragliche kulturelle Innovationsverdichtung eine ebenso naheliegende wie folgenreiche: Eine Kultur des extensiven Lesens, die die Kunst des intensiven Lesens partiell verdrängt, entwickelt sich.[24] Noch einfacher gesagt: In Reaktion auf die publizistische Innovationsverdichtung wird die Rezeptionskapazität durch Erhöhung des Lesetempos gesteigert.

In einem prominenten Fall heißt das exemplarisch: GOETHE las, wie er gegenüber Kanzler von MÜLLER 1830 erwähnte, im Durchschnitt einen Oktavband pro Tag. Wenn man eine gewisse Vorstellung von den Verlaufsformen GOETHE'scher Tages- und Jahreszeiten hat, so versteht sich von selbst, daß die für ein solches Lesepensum benötigte Lesetechnik nicht die des hermeneutischen Sinnens und Buchstabierens gewesen sein kann, wie sie FAUST uns bei seinem bekannten Umgang mit dem ersten Satz des Johannes-Evangeliums vorführt. - Auch Extremwerte wurden, in anderen prominenten Fällen, damals schon erreicht. Kein Geringerer als SCHLOSSER hat, eigener Bekundung zufolge, als Gymnasiast in Jever binnen drei Jahren viertausend Bücher konsumiert.

Geschichtsbegriff. Akademie der Wissenschaften und der Literatur zu Mainz: Abhandlungen der Geistes- und Sozialwissenschaftlichen Klasse (1981), Nr. 10.

23 Was das quantifiziert bedeutet, mag man, exemplarisch, ablesen bei: *David A. Kronick*: History of Scientific and Technical Periodicals. New York 1962; es erübrigt sich, hier die einschlägigen Zahlenkolonnen vorzuführen.

24 Zur Geschichte der Lesekultur vgl. exemplarisch *Rolf Engelsing*: Die Perioden der Lesergeschichte in der Neuzeit. Das statistische Ausmaß und die soziokulturelle Bedeutung der Lektüre. Börsenblatt für den Deutschen Buchhandel - Frankfurter Ausgabe (1969) [Nr. 51 v. 27. Juni 1969], 1541-1569.

Die kulturelle Innovationsverdichtung erhöht hier epochenspezifisch den Zeitdruck als Erfahrung der Zeitverknappung durch strukturell anwachsende Inkongruenz des wachsenden Reichtums gebotener Aneignungsmöglichkeiten und der in ihrer Gebundenheit an die grundsätzlich konstant bleibende Lebenszeit relativ abnehmenden Rezeptionschancen.

In ihrer kulturellen Bedeutung weit wichtiger als die simple Technik der Erweiterung der Rezeptionskapazitäten in bezug auf Publikationen durch Erhöhung der Rezeptionsgeschwindigkeit ist die dramatische Zunahme des Zwangs zur Selektion in der Aneignung der wachsenden Fülle des Gebotenen. Eine der wichtigsten Wirkungen dieses Selektionszwangs ist naheliegenderweise diese: Die relative Menge dessen, was in kulturell verbindliche Lektürekanons eingebunden werden kann, nimmt ab. Damit nimmt zugleich die kulturelle Homogenität in der Prägung der Kulturgenossen durch gleichartige Rezeptionsleistungen ab. In Abhängigkeit von nicht mehr kanonisch oder curricular festschreibungsfähigen zufälligen Umständen wächst der Grad der Differenziertheit dessen, was Individuen, gegebenenfalls auch Individuen in gebundenen Gruppen, sich tatsächlich aneignen. Damit wächst tendenziell die Ungleichverteilung kulturell insgesamt vorhandenen Wissens. Anders ausgedrückt heißt das: Das Zeitalter der anlaufenden publizistischen Massenproduktion löst, statt Vermassungseffekte, ganz im Gegenteil Individualisierungsprozesse aus.

Es erübrigt sich, diese kulturellen Folgen der Brechung der Innovationsverdichtung an den engen temporalen Grenzen der Lebenszeit weiter auszumalen. Man erkennt vor diesem Hintergrund den Sinn der Feststellung von Ernst Robert CURTIUS, die Aufklärung habe die Autorität des Buches zertrümmert.[25] Das bedeutet: Die relative Menge des kanonisch gebundenen Kulturguts nimmt zugunsten frei rezipierbarer, zugleich in ständig wachsender Menge frei produzierter Informationen ab.

3.8 Interesse an Klassik

Man nimmt, in dieser Beschreibung, die kulturelle Evolution als einen Prozeß wahr, der alsbald die Frage nahelegt, wie das weitergehen und wo das enden soll. Das kann doch nicht immer so weitergehen! - das ist die in eine Expression sich umsetzende Erfahrung mit der eingangs skizzierten Innovationsverdichtung, und wie das Individuum sich unter dem Druck dieser Erfahrung behauptet, sei, noch einmal am Exempel sich entwickelnder Lesekultur, an einschlägigen Äußerungen zweier Prominenter erläutert. SCHOPENHAUER gab, bevor er selber noch als Erfolgsautor das größere Publikum beschäftigte, die Parole aus, man solle nichts lesen, "was soeben das größere Publikum beschäftigt".[26] Die Voraussetzung und Konsequenz dieser Äußerung ist ersichtlich ein wachsender Grad der Beliebigkeit des jeweils Aktuellen und damit eine abnehmende Chance der Verpflichtung der Kulturgenossenschaft aufs jeweils Neueste. Dieser kulturelle Vergleichgültigungseffekt, den die Innovationsverdichtung auslöst, wird uns später noch in anderen Zusammenhängen

---

25 *Ernst Robert Curtius*: Europäische Literatur und lateinisches Mittelalter. 10. Aufl. Bern 1948, S. 352.

26 *Arthur Schopenhauer*: Parerga et Paralipomena. Kleine philosophische Schriften. Bd. 2, Leipzig 1891, S. 590.

beschäftigen. Die relative Menge dessen, was als verbindlich jedermann angesonnen werden kann, nimmt mit der Menge des insgesamt verfügbaren Kulturguts ab, und indem SCHOPENHAUER daraus die Konsequenz der Empfehlung zieht, sich ums jeweils Aktuelle gar nicht mehr zu kümmern, ergibt sich natürlich die Frage, worum man sich dann statt dessen kümmern solle. Darüber hatte sich, schon einige Jahrzehnte früher, Friedrich SCHILLER geäußert, nämlich 1788 KÖRNER gegenüber, dem er schrieb, er werde *"in den nächsten zwei Jahren"* *"keine modernen Schriftsteller mehr"*, also nur noch die alten Schriftsteller lesen.[27] Genau in diesem Kontrast der innovationsverdichtungsabhängig wachsenden Menge des nur noch selektiv Rezipierbaren und damit gemeinkulturell nicht mehr als verbindlich Zumutbaren konstituiert sich das kulturelle Phänomen des Klassischen im spezifisch modernen Sinn: Klassisch ist, was sehr alt, wirkungsgeschichtlich nachweislich auch gegenwärtig wirksam und was in eben diesem Sinne unbeschadet seines Alters nicht veraltet ist.

In Temporalitäts-Kategorien ausgedrückt heißt das: Im Kontrast zur innovationsverdichtungsabhängig rasch wachsenden Menge kultureller Bestände von hoher Alterungsgeschwindigkeit gewinnt Klassik an Interesse als ein Bestand mit der Verheißung höherer temporaler Geltungskonstanz. Evolutionstheoretisch ausgedrückt heißt das: Die Menge der Orientierungen, der literarischen und sonstigen Normen, die Menge des alltagspraktisch oder auch wissenschaftspraktisch erworbenen Wissens, durch das sich die Einheit einer Kultur charakterisieren läßt, ändert sich mit der Änderung dieser Kultur nicht in toto mit analoger Änderungsgeschwindigkeit. Vielmehr differenzieren sich mit wachsender Kulturdynamik immer unübersehbarerer Bestände geringerer und größerer Geltungskonstanz aus.

---

27 Briefwechsel zwischen Schiller und Körner von 1784 bis zum Tode Schillers. M. e. Einl. v. *Ludwig Geiger*. Bd. 1, Stuttgart 1892, S. 246-250 [20. August 1788], hier S. 249.

Anhang

Personenregister

Sach- und Ortsregister

292 Sach- und Ortsregister

Zu den Autorinnen und Autoren

Dr. rer. nat. Tobias CHEUNG, geb. 1968; Wissenschafts- und Philosophie-geschichte, Wissenschaftlicher Mitarbeiter am Institut REHSEIS der Université VII - Denis Diderot in Paris. Forschungsschwerpunkte: Geschichte und Theorie der Biologie vom 17. bis zum 20. Jahrhundert, Philosophie der frühen Neuzeit, Philosophie und Wissenschaft in der Moderne, Kulturtheorie.
Ausgewählte Publikationen: Die Organisation des Lebendigen. Zur Entstehung des biologischen Organismusbegriffs bei Cuvier, Leibniz und Kant, Frankfurt am Main, Campus 2000; Cuvier et la perfection du parfait, Revue d'Histoire des sciences 4 (2001): 543-553; Monaden und Organismen in Leibniz' System individueller Substanzen. Jahrbuch für Geschichte und Theorie der Biologie 9 (2002) [im Druck].
Korrespondenzadresse: Équipe REHSEIS (UMR 7596), Recherches épistémologiques et historiques sur les sciences exactes et sur les institutions scientifiques, Université Paris VII, 2 place Jussieu, 75251 Paris Cedex 05, France.
E-mail: Tobias@paris7.jussieu.fr

Dr.med. Lutz Alexander GRAUMANN, geb. 1971; Arzt und wissenschaftlicher Mitarbeiter in der Klinik und Poliklinik für Kinderchirurgie, Klinikum der Johannes Gutenberg-Universität Mainz.
Forschungsschwerpunkte: Fremdkörperingestionen im Kindesalter; antike Medizin im Spiegel des Corpus Hippocraticum.
Ausgewählte Publikationen: Die Krankengeschichten der Epidemienbücher des Corpus Hippocraticum - medizinhistorische Bedeutung und Möglichkeiten der retrospektiven Diagnose (Diss. med. Leipzig), Aachen 2000; Retrospektive Diagnosen in den antiken Krankengeschichten der 'Epidemien' des 'Corpus Hippocraticum'. Würzburger medizinhistorische Mitteilungen 21 (2002), S. 49-72.
Korrespondenzadresse: E-mail: l_graumann@yahoo.com

Prof. Dr.med. Ulrich HADDING, geb. 1937; Mikrobiologe, Immunologe, Arzt; Univ.-Professor und Direktor des Institutes für Medizinische Mikrobiologie und Virologie der Heinrich-Heine-Universität Düsseldorf.
Forschungsschwerpunkte: Pathophysiologie der Erreger-Wirts-Beziehung: a) mit Prof. Dr. Däubener zum Thema Tryptophanverknappung als Kontrollmechanismus für Erregerwachstum, b) mit Prof. Dr. Fischer zum Thema Immunantwort und Stadienkonversion bei Infektionen mit Toxoplasmen, betr. cerebrale dendritische Zellen, c) mit Priv.-Doz. Dr. Henrich zum Thema Adhäsine zellwandloser Bakterien.
Korrespondenzadresse: Institut für Medizinische Mikrobiologie und Virologie des Universitätsklinikums der Heinrich-Heine-Universität Düsseldorf; Universitätsstr. 1, D-40225 Düsseldorf; E-mail: hadding@uni-duesseldorf.de

Dr.phil. Christoph auf der HORST, Maître d'Allemand, geb. 1961; Germanist, Forschungsreferent der Medizinischen Fakultät, Lehrbeauftragter und freier Mitarbeiter am Institut für Geschichte der Medizin der Heinrich-Heine-Universität Düsseldorf.
Forschungsschwerpunkte: Literaturgeschichte des 18. und 19. Jahrhunderts, Heine-Philologie, Pathographik, Geschichte und Theorie der Naturheilkunde.
Ausgewählte Publikationen: Vorstellungen, Ideen, Begriffe: Intellectual History in der Medizinhistoriographie am Beispiel des Naturbegriffs, in: N. Paul / T. Schlich (Hrsg.): Medizingeschichte. Aufgaben - Probleme - Perspektiven. Frankfurt a.M. / New York 1998, S. 186-215; zus. m. A. Labisch: Heinrich Heine, der Verdacht einer Bleivergiftung und Heines Opium-Abusus. Heine-Jahrbuch 38 (1999), S. 105-131; Heinrich Heine und die Geschichte Frankreiches, Stuttgart 2000; zus. m. S. Singh (Hrsg.): Heinrich Heines Werk im Urteil seiner Zeitgenossen: Rezensionen und Notizen zu Heines Werken, Bde 7 u. 8, Stuttgart 2002.
Korrespondenzadresse: Studiendekanat der Medizinischen Fakultät der Heinrich-Heine-Universität Düsseldorf, Universitätsstr. 1, D-40225 Düsseldorf; E-mail: chorst@uni-duesseldorf.de

Priv.-Doz. Dr.phil. Friedrich JÄGER, geb. 1956; Historiker, Privatdozent für Neuere Geschichte an der Universität Bielefeld und Fellow des Kulturwissenschaftlichen Instituts in Essen.
Forschungsschwerpunkte: Amerikanische Geschichte des 18-20. Jahrhunderts, Geschichtstheorie und Geschichte der Geschichtswissenschaft, Theorie der Kulturwissenschaft.
Ausgewählte Publikationen: (m. J. Rüsen): Geschichte des Historismus: Eine Einführung, München 1992; Bürgerliche Modernisierungskrise und historische Sinnbildung: Kulturgeschichte bei Droysen, Burckhardt und Max Weber, Göttingen 1994; Amerikanischer Liberalismus und zivile Gesellschaft: Perspektiven sozialer Reform zu Beginn des 20. Jahrhunderts, Göttingen 2001; (Hrsg. m. B. Liebsch, J. Rüsen, J. Straub): Kulturwissenschaften: Ein Handbuch, 3 Bde, Stuttgart 2003.
Korrespondenzadresse: Kulturwissenschaftliches Institut, Goethstr. 31, D-45128 Essen; E-mail: friedrich.jaeger@kwi-nrw.de

Dr.phil. Alberto JORI; Historiker der Philosophie, der Medizin und Naturwissenschaften im Altertum und im Mittelalter; Habilitand im Fach Philosophie an der Eberhard-Karls-Universität Tübingen
Forschungsschwerpunkte: Geschichte der antiken und mittelalterlichen Philosophie, einschließlich deren Beziehungen mit der Entwicklung der wissenschaftlichen bzw. medizinischen Theorien; Philosophie des medizinischen Wissens und Praxis mit besonderer Berücksichtigung der epistemologischen und ethischen Modelle; Geschichte des Aristotelismus, insbesondere des Einflusses des aristotelischen Denkens über die arabische Philosophie.
Ausgewählte Publikationen: Medicina e medici nell'antica Grecia. Saggio sul 'Perì téchnes' ippocratico, Bologna / Neapel 1996; Aristotele: Il cielo, Mailand 1999, 2. Aufl. 2002; Lessing: Gli ebrei, Mailand 2002.

Korrespondenzadresse: Graduiertenkolleg Ars und Scientia im Mittelalter und in der frühen Neuzeit, Eberhard-Karls-Universität Tübingen, Hölderlinstr. 19, 72074 Tübingen; E-mail: alberto-jori@uni-tuebingen.de

Prof. Dr.med. Dr.phil. Alfons LABISCH, M.A. (Soz.), geb. 1946; Historiker, Soziologe, Arzt, Univ.-Professor für Geschichte der Medizin, Rektor der Heinrich-Heine-Universität Düsseldorf.
Forschungsschwerpunkte: Sozialgeschichte der Medizin einschließlich deren Theorien, Konzepte und Methoden; Geschichte des Wechselverhältnisses von Gesundheit, Medizin und Gesellschaft einschließlich der strukturellen Bedingungen und der Ethik medizinischen Wissens und ärztlichen Handelns; Sozialgeschichte der öffentlichen Gesundheitssicherung sowie des Hospital- und Krankenhauswesens.
Ausgewählte Publikationen: (Hrsg. m. R. Spree): „Einem jeden Kranken in einem Hospitale sein eigenes Bett." Zur Sozialgeschichte des Allgemeinen Krankenhauses in Deutschland im 19. Jahrhundert, Frankfurt a.M. 1996; (Bearb.u. Hrsg. m. U. Koppitz): Adolf Gottstein: Erlebnisse und Erkenntnisse. Nachlass 1939/40. Autobiographische und biographische Materialien, Berlin u.a. 1999; (Hrsg. m. R. Spree): Krankenhaus-Report 19. Jahrhundert. Krankenhausträger, Krankenhausfinanzierung, Krankenhauspatienten. Frankfurt a.M. 2001.
Korrespondenzadresse: Institut für Geschichte der Medizin der Heinrich-Heine-Universität Düsseldorf; Universitätsstr. 1, D-40225 Düsseldorf; www.uni-duesseldorf.de/WWW/MedFak/HistMed/welcome.htm;
E-mail: histmed@uni-duesseldorf.de

Prof. Dr.phil. Hermann LÜBBE, geb. 1926; Philosoph und Soziologe, em. Prof. für Philosophie und politische Theorie an der Universität Zürich.
Forschungsschwerpunkte: Geschichtstheorie, Theorie der zivilisatorischen Evolution, Philosophie der Religion.
Ausgewählte Publikationen: Geschichtsbegriff und Geschichtsinteresse: Analytik und Pragmatik der Historie. Basel / Stuttgart 1977; Religion nach der Aufklärung: Graz / Wien / Köln 1986, 2. Aufl. 1990, Lizenzausg. Darmstadt 1991; Die Aufdringlichkeit der Geschichte. Herausforderungen der Moderne vom Historismus bis zum Nationalsozialismus. Graz / Wien / Köln 1989; Im Zug der Zeit: Verkürzter Aufenthalt in der Gegenwart. Heidelberg / Berlin / New York 1992, 2. Aufl. 1994; Der Lebenssinn der Industriegesellschaft: Über die moralische Verfassung der wissenschaftlich-technischen Zivilisation. Berlin / Heidelberg / New York 1990, 2. Aufl. 1994; Modernisierung und Folgelasten: Trends kultureller und politischer Evolution. Heidelberg / Berlin / New York u.a. 1997; Politik nach der Aufklärung: Philosophische Ansätze, München 2001; Aufklärung anlasshalber: Philosophische Essays zu Politik, Religion und Moral. Gräfelfing 2001.
Korrespondenzadresse: Beustweg 3, CH-8032 Zürich;
E-mail: G.stoll@swissonline.ch

Priv.-Doz. Dr.med. Giovanni MAIO, geb. 1964; Medizinhistoriker und Medizin-ethiker, Leiter der Forschungsabteilung am Zentrum für Ethik und Recht in der Medizin des Universitätsklinikum Freiburg.
Forschungsschwerpunkte: Geschichte der ärztlichen Ethik, Geschichte des Humanexperiments im 20. Jahrhundert, Medizin und Film in der Geschichte, Ethik der Gentechnologie, Ethik der Forschung an Embryonen.
Ausgewählte Publikationen: (Hrsg. m. V. Roelcke): Twentieth Century Research Ethics: Historical Perspectives on Values, Practices and Regulations. Amsterdam 2002 (im Druck); The relevance of the principle of justice for research on cognitively impaired patients. Theor med bioethics 23 (2002), 45-53; (Hrsg. m. V. Roelcke): Medizin und Kultur: Ärztliches Denken und Handeln im Dialog zwischen Natur- und Geisteswissenschaften: Festschrift für Dietrich von Engelhardt. Stuttgart 2001; Zur Geschichte der Contergan-Katastrophe im Lichte der Arzneimittelgesetz-gebung. Dt Med Woch 126 (2001), 1183-1186; History of Human Rights and the Medical Involvement in Torture. Lancet 357 (2001), 1609-1611.
Korrespondenzadresse: Zentrum für Ethik und Recht in der Medizin, Universitäts-klinikum Freiburg, Elsässer Str. 2m, D-79110 Freiburg; E-mail: maio@sfa.ukl.uni-freiburg.de

Norbert PAUL, geb. 1964; Historiker, Philosoph und Mediziner; wissenschaftlicher Assistent am Institut für Geschichte der Medizin der Heinrich-Heine-Universität Düsseldorf, z.Zt. beurlaubt zur Wahrnehmung einer Position als Gastwissenschaftler am Max-Delbrück-Centrum für Molekulare Medizin in Berlin.
Forschungsschwerpunkte: Geschichte, Ethik und Theorie der modernen Medizin und der mit ihr verbundenen Wissenschaften und Technologien; Entwicklung der Molekularen Medizin und des damit verbundenen Gesundheits-, Krankheits- und Körperbegriffs im sozialen Kontext; Bioethik und Wissenschaftskommunikation.
Ausgewählte Publikationen: Von der medizinethischen Reichweite strukturhisto-rischer Erklärungsmodelle in der Medizingeschichte. In: Geschichte und Ethik in der Medizin. Von den Schwierigkeiten einer Kooperation. Hrsg. v. Richard Toellner und Urban Wiesing. Stuttgart 1997, S. 49-65; mit Thomas Schlich (Hrsg.): Medizin-geschichte: Aufgaben, Probleme, Perspektiven. Frankfurt a.M. 1998; Incurable Suf-fering from the 'Hiatus theoreticus'? Some Epistemiological Problems in Modern Medicine and the Clinical Relevance of Philosophy of Medicine. Theoretical Med Bioethics 19 (1998), S. 229-251; Die molekulargenetische Interpretation des Krebs: Ein Paradigma, seine Entwicklung und einige Konsequenzen. In: 100 Years of Or-ganized Cancer Research. Hrsg. v. Wolfgang U. Eckart. Stuttgart 2000, S. 95-100; mit Detlev Ganten: Die Zukunft der Molekularen Medizin. In: Das genetische Wis-sen und die Zukunft des Menschen. Hrsg. v. Ludger Honnefelder. Berlin (in Vorb.).
Korrespondenzadresse: Institut für Geschichte der Medizin der Heinrich-Heine-Uni-versität Düsseldorf; Universitätsstr. 1, D-40225 Düsseldorf; E-mail: paul@uni-dues-seldorf.de

Heike PETERMANN, geb. 1961, Historikerin; wissenschaftliche Mitarbeiterin am Institut für Theorie und Geschichte der Medizin an der Universität Münster.
Forschungsschwerpunkte: Geschichte der Eugenik und Rassenhygiene in Deutschland; Geschichte der Anthropologie im 19. Jahrhundert; Geschichte der Anästhesiologie; Darstellung der Medizin in der Öffentlichkeit.
Ausgewählte Publikationen: Hrsg. (zus. m. d. Klinik für Anästhesiologie, Erlangen): „Der schöne Traum, daß der Schmerz uns genommen ..." 1947 - Erste Äthernarkosen in Erlangen. Erlangen 1997; (zus. m. M. Goerig): Early Reports of Death under Aneasthesia in German speaking countries. In: Proceedings of the 4th ISHA. Lübeck 1998, S. 171-178; Critical Care Medicine - its depiction in the Fine Arts. In: Proceedings of the 5th ISHA. Rotterdam 2002 (im Druck).
Korrespondenzadresse: Institut für Theorie und Geschichte der Medizin, Universitätsklinikum Münster, Waldeyerstr. 27, D-48149 Münster;
E-mail: heike.petermann@uni-muenster.de

Dr.med. Michael A. RAUSCHMANN, geb. 1963, Orthopäde, Oberarzt der Orthopädischen Universitätsklinik Frankfurt a.M., Stiftung Friedrichsheim.
Forschungsschwerpunkte: Lokale Antibiose bei Osteomyelitis, Wirbelsäulenchirurgie, Geschichte der Orthopädie.
Ausgewählte Publikationen: (mit B. Habermann u. K.-D. Thomann): Der Weg vom Malum coxae senile zum Begriff der Arthrosis deformans. Orthopäde 30 (2001), 815-824; (mit T.A. Wichelhaus u.a.): Elution characteristics of vancomycin, teicoplanin, gentamicin and clindamycin from calcium sulphate beads. J antimicrob chemother 48 (2001), 117-119; (m. M.C. Heine u. K.-D. Thomann): Die Deutsche Orthopädische Gesellschaft von 1918 bis 1932: Entwicklungen und Strömungen. Orthopäde 30 (2001), 685-695; (mit R. Deb u.a.): Die Geschichte der Meniskuschirurgie. Von der Exzision des freien Gelenkkörpers bis zur Meniskusnaht. Orthopäde 29 (2000), 1044-1054; (mit K.-D. Thomann): Das deutsche Orthopädische Geschichts- und Forschungsmuseum. Z Orthop Grenzgeb 136/3 (1998), Oa 8-11.
Korrespondenzadresse: Dr.med. Michael A. Rauschmann, Orthopädische Universitätsklinik Frankfurt a.M., Marienburgstr. 2, D-60528 Frankfurt a.M.;
E-mail: drmrausch@aol.com

Guenter B. RISSE, geb. 1932, Historiker, Arzt; Univ.-Professor und ehemaliger Direktor des Department of the History of Health Sciences, University of California, San Francisco, USA. Emeritiert im Jahre 2001.
Forschungsschwerpunkte: Geschichte der Medizin einschließlich deren Theorien, Konzepte und Methoden; Geschichte des Wechselverhältnisses von Gesundheit, Krankheit, Medizin und Gesellschaft. Geschichte der Therapie; Hospital und Krankenhausgeschichte.
Ausgewählte Publikationen: Hospital Life in Enlightenment Scotland: Care and Teaching at the Royal Infirmary of Edinburgh. New York 1986. AIDS and the Historian (mit V. A Harden), Bethesda 1991. Mending Bodies-Saving Souls: A History of Hospitals. New York 1999.
Korrespondenzadresse: E-mail: profgrisse@attbi.com

Prof. Dr.med. Michael SACHS, geb. 1960; Facharzt für Chirurgie (mit Schwer-punktbezeichnung Visceralchirurgie und Gefäßchirurgie). Apl. Professor und Ober-arzt der Klinik für Allgemein- und Gefäßchirurgie und Lehrbeauftragter am Senckenbergischen Institut für Geschichte der Medizin der Johann Wolfgang Goethe-Universität Frankfurt a.M.
Forschungsschwerpunkte: Historische Entwicklung der chirurgischen Operations-verfahren und des dazu verwendeten Instrumentariums. Außerdem Forschungs-expeditionen zu Volksstämmen im heutigen Indonesien zum Studium der traditio-nellen Wundbehandlung (Borneo/ Kalimantan; Sumba; Neu Guinea / Irian Jaya).
Ausgewählte Publikationen: Geschichte der operativen Chirurgie, bisher Bde 1-3, Heidelberg 1999-2002; Historisches Ärztelexikon für Schlesien, bisher Bde 1-3, 1997-2002; Traditionelle Wundbehandlung bei indonesischen Naturvölkern. Chirurg 73 (2002), 387-392 u. Zentralbl. Chir. 125 (2000), 471-476.
Korrespondenzadresse: Klinik für Allgemein- und Gefäßchirurgie, Johann Wolf-gang Goethe-Universität, Theodor-Stern-Kai 7, D-60590 Frankfurt a.M.; E-mail: Sachs@uni-frankfurt.de

Dr. med. Udo SCHAGEN, geb. 1939, Arzt und seit 1986 Leiter der Forschungsstelle Zeitgeschichte im Institut für Geschichte der Medizin der Berliner Medizinischen Fakultäten an der Freien Universität und der Humboldt Universität Berlin.
Forschungsschwerpunkte: Geschichte der Aus- und Weiterbildung der Gesundheits-berufe, der Ärztlichen Organisationen, der Politik, Struktur und Entwicklung des Gesundheitswesens im Nachkriegsdeutschland, insbesondere der SBZ/DDR.
Ausgewählte Publikationen: Widerstand gegen Partei- und Regierungsbeschluss - der Greifswalder Medizinstudentenstreik 1955. Ein Beitrag zur Historiographie des kalten Krieges. In: H.-P. Schmiedebach und K.-H. Spieß (Hrsg.), Studentisches Auf-begehren in der frühen DDR. Der Widerstand gegen die Umwandlung der Greifs-walder Medizinischen Fakultät in eine militärmedizinische Ausbildungsstätte im Jahr 1955. Stuttgart 2001, S. 59-102, 153-199, 241-249; Germany, Austria and Switzerland. Geschichte der Medizin und Gesundheitswesen heute. In: The Oxford Illustrated Companion to Medicine. 3., überarb. u. erw. Aufl., New York 2001, S. 352-355; gem. mit Sabine Schleiermacher, Gesundheitswesen und Sicherung bei Krankheit und im Pflegefall. Einleitung: Rahmenbedingung für die Reorganisation des Gesundheitswesens. Die Sowjetische Besatzungszone und Berlin. In: Bundesministerium für Arbeit und Sozialordnung und Bundesarchiv (Hrsg.), Geschichte und Sozialpolitik in Deutschland seit 1945. Band 2: Besatzungszonen 1945-1949. Bandverantwortlicher: U. Wengst. Bonn 2001. Bd. 2/1, S. 464-484 und 511-528. Dazugehörige Dokumente in Bd. 2/2; Sozialmedizin - verdrängter Lehrinhalt im Medizinstudium. In: Gesundheit, Bürokratie, Managed Care. Jahrbuch für Kritische Medizin 27. Hamburg 1997, S. 113-136; gemeinsam mit D. Habeck und G. Wagner (Hrsg.), Reform der Ärzteausbildung. Neue Wege in den Fakultäten. Berlin 1993.
Korrespondenzadresse: E-mail: udo.schagen@charite.de

Dr. rer. medic. Sabine SCHLEIERMACHER, Mag. theol., geb. 1957; Wiss. Ange-
stellte in der Forschungsstelle Zeitgeschichte im Institut für Geschichte der Medizin,
Zentrum für Human- und Gesundheitswissenschaften der Berliner
Hochschulmedizin (ZHGB).
Forschungsschwerpunkte: Eugenik/Bevölkerungspolitik; Medizin im Nationalsozialismus, Politik, Struktur und Entwicklung des Gesundheitswesens im Nachkriegsdeutschland, insbesondere der SBZ/DDR sowie Sozial- und Medizinethik.
Ausgewählte Publikationen: Sabine Schleiermacher: Gesundheitspolitische Traditionen und demokratische Herausforderung: Gesundheitspolitik in Niedersachsen nach
1945. In: Wolfgang Woelk und Jörg Vögele (Hrsg.): Geschichte der Gesundheitspolitik in Deutschland. Von der Weimarer Republik bis in die Frühgeschichte der
"doppelten Staatsgründung". Berlin 2002 , S. 265-284. Sabine Schleiermacher,
Rassenhygienische Mission und berufliche Diskriminierung. Übereinstimmung zwischen Ärztinnen und Nationalsozialismus. In: Ärztinnen – Patientinnen: Frauen im
deutschen und britischen Gesundheitswesen des 20. Jahrhunderts. Hrsg. von Ulrike
Lindner und Merith Niehuss. Köln 2002, S.95-109. Udo Schagen und Sabine
Schleiermacher: Gesundheitswesen und Sicherung bei Krankheit und im Pflegefall.
In: Geschichte der Sozialpolitik in Deutschland seit 1945. Hrsg. vom
Bundesministerium für Arbeit und Sozialordnung und dem Bundesarchiv. Band 2:
1945-1949. Die Zeit der Besatzungszonen. Bandverantwortlich: Udo Wengst.
Baden-Baden 2002, Bd. 2/1, S. 461-528. Dazugehörige Dokumente in Bd. 2/2.
Johanna Bleker und Sabine Schleiermacher: Ärztinnen aus dem Kaiserreich.
Lebensläufe einer Generation. Weinheim 2000.
Korrespondenzadresse: Forschungssstelle Zeitgeschichte im Institut für Geschichte
der Medizin, Zentrum für Human- und Gesundheitswissenschaften der Berliner
Hochschulmedizin (ZHGB), Klingsorstr. 119, 12203 Berlin;
E-mail: sabine.schleiermacher@medizin.fu-berlin.de.

Prof. Dr.med. Klaus-Dieter THOMANN, geb. 1951; Medizinhistoriker, Orthopäde,
Rheumatologe, teilzeit-niedergelassen in eigener Praxis.
Forschungsschwerpunkte: Sozialgeschichte der Medizin, insbes. d. 19. u. 20. Jahr-
hunderts, Geschichte der posttraumatischen Belastungsstörung, Geschichte der Or-
thopädie und Chirurgie, Geschichte der Versicherungsmedizin.
Korrespondenzadresse: Medizinhistorisches Institut der Gutenberg-Universität
Mainz, Am Pulverturm 13, D-55131 Mainz.

SUDHOFFS ARCHIV · BEIHEFTE

Herausgegeben von

Peter Dilg, Menso Folkerts, Gundolf Keil, Fritz Krafft, Rolf Winau

24. **Eduard Seidler / Heinz Schott,** Hrsg.: **Bausteine zur Medizingeschichte. Heinrich Schipperges** zum 65. Geburtstag. 1984. 155 S. m. 9 Abb., kt. 4047-1

25. **Wolf-Dieter Müller-Jahncke: Astrologisch-magische Theorie und Praxis in der Heilkunde der frühen Neuzeit.** 1985. 328 S. m. 9 Abb. u. 6 Schemata, kt. 3928-7

26. **Werner Bergmann: Innovationen im Quadrivium des 10. und 11. Jahrhunderts.** Studien zur Einführung von Astrolab und Abakus im lateinischen Mittelalter. 1985. 258 S. m. 35 Abb., kt. 4148-6

27. **Gerhard Baader / Rolf Winau,** Hrsg.: **Die hippokratischen Epidemien.** Theorie – Praxis – Tradition. Verhandlungen des V^c Colloque International Hippocratique, veranstaltet von der Berliner Gesellschaft für Geschichte der Medizin in Verbindung mit dem Institut für Geschichte der Medizin der Freien Universität Berlin, 10.–15.9.1984. 1989. 441 S., kt. 4559-7

28. **Ulrich Stoll: Lorscher Arzneibuch.** 1992. 534 S., geb. 5676-9

29. **Bruce T. Moran: The Hermetic World of the German Court.** 1991. 188 S., kt. 5369-7

30. **Fritz Krafft / Christoph J. Scriba,** Hrsg.: **18th International Congress of the History of Science, Hamburg-Munich, 1st–9th August, 1989.** Final Report. 1993. IX, 197 S., kt. 5965-2

31. **Peter Dilg/Hartmut Rudolph,** Hrsg.: **Resultate und Desiderate der Paracelsus-Forschung.** 1993. 204 S., kt. 6096-0

32. **Jutta Kollesch/Diethard Nickel,** Hrsg.: **Galen und das hellenistische Erbe.** Verhandlungen des IV. Internationalen Galen-Symposiums veranstaltet vom Institut für Geschichte der Medizin am Bereich Medizin (Charité) der Humboldt-Universität zu Berlin 18.–20. September 1989. 1993. 214 S., kt. 6084-7

33. **Brigitte Englisch: Die Artes liberales im frühen Mittelalter (5.–9. Jh.).** Das Quadrivium und der Komputus als Indikatoren für Kontinuität und Erneuerung der exakten Wissenschaften zwischen Antike und Mittelalter. 1994. 493 S., kt. 6431-1

34. **Martin Kintzinger: Norma elementorum.** Studien zum naturphilosophischen und politischen Ordnungsdenken des ausgehenden Mittelalters. 1994. 146 S., 1 Taf., kt. 6622-5

35. **Christa Hagenmeyer: Das Regimen Sanitatis Konrads von Eichstätt.** Quellen – Texte – Wirkungsgeschichte. 1995. 262 S., kt. 6510-5

36. **Marie-Luise Windemuth: Das Hospital als Träger der Armenfürsorge im Mittelalter.** 1995. 164 S. m. 36 Photos, kt. 6578-4

37. **Thomas Schnalke: Medizin im Brief.** Der städtische Arzt des 18. Jahrhunderts im Spiegel seiner Korrespondenz. 1997. 271 S. m. 8 Abb., kt. 6725-6

38. **Christian G. Bien: Erklärungen zur Entstehung von Mißbildungen im physiologischen und medizinischen Schrifttum der Antike.** 1997. 212 S., kt. 7128-8

39. **Stefan Kirschner: Nicolaus Oresmes Kommentar zur Physik des Aristoteles.** Kommentar mit Edition der Quaestionen zu Buch 3 und 4 der aristotelischen Physik sowie von vier Quaestionen zu Buch 5. 1997. 491 S., kt. 7167-9

40. **Klaus Weinrich: Die Lichtbrechung in den Theorien von Descartes und Fermat.** 1998. 171 S., kt. 7436-8

41. **Dominik Groß: Die Aufhebung des Wundarztberufs.** Ursachen, Begleitumstände und Auswirkungen am Beispiel des Königreichs Württemberg (1806–1918). 1999. 320 S., kt. 7375-2

42. **Kamal Sabri Kolta, Doris Schwarzmann-Schafhauser: Die Heilkunde im Alten Ägypten.** Magie und Ratio in der Krankheitsvorstellung und therapeutischen Praxis. 2000. 223 S., 76 Taf. (z. Tl. fbg.), geb. 7482-1

43. **Matthias Dorn: Das Problem der Autonomie der Naturwissenschaften bei Galilei.** 193 S. m. 6 Abb., kt. 7127-X

44. **Michael Segre/Eberhard Knobloch: Der ungebändigte Galilei.** Beiträge zu einem Symposion. 2001. 128 S., kt. 7208-X

45. **Ralf Vollmuth: Traumatologie und Feldchirurgie an der Wende vom Mittelalter zur Neuzeit.** Exemplarisch dargestellt anhand der „Großen Chirurgie" des Walther Hermann Ryff. 2001. 352 S., 51 Abb., geb. 7742-1

46. **Heng-an Chen: Die Sexualitätstheorie und „Theoretische Biologie" von Max Hartmann in der ersten Hälfte des zwanzigsten Jahrhunderts.** 2003. 308 S., kt. 7896-7

47. **Andreas Mettenleiter: Adam Christian Thebesius (1686–1732) und die Entdeckung der Vasa Cordis Minima.** Biographie, Textedition, medizinhistorische Würdigung und Rezeptionsgeschichte. 2001. 580 S., kt. 7917-3

48. Kerstin Springsfeld: Alkuins Einfluß auf
     die Komputistik zur Zeit Karls des Gro-
     ßen. 2002. 418 S., kt.   8052-X
49. Alois Kernbauer: Die „klinische Chemie"
     im Jahre 1850. Johann Florian Hellers Be-
     richt über seine Studienreise in die deutschen
     Länder, in die Schweiz, nach Frankreich und
     Belgien im Jahre 1850. 2002. X, 192 S., kt.
                                        8122-4
50. Gerhard Klier: Die drei Geister des Men-
     schen. Die sogenannte Spirituslehre in der
     Physiologie der Frühen Neuzeit. 2002. 212
     S., kt.   8196-8
51. Raphaela Veit: Das Buch der Fieber des
     Isaac Israeli und seine Bedeutung im latei-
     nischen Westen. Ein Beitrag zur Rezeption
     arabischer Wissenschaft im Abendland.
     2003. 335 S., kt.   8324-3
52. Andreas Frewer: Bibliotheca Sudhoffia-
     na. Medizin und Wissenschaftsgeschichte in
     der Gelehrtenbibliothek von Karl Sudhoff.
     2003. 406 S., geb.   7883-5
53. Doris Schwarzmann-Schafhauser: Or-
     thopädie im Wandel. Die Herausbildung
     von Disziplin und Berufsstand in Bund und
     Kaiserreich (1815–1914). 2004. Ca. 380 S.,
     geb.   8500-9
54. Alfons Labisch u. Norbert Paul, Hg.:
     Historizität. Erfahrung und Handeln – Ge-
     schichte und Medizin. 2004. 303 S., kt.
                                        8507-6

FRANZ STEINER VERLAG STUTTGART

ISSN 0341-0773